JN245193

東洋医学序説

温故定礎

西村 甲 著

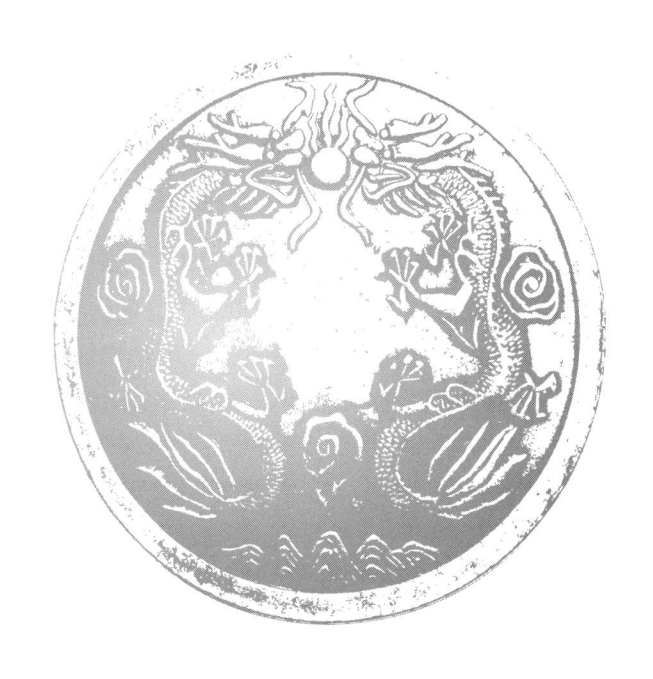

三和書籍

序

　東洋医学が注目されているが，その根本的な理解はなされているのであろうか．全人的医療の重要性，西洋医学的治療の限界，医療経済的問題が取り上げられ，その解決の糸口として東洋医学を含めた伝統医学が登場している．漢方，鍼灸治療の有効性も報告されている．しかし，漢方処方，鍼灸施術に関する運用法が脚光を浴びているのみではないだろうか．このような伝統医学の本質を把握するための環境は整っていないと感じられる．

　『温故定礎　東洋医学序説』は，東洋医学の本質を伝統医学の古典中の古典である『黄帝内経』を通して理解するために叙述された．古典は漢文で記述されており，現代人には親しみ難い存在である．しかし，本書を通して，古典に触れる機会が高まることを切望する．本書の説明文中に，『黄帝内経』の引用部を示してあるので，原典の記載を確認しつつ，古典に親しんでもらいたい．なお，東洋医学は，アジア地域で生まれた伝統医学を指すが，通常，東アジアにおける伝統医学として認識されることが多く，本書でも同様に定義する．また，伝統医学とは，多様な文化的背景に根ざす風土固有の規範，信念，経験にもとづく知識，技能および実践法が集約されたもので，その体系根拠が実証可能であるかによらず，人々の健康維持とともに，身体的・精神的不健全を予防，診断，改善あるいは治療する手段として利用されてきたものである．東洋医学の中には主に，中国の中医学，韓国の韓医学，日本の漢方医学が含まれることになる．

　本書では，漢方医学と中医学の融合を試みた．漢方医学は中国の伝統医学を起源とするが，日本独自に発展した伝統医学といえる．その爆発的な独自性は，江戸時代中期に生まれたとされている．中医学の特徴でもある理論重視による治療が功を奏しなかったことが一つの理由とされており，複雑な理論を排除し，診察者の直感で患者の具体的な症状・症候を取捨選択して，治療法を決定するものである．方証相対，随証治療などと呼ばれている．一方，中医学では理論が確立しており，診断治療体系を弁証論治と表現する．しかし，その体系化は複雑で統一的視点が欠如している．このように，両医学には一長一短があり，その長所を活かし，短所を排除することで，よりよい伝統医学が確立していくのではないかと愚案している．

　伝統医学は，古典の記載，古人の主義主張に固執するものではなく，これらを咀嚼して時代あるいは環境などに適合，発展させていくべきものである．そのためには，古典を理解することは必要不可欠となる．また，両医学も各々に，あるレベルで完成されているのかもしれないが，立ち止まるべきものでもない．本書が，両医学の発展に寄与することを願ってやまない．

　最後に，本書の出版を快諾のうえ，御厚情溢れる助言までいただいた三和書籍社長　高橋考氏に深謝申し上げ，序の結びとする．

本書の概要

1．構成

東洋医学の基礎理論から臨床に向けて，一般的な記載順序に従った．現代における東洋医学では，空理空論として，あまり取り上げられない古代医学理論についても観覧することは重要と考え，天文気象，易学も含めて応用医学関連として最後に解説した．

本書は『黄帝内経』を通して東洋医学を理解することを目的としているため，至る所に『黄帝内経』の引用箇所が挿入されている．例えば，（素問77-2）は『黄帝内経素問』疏五過論篇の第二節であること，（霊枢77-2）は『黄帝内経霊枢』九宮八風篇の第二節であることを意味する．なお，拙著『随訓釈訳 黄帝内経素問序説』ならびに『随訓釈訳 黄帝内経霊枢序説』では，『黄帝内経』の各篇をさらに細分化し，節を構成した．本書における『黄帝内経』引用箇所の篇・節と『随訓釈訳 黄帝内経素問序説』，『随訓釈訳 黄帝内経霊枢序説』における篇・節は対応するものであり，比較参照することが可能である．

『黄帝内経』の引用においては，原文，読み下し文，解釈文，要約文など，各種形態を採っている．基本的内容では要約文，やや内容が高度の場合には解釈文，原文を重視する場合には読み下し文とし，なるべく原文そのものの採用を控えたが，数種の内容を比較するなどで引用部分が多大となった場合には原文を採用した．いずれにせよ，『随訓釈訳 黄帝内経素問序説』，『随訓釈訳 黄帝内経霊枢序説』を参照することで，内容把握は可能である．

東洋医学を支える理論には，『黄帝内経』以外を出所とするものもあるが，本書ではほとんど採用しなかった．その大きな理由として，東洋医学全般を理解することを前提としながらも，『黄帝内経』を学ぶことに比重を高くしていることが挙げられる．

2．使用に関する助言

本書は，東洋医学全般に関する解説書であり，かつ『黄帝内経』を理解するための参考書でもある．『随訓釈訳 黄帝内経素問序説』，『随訓釈訳 黄帝内経霊枢序説』は，純粋な『黄帝内経』解説書である．『黄帝内経』が医経と呼ばれるように『随訓釈訳 黄帝内経素問序説』，『随訓釈訳 黄帝内経霊枢序説』を経とすれば，『黄帝内経』を主な根拠として東洋医学を解説する本書は緯とみなすことができる．本書では，『黄帝内経』の内容を網羅し，その引用箇所を明確にしている．本書，『随訓釈訳 黄帝内経素問序説』，『随訓釈訳 黄帝内経霊枢序説』を三位一体として，縦横に駆使活用していただければ幸いである．

以上のように，拙著三書の用い方には，東洋医学解説書を主とする利用，『黄帝内経』解説書を主とする利用の大きく二種類がある．東洋医学解説書を主とする場合では，本書を読みながら，本文中に提示された『黄帝内経』引用部位について，『随訓釈訳 黄帝内経素問序説』あ

るいは『随訓釈訳 黄帝内経霊枢序説』を参照することになる．本書において，『黄帝内経素問』鍼解篇第四節以外については『黄帝内経』全篇全節を引用している．よって，本書を通読しつつ，『黄帝内経』引用箇所を漏らさず参照観覧することで，『随訓釈訳 黄帝内経素問序説』ならびに『随訓釈訳 黄帝内経霊枢序説』もほぼ全て読破することになる．一方，『黄帝内経』解説書を主とする場合では，『随訓釈訳 黄帝内経素問序説』あるいは『随訓釈訳 黄帝内経霊枢序説』を読みながら，各節冒頭に提示された本書の中見出しの項目を元に本書を参照する．この際，本書を全て通読したことにはならないことに注意願いたい．

　参考文献に関しては，目次の中分類（1.1など）の区分別に本文末に記載した．単行本については，なるべく参照部位を限定するよう配慮した．参照部位を限定していない場合は，対象となる著述が広範囲に採用されていることを意味する．各文献には東洋医学を理解するために重要なものを選択しているため，通読することも有意義と考える．なお，『黄帝内経』に関する文献については，『随訓釈訳 黄帝内経素問序説』あるいは『随訓釈訳 黄帝内経霊枢序説』を参照願いたい．

1. 歴史

2. 基礎理論

3. 解剖生理学

4. 病理学

1

歴史

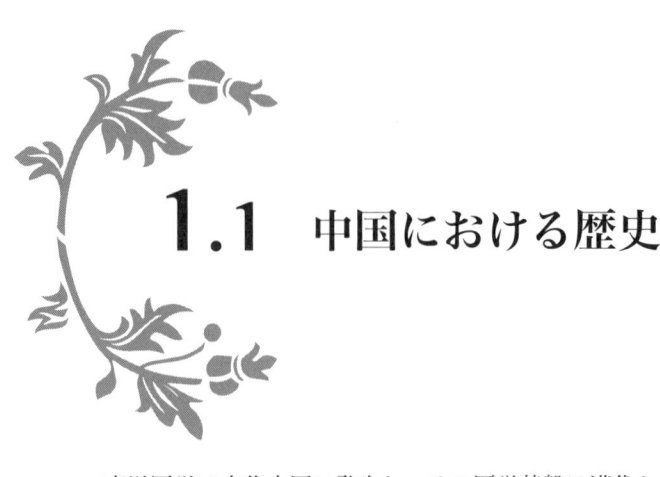

1.1 中国における歴史

東洋医学は古代中国に発生し，その医学基盤は漢代から三国六朝代には完成した．そして，その医学基盤は，現代における東洋医学の基本原理として，揺るぎない地位を保っている．

1.1.1 漢代以前

漢代以前における書物あるいは書物の篇名としては，『上経』，『下経』，『金匱』，『揆度』，『奇恒』などがある．『上経』は自然界と人体活動の関連性を論じたもの，『下経』は疾病の成因と経過を論じたもの，『金匱』は疾病を診断し，死生を決する判断を行うためのもの，『揆度』は脈象を切按して疾病を診断するためのもの，『奇恒』は奇病を通常の疾病と鑑別するためのものである．（素問46-5）なお，「奇」とは四季の影響を受けないで死亡するもの，「恒」とは四季の影響を受けて死亡するもの，「揆」とは脈象を把握すること，「度」とは病気の所在を把握するために四季に応じて疾患の変化を分析判断することを指すとしている．（素問46-5）

『山海経』には，動物270種，鉱物60余種，植物150余種が挙げられており，天然薬物療法の芽生えが伝えてられている．

1.1.2 漢代

漢の時代に東洋医学の古典として有名な『黄帝内経』，『傷寒論』，『金匱要略』『神農本草経』などが著された．

『黄帝内経』は，『素問』と『霊枢』に分けられる．『素問』は生理，病因などの基礎医学に関するものと摂生，養生などについて，『霊枢』は解剖生理，特に東洋医学独特の経絡思想とその物理療法（鍼灸・砭石・按摩など）について論じている．この中には，東洋思想である陰陽論と五行論が深く浸透している．その後，『黄帝内経』の要旨を問答形式にまとめ，独自の理論を折り込んだ『難経』が著された．

『傷寒論』は，急性病について，疾病の変化とその変化に対する薬物療法について論じている．なお，『傷寒論』と並び称される『金匱要略』は慢性病の薬物療法について述べられており，これら二つの書物は『傷寒雑病論』という一部の書物であったとも言われている．『傷寒論』，『金匱要略』には，陰陽論の思想はあるものの，『黄帝内経』とは異なり，五行論の関与はない．

『神農本草経』は，本草に関することと一部神仙的な薬効について述べたものである．

これらの古典は，三分される中国文化と対応するものである．中国大陸は東西に流れる北の黄河と南の揚子江により三分され，その文化も黄河文化圏，江淮文化圏，江南文化圏に三分類される．黄河文化圏では，鍼灸医学が発達し，その成果が『黄帝内経』として著された．江南文化圏では，湯液医学が発達し，『傷寒論』・『金匱要略』が著された．江淮文化圏では，鍼灸医学，湯液医学のように正統な医療ではなく，道教による神仙信仰に基づく仙薬服用，心身訓練，道徳的修養が発達し，その過程で神仙的薬能についても触れられた『神農本草経』が著された．

1.1.3 魏・晋・南北朝代

この時代になると，『甲乙経』，『脈経』，『神農本草経集注』，『劉涓子鬼遺方』，『中藏経』などが著された．『甲乙経』は，甲甫謐により『黄帝内経』を基本として，『難経』なども参考にされて，理論的に整備された鍼灸専門書である．『脈経』は，脈学に関する諸説を系統的にまとめた書物である．『神農本草経集注』は，現在知られる最古の本草書で，梁の陶弘景がそれまでにあった『神農本草経』の薬物365種に，当時までの名医が使用してきた薬物365種を『名医別録』として追加して注釈したものである．『劉涓子鬼遺方』は，外科の専門書である．『中藏経』は，『黄帝内経』における色診，脈診，藏府の病証に関する研究書である．

その他，『肘後備急方』，『小品方』などが著された．

1.1.4 隋・唐代

隋の時代になると，中国西域，インドの影響を受けて多数の書物が現れたが，散逸してしまっている．今日に伝わるものとしては『諸病源候論』がある．唐の時代になると，『備急千金要方』，『千金翼方』，『外台秘要方』などの著述が現れた．これらの書物には，実際の臨床に役立つ医術について述べられている．

鍼灸学分野では，楊上善により『黄帝内経太素』が著された．これは，『黄帝内経』の全面的な分類研究を試みた最初の書物である．また，王冰は，当時流布していた『素問』に誤りが多かったことから，『素問』を再編し，注釈を加えて『補注黄帝内経素問』を著した．『素問』註解については，既に南北朝代に全元起による『素問訓解』がある．このため，『補注黄帝内経素問』は，『素問訓解』を全元起本とするのに対して，次註本と称される．さらに，王冰は，先師 張公が所蔵していた秘伝本を参照して，元々第七巻に収蔵されながら散逸していた，天元紀大論篇，五運行大論篇，六微旨大論篇，氣交變大論，五常政大論篇，六元正紀大論，至眞要大論篇の七篇を補充，復元させた．この七篇は，運気論について解説されたもので，補遺七篇，運気七篇などと称される．

1.1.5 宋・金・元代

宋以降になると，自然の法則はそのまま人間にもあてはまるとし，事実から離れて理論を構

成したため，非科学的な内容が多くなった．著述として『聖済総録』，『和剤局方』，『小児薬証直訣』などがあり，治療法に関して記述されている．また，本草書も編纂されており，『経史証類備急本草』が有名である．鍼灸学分野では，『銅人腧穴鍼灸図経』，『十四経発揮』，『難経本義』などがある．王冰によっても刺法論篇，本病論篇は復元されなかったが，宋代には劉温舒がこの二篇を補充して，『素問遺篇』とした．

また，宋代に印刷技術，製紙業が急速に発達したことと関連して，北宋政府は医学書編集の専門機関として校正医書局を設置した．これにより，古医典が，収集，整理，考証，校勘が行われたうえで，次々と刊行された．『重広補注黄帝内経素問』もその一つである．これは，林億，高保衡らが，『黄帝内経太素』を参照し，『補注黄帝内経素問』に対する校訂を行って刊行されたものである．全元起本，次註本に対して，新校正本と称される．『素問訓解』は南宋代に散逸したが，新校正本を通して，その内容の一部を窺うことができる．『霊枢』についても，南宋代に史崧らによる校正の後，発刊されている．

金・元の時代には，金元四大家が出現しており，寒涼派の劉完素（劉守真・劉河間），攻邪派の張従正（張子和・張戴人），温補派の李杲（李明之・李東垣），養陰派の朱震亨（朱彦修・朱丹渓）が挙げられる．

1.1.6 明代

明代では，『景岳全書』，『外科正宗』，『万病回春』，『保嬰撮要』などが著された．『黄帝内経』関連の解説書としては，『類経』，『内経知要』，『難経集注』などがある．また，『傷寒論』に関する解説書の他，温病に関する理論が整備され，『温疫論』，『温熱論』，『臨床指南医案』なども出現した．この時代の代表的本草書としては，『本草品彙精要』，『本草綱目』が挙げられる．鍼灸学分野では，『鍼灸大全』，『鍼灸問対』，『鍼灸聚英』，『鍼灸大成』，『奇経八脈考』などがある．

1.1.7 清代

清代では『本草備要』，『本草従新』，『医方集解』，『医学心悟』などがよく知られている．医学辞典として編纂されたものには，『古今図書集成』医部全録，『医宗金鑑』などがある．また，『医学衷中参西録』も治療効果が高い方剤が解説されており，有名である．鍼灸学分野では，『鍼灸集成』，『神灸経論』などがある．『黄帝内経』解説書も数多く著された．

1.1.8 中華民国成立以後

清が滅んで国民政府が中国を支配すると，西洋医学を学んだ人達から中国における伝統医学，すなわち中医学を全廃しようとする運動が高まり，政府は中医の全廃を決議した．しかし，中国全土の中医たちは猛烈な反対運動を行った結果，政府はついに決議案を取り下げて中医条例を公布し，中医の保護を図ることになった．1950年，政府内で再び中医を排除する方

針が打ち出された．この問題は，第1回全国衛生会議で討論された．その結果，中華医学会が中医および西医との団結により発足し，この学会が中心となり政府の援助も受けて，中医学が科学的に研究されることになった．

さらに，国家の強力な指導により様々な流派の理論統合を目指し，1958年には統一教科書が作成され，以後教科書の改訂作業が続けられている．また，中医が西洋医学を学ぶばかりでなく，西医も中医学を学ぶことが制度化され，中西医結合が進められている．最近では，中国語，英語併記の教科書も出版されている．そして，1972年（昭和47年）には日中国交が回復し，中医学とわが国の漢方医学との交流が始まった．

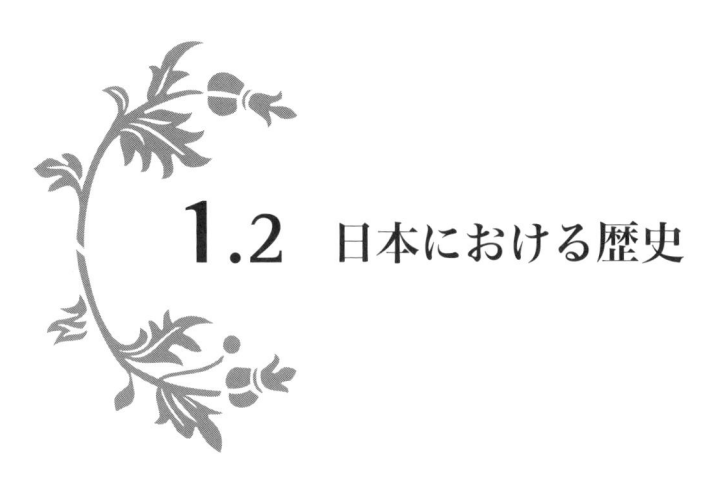

1.2 日本における歴史

1.2.1 室町時代以前

日本には中国の古代医学が朝鮮を経由して輸入されたが，室町時代中期までの日本の医学は中国医学の模倣に終始した．平安時代初期には，わが国在来の医方，すなわち神社，民間に伝承する医方を集成して『大同類聚方（だいどうるいじゅほう）』が編纂された．また，『医心方（いしんぽう）』は平安時代を代表する医書で，現存するわが国最古の医書である．医療行為についてみると，奈良朝時代には主として僧侶が，平安時代には医師が担当した．鎌倉時代から室町時代にかけては，宋の医学思想を巧みに取り入れた仏教医学が主流を占め，僧医の活動が盛んになった．『頓医抄（とんいしょう）』，『万安方（まんあんぽう）』などの著作がある．

1.2.2 室町時代

中国医学の輸入，模倣に終始したわが国の医学は，室町時代中期になって，中国医学から脱皮して日本独自の医学として発達した．室町時代中期に田代三喜（たしろさんき）が明から帰朝し，李朱医学（りしゅいがく）を提唱した．李朱医学は，金・元の時代の李東垣（りとうえん），朱丹渓（しゅたんけい）が提唱した医学であり，三喜の弟子の曲直瀬道三（まなせどうさん）により継承され，隆盛を極めた．道三の著書としては，『啓迪集（けいてきしゅう）』がよく知られている．道三の流れを汲む一派を後世派（ごせいは）という．後世派という名称は，江戸時代中期に発生した古方派（こほうは）と区別するために設けられた俗称である．後世派では，五行論，運気論，経絡に基づく引経報使の説を根底思想として病因，病理，診断，治療が大系づけられている．道三とその後

継者たちは，後世派が陥りやすい空理空論を排して臨床に則した簡便な治療法を提唱した．なお，同じ金・元の医学でも劉河間，張子和の流れを汲む劉張医学を主張する一派を後世別派として区別することがある．彼らは『黄帝内経』，『難経』などに基づき，陰陽五行論，五運六気，藏府経絡配当などの理論に傾倒しすぎたため，一般臨床医家の間には広く浸透しなかった．

1.2.3 江戸時代

　江戸時代も，初期は後世派が主流であった．道三流ではないが，李朱医学の流れを汲む者としては，香月牛山，津田玄仙などがいる．牛山には『牛山方考』，『牛山活套』などが，玄仙には『療治茶談』，『療治経験筆記』などの著述がある．漢文記述による理解の妨げに対して，岡本一抱により『素問諺解』など，鍼灸学を中心に数多くの注釈書が著された．

　初め李朱医学を学んだ名古屋玄医は，後年李朱医学を排して『傷寒論』の古に帰るべきだと主張して，古方派が生まれた．名古屋玄医に香川修得，山脇東洋，松原一閑斎の3名を加えた計4名は，古方四大家といわれている．山脇東洋の門人中の第一人者である永富独嘯庵は35歳で世を去ったが，同時代の医傑吉益東洞をして，「隠として一敵国の如きものは是れ朝陽（独嘯庵の字）か，我死せば正に隼人をもって海内医流の冠となすべし」といわしめたほどで，京都の東洞，大阪の独嘯庵と並び称された．独嘯庵には，『漫遊雑記』，『吐方考』などの著がある．吉益東洞は，山脇東洋に推挙され名をなした．東洞によれば，どんな病も体内に毒があるために発症するのであるから，毒を去ることが万病を治する根本的方法であり，毒薬を用いて体内の毒を攻撃する以外には病を治する方法はないという万病一毒説を主張した．このような治療により身体に激しい反応を起こした場合，それを瞑眩と称し，病に薬が有効に反応した場合には必ず毒にあたって瞑眩して病が治ると説明した．また，治療は病因の如何に関わらず見証に従って行うべきであること，医師はただ病苦を救うのみであり，生死は天の主るところであること（天命弁）を主張した．診断技術に関しては，中国医学を簡素化するとともに脈診を捨て，腹診を重んじたため，日本独自の腹診法の発達に貢献した．中国医学の日本化は，東洞に負うところが非常に大きいといえる．東洞流の医術を端的に示す著述としては，『方極』，『類聚方』，『薬徴』がある．幕末から明治維新にかけて古方医家の雄たり得たのが尾台榕堂である．彼には，東洞の『類聚方』，『薬徴』に手を加えた『類聚方広義』，『重校薬徴』，全生涯にわたる処世観，治験，趣味などについて述べた『方伎雑誌』等の著述がある．

　東洞の門人である和田東郭は，優れた臨床家として有名である．彼は，東洞流とは別途に折衷派として一派を立てた．その医説は，門人の筆録になる『蕉窓雑話』によって知ることができる．大変有名な東郭の語に，「方を用ゆること簡なる者は，其の術日に詳し．方を用ゆること繁なる者は，其の術日に粗し．世医動もすれば輒簡を以て粗と為し，繁を以て精と為す．悲しい哉」がある．また，『蕉窓方意解』，『導水瑣言』，『東郭医談』などの著作がある．東郭と同様，折衷派に属する者として有持桂里がいる．その著書『方輿輗』は，臨床医家の間で広く読まれており，彼の手腕の非凡さが全編に溢れている．

　考証学派は，京都で発生した古方派と異なり，江戸を中心に勃興した．考証学派は，経学の一派である考証学の学風をもとに医経，経方の本義を解明しようとした．この学派の研究

は，豊富な古今の文献によってなされるため，幕府に援助され資力潤沢な江戸医学館の関係者によって維持された．特に多紀家は，代々幕府消滅にいたるまで医学館を統率し，考証学派の指導者として活躍するとともに古典の科学的研究を発展させた．江戸医学館関係者の中には森立之のように「花にして実地の学少し」と評された者もいたが，治術に秀でた者として目黒道琢，原南陽，山田業広らがいる．森立之には『素問攷注』など，目黒道琢には『餐英館療治雑話』など，原南陽には『叢桂亭医事小言』など，山田業広には『椿庭夜話』などの著書がある．

1.2.4　明治時代以降

　幕府の倒潰とともに，江戸医学館は閉鎖となった．医学館関係者に代わって西洋医学者は，明治政府と密接な関係を築き，政権に参画することになった．医学以外の分野においても西洋科学を崇拝する時代思潮が高まるとともに，医師免許制度の制定によって東洋医学は衰亡することとなった．この制度は，明治16年に太政官から発布された．この布告の第35号第1条には，「医師は医術開業試験を受け，内務卿より開業免状を得たるものとす．但此規則施行以前に於て受けたる医術開業の証は仍ほ其効ありとす」，また，第34号第6条には，「試験科目を定むること左の如し．前期試験科目，第一，物理学，第二，化学，第三，解剖学，第四，生理学，後期試験科目，第一，外科学，第二，内科学，第三，薬物学，第四，眼科学，第五，産科学，第六，臨床実験」とある．すなわち，この布告以前に開業していた者は既得権のため受験する必要はなかったが，これ以降に医師になろうとする者はいかに東洋医学を学んでも試験に合格できる見込みはなかった．西洋医学を学んで医師資格を取得した上では，東洋医術をもって開業することは自由とされた．漢方医の後継者を養成する道をほとんど途絶するような法令が発布されたわけである．数々の東洋医学存続の運動が試みられ，医師法条文の改正について帝国議会に請願も行われたが，いずれも失敗に終わった．

　西洋医学を修得した済生学舎出身の和田啓十郎は，漢方医の弟子となって漢方の臨床経験を積み，明治43年に『医界之鉄椎』を自費出版して東洋医学研究の必要性を訴えた．この書を読んで感激した金沢医学専門学校出身の湯本求真は，東洋医学を学び，昭和2年に『皇漢医学』を著し，東洋医学復興の原動力となった．そして，湯本求真の門下生である大塚敬節，その他，矢数道明，木村長久，清水藤太郎らが昭和東洋医学の発展の礎を築いていった．

　本格的に東洋医学が見直されるようになったのは，昭和45年に中国から鍼麻酔のニュースが入ってきてからである．西洋薬の副作用に対する心配と西洋医学的治療で改善しない慢性疾患に対する漢方治療への期待から，漢方薬の需要が急速に増大した．そして，昭和42年に6種の漢方エキス製剤が初めて薬価基準に収載されていたが，昭和51年，新たに42種類のエキス製剤が採用された．昭和53年には，さらに多数のエキス剤が薬価基準に収載され，一般の医師がエキス製剤を容易に用いることができるようになった．漢方治療が現代医療として認められるようになったわけである．

2

基礎理論

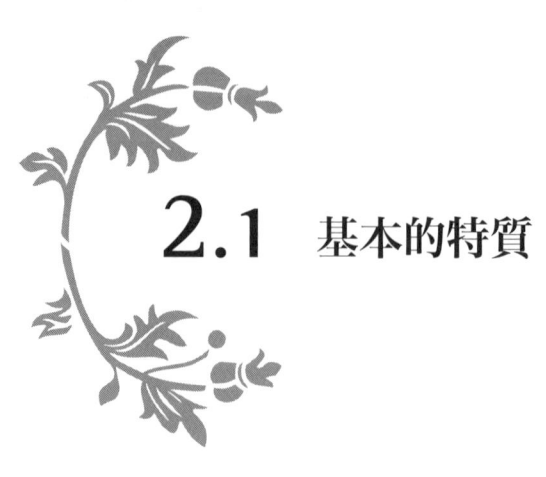

2.1 基本的特質

東洋医学を理解するために，まず基本的な特質について述べる．この特質は，東洋医学と西洋医学を対比することによってより鮮明になる．東洋医学は，湯液，鍼灸，養生から構成される．湯液と鍼灸は，東洋医学的治療の中心的なものである．一方で，「未病を治す」との考え方から，東洋医学においては養生も大切な要素となっている．ここでは，湯液を主にして，西洋医学との比較を行う．東洋医学，西洋医学の取り組み方は，東洋文明，西洋文明の相違を反映しているといえる．

東洋医学の第一の特質は，二千年も前に著された『黄帝内経』，『神農本草経』，『傷寒論』，『金匱要略』が漢方医，鍼灸師等の指導原典になっていることである．東洋文明は生々流転の循環の世界観に基づいているため，古典は単なる過去の文献ではなく，現在においても重要な示唆を与えてくれる．一方，西洋文明は進歩発展の世界観の上に立っているため，過去の文献は今日の臨床には役立たないことが多い．

特質の第二として，東洋医学では薬物は全て天然産のものをなるべく自然に近い状態で用いることが挙げられる．生薬には多種の成分が含まれ，中には拮抗作用を持つ成分もあることから，単一成分より作用が穏やかで，薬効も多方面にわたることが多い．漢方薬の大部分は，このような生薬が組み合わされて一つの処方となった，いわゆる複合剤である．このような治療法は，人は自然界の一員であるから自然に順応すべきであり，これに逆らい，自然を破壊することは人類の滅亡につながるとする東洋文明の考え方に合致する．西洋文明では，人と自然は対立関係にあり，人は自然の秘密を暴いて征服しようと考えているから，使用する薬物も分子構造が解明された単一成分のものとなる．

第三には，東洋医学の治療対象は抽象的な病気ではなく，病気に悩んでいる患者個人であることが挙げられる．ある病名に対して有効な漢方薬を要求されることが多いが，そのような漢方薬はほとんど存在しない．治療に際し，個人差を重視する．個人差を把握するために，血液尿検査所見を拠り所とするのではなく，西洋医学にはない舌診，脈診，腹診を用いる．東洋医学独自の診察法によって患者の局所症状および全身症状を把握し，各々の症状の相互関係を確認して具体的な処方を決定していく．このように個人個人に治療方針を立てるため，病気は同じでも用いる処方は異なる．

第四には，東洋医学の診断は証を判断することであり，それに適した治療を選択することである．証とは，患者が示す病態全体を捉えたものであり，日本では治療手段をも含めた概念とみなすこともある．この場合には，証を判断することは，治療法の診断とみなしうる．そし

て，患者の治療に，ある薬剤が適切と判断した場合，その患者はその薬剤の証であるという．東洋医学における診断においては，この証を決定することが重要である．証が決定すれば治療法も決定するわけである．すなわち，診断即治療である．病気の本態を解明し，病名を診断して，病名によって治療法を決定する西洋医学とは対照的である．

　以上，東洋医学の基本的特質について西洋医学を対比させて述べた．両医学は相対立しているように受け取られる．しかし，西洋医学的分析学により生薬成分が解明されたり，西洋医学的診断法により東洋医学の証の診断が容易になったりしているように，東洋医学が西洋医学の恩恵を受けていることも事実である．

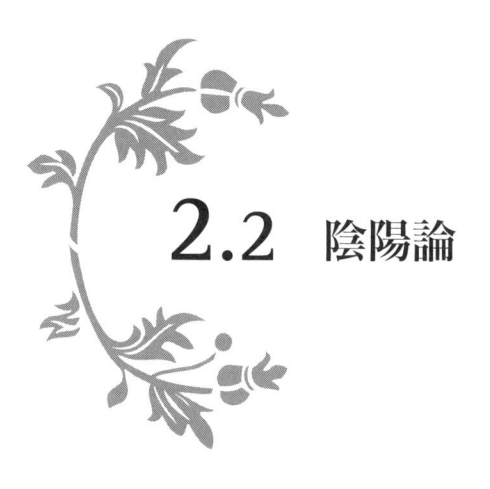

2.2　陰陽論

2.2.1　陰陽論序説

　陰陽論は，殷朝以来の中国古代自然哲学思想に基づいた概念（素問3-1）で，「事物はすべて陰と陽の対立する性格を持つ二種に分けることができる」という観点から分類されている．すべての事象の中には促進と抑制の対立する要素が含まれ，これらのバランスにより統一されている．（素問5-1）・（素問5-14）・（素問5-18）天は陽，地は陰とした．（霊枢47-1）天地の相互作用，四時の変化で，陰陽のバランスが変化する．（霊枢5-1）また，陰陽論と五行論は，密接に関連する．（素問9-2）陰陽論は，現代の科学思想とは相反するところがある．しかし，この陰陽思想なしには東洋医学の根本を理解することはできない．また，陰陽論は，紀元前300年頃の周代において，易学と結びついた．易学では，陽爻と陰爻を組み合わせることにより陰陽二元から生み出される宇宙の変転を表そうとして，陰陽論の発展性もみせた．

2.2.2　陰陽基本概念

　ここでは，陰陽について概念を述べるため，対立・可分・互根・互用・消長・転化・不離について説明する．

1)　陰陽対立

　陰陽対立は，陰陽論の基本中の基本である．自然を二元論で観察し，天・地，日当・日陰，

昼・夜，男・女，熱・寒，左・右，上・下，動物・植物，夏・冬等のように二つの相対する事象を陽と陰に分類した．このように相互に対立することを陰陽対立という．（素問6-1）・（素問9-1）また，陰は偶数，陽は奇数とした．（霊枢5-1）

2) 陰陽可分

陰の中でも，陰と陽に分けることができる．例えば，藏は府に対し陰であるが，藏の中で脾，腎は陰であり，心，肺，肝は陽である．同様に陽の中でも，陰と陽に分類することが可能である．これを陰陽可分という．（素問5-4）・（素問6-1）『黄帝内経霊枢』陰陽繋日月篇（霊枢41-7）では「陰陽者.有名而無形.故數之可十.離之可百.散之可千.推之可萬」，『黄帝内経素問』陰陽離合論篇（素問6-1）では「陰陽者.數之可十.推之可百.數之可千.推之可萬.萬之大.不可勝數.然其要一也」，『黄帝内経素問』五運行大論篇（素問67-1）では「陰陽者.數之可十.推之可百.數之可千.推之可萬」と述べている．

足の陽経脈は陰中の少陽，足の陰経脈は陰中の太陰，手の陽経脈は陽中の太陽，手の陰経脈は陽中の少陰としている．この場合の「少」と「太」は，小と大を意味している．（霊枢41-4）五藏においては，心，肺は隔上にあり陽であり，肝，脾，腎は隔下にあり陰となる．心は上部にあり，火・夏に相当するので，これを陽中の太陽，肺は上部にあり，金・秋に相当するので，これを陽中の少陰，肝は下部にあり，木・春に相当するので，これを陰中の少陽，脾は下部で奥深くにあり，土・土用に相当するので，これを陰中の至陰，腎は下部にあり，水・冬に相当するので，これを陰中の太陰としている．（霊枢41-5）

事物・現象の説明に陰陽を用いれば，陰陽は無限に可分できるが，この陰陽の変化規律は一定である．（素問6-1）・（素問67-1）この陰陽可分は，人においては適応できるが，天地の陰陽には適応できないとしている．（素問67-1）

3) 陰陽互根

陰陽は，相互依存している．例えば，火のついた蝋燭を考えた時，蝋は陰で，火は陽である．火が燃えるには，蝋が溶けなくてはならない．火のついた蝋燭は，火と蝋が独立しては存在できないものである．このように相互依存していることを陰陽互根という．『黄帝内経素問』陰陽應象大論篇（素問5-2）では，雲と雨，清陽と濁陰を用いて説明している．

4) 陰陽互用

先に陰陽の相互依存について述べたが，陰陽互用は相乗効果に近い概念である．例えば，陽である火で物を温める時，火単独で温めるより，陰である水を利用した水蒸気で温めた方が，効果が高い．これを陰陽互用という．

5) 陰陽消長

時間が経つことで昼が夜になること，夏が秋を経て冬へと変わっていくこと等から，陰陽は一定ではなく絶えず変化し，役割の交替を繰り返しているものである．このように常に動的状態であることを陰陽消長という．（素問5-3）

6) 陰陽転化

　極端な陰は，陽になりうる．また，逆に極端な陽は，陰にもなりうる．例えば，熱が出たとき，激しく体温が上昇すれば逆に寒気を感じることがある．これを陰陽転化という．（素問5-1)・（素問5-6)・（素問5-7)・（素問61-7)・（霊枢74-9)

7) 陰陽不離

　陰陽が機能を発揮するには，陰と陽の両方が必要である．『黄帝内経素問』寶命全形論篇（素問25-3)に解説がある．

8) 日常生活にみる陰陽論

　日常生活において，陰陽論を捉えると，図2.2.2-1のように表現することが可能である．

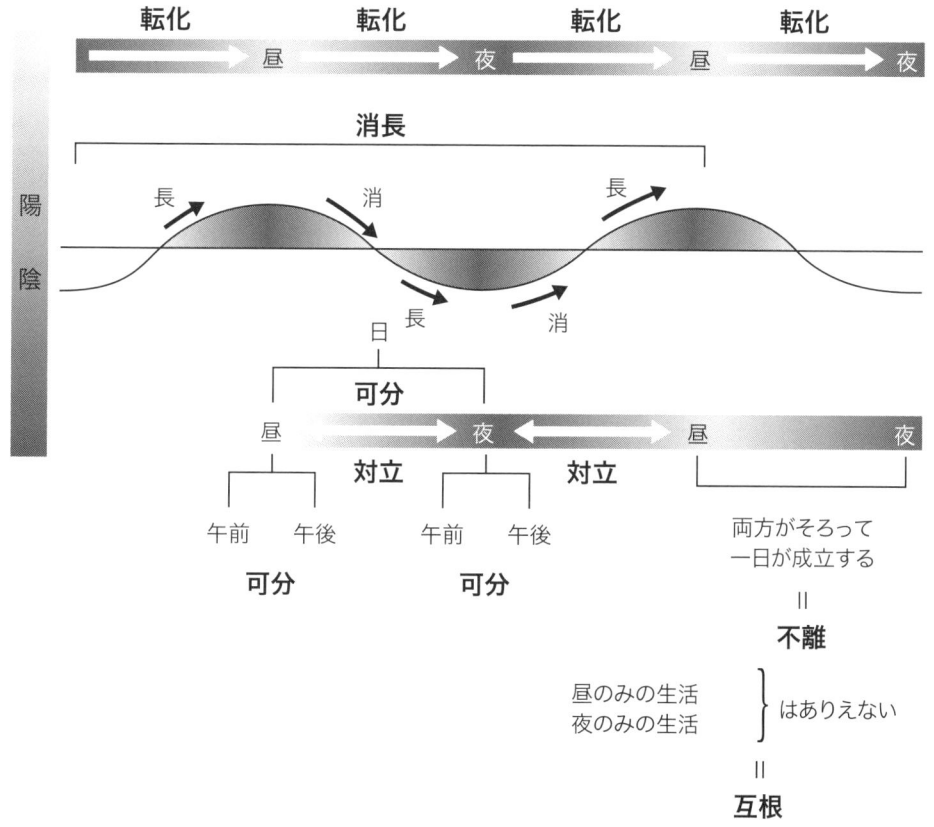

図2.2.2-1：日常生活における陰陽論

2.2.3　太極図と陰陽論

　陰陽の特徴をよく表したものに，太極図がある．太極図には，北宋の周敦頤（しゅうとんい）による『太極図説（たいきょくずせつ）』に登場するもの（五層)，明の来知徳による『来註易経図解（らいちゅうえききょうずかい）』に登場するもの（円

図）もあるが，以下に説明する陰陽魚と呼ばれるもの（図2.2.3-1）がよく取り上げられる．陰陽魚は，朱子の弟子である蔡元定が蜀の隠者から得て秘蔵していたものとする説，五代末の道士である陳搏が伝えた三種類の易図の一つである"先天図"に相当し，錬丹術の基本典籍とされる『周易参同契』に由来するとの説などがあるが，明確な作者は不明である．この太極図を用いて陰陽論を解説する．

　まず，黒が陰，白が陽である．黒と白で，明確に二つに区分される．すなわち，陰陽対立である．

　黒と白の涙の雫のような形が二つきれいに合わさって，互いによい関係のもとに，きれいな円形を呈している．すなわち，陰陽互根であり，陰陽不離といえる．

　下方では，白の涙雫が細い部分で始まり，上方に向かって大きくなっていく．最上点では白の涙雫が最大になって終わる一方で，黒の涙雫が細い部分で始まり，下方に向かって大きくなっていく．すなわち，陰陽消長である．

　さらに，白は陽と判断されるが，下部は細く，上部は太いので，下部は陽中の陰，上部は陽中の陽とみなすことができる．すなわち，陰陽可分である．

　最上点では白の涙雫が最大になって終わる一方で，その中に小さな黒い点があり，最下点では黒の涙雫が最大になって終わる一方で，その中に小さな白い点がある．陽中に陰がある，陰中に陽があるとも解釈できる．すなわち，陰陽互根あるいは陰陽不離を説明していることになる．また，陽が極まって陰が生じる，陰が極まって陽が生じる，ともいえる．すなわち，陰陽転化である．

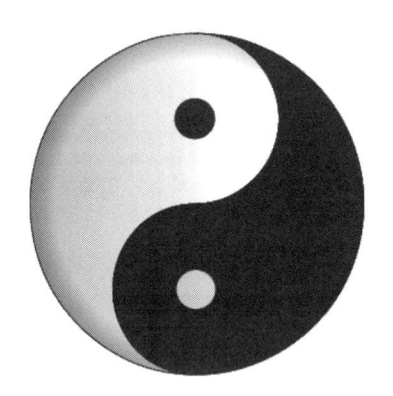

図2.2.3-1：太極図

2.2.4　東洋医学への総体的導入

　病態の把握，診断，人体の部位，藏府，病理変化，治療など，あらゆる面で陰陽は東洋医学に取り入れられている．（素問4-3）代表的なものを表2.2.4-1に示す．特に人体の部位，構造，病理変化，症状，病勢，体質を陰陽に分類し，診断や治療を証で表すことが特徴である．陰陽のバランスが何らかの原因により乱れた状態を病気とする考えである．（素問7-10）

表2.2.4-1：陰陽の分類

分 類	項 目									
陰	内臓	腹	下半身	藏	脾・胃	悪寒	血・津液	虚	寒	裏
陽	皮膚	背	上半身	府	心・肝・肺	発熱	気	実	熱	表

　人体の部位，構造を考える時は，人を四足動物と考え，日の当たる部分を陽とし，日の当たらない部分を陰とした．さらに内側は，外側に比べて陰とした．表，外，上（霊枢47-1）・（霊枢47-4），左，頭部，背部，府，太陽経などの陽の経絡，寸口の脈，伸筋側などは，陽に属する．裏，内，下（霊枢47-1）・（霊枢47-4），右，陰部，肛門，腹部，藏，少陰経などの陰の経絡，尺中の脈，屈筋側などは，陰に属する．人の特徴を陰陽二十五人として分類している．（霊枢64-1）・（霊枢64-2）・（霊枢64-3）・（霊枢64-4）・（霊枢64-5）・（霊枢64-6）

　経絡や六病位において，三陰三陽による分類がある．この場合，気の多少によると述べられている．そのうち陽明は両陽の明るさを合わせている，厥陰は両陰が互いに尽きる状態とする説明がある．（素問74-22）

　気・血・津液においては，気を陽，血・津液を陰としている．（素問5-1）

　性質については，熱，火，動などは陽に属する．寒，水，静などは陰に属する．

　時間については，朝，昼は陽に属する．午後，夜は陰に属する．

　季節については，夏は陽に，冬は陰に属する．春，秋は陰と陽の中間である．

　五藏六府は陰で，筋骨皮膚は陽である．（霊枢6-1）

　五藏は陰で，六府は陽である．（霊枢6-1）

　筋骨は陰で，皮膚は陽である．（霊枢6-1）

　五藏については，心と肺を陽，その他を陰とする考え方，心と肝を陽，その他を陰とする考え方がある．後者については，心と肝を牡藏，その他を牝藏と表現することがある．（霊枢44-4）

　生理については，陽は天気を受けて，外表を衛ることを主り，陰は地気を受けて，内部を営養することを主る．このため，陽は実しやすく，陰は虚しやすい．（素問29-1）

　病理変化では，顔色が赤くて熱を持つ人を陽（熱），顔色が青白くて寒気を感じる人を陰（寒）とした．また同じ病気にかかっても，体力があり頑丈な人を陽（実），虚弱体質で筋骨薄弱な人を陰（虚）とした．『黄帝内経素問』陰陽應象大論篇（素問5-6）では，気（陽）の損傷で痛み，形（陰）の損傷で腫脹が生じるとした．また，同篇（素問5-15）において，陽の勝つ病は，熱し呼吸が荒く，夏に悪化し，陰の勝つ病は，冷え，汗が出て，悪寒し，四肢が冷え，冬に悪化するとされる．この他，身体上部（頭）の左側は陽中の陽，下部（四肢）の右側は陰中の陰で，各々精気が充実している．このため，上部の耳目は左側で聡明であり，下部の四肢は右側が強靭である．邪を受けた場合，上部では右，下部では左で，症状が重篤となる．（素問5-17）外表である陽は，虚邪賊風を受ける．飲食生活が不摂生で，起床就寝時間が不定のものは，内部である陰に邪を受けやすい．陽が邪を受けると邪は六府に侵入し，身体が熱し，睡眠不定，気逆して喘鳴が生じ，陰が邪を受けると邪は五藏に侵入し，腹満，閉塞感，泄利，痢疾となる．（素問29-1）陽脈が旺盛になると陰脈が不調となり，陰脈が旺盛になると陽

脈が不調となったりもする．（霊枢17-2）

　診断においては，表裏・寒熱・虚実からなる八綱で証を決定することがある．ここでの陰陽は，表裏・寒熱・虚実を統括するものである．陰陽を別つために，まず色脈を判別することが重要としている．（素問5-21）脈に陰陽があり，胃気があるものを陽脈，胃気のないものを陰脈としている．（素問7-2）脈象の特徴を陰陽で表現すると，去，静，遅を陰，至，動，数を陽としている．（素問7-3）陰脈・陽脈の特徴から，様々な病態を評価できる．（素問7-13）

　治療において，様々な陰陽の変化を判別することは重要である．（素問5-1）・（素問5-22）陽邪を除くために陰の治療をする，あるいは陰邪を除くために陽の治療をすることがある．（素問5-20）・（素問5-22）陰陽を調和させるためには，七損八益の理解が重要である．七損八益は様々に解釈されているが，いずれにしても養生を捉えたものである．（素問5-16）予後についても，五行論を取り入れて，死陰，生陽，重陰，辟陰に分類して説明している．（素問7-11）薬味について『黄帝内経素問』至眞要大論篇（素問74-29）では，「辛甘は發散し陽となす，酸苦は涌泄（嘔吐・瀉下）し陰となす，鹹味は涌泄し陰となす，淡味は滲泄し陽となす」とあるように，五味の他に淡味を加えている．

　陰陽は天秤のような相対関係をとることが多く，陰気が盛んだと陽が病み，これを陽虚陰盛という．逆に陽気が盛んだと陰が病み，これを陽盛陰虚という．陰陽の気は，必ず交流していなければならない．この関係が崩れると病が起こると考えている．

2.2.5　上下に関する陰陽の配合

　足の十二経脈を12月に当てはめ，手の十指を10日に当てはめた．（霊枢41-1）さらに，十二支も12月に配合した．これは，月建と称された．古代の天文学では北斗星の第一星から第四星を魁，第五星から第七星を杓あるいは斗柄と呼んだ．斗柄は，毎年正月黄昏時に東北の寅の方位を指し，以後2月は東方の卯の方位を，3月は東南の辰の方位を，4月は東南の巳の方位を，5月は午の方位を，6月は未の方位を，7月は申の方位を，8月は酉の方位を，9月は戌の方位を，10月は亥の方位を，11月は子の方位を，12月は丑の方位を指す．（霊枢41-2）足の十二経脈と十二支の12月への配合は，以下の通りである（表2.2.5-1）．

表2.2.5-1：足の十二経脈と十二支の12月への配合

十二月	十二支	陰陽		十二経脈
正月	寅	陽	陽中之陽	左足之少陽胆経
2月	卯			左足之太陽膀胱経
3月	辰			左足之陽明胃経
4月	巳		陽中之陰	右足之陽明胃経
5月	午			右足之太陽膀胱経
6月	未			右足之少陽胆経
7月	申	陰	陰中之陰	右足之少陰腎経
8月	酉			右足之太陰脾経
9月	戌			右足之厥陰肝経
10月	亥		陰中之陽	左足之厥陰肝経
11月	子			左足之太陰脾経
12月	丑			左足之少陰腎経

出典：(霊枢41-2)

　このような季節や時令，月に応じて人体の気血の盛衰を説明したことは，後世の子午流注の鍼法の起源とされている．子午流注は，人体の気血が1日に十二経脈中を運行する様相を提示するものであり，以下の通りである（表2.2.5-2）．

表2.2.5-2：十二支による時刻と注ぐ経脈

十二支による時刻	注ぐ経脈
子	胆
丑	肝
寅	肺
卯	大腸
辰	胃
巳	脾
午	心
未	小腸
申	膀胱
酉	腎
戌	心包
亥	三焦

　手については，十干と関連づけて，経脈と配合されている．以下の通りである（表2.2.5-3）．

表2.2.5-3：十干と配合される手経脈

十日（十干）	経脈
甲	左手之少陽
己	右手之少陽
乙	左手之太陽
戊	右手之太陽
丙	左手之陽明
丁	右手之陽明
庚	右手之少陰
癸	左手之少陰
辛	右手之太陰
壬	左手之太陰

出典：(霊枢47-3)

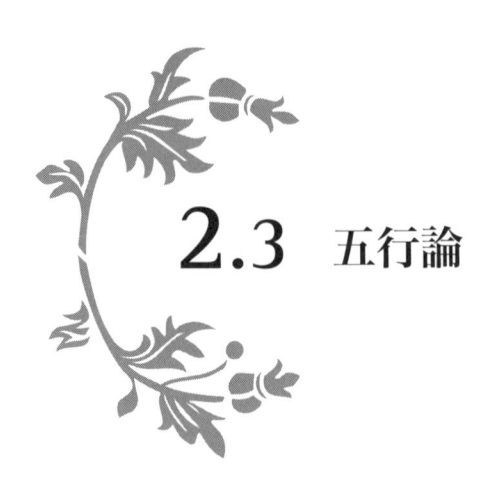

2.3 五行論

2.3.1 五行論序説

　五行とは，あらゆる事物や性質を五つの範疇に分類したものである．内容には無理や例外もあるが，中国の自然哲学の根幹をなすものである．五行においては，事物あるいは性質が木（キ），火（ヒ），土（ツチ），金（カネ），水（ミズ）の五つの属性のどれに該当するか，また，事物あるいは性質がどのような相互関係にあるかの二点が重要である．また，陰陽論と五行論は密接に関連する．（素問9–2）なお，陰陽論は五行論よりも古い起源をもち，五行論は陰陽論の影響の下に，殷代にその原型が形成されたとされる．

2.3.2 五行属性

　人と自然界について，『黄帝内経』には以下の記述がある．植物は，五色，五味を生じる．天は，人に五気を供給する．五気（風・暑・湿・燥・寒）は，鼻から人に入り，心肺に蔵される．そして，五色，五声を明瞭にする．五味は，口から入り，五気を養う．（素問9–7）また，天には五行があり，生長収蔵して，風・暑・湿・燥・寒を生じる．人には五藏が有り，五藏の気となり，喜・怒・悲・憂・恐が生じる．（素問5–7）・（素問66–1）地に東・南・西・北・中央の五方の筋目として，五里がある．（素問5–18）治療においても，五行論に基づいて四季の変化，五藏の脈状の変化を把握することが重要であると説いている．（素問22–1）

　同類の性質，属性については，天・地・人の順序に従って，その系列を表の縦の項目で示した（表2.3.2-1）．また，『黄帝内経』が出典でない場合についても，判明したものを記載した．なお，運気論に基づく五行特性は一部とし，詳細については10.2運気論に記載する．

表2.3.2-1：五行属性

	属　性					出　典
五行（類）	木	火	土	金	水	（素問4-4） （素問22-1）
五天為	風	熱	湿	燥	寒	（素問66-2）
五（六）気	風気	雷気	谷(穀)気・地気 （咽に通ず）	天気	雨気	（素問5-18）
五日（十干）	甲乙	丙丁	戊己	庚辛	壬癸	（素問22-2） （霊枢44-4）
五星	歳星	熒惑星	鎮星	太白星	辰星	（素問4-4）
五方（位）	東	南	中央	西	北	（素問4-4）
五季	春	夏	土用・長夏	秋	冬	（素問70-2） （素問70-3） （素問70-4） （素問70-5） （素問70-6） （霊枢44-4）
	春	夏	季夏	秋	冬	（霊枢65-2）
五色	蒼（青）	赤	黄	白	黒	（素問4-4） （素問5-9） （素問5-10） （素問5-11） （素問5-12） （素問5-13） （素問22-14） （素問70-2） （素問70-3） （素問70-4） （素問70-5） （素問70-6） （霊枢44-4） （霊枢49-8） （霊枢56-3） （霊枢56-4） （霊枢65-2）
五音	角	徴	宮	商	羽	（素問4-4） （素問5-9） （素問5-10） （素問5-11） （素問5-12） （素問5-13） （素問70-2） （素問70-3） （素問70-4） （素問70-5） （素問70-6） （霊枢44-4）
五数	八	七	五	九	六	（素問4-4） （素問70-2） （素問70-3） （素問70-4） （素問70-5） （素問70-6）
	三	二	五	四	一	
五地為	木	火	土	金	水	（素問66-2）

五地	化	火	土	金	水	(素問5–9) (素問5–10) (素問5–11) (素問5–12) (素問5–13)
五畜	鶏	羊	牛	馬	彘	(素問4–4)
	犬	馬	牛	鶏	彘	(素問70–2) (素問70–3) (素問70–4) (素問70–5) (素問70–6)
	犬	羊	牛	鶏	猪（豚）	(霊枢56–3)
	鶏	羊	牛	鶏	彘	(霊枢65–2)
五虫	毛	羽	倮	介	鱗	(素問67–7) (素問67–8) (素問67–9) (素問67–10) (素問67–11) (素問70–2) (素問70–3) (素問70–4) (素問70–5) (素問70–6)
五果	李	杏	棗	桃	栗	(素問70–2) (素問70–3) (素問70–4) (素問70–5) (素問70–6) (霊枢56–3) (霊枢65–2)
五菜	韮	薤	葵	葱	藿	(霊枢56–3)
五穀	麦	黍	稷	稲	豆	(素問4–4)
	麻	麦	杭米（粳米）	黄黍	大豆	(霊枢56–3)
	麻	麦	稷	稲	豆	(素問70–2) (素問70–3) (素問70–4) (素問70–5) (素問70–6)
	麻	麦	稷	黍	大豆	(霊枢65–2)
五実	核	絡	肉	殻	濡	(素問70–2) (素問70–3) (素問70–4) (素問70–5) (素問70–6)
五味	酸	苦	甘	辛	鹹	(素問4–4) (素問22–14) (素問70–2) (素問70–3) (素問70–4) (素問70–5) (素問70–6) (霊枢44–4) (霊枢65–2)
	酸	苦	甘 淡（胃）	辛	鹹	(霊枢78–17)

五藏	肝	心	脾	肺	腎	(素問4-4) (素問5-9) (素問5-10) (素問5-11) (素問5-12) (素問5-13) (素問70-2) (素問70-3) (素問70-4) (素問70-5) (素問70-6) (霊枢65-2)
五府	胆	小腸	胃	大腸	膀胱	(素問23-2)
五主	肺	腎	肝	心	脾	(素問10-1)
五藏	血	脈	営	気	精	(霊枢8-3)
	血	神	肉	気	志	(素問62-2)
五味所入	酸	苦	甘	辛	鹹	(素問23-1)
五欲	酸	苦	甘	辛	鹹	(素問10-2)
五走	酸	苦	甘	辛	鹹	(霊枢56-1)
	筋	骨	肉	気	血	(霊枢63-1) (素問23-6)
	筋	血	肉	気	骨	(霊枢78-22)
五主	目	舌	口	鼻	耳	(素問5-9) (素問5-10) (素問5-11) (素問5-12) (素問5-13)
	筋膜	血脈	肌肉		骨髄	(素問18-2)
	筋膜	血脈	肌肉	皮毛	骨髄	(素問44-1)
	筋	脈	肉	皮	骨	(霊枢49-8)
	筋	脈	肌	皮	骨	(霊枢78-27)
五体	筋	脈	肉	皮毛	骨	(素問4-4) (素問5-9) (素問5-10) (素問5-11) (素問5-12) (素問5-13)
五根	眼	舌	口唇	鼻	耳	(霊枢17-2)
五藏所主	筋	脈	肉	皮	骨	(素問23-11)
五合	筋	脈	肉	皮	骨	(素問10-1)
五栄	爪	色	脣	毛	髪	(素問10-1)
五養	筋	血	肉	皮毛	骨髄	(素問70-2) (素問70-3) (素問70-4) (素問70-5) (素問70-6)

	目	耳	口	鼻	二陰	(素問4-4)
五竅	目	舌	口	鼻	耳	(素問5-9) (素問5-10) (素問5-11) (素問5-12) (素問5-13)
	目	舌	口	鼻	二陰	(素問70-2) (素問70-3) (素問70-4) (素問70-5) (素問70-6)
五脈応象	絃	鉤	代	毛	石	(素問23-13)
五穴	井	滎	兪	経	合	(難経六十八難) (難経七十三難)
五生	風	熱	湿	燥	寒	(素問5-9) (素問5-10) (素問5-11) (素問5-12) (素問5-13)
	木	火	土	金	水	
	酸	苦	甘	辛	鹹	
	肝	心	脾	肺	腎	
	筋	血	肉	皮毛	骨髄	
	心	脾	肺	腎	肝	
五色当	肝・酸・筋	心・苦・脈	脾・甘・肉	肺・辛・皮	腎・鹹・骨	(素問10-4)
五藏化液	涙	汗	涎	涕	唾	(素問23-5)
五液	泣	汗	涎	涕	唾	(霊枢78-20)
五声	呼	笑	歌	哭	呻	(素問5-9) (素問5-10) (素問5-11) (素問5-12) (素問5-13)
	呼	言	歌	哭	呻	(難経三十四難)
五精所并	憂	喜	畏	悲	恐	(素問23-3)
五并	憂	喜	畏	悲	恐	(霊枢78-18)
五志	怒	喜	思	憂	恐	(素問5-9) (素問5-10) (素問5-11) (素問5-12) (素問5-13)
	怒	笑	思	憂	恐	(霊枢8-3)
五知	色	臭	味	声	液	(難経四十難) (難経四十九難)
五通	五色	五味	五穀	香臭	五音	(霊枢17-2)
	白黒	五味	穀味	香臭	五音	(難経三十七難)
五藏所蔵	魂	神	意	魄	志	(素問23-10)
五蔵	魂	神	意	魄	精志	(霊枢78-26)
五舍	魂	神	意（智）	魄	志（精）	(霊枢8-3)
五傷	筋	気	肉	皮毛	血	(素問5-9) (素問5-10) (素問5-11) (素問5-12) (素問5-13)

五変	握	憂	噦	欬	慄	(素問5-9) (素問5-10) (素問5-11) (素問5-12) (素問5-13)
五苦	急	緩	湿	気上逆	燥	(素問22-2)
五道	語 嘔（胆）	噫	吞	欬	嚏	(素問52-2)
五傷藏	怒傷肝	喜傷心	思傷脾	憂傷肺	恐傷腎	(素問5-9) (素問5-10) (素問5-11) (素問5-12) (素問5-13)
五病在	頭（脇）	五藏	舌本	背	谿	(素問4-4)
五知病在	筋	脈	肉	皮毛	骨	(素問4-4)
五労所傷	久行傷筋	久視傷血	久坐傷肉	久臥傷気	久立傷骨	(素問23-12)
五労	久行傷筋	久視傷血	久坐傷肉	久臥傷気	久立傷骨	(霊枢78-21)
五気所病	語	噫	吞	欬	欠・嚏	(素問23-2)
	怒（胆）	泄・下焦溢 為水（小腸）	気逆・噦・恐（胃）	泄・下焦溢 為水（大腸）	不利為癃・不約 為遺溺（膀胱）	(素問23-2)
五藏気	語	噫	吞	欬	欠	(霊枢78-15)
六府気	怒（胆）	泄（小腸）	気逆・噦（胃）	泄（大腸）	不約為遺溺・下焦 溢為水（膀胱）	(霊枢78-16)
五味所禁	筋病無多食酸	血病無多食鹹	肉病無多食甘	気病無多食辛	骨病無多食苦	(素問23-6)
五裁	病在筋.無 食酸	病在血.無 食苦	病在肉.無食甘	病在気.無 食辛	病在骨.無食鹹	(霊枢78-23)
五禁	辛	鹹	酸	苦	甘	(霊枢56-4)
五宜	酸	苦	甘	辛	鹹	(霊枢56-3)
五臭	臊	焦	香	腥	腐	(素問4-4)
五藏所悪	風	熱	湿	寒	燥	(素問23-4)
五悪	風	熱	湿	寒	燥	(霊枢78-19)
五宜食	粳米	小豆	大豆	麦	黄黍	(素問22-14)
	牛肉	犬肉	豕肉	羊肉	雞肉	
	棗	李	栗	杏	桃	
	葵	韭	藿	薤	葱	
	甘	酸	鹹	苦	辛	(霊枢56-4)
五急食	甘	酸	苦	苦	辛	(素問22-2)
五病所発		陽病発於血 陰病発於夏	陰病発於肉		陰病発於骨 陽病発於冬	(素問23-7)
五発		陽病発於血 陰病発於夏	以味発於気		陰病発於骨 陽病発於冬	(霊枢78-24)
五邪	春得秋脈	夏得冬脈	長夏得春脈	秋得夏脈	冬得長夏脈	(素問23-9)
五邪所乱	邪入於陽狂 搏陽則為巓疾 陰出之陽則怒	邪入於陰則痺	搏陰則為瘖		陽入之陰則静	(素問23-8)
五邪	邪入於陽. 則為狂 邪入於陽. 轉則為巓疾 陰出之於 陽.病喜怒	邪入於陰. 則為血痺	邪入於陰.轉則 為瘖		陽入之於陰.病 静	(霊枢78-25)

空欄：記載なし

2.3.3 五行における相互関係

相互関係には，相生（順），相剋（縦），逆，横，自病の五つの関係がある（図2.3.3-1）．このため，五行中に五行ありといわれている．五行論の理論確立は，戦国における鄒衍によるとされているが，一方で，鄒衍は相剋関係を，劉向・劉歆父子は相生関係を唱えたとの指摘もある．また，相生関係は『淮南子』に初めて記載され，『春秋繁露』を著した董仲舒，あるいは楊雄，劉歆，班固などの思索を経て，人体生理に適用が拡大されたとする解説もある．

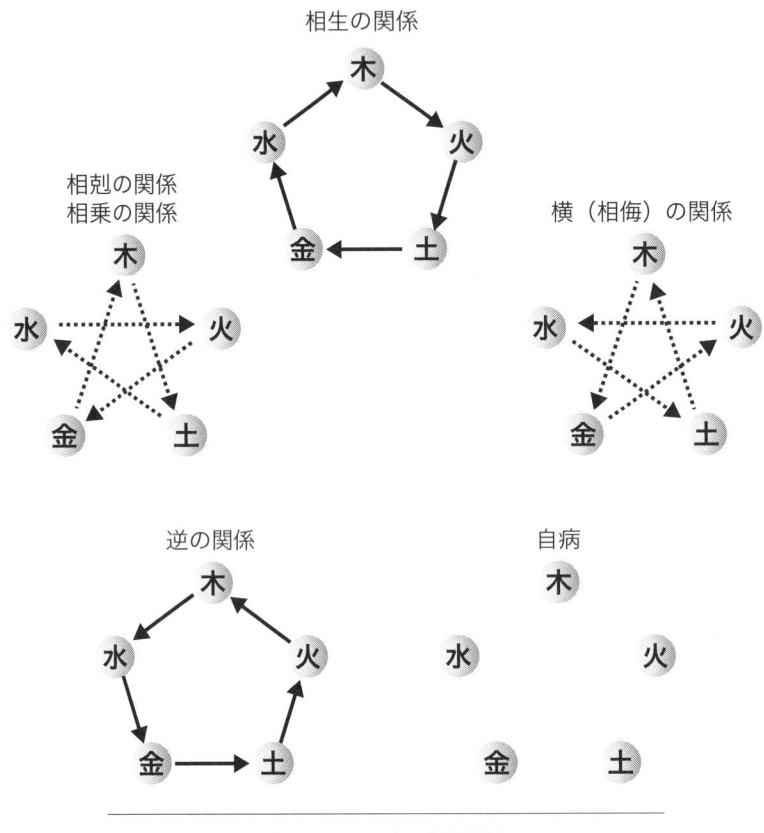

図2.3.3-1：五行の相互関係

1) 相生

生理的促進的生産的関係のことである．例えば，木を燃やすと火が生じる．火から灰の土が生じる．土の中から鉱物の金が生じる．金属が溶けて液体の水になる．水を与えると木や草が生長するといった具合である．この場合，木火土金水の順序で記憶することが大切である．『黄帝内経素問』陰陽別論篇（素問7-11）では，相生に相当する病態変化を生陽と表現している．同じ相生でも肺から腎においては重陰とされているが，恐らくは誤りと思われる．

2) 相剋

生理的抑制的関係のことである．例えば，水は，火を消す．火は，金属を溶かす．金属は，木を切ったり割ったりする．木は，根で土を押し分けていく．土の堤防は，水の流れを阻むといった具合である．この場合は，順序が異なり，水火金木土となる．『黄帝内経素問』寶命全形論篇（素問25-3）に解説がある．破壊的病理的関係になった場合には，相乗という．『黄帝内経素問』陰陽別論篇（素問7-11）・五藏生成篇（素問10-1）では，相剋・相乗に相当する病態変化を死陰あるいは主と表現している．

3) 逆

相生（順）を裏返した病的関係である．例えば，木を燃やすと火を生じるの逆で，火は木を剋して之を焼く．火は土を生じるの逆で，土をかけると火が消える．土から金が生じるの逆で，金属が小さくなれば土の成分になる．金属が溶けて液体の水になるの逆で，水などの液体が凍ると金属などの固体になる．水を与えると木が生長するの逆で，木や草が生長すれば組織に水分を蓄えるといった具合である．『黄帝内経素問』陰陽別論篇（素問7-11）では，逆に相当する病態変化を重陰と表現している．実際には，肺から腎への相生の関係として記載されているが，誤りと思われる．

4) 横

相剋（縦）を裏返した病的関係，あるいは相乗の裏返しの関係である．例えば，水は火を消すが，火の勢いが強いと少しの水をかけても火は消えないどころか火勢を盛んにする．火は金属を溶かすが，金属が強いと溶かすはずの火が消えてしまう．金属は木を切ったり割ったりするが，木が堅いと金属の方が壊れてしまう．木は根で土を押し分けていくが，土が固いと根が押し分けられずに木も生長できない．土の堤防は洪水を阻むが，洪水の勢いが強いと堤防を破壊してしまうといった具合である．相侮ともいう．『黄帝内経素問』陰陽別論篇（素問7-11）では，相侮に相当する病態変化を辟陰と表現している．

5) 自病

『難経』四十九難に述べられている正経の自病のことで，同類の性質，属性の系列の過度によって病気になることである．自病は実際には非常に多くみられるものであるため，表2.3.2-1：五行属性に示した縦の系列を十分記憶しておくことが大切である．

症状，治療法を分析したり，整理したり，理論付けたりするためには，五行の思想も必要になってくる．しかし，使い方が悪いと迷信になってしまうため，何時でも現実をしっかり踏まえた上でこの思想を用いなければならない．

2.3.4　六気と五方の関係

運気論では，五運六気により気候変化と人体への影響について推論していた．六気を五方

に当てはめて，分類すると下記の通りとなる（表2.3.4-1）．（素問67-7）・（素問67-8）・（素問67-9）・（素問67-10）・（素問67-11）

表2.3.4-1：六気の五方への配当

五方	在天	在地	在体	在気	在蔵	其性	其徳	其用	其色	其化	其虫	其政	其令	其変	其眚	其味	其志	出典
東	風	木	筋	柔	肝	喧	和	動	蒼	榮	毛	散	宣發	摧拉	隕	酸	怒	（素門67-7）
南	熱	火	脉	息	心	暑	顯	躁	赤	茂	羽	明	鬱蒸	炎爍	燔焫	苦	喜	（素門67-8）
中央	濕	土	肉	充	脾	靜兼	濡	化	黄	盈	倮	謐	雲雨	動注	淫潰	甘	思	（素門67-9）
西	燥	金	皮毛	成	肺	涼	清	固	白	斂	介	勁	霧露	肅殺	蒼落	辛	憂	（素門67-10）
北	寒	水	骨	堅	腎	凛	寒		黑	肅	鱗	靜	凝冽		冰雹	鹹	恐	（素門67-11）

空欄：記載なし

2.3.5　陰陽二十五人における五類型

人の特徴を陰陽二十五人として分類しており，大きくは木形之人，火形之人，土形之人，金形之人，水形之人の五分類となり，色，形態などからさらに五分類される（表2.3.5-1）．（霊枢64-1）

表2.3.5-1：陰陽二十五人における五類型

類型	類型分類									出典
	地域特性	五帝	外見特徴	内面特徴	時令適応	五音	陰陽上下属性	態度		
木形之人	東方	蒼帝	蒼色.小頭.長面.大肩背.直身	好有才.勞心.少力.多憂.勞於事	能春夏.不能秋冬.感而病生	上角	足厥陰	佗佗然		(霊枢64-2)
						大角	左足少陽之上	遺遺然		
						左角	右足少陽之下	隨隨然		
						鈦角	右足少陽之上	推推然		
						判角	左足少陽之下	栝栝然		
火形之人	南方	赤帝	赤色.廣䏖.鋭面.小頭.好肩背髀腹.小手足.行安地	疾心.行搖肩.背肉滿.有氣.輕財.少信.多慮見事明.好顏.急心.不壽暴死	能春夏.不能秋冬.秋冬感而病生	上徴	手少陰	核核然		(霊枢64-3)
						質徴	左手太陽之上	肌肌然		
						少徴	右手太陽之下	慆慆然		
						右徴	右手太陽之上	鮫鮫然		
						質判	左手太陽之下	支支頤頤然		
土形之人	中央	上古黄帝	黄色.圓面.大頭.美肩背.大腹.美股脛.小手足.多肉.上下相稱.行安地.擧足浮	安心.好利人.不喜權勢.善附人也	能秋冬.不能春夏.春夏感而病生	上宮	足太陰	敦敦然		(霊枢64-4)
						太宮	左足陽明之上	婉婉然		
						加宮	左足陽明之下	坎坎然		
						少宮	右足陽明之上	樞樞然		
						左宮	右足陽明之下	兀兀然		
金形之人	西方	白帝	方面.白色.小頭.小肩背.小腹.小手足.如骨發踵外.骨輕	身清廉.急心.靜悍.善爲吏	能秋冬.不能春夏.春夏感而病生	上商	手太陰	敦敦然		(霊枢64-5)
						鈦商	左手陽明之上	廉廉然		
						右商	左手陽明之下	脱脱然		
						大商	右手陽明之上	監監然		
						少商	右手陽明之下	嚴嚴然		
水形之人	北方	黒帝	黒色.面不平.大頭.廉頤.小肩.大腹.動手足.發行搖身.下尻長.背延延然	不敬畏.善欺紿人.戮死	能秋冬.不能春夏.春夏感而病生	上羽	足少陰	汗汗然		(霊枢64-6)
						大羽	右足太陽之上	頰頰然		
						少羽	左足太陽之下	紆紆然		
						衆	右足太陽之下	潔潔然		
						桎	左足太陽之上	安安然		

3

解剖生理学

Anatomy&Physiology

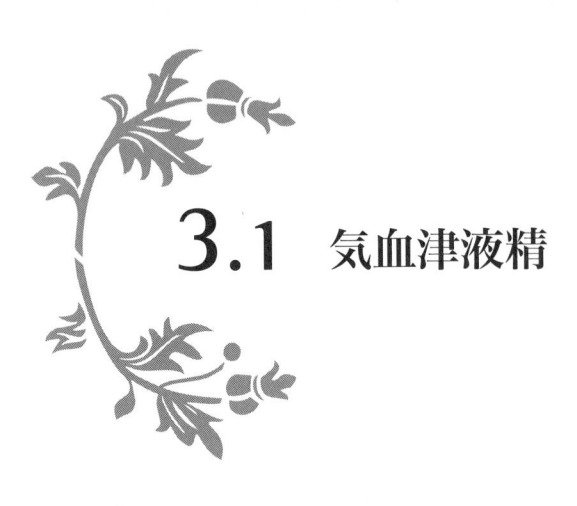

3.1 気血津液精

3.1.1 気血津液精序説

　気・血・津液・精は，生体の恒常性を維持する要素で，東洋医学における病理学的概念である．『黄帝内経霊枢』本藏篇（霊枢47-1）では，神も加えて，血・気・精・神なる者は，生を捧げて生命活動を維持する根本としている．特に気・血・津液が生体において機能するためには，これらが順調に全身を巡ることが不可欠である．気・血の循行に関して，『黄帝内経霊枢』逆順肥痩篇（霊枢38-1）では，自然に存在する水を例に説明されている．また，『黄帝内経霊枢』営衛生會篇（霊枢18-3）では，血と気は異名同類であり，生命維持には両者が必要であり，片方のみで生存する事はありえないとしている．この気・血・津液の運行の基盤は気であり，気の熱源は心に支えられた腎である．そして，運行の原動力は，気・津液では主に脾，肺，腎に，血では主に心にある．肝は，気・血・津液の運行を調節する．

3.1.2 気

1) 概念・特徴

　気は，生体を充実した状態に保ち，消耗あるいは補充することができ，三つの特徴を持つ．第一は，人体を構成する物質ということである．第二は，活動性，運動性を持つことである．気は，昇降あるいは上下運動，発散あるいは収納する方向の運動を行う．これを昇降出入という．第三は，機能をも指すことである．腎気など，生理機能のことを指す場合もあるのである．人の生命活動と自然環境には，極めて親密に相通じる関係（天人相応）があり，天気が清浄であれば，人の意志は平静である．このような道理に従うことにより，陽気は安定する．（素問3-2）

　『黄帝内経霊枢』決氣篇（霊枢30-1）では，上焦が作用を発揮して，飲食物のエネルギーを宣発して，皮膚を温め，身体を充実させ，毛を潤沢にするものとしている．なお，気を根本として，気から発生するものを六気と称して，気・血・津・液・精・脈を挙げている．脈は，営気を制御して，脈中に行き渡らせるものとしている．（霊枢30-1）これら六気は各々の作用を受け持っており，重要度は一概に区別できない．ただ，飲食物の摂取とそれに伴う脾胃の作用は，根本となっているといえる．（霊枢30-2）

気には清濁があり，清は空気（酸素）であり，濁は水穀から生成されたものとしている．各々はさらに清濁に分かれ，清は上部（咽喉，五官）へ注ぎ，濁は下部へと注ぎ，経脈に入り気海に集まる．また，一方で，清は肺へ上がり，濁は胃へ降りるともしている．（霊枢40-1）この水穀から生成された濁気の一部はさらに清気と濁気に分かれ，清気（営気）は脈中を流れ，濁気（衛気）は脈外を流れるとしている．（霊枢18-1）・（霊枢52-1）

2) 生成・巡り方

気は，水穀の気と先天の気が肺において，肺が吸収した清気と合体，生成されて完成する．『黄帝内経素問』五藏生成篇（素問10-5）には，気は皆肺に属すると表現されている．これを元気あるいは真気という．『黄帝内経霊枢』刺節眞邪篇（霊枢75-18）には，「眞氣者．所受於天．與穀氣并而充身也」とある．

水穀の気は，口から摂取した水穀を脾胃が吸収消化したものの一部である．先天の気は，両親より受け継いだ，生まれながらに持っている気である．水穀の気と先天の気は，脾の昇提作用，肝の発揚作用，腎の温煦作用により肺に運ばれる．清気は，肺が外気から取り込んだ酸素である．清気は，先天の気がもととなって肺に引き込まれる．この水穀の気と清気は，後天的

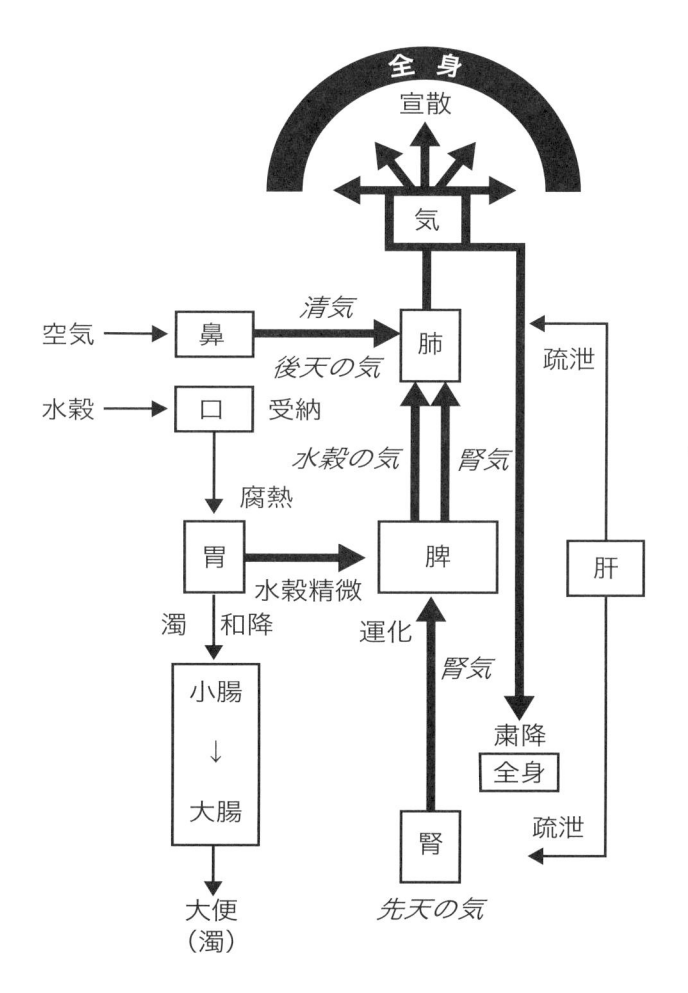

図3.1.2-1：藏府でみた気の生成と巡り方

に体内に取り入れられる気であり，先天の気に対して後天の気と呼ばれる．

　生成された元気あるいは真気は，全身を巡ることにより，機能を発揮する．気は，心の推動と肺の宣散・粛降によって全身に配布され，肝の疏泄によって調節を受け，腎の温煦作用により支えられている．以上は，図3.1.2-1・図3.1.2-2のように表現される．

　気の運行は，天地，陰陽，四時，五行に対応している．（霊枢55-1）

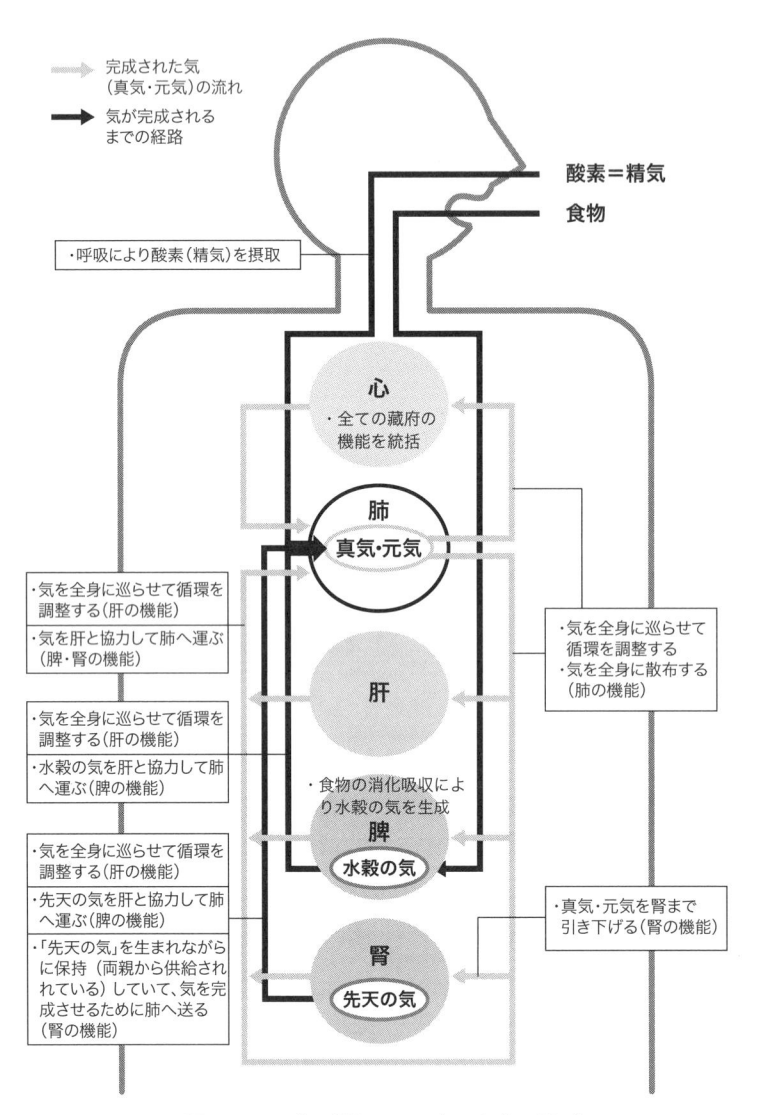

図3.1.2-2：藏の機能からみた気の生成と巡り方

3）　作用

①栄養作用

　水穀の精微から得た栄養物を含み，人体を栄養する作用を持つ．脾に関係が深い．

②推動作用

　臓器や組織の活動を促進し，血液や経絡の流れを推進して，生長，発育，生理活動に関与す

る．

③温煦作用

臓器や組織を温め，エネルギー代謝や循環機能を亢進する作用を持ち，機能の維持に関与する．腎に関係が深い．

④防御作用

病邪の侵入を防ぎ，また侵入した病邪と闘争し，抵抗力や免疫力に関与する．肺に関係が深い．

⑤固摂作用

汗，尿，精液，帯下の過剰な排泄の防止，臓器を本来あるべき位置に留める作用，血液が血管の外に漏れない作用の三つがある．特に血液の血管外への漏出防止を統血作用と呼ぶ．脾に関係が深い．

⑥気化作用

気・血・津液を相互に変化させる，あるいは津液を尿や汗に変化させる作用を持つ．

4）　分類・種類

元気あるいは真気は，宗気とそれ以外，営気と衛気などに分類して考えることができる．

①宗気

推動作用を強く示す気であり，生成された後，胸中に集まり，咽喉部を循環するという特徴（霊枢56-2）を持つため，胸部にある臓器の働きに関与する．（霊枢71-1）宗気の集まる胸中を気海と表現している．（霊枢56-2）そのため，心拍運動，呼吸運動を促進させる．空中の酸素である清気と宗気は呼吸により，体内外を出入りして，呼気で3，吸気で1の割合となっている．（霊枢56-2）

②営気と衛気

営気は，脈管内にあって栄養作用を強く示す気であり，津液を生成し，血に変化させ，全身を栄養する他，血液の組成成分でもある．（霊枢71-1）『黄帝内経素問』痺論篇（素問43-6）において，営気は水穀の精気であり，五藏を和調し，六府に散布され，よく脈中に入り，脈に随って，循環して五藏を貫き，六府に絡うと述べられている．また，水穀の気のうち清なる者を営気としている．（霊枢18-1）

衛気は，脈管外にあって防御作用と温煦作用を強く示す気である．体表では肌表を保護して病邪の侵入を防ぎ，体内では臓器，組織を温煦して活動を活発にする．衛気は，日中身体の外部を保護しており，日の出に衛気が活動を強め，正午には盛んで，夕暮れに虚し，毛穴が閉じる．（素問3-2）・（素問3-3）・（素問3-9）『黄帝内経素問』痺論篇（素問43-6）・『黄帝内経霊枢』邪客篇（霊枢71-1）において，衛気は，水穀の悍気で，動きが非常に速いため脈に入ることができず，皮膚と分肉の間を循行すると述べられている．『黄帝内経霊枢』五味篇（霊枢56-2）では，営気と衛気は，各々脈内と脈外を両行すると表現されている．また，水穀の気のうち濁なる者を衛気としている．（霊枢18-1）また，衛気は，肌肉を温め，皮膚を充実させ，腠理の作用を豊富にさせて，汗腺の開閉を担当する根本としている．（霊枢47-1）

③三焦と気

　三焦から起こる気としての分類がある．上焦から起こる気は衛気となり，中焦から起こる気は営気となり，下焦から起こる気は糟粕の分別を行うとされる．（霊枢18-2）・（霊枢18-3）・（霊枢18-4）このため，「上焦如霧.中焦如漚.下焦如瀆」と表現されている．（霊枢18-4）一方で，上焦から起こる気は宗気となり，中焦から起こる気は営気となり，下焦から起こる気は衛気となるとの考え方もある．（霊枢18-2）これについては，記載の誤りとする説もある．宗気は，肌肉の間を温め，骨関節を養い，腠理を通じさせる．（霊枢81-1）営気は，谿谷に注ぎ，孫脈にまで浸透して，そこで津液と調和すると血に変化して，さらに絡脈へと進み，そうするとさらに経脈へ注ぐことになる．（霊枢81-1）

④四季による気の特徴

　気は，四季によって，その中心となる存在部位が異なる．春には経脈，夏には孫絡，長夏には肌肉，秋には皮膚，冬には骨髄とされる．（素問64-1）・（素問64-2）

3.1.3　血

1）　概念・特徴

　血は，脈管の中を移行する身体の構成成分の一つである．全身を栄養し，精神活動を支える物質である．西洋医学的な血液と異なり，血は気の作用も含めた概念である．気を陽とみるように，津液も含めて血を陰と捉えることも大切である．『黄帝内経素問』生氣通天論篇（素問

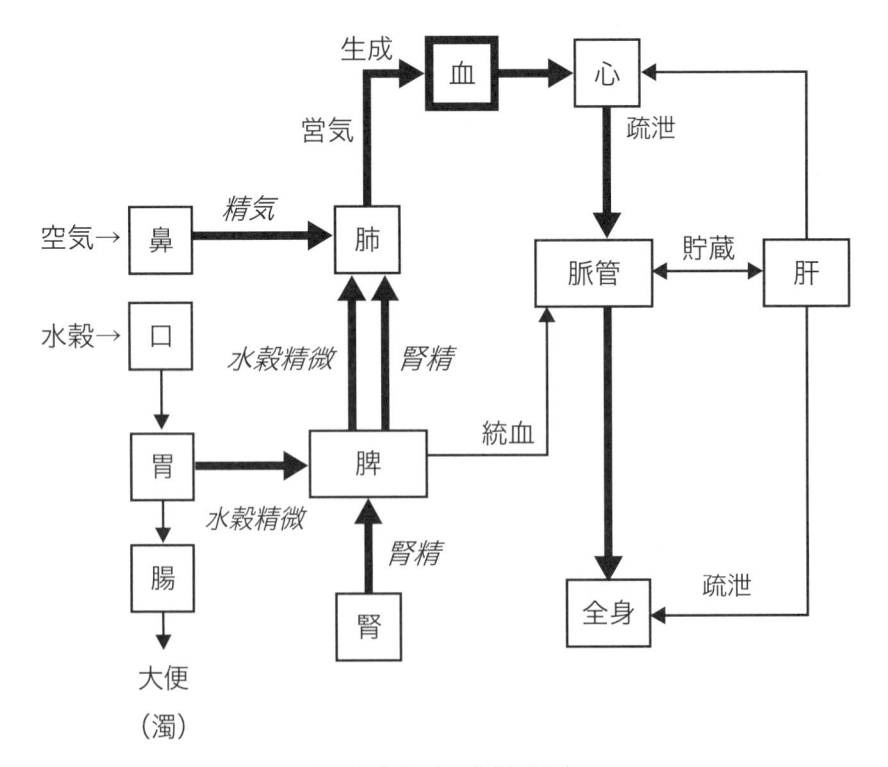

図3.1.3-1：血の生成と巡り方

3–10）では，陰は精を蔵していて気の源としている．

『黄帝内経霊枢』決氣篇（霊枢30–1）では，中焦が気を受けて，水穀の精微を取り，これら
が変化して赤くなったものとしている．

2）　生成・巡り方

　血は，脾胃によって水穀を吸収消化した水穀の精微（後天的な血津液の元）と腎に蓄えられ
た血の元ともいえる腎精が，脾の昇提作用，肝の発揚作用，腎の温煦作用により肺に運ばれ，
清気と結合し，脈管内にある営気が入ることで赤くなり生成される．もう一つ，腎精が腎陽の

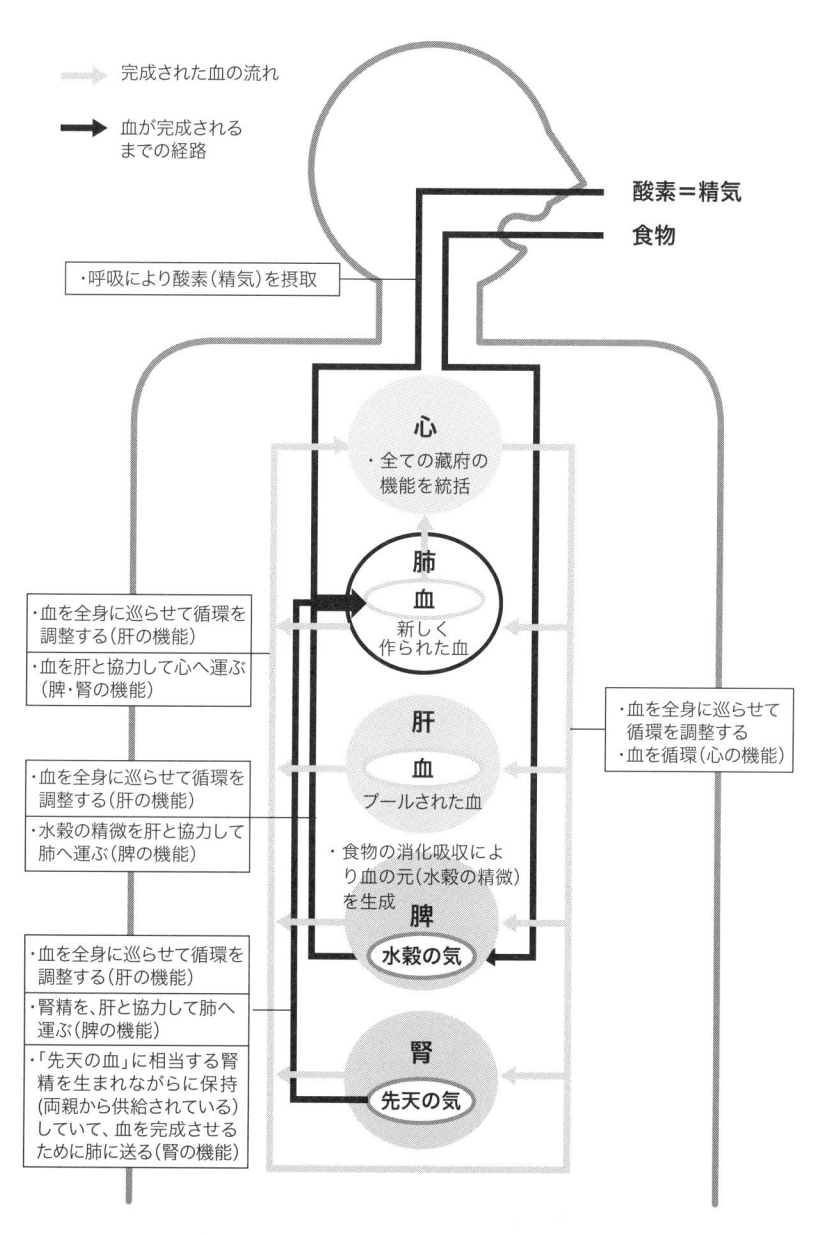

図3.1.3-2：藏の機能からみた血の生成と巡り方

作用によって直接血に転化して脈管に入る生成過程もあり，これを腎精化血と呼ぶ．また，津液の一部も血の組成成分となる．

　生成された血は，心の推動作用，脾の運化作用によって全身を循環し，肝の疏泄作用によって流量の調節を受け，脾の統血作用によって脈管内に留められる．また腎陽により支えられている．血の一部は，肝の蔵血作用により貯蔵される．肝の蔵する血（肝血）は目や筋腱，爪，子宮などの栄養に特別関与し，肝血が不足するとこれらの部位に障害が現れやすくなる．以上は，図3.1.3-1・図3.1.3-2のように表現される．

3) 作用

①濡養作用

　血は，脈管内にあって全身を栄養し，臓器，組織を滋潤する．これを濡養作用という．

②精神安定作用

　血は，精神活動の基礎的な物質でもある．『黄帝内経素問』五藏生成篇（素問10-5）には，血は心に属すると表現されている．

3.1.4　津液

1) 概念・特徴

　津液とは，唾液，胃液，涙，汗等，人体中の正常な水液の総称である．体表から体内深部までを潤すほか，一部は血の組成成分となる．なお，比較的薄い液体で，組織，器官，皮膚，筋肉などに分布して，諸器官を温め滋養するものを津といい，比較的粘稠で関節腔，胸腔，腹腔，脳脊髄膜腔などの閉鎖空間を満たすものを液という．（霊枢36-1）

　『黄帝内経霊枢』決氣篇（霊枢30-1）では，腠理が発泄し，汗が出て，じめじめとした状態にするものを津とし，飲食物が入って気が充満されると，余分の水穀の精微が外に溢れて骨に注ぎ，関節は屈伸できて，さらに，関節から滲出して脳髄を補益し，皮膚が潤沢になるとしており，これを液としている．

　『黄帝内経霊枢』五癃津液別篇（霊枢36-1）では，津液が水穀の精微と調合されて，濃厚な膏となり，膏は骨髄腔，脳内，生殖器内に存在するとしている．膏とは，液がさらに濃縮されて，液と血の中間的物質で透明なものといえる．

2) 生成・巡り方

　津液は，脾胃で運化された水穀の精微のうち津液の元となるものと腎に蓄えられた腎陰とから成る．小腸で津液の液に相当するもの，大腸で津液の津に相当するものが吸収されるとの考え方もある．津液は，脾気の運化作用，肺気の宣散粛降作用，三焦の通調作用，肝気の疏泄作用，腎気の気化作用によって全身に運搬され，五藏六府を滋養し，代謝後の廃液は汗あるいは尿となって排泄される．また，腎において有用な部分は，腎陰として保有されると共に再び全身へ供給される．以上は，図3.1.4-1のように表現される．

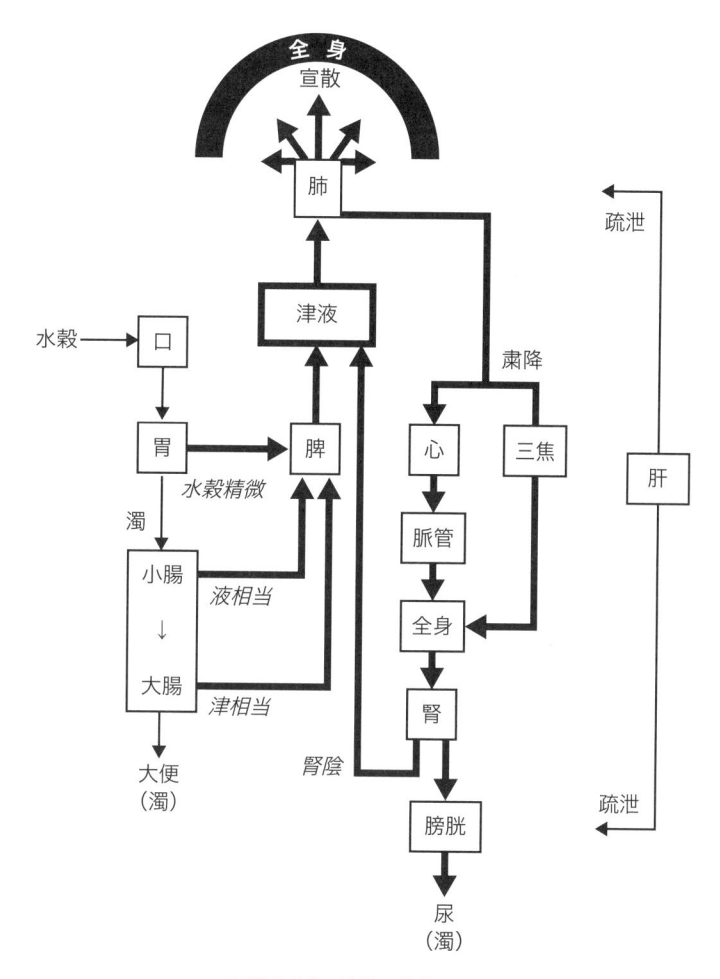

図3.1.4-1：津液の生成と巡り方

『黄帝内経霊枢』五癃津液別篇（霊枢36-1）では，津液は尿・汗・涙・唾・水脹の五種類に変化するとしている．

3) 作用

津液は，滋潤作用を持つ．体表部に散布して皮膚，毛髪，うぶ毛などを潤し，涙，唾液として粘膜を潤し，臓器，組織を滋潤し，関節液として関節動作を円滑にする．津液の循環は，生命維持において非常に重要である．（素問76-1）

3.1.5 精

1) 概念・特徴

精とは，機能活動，生長，発育など生命エネルギーの基本となる物質である．精には，先天の精と後天の精がある．先天の精は，父母から受け継ぎ先天的に備わった精で，腎精と同義である．元精，元陰，真陰とも呼ばれる．後天の精は，水穀を運化して得られた栄養物質から生

成された精で，水穀の精微と同義である．これは，腎に下注して先天の精を補充し，精を維持している．狭義には腎が蔵する精である．気・血・精の関係は，図3.1.5-1のように表現される．

『黄帝内経霊枢』決氣篇（霊枢30-1）では，陰陽の両性，すなわち男女が互いに交わり，和合して新しい肉体を発生させるもので，常に身体の発生に先んじて生ずるものとしている．

『黄帝内経霊枢』天年篇（霊枢54-1）では，人体を基（土台）と楯（建物）に喩えて，基は母親の精，楯は父親の精に由来するとしている．

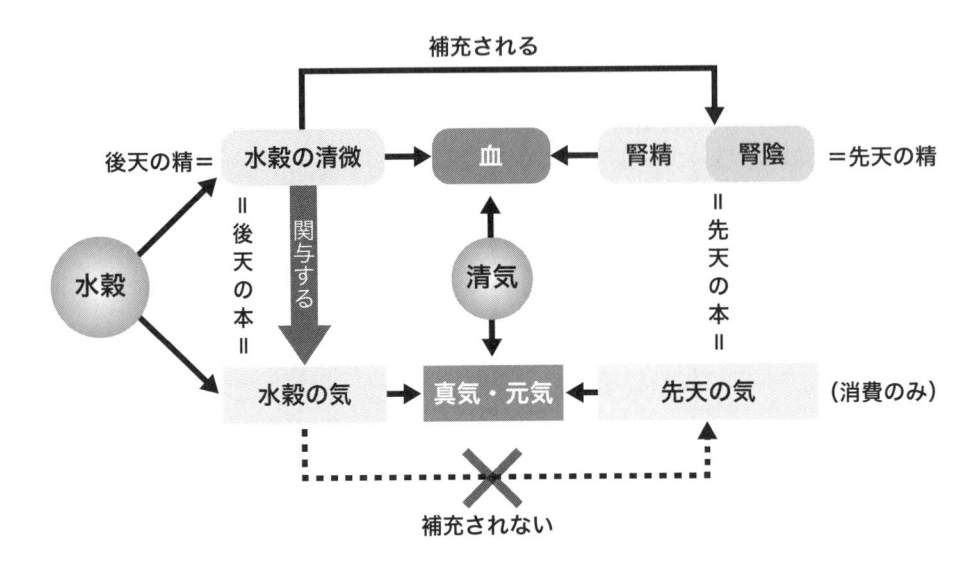

図3.1.5-1：気・血・精の関係

2) 作用

①生長・発育を主る

腎精は，後天の精の補充を受け次第に充盛し，青壮年期には最も充実して維持され，中年期から次第に衰えて，ついには枯渇して死に至る．精は，人体の生命活動の根本を主る．

②生殖を主る

腎精が充盛すると，生殖能力をもつ物質である天癸が発生する．天癸の作用のもとで女性では月経が発生し，男性では精子が産生され，生殖能力が備わる．腎精の衰えと共に天癸も減少し，生殖能力も低下する．

③脳・髄・骨を主る

精は，髄を生じる．（霊枢10-1）髄に，脊髄と骨髄がある．脊髄が頭部に集まって，脳になる．（素問10-5）骨髄は，骨を産生して身体を支持する．

④気血を産生する

精は，気の生成の根本に関与し，血に変化する．

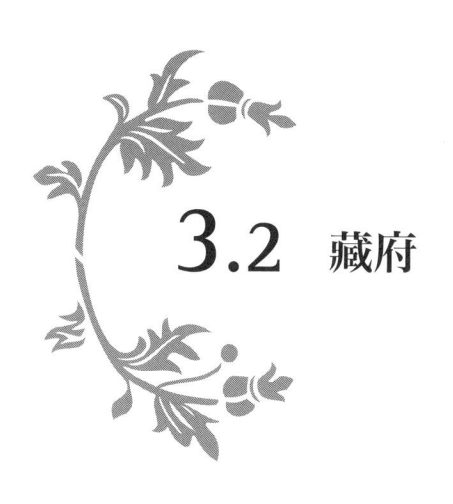

3.2　藏府

3.2.1　藏府序説

　藏は，心，腎，肝などのように充実性構造をもつ器官で，藏とは正気を蔵しているという意味である．藏は，精気を貯蔵して出さない．これは，『黄帝内経素問』五藏別論篇（素問11-3）では「満而不能實」と表現される．『黄帝内経霊枢』本藏篇（霊枢47-1）・衛氣篇（霊枢52-1）では，五藏は精・神・血・気・魂（こん）・魄（はく）を蔵むる根本としている．そして，神・魂・魄が具わることで，人として成り立つことができるとしている．（霊枢54-1）また，五藏は，自然に相応して，陰陽の法則に符合して，四時の変化に従って，五行の順序に従った事物を生成，変化させる根本としている．（霊枢47-2）

　府は，胃腸のように管になっている，あるいは胆，膀胱のように袋状になっている中空性の器官のことをいう．府とは，物が集まる，物質の集散地という意味である．食物を消化，吸収，伝送して貯蔵しない．これは，『黄帝内経素問』五藏別論篇（素問11-3）では「實而不能満」と表現される．『黄帝内経霊枢』本藏篇（霊枢47-1）・衛氣篇（霊枢52-1）では，六府は飲食物を消化輸送して津液を循環させる根本としている．なお，府は，奇恒の府と伝化の府に分類される．奇恒の府は，陰精を貯蔵して出さないものであり，脳・髄・骨・脈・胆・女子胞が属する．奇恒の府は，形態は府としても機能は藏といえるもので，胆を除いて通常の藏府にみられる表裏の関係がない．伝化の府は，水穀を受け取り，精微と糟粕をとどめておくことがない．これには，胃・大腸・小腸・三焦・膀胱が属する．（素問11-1）・（素問11-2）府，特に消化管の解剖学的所見に関しては，『黄帝内経霊枢』腸胃篇（霊枢31-1）・平人絶穀篇（霊枢32-1）に詳しく述べられている．また，六府の気が全身を巡る場合，その通路を気街と表現しており，主な経路として胸・腹・頭・脛がある．（霊枢52-1）・（霊枢52-3）

　府は，陽で陽の気を帯びている．これに対し，藏は，陰の気を帯びている．藏府の関係は，肺が藏，大腸がその府，その他同様に心と小腸，脾と胃，肝と胆，腎と膀胱がある．これでは五藏五府となってしまうが，心の府にもう一つ三焦を設けて府を六つにしているため，五藏六府となる．三焦は，一定の形，部位を持たず，機能としてとらえられている．循環，呼吸，生殖機能に関与し，心に属する熱の元になるもので，皮下組織や臓器の毛細管を指すと考えられている．なお，現代医学の臓腑と部分的に一致していても，別の機能単位と考えるべきである．

　五藏は，『黄帝内経素問』脉要精微論篇（素問17-4）において中之守と表現され，体内を守

る生理的機能を持つとされている．また，身之強とも表現されている．これは，身体を健康に保つための基本との意味である．精明の元ともいえる心を強健に保つためには頭が，心と肺を強健に保つためには背が，腎を強健に保つためには腰が，脾に関連する筋を強健に保つためには膝が，腎から派生する髄を強健に保つためには骨が重要としている．（素問17-5）

藏と府は機能的に切り離せない関係にあり，藏は主として分泌，府は主として運動を主る．例えば，脾は消化液分泌に対し胃は消化管の運動，肝は胆汁分泌に対し胆嚢はその貯蔵と排泄，腎は尿の生成に対し膀胱は尿の排泄運動を主るわけである．しかし，肺と大腸，心と小腸については，納得のいく説明は困難である．肺と大腸においては左右にまたがって存在すること，心と小腸においては動作以外には，共通性が見出せない．

五藏には，血，脈，水穀の精微である営，気，精，生命活動の根本である神が蔵されており，様々な精神活動の基本となる．このような精神活動とそれをとりまく重要な要素として，徳・気・生・精・神・魂・魄・心・意・志・思・智・慮が挙げられる．（霊枢8-1）天が人に与えて，自分に在るものが徳，すなわち四季の気候や自然界の営みである．地が人に与えて，自分に在るものが気，すなわち土地から産生されたものを摂取して生まれた正気である．徳が流れ，気が迫って，互いに交流して人が正常に生活できる，これが生である．このように生が発現する時に，その根元を精という．男女の精が結合する，すなわち男女が交合することで生命活動の根本が生まれることを神という．神に従って往来するものを魂という．精に並んで，出生時に出入するものを魄という．出生後，人体を主宰することになるものを心という．心は物事を弁（わきま）えるが，まだ定まるところまでいかないものを意という．意の状態から決定実行へ向かうことを志という．志によって様々な思考が生じることを思という．思によって思考の範囲が遠く広くなり，これによって憂疑が生じることを慮という．慮によって毅然と物を処理することを智という．（霊枢8-1）

藏府は胸郭内，腹腔内にあるので，胸腹は藏府之郭と表現されている．（霊枢35-1）心と肺が入る胸中は膻中といわれ，膻中は心主之宮城と表現されている．（霊枢35-1）

3.2.2　肝

①脾の升提作用を補助するなど，気・血・津液を滞りなく全身に巡らせて，新陳代謝を行い，②精神活動を調節し，③血を貯蔵して全身に栄養を供給し，④筋緊張を維持する機能単位である．

1)　概念・特徴

肝は，五行論で考えると木に相当し，心・小腸を促進し，脾・胃を抑制している．また，肝は，西洋医学における自律神経系，中枢神経系，運動神経系，肝臓の部分機能，血液循環の調節機能，視覚系の一部，月経調節などを含めた機能系と考えることができる．このため，西洋医学の肝臓とは大きく異なる．『黄帝内経素問』霊蘭祕典論篇（素問8-1）・刺法論篇（素問72-10），『黄帝内経霊枢』五癃津液別篇（霊枢36-1）では，将軍之官で，謀慮が起こるところとしている．また，罷極之本（ひきょくの）（脾労困憊の根本），魂之居（魂を蔵する場所）で，其の華（栄

華，表徵）は爪に在り，其の充は筋に在り，血気を生じ，其の味は酸，其の色は蒼，陽中之少陽で，春気に相応ずると表現されている．（素問9-8）・（素問10-1）・（素問10-2）・（素問10-4）

2) 生理機能

①肝は疏泄を主る

「疏」は通じるという意味を持ち，「泄」は発散，排泄という意味を持つ．身体の隅々まで機能を通行させることを指す．疏泄作用は，主として気の運動，すなわち，気機に現れる．大きく分けて三つの機能がある．一に，情緒を安定させ，精神状態を快適に保つ作用である．西洋医学的な大脳辺縁系や新皮質の機能が，これに相当する．二に，脾胃の運化作用を補助する作用である．三に，気・血の流れを調節する作用である．

②肝は血を蔵する

肝は，血液を貯蔵し，循環血量を調節する．また，肝血は，肝の陽気が過剰に作用しないように調節する．

③肝は筋を主り，運動を主る

肝は全身の筋肉を主り，筋肉は関節に付着しているため，肝は関節の運動を支配する．『黄帝内経素問』五藏生成篇（素問10-5）には，筋は皆節に属すると表現されている．

④肝は目に開竅し，その華は爪にある

『黄帝内経素問』金匱眞言論篇（素問4-4）には，「開竅於目」とある．『黄帝内経霊枢』五閲五使篇（霊枢37-1）には，「目者肝之官也」とある．肝の経脈は目につながり，目は肝経の気血によって濡養される．そのため，目の変化によって肝の状態を判断することができる．目は，候とも表現されている．（霊枢36-1）目の両端を鋭眥といい，内側は内眥，外側は外眥と呼ぶ．（霊枢22-1）

『黄帝内経素問』六節藏象論篇（素問9-8）には，「其華在爪」とある．爪は，「爪為筋之余」といわれ，肝の状態を把握する参考所見となる．

3.2.3　胆

胆と肝は，表裏の関係にある．胆は，胆汁を貯蔵，排泄する機能を持つ．胆汁は，肝之余気と呼ばれ，肝で生成される．腸管の消化機能，精神情緒作用に関係する．『黄帝内経素問』靈蘭祕典論篇（素問8-1）・刺法論篇（素問72-10）では，中正之官で，決断が起こるところとしている．『黄帝内経霊枢』本輸篇（霊枢2-15）では，中精之府としている．また，胆を除く六藏五府の状態は，胆の機能に基づいて決定されるとしている．（素問9-8）胆は，筋に相応する．（霊枢47-14）

このように，胆も肝と同様，疏泄に関与するが，特に，決断，勇気に関係が深い．

3.2.4　心

①全ての藏府の機能を統括し，②一方で，特に腎に熱を供給する代わりに腎から津液を補給さ

れ，③意識レベルを保ち，④覚醒，睡眠のリズムを調整し，⑤血を循環させる機能単位である．

1) 概念・特徴

心は，五行論で考えると火に相当し，脾・胃を促進し，肺・大腸を抑制している．「心為五藏乃首」といわれ，五藏の中で首席に位置するほど重要な藏である．また，心は西洋医学における心臓の拍動に基づく循環機能，大脳新皮質を主とする高次神経系の機能，一部の自律神経系機能を含めた機能系と考えることができる．『黄帝内経素問』靈蘭祕典論篇（素問8-1）・刺法論篇（素問72-10），『黄帝内経霊枢』五癃津液別篇（霊枢36-1）では，君主之官で，神明が起こるところとしており，六藏六府中，最も重要な藏府と考えている．また，生之本（生命の根本），神之変（神明は心によって変化すること）で，其の華（栄華，表徴）は面（顔面部）に在り，其の充は血脈に在り，陽中之太陽で，夏気に相応ずると表現されている．（素問9-8）・（素問10-1）・（素問10-2）・（素問10-4）

2) 生理機能

①心は血脈を主る

心は，心の陽気に基づく推動作用によって血の循環に作用し，駆血能を持つ．この機能を促進するのは，宗気である．

②心は神志を主る

神志とは，精神意識，思惟活動，精神活動能力の総合したものを指す．また，心は，「藏神」とも呼ばれ，大脳皮質を中心とする高次神経系の機能に関係がある．

③汗は心液である

津液が汗に変化し，心の病変により発汗が見られることが多い．

④心は舌に開竅し，その華は面にある

顔面や舌の所見から，心の機能を推測することができる．『黄帝内経霊枢』五閲五使篇（霊枢37-1）には「舌者心之官也」とあるが，『黄帝内経素問』金匱眞言論篇（素問4-4）では「開竅於耳」としている．

『黄帝内経素問』六節藏象論篇（素問9-8）には，「其華在面」とある．

3.2.5 小腸

心と小腸は，表裏の関係にある．小腸は，胃で初歩的に消化されたものから精微なる栄養分を吸収し，濁を大腸に送る機能を持つ．なお，濁は，糟粕とも表現される．水分は，大腸を通じて膀胱に送られる．ゆえに小腸の機能失調により，消化吸収異常，排尿障害をきたす．また，心火旺盛の場合は「心移熱於小腸」というように，心の熱が小腸に移される．『黄帝内経素問』靈蘭祕典論篇（素問8-1）・刺法論篇（素問72-10）では，受盛之官で，化物が起こるところとしている．『黄帝内経霊枢』本輸篇（霊枢2-15）では，受盛之府としている．また，『黄帝内経霊枢』脈論篇（霊枢35-1）では，咽喉から小腸までを伝送とも表現している．小腸は，脈に相応する．（霊枢47-14）

このように，小腸においては，特に水穀の精微と濁である糟粕とを分別することが重要な機能といえる．

3.2.6　脾

①消化吸収により後天的な気・血・津液の元である水穀の気および精微を生成し，②これら水穀の気，精微と先天の気および腎での血・津液の元である腎精，腎陰を肝と協力して肺へ昇提させ，③血流を滑らかにし，④筋の形成と維持を行う機能単位である．

1)　概念・特徴

脾は，五行論で考えると土に相当し，肺・大腸を促進し，腎・膀胱を抑制する．胃と表裏の関係にある．また，脾は，水穀を消化，吸収することが主な機能であり，運化，昇精，統血の作用を持つ．『黄帝内経素問』靈蘭祕典論篇（素問8-1）では，倉廩之官で，五味が起こるところとしている．『黄帝内経素問』刺法論篇（素問72-10）では，諫議之官で，知周が起こるとしている．『黄帝内経霊枢』五癃津液別篇（霊枢36-1）では，衛と表現されている．また，胃・大腸・小腸・三焦・膀胱を含めて，倉廩之本（倉庫の根本），営之居（営気を生じる場所）で，器といわれ，能く糟粕を化し，五味を転化し，吸収・排出し，其の華（栄華，表徴）は唇の四隅に在り，其の充は肌肉に在り，其の味は甘，其の色は黄，至陰之類で，土気に相応ずると表現されている．（素問9-8）・（素問10-1）・（素問10-2）・（素問10-4）『黄帝内経素問』刺法論篇（素問72-10）では，胃のみを倉廩之官としている．また，食物が胃に入ると水穀の精微を肝に送り，そこで溢れた精と気が筋を滋養し，水穀の気を心に灌ぎ，精微が血脈を滋養し，一方津液が胃に入ると水穀の精微を脾に送るとされる．（素問21-3）

2)　生理機能

①運化を主る

運化とは，転化と運輸を意味する．転化とは，胃との共同作業によって水穀精微を消化吸収することである．運輸とは，消化吸収した水穀の気あるいは水穀の精微を主として肺に運ぶことである．脾が障害されると四肢が機能しないことについて，『黄帝内経素問』太陰陽明論篇（素問29-2）では，胃気あるいは水穀の精微が脾の運化作用により四肢に到達することに基づいていると説明している．

②脾は昇精を主り，胃は降濁を主る

脾は，栄養物を肺に送り，心の力を借りて全身に散布する．（素問21-3）また，内臓下垂を防止する．胃は，消化物を小腸に下輸する．

③脾は統血を主る

脾の運化が順調であると，気・血・津液が充分に生成され，気の固摂作用によって血が脈管から漏れないように統摂し，制御することができる．

④脾は筋肉・四肢を主り，口に開竅し，その華は唇にある

『黄帝内経素問』金匱眞言論篇（素問4-4）には，「開竅於口」とある．『黄帝内経霊枢』五

閔五使篇（霊枢37-1）には，「口脣者脾之官也」とある．脾の運化作用により，気血が全身を充分栄養し，筋肉，四肢ともに力強くなる．口は食欲に，舌は味に関係し，脾の運化作用が健全か否かの指標となる．これは，消化器系の機能状態が食欲や味覚に反映されることを示すものである．また，涎は，脾の液であり，口腔内を潤して粘膜を保護する．

『黄帝内経素問』六節藏象論篇（素問9-8）には，「其華在脣四白」とある．なお，「四白」とは，四隅を指す．

⑤脾は後天の本である

「本」とは，生命力の本と身体形成の本を指す．生命力や成長には腎精が不可欠であるが，これだけでは不足である．脾胃は，生命活動を維持するために必要な栄養物質を産生，供給するため，「後天の本」と呼ばれる．

⑥その他

脾は，他の藏と異なり，一つの季節を主ることがない．『黄帝内経素問』太陰陽明論篇（素問29-3）では，脾は中央を治め，四時に応じて四藏の長であると説明されている．

3.2.7　胃

胃と脾は，表裏の関係にある．胃は，まず摂取された食物を受け取る．これを受納と呼ぶ．次に，初歩的な消化を行う．これを水穀の腐熟と呼ぶ．その後，食物は，下方にある腸へ送られるが，上方へ移動することは通常ない．これを，通降をもって順となすと表現する．『黄帝内経素問』靈蘭祕典論篇（素問8-1）では，脾と同様，倉廩之官で，五味が起こるところとしている．『黄帝内経素問』刺法論篇（素問72-10）では，胃のみを倉廩之官としている．『黄帝内経霊枢』本輸篇（霊枢2-15）では五穀之府，脹論篇（霊枢35-1）では大倉，五味篇（霊枢56-1）・動輸篇（霊枢62-1）では五藏六府之海，玉版篇（霊枢60-4）では水穀気血之海としている．また，胃には，五竅（咽門・賁門・幽門・闌門・魄門）があって，これを閭里（集落）之門戸と表現している．（霊枢35-1）胃は，肌肉に相応する．（霊枢47-14）

3.2.8　肺

①呼吸により清気を摂取し，②昇提された先天の気，水穀の気と清気を合体させ真気という完成された気とし，全身に散布させ，③昇提された腎精，水穀の精微と清気を合体させ血を生成し，④皮膚の機能を制御し，その防衛力を保持する機能単位である．

1)　概念・特徴

肺は，五行論で考えると金に相当し，腎・膀胱を促進し，肝・胆を抑制する．大腸と表裏の関係にあり，五藏の中で一番上に位置する．また，肺気は衛気との関連が深く，肺陰は肺を滋潤し栄養を与える陰液を指す．『黄帝内経素問』靈蘭祕典論篇（素問8-1）・刺法論篇（素問72-10）では，相傳之官で，治節が起こるところとしている．また気之本（気の根本），魄之処（魄を蔵する場所）で，其の華（栄華，表徵）は毛に在り，其の充は皮に在り，陽中之太陰

で，秋気に相応ずると表現されている．（素問9-8）・（素問10-1）・（素問10-2）・（素問10-4）
『黄帝内経霊枢』五癃津液別篇（霊枢36-1）では，相と表現されている．肺は，全身の経脈を
会合させ，水穀の精微を皮毛に送る．（素問21-3）

2) 生理機能

①気を主る

呼吸の気と体内の気の昇降出入を主る．肺は，自然界の清気を取り入れ，体内の濁気を体外
に排泄する作用を持つ．気の運動は昇降出入の四つであり，これを気機という．

②宣散・粛降を主る

宣散は，発散，散布の意味で，呼気，肺で完成された真気を全身に散布すること，汗を発散
することを意味する．粛降とは，清粛，清潔，下降の意味で，吸気，真気や津液を下方へ散布
することを意味する．この作用によって下に降りてきた清気は脈管に入り，一部は腎で納気さ
れる．

③皮毛を主る

皮毛は，皮膚，汗腺，うぶ毛を指す．これらが存在する体表に，肺の宣散作用で衛気と津液
を送り，外邪の侵入を防ぐ．衛気は，体表を保護して病邪の侵入を防ぎ，体内では藏府，組織
を温煦させて活動を活発にする．津液は，皮膚を滋潤する．

④水道を通調する

「水道」は水の運行と排泄の道を意味し，「通」は疎通，「調」は調節を意味する．肺の水液
代謝は，宣散作用で汗を発散すること及び粛降作用で津液を下方に向かって膀胱に運ぶこと
を意味する．（素問21-3）すなわち，気によって津液が正常に代謝，循環されるわけである．
また，水液代謝には，脾の運化作用，腎の気化作用も関与する．『黄帝内経素問』水熱穴論篇
（素問61-1）では，水病に関与するものであり，腎がその根本であるのに対して，肺はその末
と表現されている．

⑤肺は鼻に開竅し，その華は毛にある

『黄帝内経素問』金匱眞言論篇（素問4-4）には，「開竅於鼻」とある．『黄帝内経霊枢』五
閲五使篇（霊枢37-1）には，「鼻者肺之官也」とある．肺が正常であれば呼吸も正常であり，
鼻の機能も正常である．鼻水は，鼻腔を潤す肺液の一部である．また，肺は，発声と関連があ
る．

『黄帝内経素問』六節藏象論篇（素問9-8）には，「其華在毛」とある．

3.2.9 大腸

大腸は，肺と表裏の関係にあり，小腸より到達した食物残渣から水分を吸収し，糟粕を体外
に排泄する作用を持つ．肺気に異常があると，便秘，下痢などの大腸の症状が生じる．『黄帝
内経素問』靈蘭祕典論篇（素問8-1）・刺法論篇（素問72-10）では，伝道之官で，変化が起こ
るところとしている．『黄帝内経霊枢』本輸篇（霊枢2-15）では，伝道之府としている．大腸
は，皮膚に相応する．（霊枢47-14）

3.2.10 腎

①両親から受け継いだ先天の気などを元にして，成長，発育，生殖を主り，②骨，歯牙を形成維持し，③心から受けた熱とともに水を温め，全身に供給する形で水分代謝を調節し，④肺で完成された気を取り込んで，吸気機能を安定させて呼吸機能を維持し，⑤精神機能を保持する機能単位である．

1) 概念・特徴

腎は，五行論で考えると水に相当し，肝・胆を促進し，心・小腸を抑制する．膀胱と表裏の関係にあり，水の代謝にも深く影響を及ぼす．また，生命エネルギーの基本となる物質である精の貯蔵にも大きく関与する．『黄帝内経素問』靈蘭祕典論篇（素問8-1）・刺法論篇（素問72-10）では，作強之官で，伎巧が起こるところとしている．また，蟄（虫類が土中に隠れている様子）を主り，封蔵之本（収蔵の根本），精之処（精を貯蔵している場所）で，其の華（栄華，表徴）は髪に在り，其の充は骨に在り，陰中之少陰で，冬気に相応ずると表現されている．（素問9-8）・（素問10-1）・（素問10-2）・（素問10-4）『黄帝内経霊枢』五癃津液別篇（霊枢36-1）では，主外と表現されている．この他，陰中の陰であることから至陰，さらに，陰に属するという意味で牝蔵，冬と関連して水も冬に盛んになることから盛水，その脈は冬脈とも表現されている．（素問61-1）

2) 生理機能

①精を蔵す

精は，成長，発育を主るもので，生殖と密接な関係がある．また，精は，血に変化して肝を助け，月経，妊娠，分娩などにも関与する．

②水を主る

腎陽の働きで津液分布とその代謝に関与する．昇の作用により有益な水分を再吸収し，降の作用により不要な水分を尿として排泄する．『黄帝内経素問』水熱穴論篇（素問61-1）には，水が蓄積する疾患に関連深いとされ，その根本と表現され，一方，肺は末と表現されている．

③納気を主る

肺の呼吸によって吸入された清気は，腎に納められる．この機能を納気と呼ぶ．

④骨を主り，髄を生じて脳を充たす

腎に蓄えられる精の作用として，髄を生成し，髄は骨を養う作用を持つ．また，脳は，髄質のもっとも豊富なところで髄海と呼ばれる．

⑤腎は耳に開竅し，二陰を主る

『黄帝内経霊枢』五閲五使篇（霊枢37-1）には，「耳者腎之官也」とある．腎の精気は耳に通じており，聴覚と腎気は密接な関係がある．『黄帝内経素問』金匱眞言論篇（素問4-4）では，「開竅於二陰」としている．『黄帝内経霊枢』五癃津液別篇（霊枢36-1）では，聴と表現されている．腎が安定すると，耳は五音を聞き分けることができる．また，二陰は前陰，後陰

のことであり，前陰は生殖，排尿機能を，後陰は排便機能を持つ．腎は二陰を制御しており，その機能低下は水を停滞させる疾患を引き起こすとされる．（素問61-1）

⑥腎の華は髪にある

『黄帝内経素問』六節藏象論篇（素問9-18）には，「其華在髪」とある．髪は，血の余と呼ばれる．腎気旺盛ならば艶があり，色も黒く潤っている．

⑦腎は先天の本である

腎が持つ先天の気，腎精は，両親から受け継いで胚胎時に形成されるものである．先天の気と腎は，成長，発達に不可欠なものであることから，これらを蔵する腎は，「先天の本」と表現される．

3) 命門

命門については，『黄帝内経霊枢』根結篇（霊枢5-2）・衛氣篇（霊枢52-2）に「命門者目也」とある．命門が腎に関係するとの考えは，『難経』に始まる．『難経』三十六難・三十九難では，右腎を命門としている．その後，両腎とする説，両腎の間にある有形の藏とする説，両腎の間の無形の動気とする説が現れた．いずれにしても，上記で述べた腎の機能を提唱するものである．また，相火として，心の君火のもと陽気を支え，君火と合して全身に布達されるものとする考え，真火として全身の陽気を管理するとする考えがある．一方，命門を動気とする説では，火でも水でもなく，原気を発動させるものとしている．

3.2.11 膀胱

膀胱は，腎と表裏の関係にあり，腎による体液調節の結果生成された尿を貯留，排泄する作用を持つ．これらは，主に腎陽の働きである．『黄帝内経素問』靈蘭祕典論篇（素問8-1）では，州都之官で，津液が蔵され，気化によりよく津液が発生するところとしている．『黄帝内経素問』刺法論篇（素問72-10）では，州都之官であることは靈蘭祕典論篇と同様であるが，津液ではなく精液を蔵するとしている．『黄帝内経霊枢』本輸篇（霊枢2-15）では，津液之府としている．膀胱は，腠理，体毛に相応する．（霊枢47-14）

3.2.12 心包

六藏六府と考える場合に登場する藏である．心包は，心を被い，保護している．『黄帝内経素問』靈蘭祕典論篇（素問8-1）・刺法論篇（素問72-10）では，臣使之官で，喜楽が起こるところとしている．なお，『黄帝内経素問』刺法論篇（素問72-10）では，心包を膻中と表現している．

3.2.13 三焦

五藏六府あるいは六藏六府と考える場合に登場する府である．三焦は，気・血・津液の流通路である．肌肉を温め，その熱により穀物の消化腐熟を助成する熱作用，糟粕を秘

して津液を分かち，津液を蒸して気化させ，精微を化して肺脈に注ぎ，一方で精微を血と化す気・血・津液の生成作用，気・血・津液の流通路を確保し，必要に応じて津液を対外に排泄して，循環を管理する循環調整作用を有する．『黄帝内経素問』靈蘭祕典論篇（素問8-1）・刺法論篇（素問72-10）では，決瀆之官で，水道が起こるところとしている．『黄帝内経霊枢』本輸篇（霊枢2-15）では，中瀆之府，孤之府としている．これから，「藏府の外，躯体の内，諸藏を包羅する一腔の大府」とする表現が生まれた．三焦は，腠理，体毛に相応する．（霊枢47-14）『難経』二十五難・三十八難では，「有名而無形」と表現されている．外は皮毛，内は藏府に連なり，藏府を包み込み，間隙を出入し，全身に分布する膜状の組織を想定する説もある．これから，大網を候補とする説も現れている．

一方，人体を上中下の三箇所に分類することを意味する場合もある．この場合，隔膜以上の部位を上焦，隔膜から臍までを中焦，臍以下を下焦と呼ぶ．五藏では，上焦には心・肺が，中焦には脾が，下焦には肝・腎が属することになる．

3.2.14　藏府の精神活動

五藏が受け持つ精神活動について，心・肝・脾・腎・肺は，各々神・魂・意・志・魄と表現される．（素問23-10）・（霊枢8-3）・（霊枢78-26）

魄は，生まれながらにもつ温，痛，触などの知覚，食欲・性欲といった本能的な活動に関与する．魂は，感情や情緒に相当して，魄の未熟な精神活動を増幅あるいは抑制して調節する活動に関与する．神は，意識，記憶，学習機能に相当して，魂の感情，情緒といった精神活動を統括する．意は，論理的思考に関与する．志は，様々な活動の起点となるものである．また，志・意は，精神を制御して，魂・魄を管理して，身体の寒温を適切にして，精神の喜怒を調和する根本としている．（霊枢47-1）

3.3　経絡

3.3.1　経絡序説

経絡は，経脈・経別・奇経・絡脈・孫絡に大別される．経脈とは，皮下を通る藏府と皮膚との間の相互に関連しあう系のことである．『黄帝内経霊枢』本藏篇（霊枢47-1）では，血気を

運行して，身体の陰陽の調和を営み，筋骨を濡し，関節の動きを円滑にする根本としている．経別とは，経脈の中で本経から流れ出た分枝のことで，各々支配部位を持っている．奇経とは，生体が非生理状態になった場合に，あふれた気血が流れ込む循環路のことで，経絡変動の安全弁の役目をするものである．絡脈は，経別と同様に経脈から出た枝で，経脈（陽経）と経脈（陰経）をつなぐ役割をしているものである．（霊枢4-2）孫絡は，絡脈の小さな分支である．経絡は，気血を滲灌させて肢体と藏府を湿し，養分を与える．（霊枢12-1）そして，連接部分として，内に六藏六府があり，外に十二経筋と十二皮部がある．藏府に変動があるとその主要な点，すなわち経穴に反応が出たり，鍼あるいは灸によってこの経穴を刺激すると藏府に影響が生じたりする．経絡は，刺激の連関あるいは伝導系であるといえる．経絡は経穴を連ねた線として考えられていたが，本来は幅と深さを持った立体的なものなのである．

　六藏六府とは，五藏六府の他に数を揃えるために心包を加えたものである．そして，『黄帝内経霊枢』九鍼十二原篇（霊枢1-6）・小鍼解篇（霊枢3-4）で経脈は十二あるとして，これらを十二経脈という．さらに八脈ある奇経のうち体の背部と腹部の正中線を行く二つを加えたものを十四経という．左右の十二経脈，督脈，任脈，蹻脈（男子では左右の陽蹻脈，女子では左右の陰蹻脈）を合わせた二十八脈について，その全長を十六丈二尺と規定している．（霊枢15-1)・（霊枢17-1)・（霊枢17-3)『黄帝内経霊枢』玉版篇（霊枢60-5）には，「經脉二十八會」と表現されている．

3.3.2　十二経脈

1)　十二経脈の分類と循行

　十二経脈は，生命の維持，疾病発生の根元であり，医学として理解すべき最初のものとしている．（霊枢11-1）また，「胃之所出氣血者.經隧也.經隧者.五藏六府之大絡也」と表現されている．（霊枢60-5）十二経脈は，各々いずれかの藏府と直接連係している．これを属（隷属）すという．『黄帝内経素問』陰陽應象大論篇（素問5-8）では，十二経脈を六合と表現している．また，脈は皆目に属するとも述べている．（素問10-5）十二経脈の内，藏に属する経脈は陰経，府に属する経脈は陽経と呼ばれる．（霊枢9-1）陽経の脈気は四肢から受け，陰経の脈気は五藏から受けるとされる．（霊枢9-1）十二経脈は，肌肉の分かれ目の比較的深い部位を走行しているが，手太陰肺経だけは手の外踝寸口部を通過しており，浅く確認することができる．（霊枢10-20）診断にも寸口部が利用される．（霊枢10-21）各陰経が対の関係にある陽経と絡脈によって連係していることを絡（連絡）すという．絡している陰経と陽経は互いに表裏をなすという．陰経は，太陰経，厥陰経，少陰経に三分類される．（素問6-3）また陽経も，陽明経，少陽経，太陽経に三分類される．（素問6-2）表裏の関係は，足では太陽膀胱経と少陰腎経，少陽胆経と厥陰肝経，陽明胃経と太陰脾経，また手では太陽小腸経と少陰心経，少陽三焦経と厥陰心包経（心主），陽明大腸経と太陰肺経である．（素問24-2)・（霊枢78-29）

　循行部位は，以下の通りである（表3.3.2-1)．

表3.3.2-1：十二経の主要経路

		太陰経	厥陰経		少陰経	陽明経	少陽経	太陽経
四肢		内腹側	内側		内背側	外腹側	外側	外背側
頭	手経脈					面部	側頭	頬
	足経脈		咽→頏顙→目→巓頂			咽→目	側頭	後頭・頭頂
軀幹		腹側	側面		背側	腹側	側面	背側

　経脈の循行には規則性があり，手の陰経は胸から手に向かい手の陽経と交わり，手の陽経は手から頭に向かい足の陽経と交わり，足の陽経は頭から足に向かい足の陰経と交わり，足の陰経は足から腹に向かい手の陰経と交わる．（霊枢38-3）肺経から順次流注し，最後に肝経に至り，また肺経に戻り，十二経脈全体の流れが構成されている．さらに肝経においては，支脈が頭頂に上行して督脈と連絡し，督脈はまた任脈に通じて，十四経脈の循環が完成する．（霊枢16-1）これを順次記載すると，以下の通りである．

　　　手太陰肺経（霊枢10-2）　　　→　　手の示指の端　→

　　　手陽明大腸経（霊枢10-3）　　→　　鼻孔のわき　→

　　　足陽明胃経（霊枢10-4）　　　→　　足の大趾の内側端　→

　　　足太陰脾経（霊枢10-5）　　　→　　心中　→

　　　手少陰心経（霊枢10-6）　　　→　　手の小指の端　→

　　　手太陽小腸経（霊枢10-7）　　→　　目の内眥　→

　　　足太陽膀胱経（霊枢10-8）　　→　　足の小趾の端　→

　　　足少陰腎経（霊枢10-9）　　　→　　胸中　→

　　　手厥陰心包経（霊枢10-10）　　→　　手の薬指の端　→

　　　手少陽三焦経（霊枢10-11）　　→　　目の外眥　→

　　　足少陽胆経（霊枢10-12）　　　→　　足の大趾の外側端　→

　　　足厥陰肝経（霊枢10-13）　　　→　　肺内　→

　なお，以上の循行を図に示すと，以下の通りである（図3.3.2-1〜12）．循行の順序は，番号で示した．

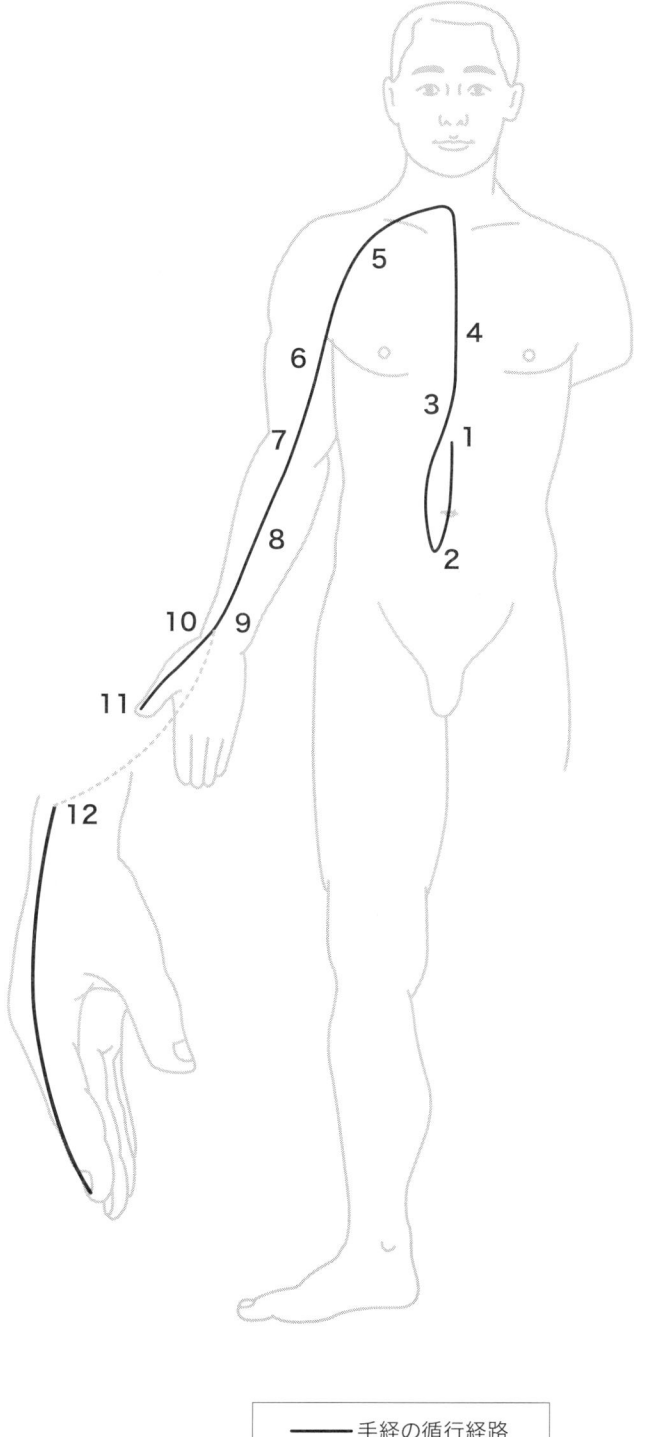

図3.3.2-1：手太陰肺経の循行

凡例：
——— 手経の循行経路
······ 手経の連結線

『黄帝内経霊枢』經脉篇（霊枢10–2）には，以下のように解説されている．なお，文中の数字と図中の数字は対応している．肺の経脈である手の太陰の脈は，1. 胸骨剣状突起と臍との中央である中脘部に起こり，2. 下りて肺と表裏の関係にある大腸に連絡し，3. 戻って噴門と幽門を循り，4. 横隔膜を上り，肺に連なる．5. 肺・気管支・気管・喉頭より横に腋下に出て，6. 下って上腕内側を循り，手の少陰経と手の厥陰経の前面を行き，7. 肘中を下り，8. 前腕内側を循り，前腕の高骨の下縁，すなわち橈骨茎状突起の内側に上り，9. 寸口に入り，10. 拇指球に上り，拇指球の辺縁を循り，11. 拇指の先端に出る．12. その支脈は，前腕と手掌の交わる部分の後方より直ちに第二指の内側に出て，その先端に出る．そして，手の陽明大腸経に接する．

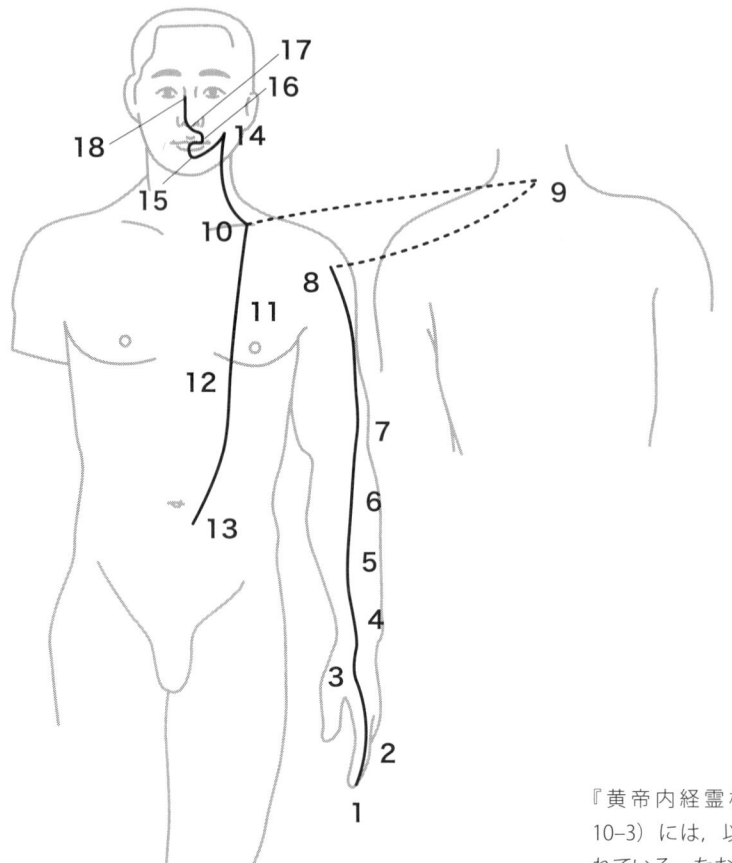

図3.3.2-2：手陽明大腸経の循行

『黄帝内経霊枢』經脈篇（霊枢10-3）には，以下のように解説されている．なお，文中の数字と図中の数字は対応している．大腸の経脈である手の陽明の脈は，1. 拇指側の第二指の先端に起こり，2. 第二指の上縁を循り，3. 合谷といわれる第一中手骨と第二中手骨の間に出て，4. 上って長拇指伸筋腱と短拇指伸筋腱の中に入り，5. 前腕の上縁を循り，6. 肘の外縁に入り，7. 上腕の外側前縁を上り，8. 肩に上り，肩甲骨と鎖骨の連結部の前縁に出て，9. 上って第七頸椎棘突起に出て，10. 下って欠盆に入り，11. 大腸と表裏の関係にある肺に連絡し，12. 横隔膜を下りて，13. 大腸に連なる．14. その支脈は，欠盆より頸に上って頬を通過し，15. 下歯の中に入り，16. 戻って出て口を両側で平行し，17. 左右の両脈は人中に交わり，18. 左脈は右に向い，右脈は左に向い，上って鼻孔を両側で平行する．そして，足の陽明胃経に接する．

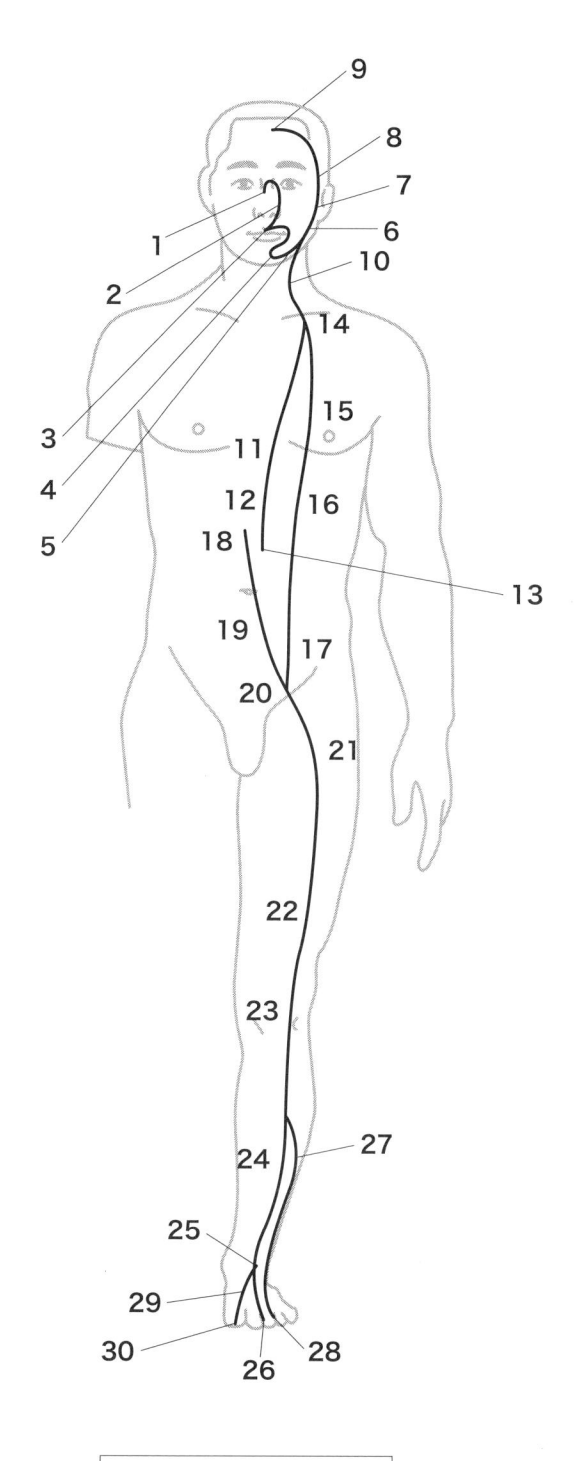

図3.3.2-3：足陽明胃経の循行

――― 足経の循行経路

『黄帝内経霊枢』經脉篇（霊枢10-4）には，以下のように解説されている．なお，文中の数字と図中の数字は対応している．胃の経脈である足の陽明の脈は，1. 鼻柱上部に起こり，上方に行き鼻梁中に交わり，旁ら太陽の脈を束ね纏め，2. 下って鼻外を循り，3. 上歯の中に入り，戻って出て口を両側で平行して唇を循り，4. 下って任脈の承漿穴に交わり，5. 後方に退いて下顎後の下縁を循り，大迎穴に出て，6. 頬車穴を循り，7. 耳前に上り，足少陽経の客主人（上関）穴を過ぎ，8. 髪際を循り，9. 前額部に至る．10. その支脈は，大迎穴の前より人迎穴に下り，喉頭結節外側を循り，欠盆に入り，11. 横隔膜を下り，12. 胃に連なって，13. 胃と表裏の関係にある脾に連絡する．14. その直行する経脈は，15. 欠盆より乳の内縁に下り，16. 下って臍を両側に平行して，17. 下腹部にある気街（気衝）穴の中に入る．18. また別の支脈は，幽門に起こり，19. 下って腹裏を循り，20. 下りて気街穴の中に至り，先の直行した経脈と合し，21. そして髀関穴に下り，22. 伏兎穴に至り，23. 膝蓋骨の中に下り，24. 下って脛の外縁を循り，25. 足背部に下り，26. 第三趾の内側に入る．27. また別の支脈は，膝から脛の外縁を下ること三寸にして別れ，28. 下って第三趾の外側に入る．29. また別の支脈は，足背部上に別れ，30. 拇趾の間に入り，その先端に出る．そして，足の太陰脾経に接する．

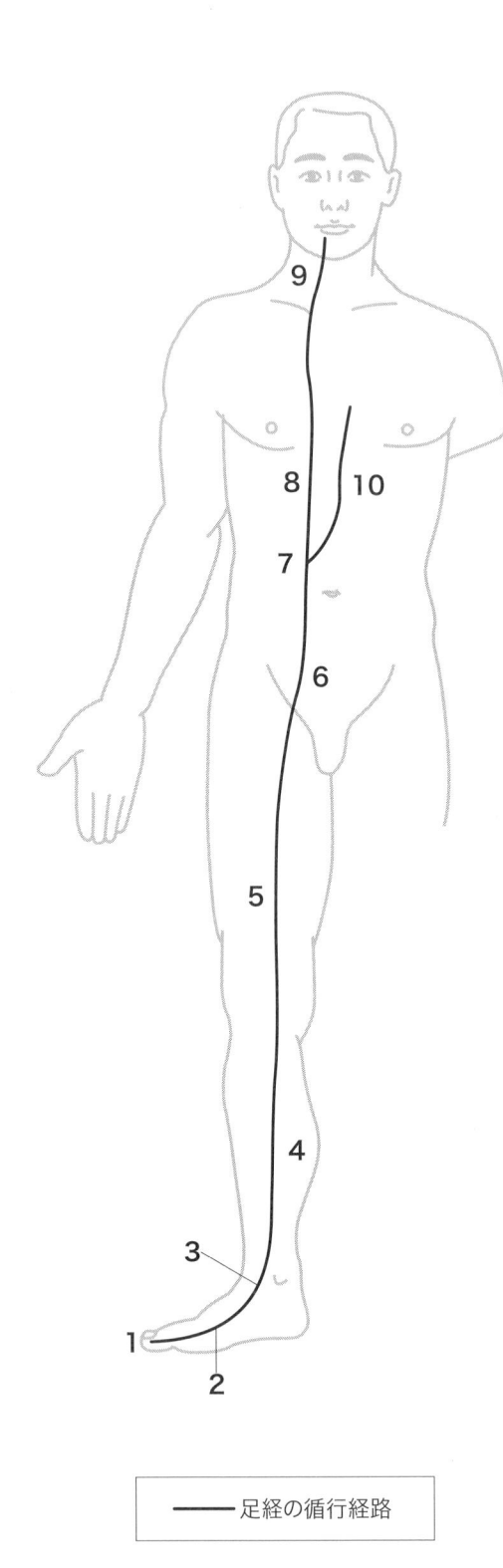

『黄帝内経霊枢』經脉篇（霊枢10–5）には，以下のように解説されている．なお，文中の数字と図中の数字は対応している．脾の経脈である足の太陰の脈は，1. 拇趾の先端に起こり，2. 趾の内側の白肉と赤肉の分界を循り，第一中趾節関節下後方の半円形の骨の後を過ぎ，3. 内踝の前縁を上り，4. 腓腹筋内を上り，脛骨の後を循り，足厥陰経と交差して厥陰経の前に出て，5. 膝から股の内側前縁に上り，6. 腹中に入り，7. 脾に連なって胃に連絡して，8. 横隔膜に上り，咽を両側に平行し，9. 舌根に連なり，舌下に分布する．10. その支脈は，また胃より別れて横隔膜に上り，心中に注ぐ．そして，手の少陰心経に接する．

―― 足経の循行経路

図3.3.2-4：足太陰脾経の循行

『黄帝内経霊枢』經脉篇（霊枢10-6）には，以下のように解説されている．なお，文中の数字と図中の数字は対応している．心の経脈である手の少陰の脈は，1.心中に起こり，心中から出て心と他藏とを連携する絡脈に連なって，2.横隔膜を下って，3.小腸に連絡する．4.その支脈は，心と他藏とを連携する絡脈より上って，咽を両側に平行し，5.眼球内の脳に連絡する絡脈に連絡する．6.その本経脈は，また心と他藏とを連携する絡脈より戻って肺に上り，7.下って腋下に出て，8.下って上腕の内側後縁を循り，手の太陰経と手の厥陰心包経の後を行き，9.肘内を下り，10.前腕の内側後縁を循り，11.掌後の豆状骨の端に至り，12.掌の内側後縁に入り，13.小指の内側を循り，その端に出る．そして，手の太陽小腸経に接する．

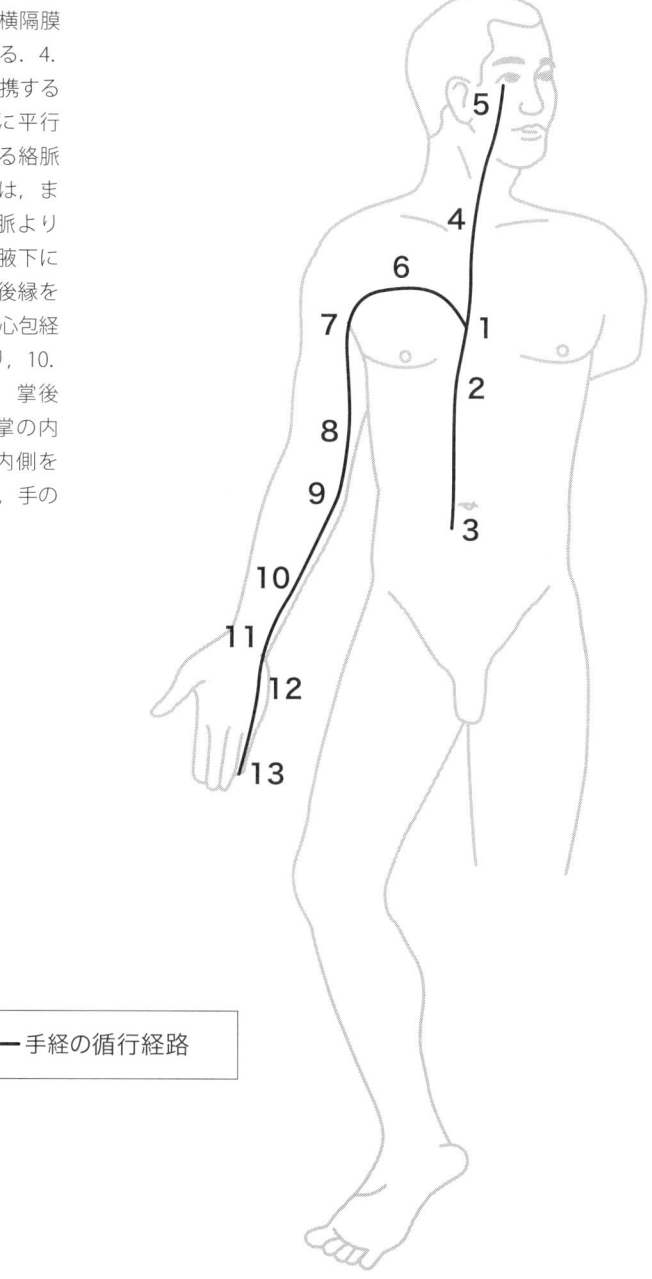

——— 手経の循行経路

図3.3.2-5：手少陰心経の循行

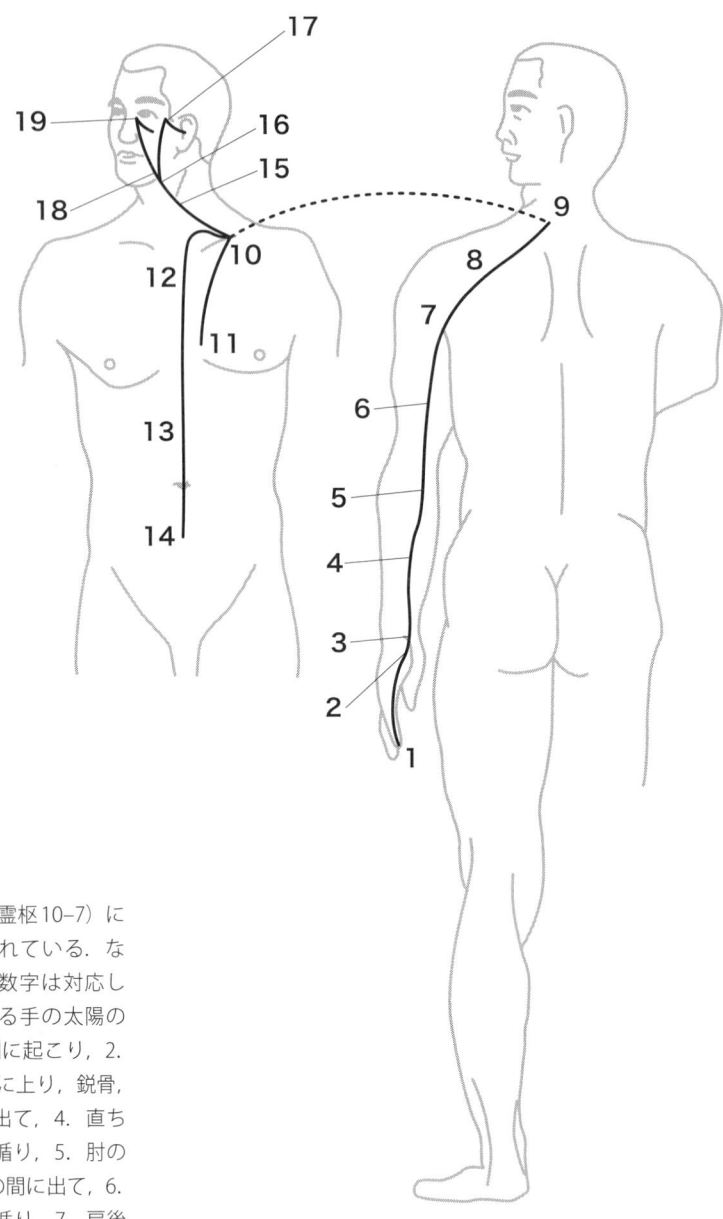

『黄帝内経霊枢』經脉篇（霊枢10–7）には，以下のように解説されている．なお，文中の数字と図中の数字は対応している．小腸の経脈である手の太陽の脈は，1．小指の先端外側に起こり，2．手掌の外側を循り，3．腕に上り，鋭骨，すなわち，豆状骨の中に出て，4．直ちに上って前腕骨の下縁を循り，5．肘の内側の上腕筋と腕橈骨筋の間に出て，6．上って上腕の外側後縁を循り，7．肩後方の骨縫部に出て，8．肩胛を循り，9．肩上を貫いて，10．欠盆に入り，11．心に連絡して，12．咽を循り，横隔膜に下り，13．胃に至り，14．小腸に連なる．15．その支脈は，欠盆より頸部を循って，16．頬部に上り，17．目の外眼角に至り，戻って耳中に入る．18．その支脈は，頬部に別れて，19．眼窩の下方に上り，鼻に至り，目の内眼角に至り，斜めに頬骨に連絡する．そして，足の太陽膀胱経に接する．

手経の循行経路
手経の連結線

図3.3.2-6：手太陽小腸経の循行

『黄帝内経霊枢』經脉篇（霊枢10-8）には，以下のように解説されている．なお，文中の数字と図中の数字は対応している．膀胱の経脈である足の太陽の脈は，1. 目の内眼角に起こり，2. 額に上って頭頂部を貫く．3. その支脈は，頭頂部より耳介上部に至る．4. その本経脈は，頭頂部より入って，脳に連絡し，5. また出て，別れて項に下り，6. 肩甲骨の内を循り，脊柱を両側に平行して腰中に至り，7. 入って脊を挟んだ両傍の肌肉を循り，腎に連絡して，8. 膀胱に連なる．9. その支脈は，腰中より下って脊柱を両側に平行し，10. 臀部を貫き，11. 大腿後面を下り，膕（ひかがみ），すなわち膝窩中に入る．12. その支脈は，肩甲骨内の左右より，別れて下って肩甲を貫き，13. 脊柱内を両側に平行し，14. 大腿骨上端の関節部を通過して，15. 大腿外側を循って，16. 後縁より下って膕中に別の支脈と合し，17. 下って腓腹筋内を貫き，18. 外踝の後に出て，19. 第五中足骨粗面を循り，20. 第五趾の外側に至る．そして，足の少陰腎経に接する．

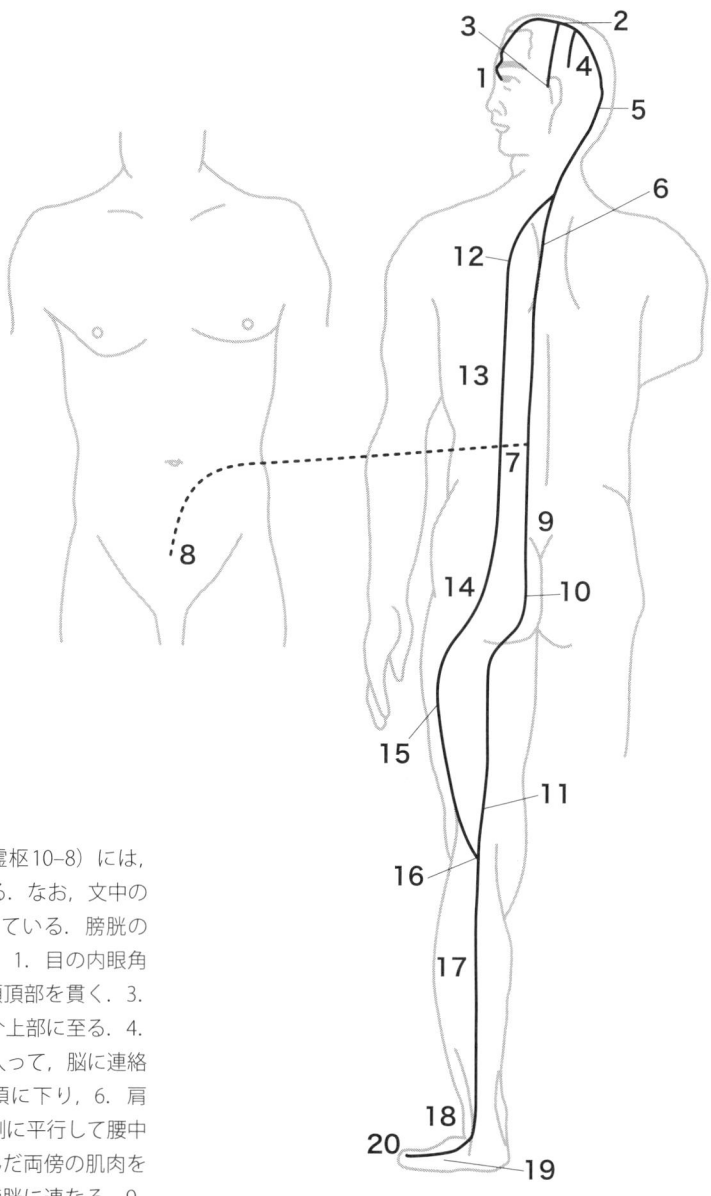

———	足経の循行経路
------	足経の連結線

図3.3.2-7：足太陽膀胱経の循行

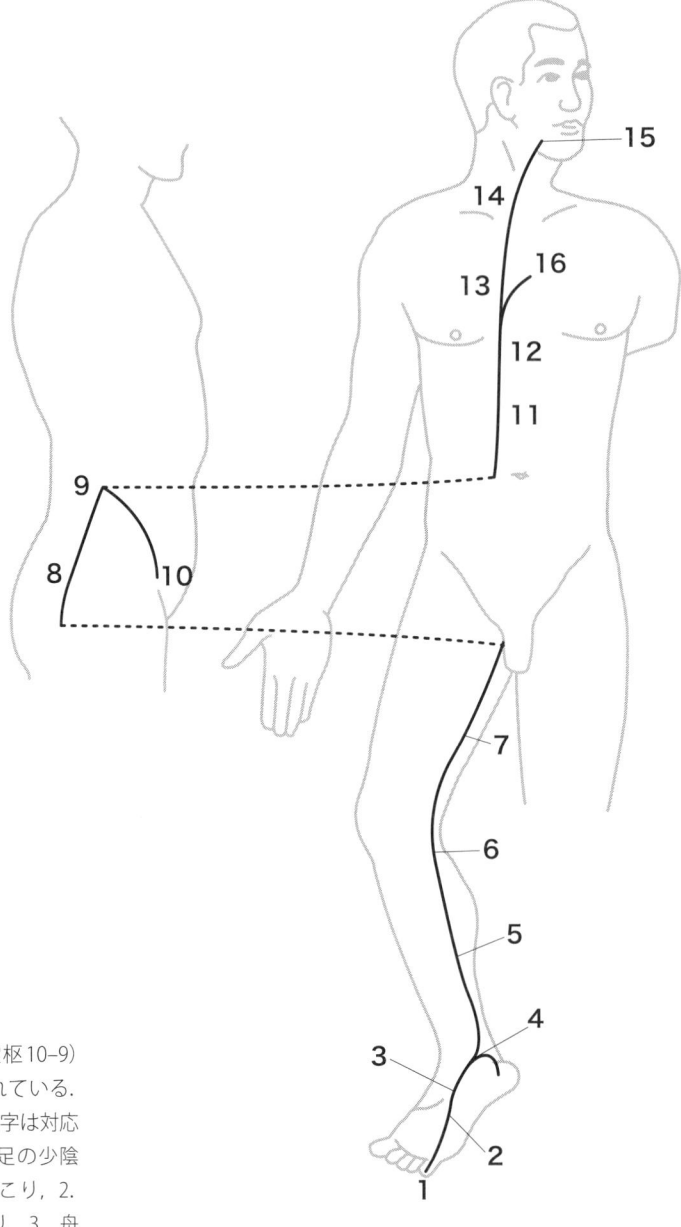

『黄帝内経霊枢』經脉篇（霊枢10–9）
には，以下のように解説されている．
なお，文中の数字と図中の数字は対応
している．腎の経脈である足の少陰
の脈は，1. 第五趾の下に起こり，2.
斜めに足底中央の足心に走り，3. 舟
状骨粗面の然谷の下に出て，4. 内踝
の後を循り，別れて跟骨，すなわち踵
骨中に入り，5. 腓腹筋内を上り，6.
膕の内縁に出て，7. 大腿内側の後
縁を上り，8. 脊柱を貫き，9. 腎に
連なって，10. 膀胱に連絡する．11.
その本経脈は，腎より上って，12.
肝・横隔膜を貫き，13. 肺中に入り，
14. 喉頭を循り，15. 舌根の両側を
平行する．16. その支脈は，肺より
出て心に連絡し，胸中に達する．そし
て，手の厥陰心包経に接する．

———	足経の循行経路
------	足経の連結線

図3.3.2-8：足少陰腎経の循行

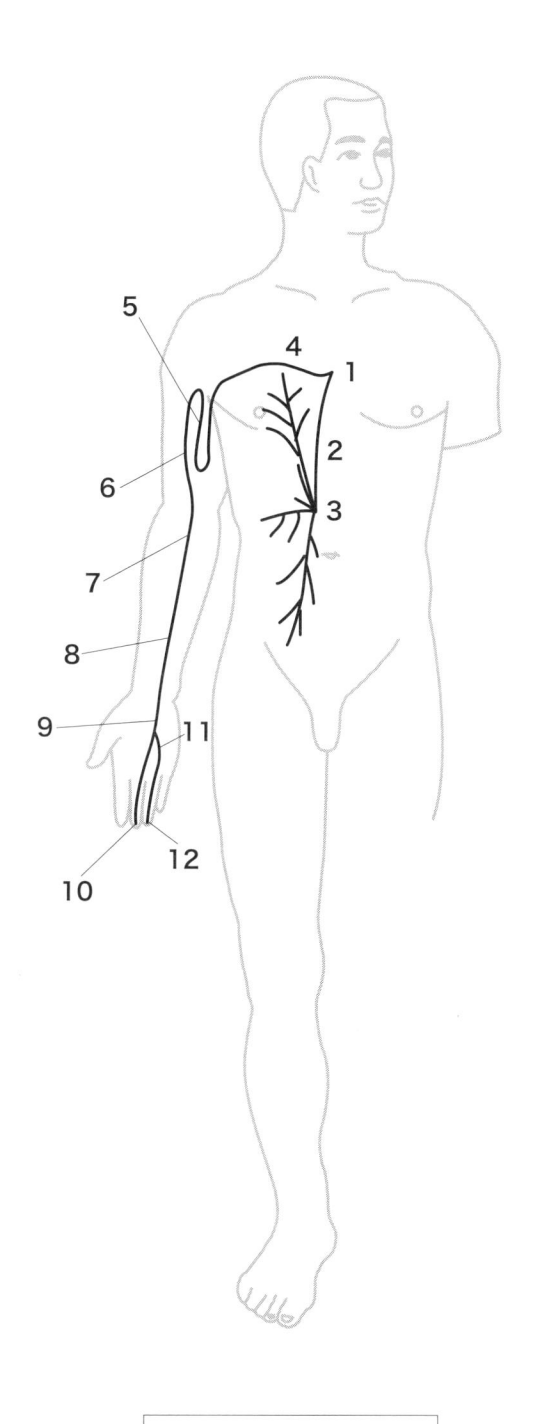

```
      手経の循行経路
```

図3.3.2-9：手厥陰心包経の循行

『黄帝内経霊枢』經脉篇（霊枢10-10）には，以下のように解説されている．なお，文中の数字と図中の数字は対応している．心包の経脈である手の厥陰心包絡の脈は，1. 胸中に起こり，出て心包絡に連なって，2. 横隔膜を下り，3. 身体の上中下の三焦を遍く連絡する．4. その支脈は，胸を循って脇に出て，腋を下ること三寸，5. また上りて腋窩に至り，6. 下って上腕内側を循り，そこでは手の太陰経・少陰経の間を行き，7. 肘中に入り，8. 前腕を下って橈側手根屈筋腱と長掌筋腱の間を行き，9. 手掌中に入り，10. 第三指を循って，その先端に出る．11. その支脈は，手掌中に別れ，12. 第五指の次指，すなわち，第四指を循って，その先端に出る．そして，手の少陽三焦経に接する．

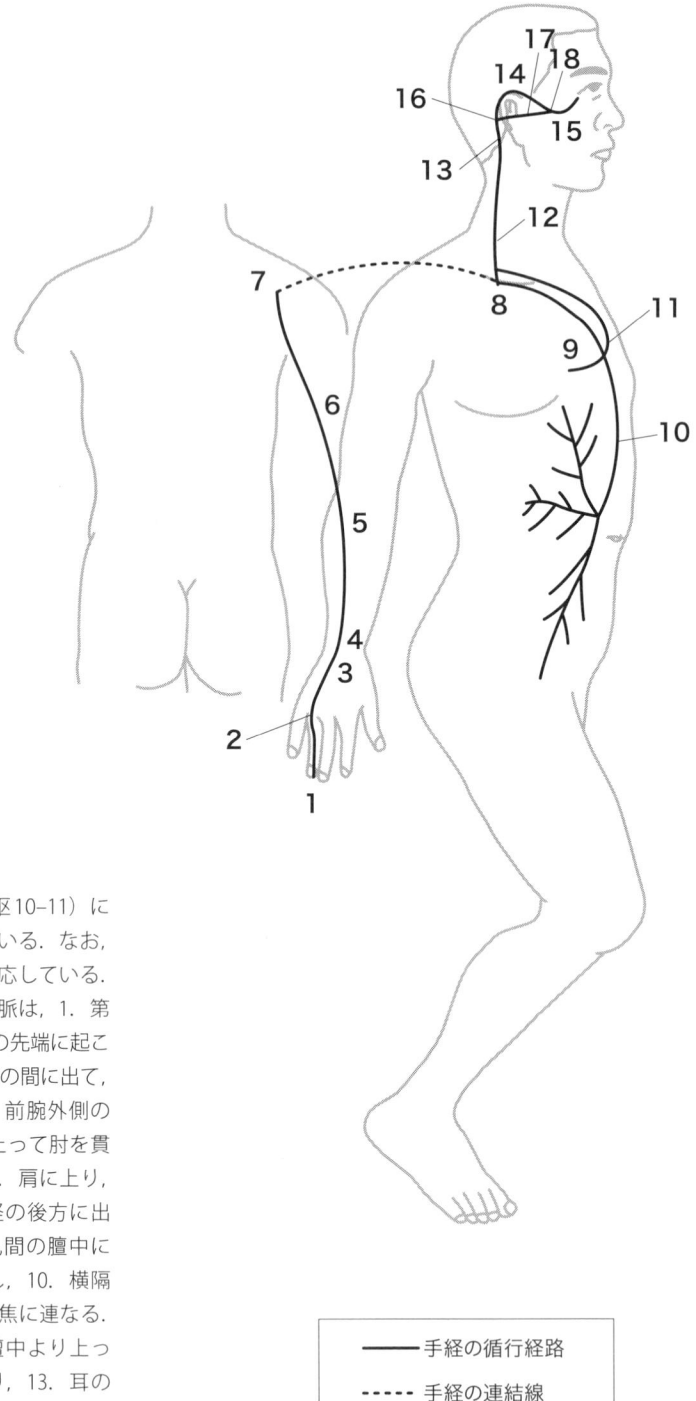

『黄帝内経霊枢』經脈篇（霊枢10-11）には，以下のように解説されている．なお，文中の数字と図中の数字は対応している．三焦の経脈である手の少陽の脈は，1. 第五指の次指，すなわち第四指の先端に起こり，2. 上って第四指と第五指の間に出て，3. 手背と腕関節を循り，4. 前腕外側の橈骨と尺骨の間に出て，5. 上って肘を貫き，6. 上腕外側を循って，7. 肩に上り，それから交わって足の少陽経の後方に出て，8. 欠盆に入り，9. 両乳間の膻中に広がり，心包に散じて連絡し，10. 横隔膜を下り，循って上中下の三焦に連なる．11. その支脈は，両乳間の膻中より上って欠盆に出て，12. 項を上り，13. 耳の後に繋がって，14. 直上し，耳の上角に出て，15. 曲がって頬部に下って眼窩の下に至る．16. その支脈は，耳の後部より耳中に入り，17. 出て耳前に走り，客主人（上関）穴の前を過ぎ，18. 別の支脈と頬部に交わり，目の外眼角に至る．そして，足の少陽胆経に接する．

———	手経の循行経路
- - - -	手経の連結線

図3.3.2-10：手少陽三焦経の循行

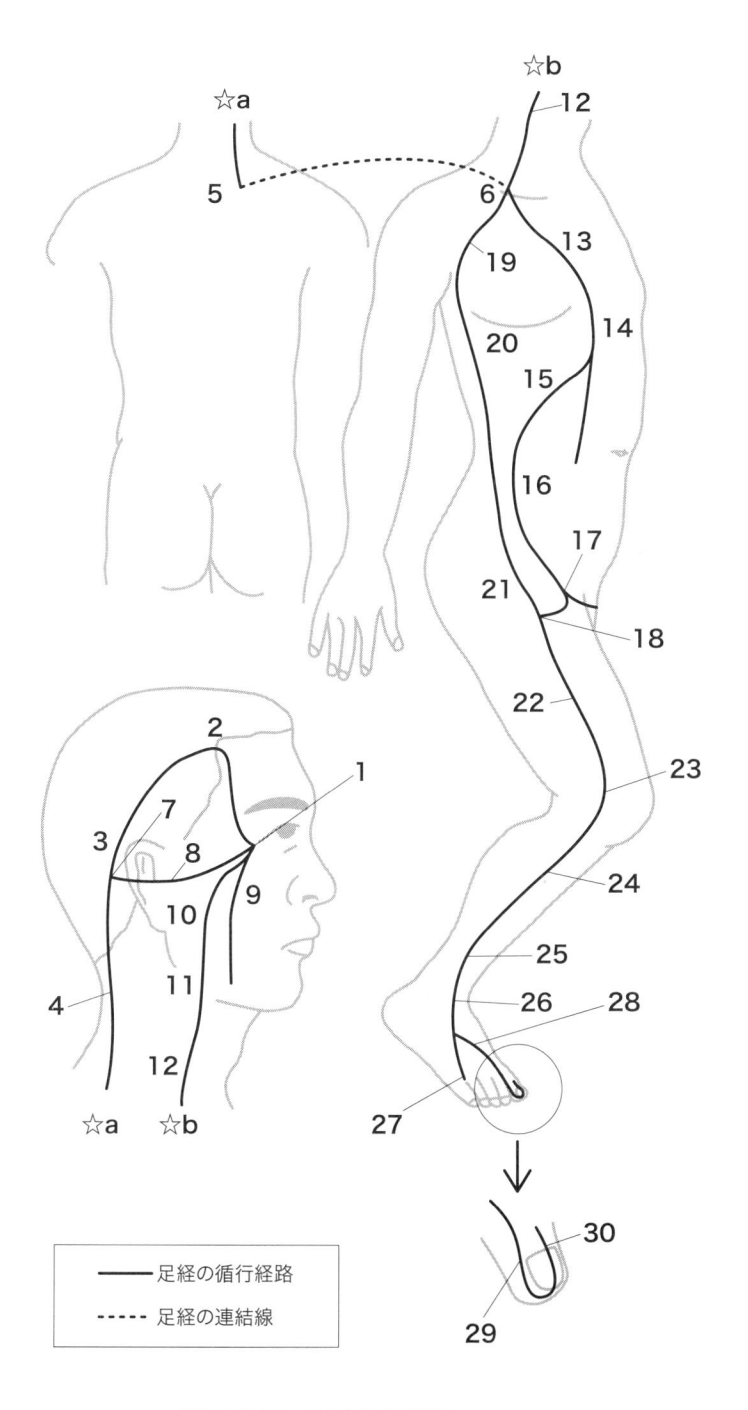

図3.3.2-11：足少陽胆経の循行

凡例：
— 足経の循行経路
---- 足経の連結線

『黄帝内経霊枢』經脈篇（霊枢10–12）には，以下のように解説されている．なお，文中の数字と図中の数字は対応している．☆a，☆bは連結部を指示するものである．胆の経脈である足の少陽の脈は，1. 目の外眼角に起こり，2. 上って額の角に至り，3. 耳後部に下り，4. 頸部を循って手の少陽経の前に行き，5. 肩上に至り，戻って交わり手の少陽経の後に出て，6. 欠盆に入る．7. その支脈は，耳後部より耳中に入り，8. 出て耳前に走り，目の外眼角の後方に至る．9. その支脈は，外眼角に別れて，大迎に下り，10. また手の少陽経に合し，眼窩の下に至り，11. 下って頬車に加わり，12. 頸部を下りて欠盆に合し，13. 胸中に下り，14. 横隔膜を貫き，15. 肝に連絡して胆に連なり，16. 脇裏を循り，17. 気街（気衝）に出て，陰毛部を循り，18. 横に行って髀枢，すなわち股関節部で環跳穴に相当する部位の中に入る．19. その本経脈は，欠盆より腋に下り，20. 胸を循って，季肋部を通過して，21. 下って髀枢，すなわち股関節部で環跳穴に相当する部位の中に合し，22. 下りて大腿部外側を循り，23. 膝の外縁に出て，24. 膝関節外側の前を下り，25. 直ちに下りて外顆直上三寸の腓骨が陥凹した部位の端に至り，26. 下って外踝の前に出て，足背上を循り，27. 第五趾第四趾の間に入る．28. その支脈は，足背上に別れ，29. 拇趾の間に入り，拇趾において第二趾の骨と分かれた基節骨と中節骨内を循って，その先端に出て，30. 戻って爪甲を貫き，拇趾爪甲の後の毛が生えた部位に出る．そして，足の厥陰肝経に接する．

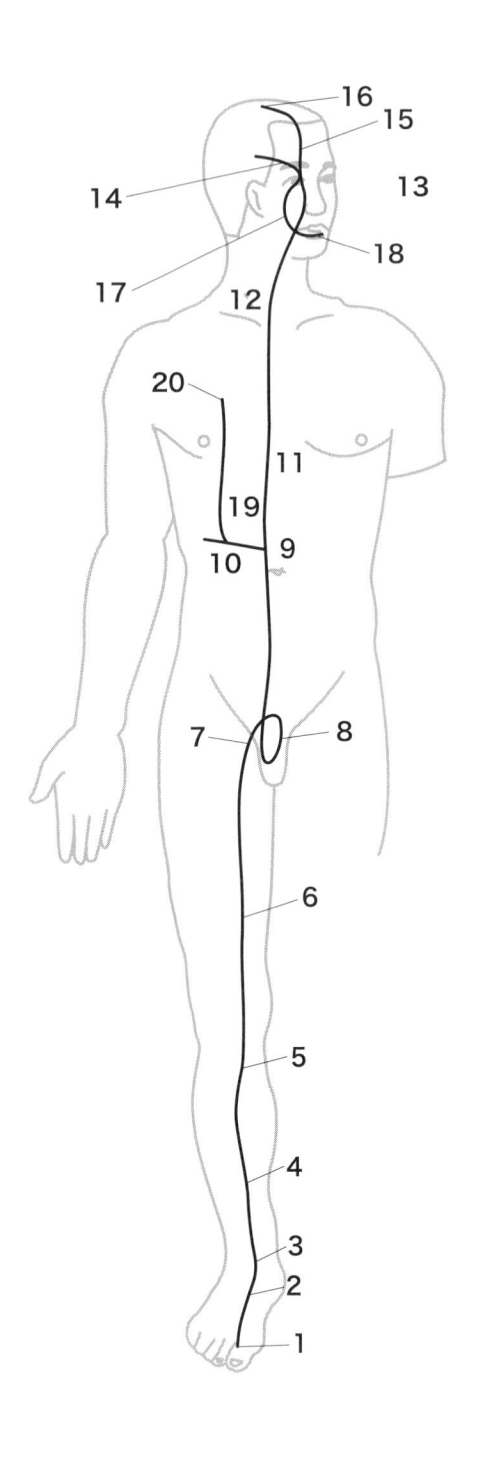

———— 足経の循行経路

図3.3.2-12：足厥陰肝経の循行

『黄帝内経霊枢』經脉篇（霊枢10–13）には，以下のように解説されている．なお，文中の数字と図中の数字は対応している．肝の経脈である足の厥陰の脈は，1. 拇趾爪甲の後の毛が生えた部位の辺縁に起こり，2. 上って足背の上縁を循り，3. 内踝を前に離れること一寸，4. 内踝を上ること八寸において，太陰経と交わって太陰経の後に出て，5. 腨（ひかがみ）の内縁を上り，6. 大腿内側を循って，7. 陰毛中に入り，8. 生殖器を通過して，下腹部に至り，9. 胃を両側に平行し，10. 肝に連なって胆に連絡し，11. 上って横隔膜を貫き，脇肋部に広がり，12. 喉頭の後方を循り，13. 上って後鼻腔に入り，14. 目から脳への絡脈に連なり，15. 上って額に出て，16. 督脈と頭頂部で会合する．17. その支脈は，目から脳への絡脈より頬裏に下り，18. 唇内を環る．19. その支脈は，また肝より別れて横隔膜を貫き，20. 上って肺に注ぐ．そして，手の太陰脾経に接する．

『黄帝内経』には，以下のような記述もある．

　陰経脈の気は，足から上行して頭に至り，それから下行して上肢から指端に至る．（素問29–1）陽経脈の気は，手から上行して頭に至り，それから下行して足に至る．（素問29–1）脾経は，陽明の脈気を他の陰経にも循らしている．（素問29–4）陽明経は，太陰の脈気を他の陽経にも循らしている．（素問29–4）

2)　経脈の走行に関する用語

起：経脈の開始
属：本経の藏府に連なるもの
絡：本経と表裏をなす藏府と相通ずるもの
循：沿って走ること
上：下から上へ行くこと
下：上から下へ行くこと
行：他の経の周囲を走ること
過：支節の傍らを通ること
貫：支節の中間を通り抜けること
挟：両側を平行すること
交：互いに貫きあうこと
環：ぐるりと巡ること
抵：あちらへ到達すること
入：外から内へ行くこと
出：深から浅へ向かうこと
直：まっすぐ走ること
横：平行すること
斜：半ば横すること
合：両支が相会すること
別：別に分支を出すこと
却：進んでまた退くこと
還：去ってまた来ること

3)　営気・衛気の循行

　経脈には，営衛気血を輸送する作用がある．うち営気と血は脈中を循行し，衛気は経脈の抑制を受けないため脈外を循行する．営気は，中焦から起こる．（霊枢18–3）衛気は，上焦から起こる．（霊枢18–2）

①営気の循行

　営気は，休まず脈中を二十八脈について1日で50周する．（霊枢18–1）・（霊枢71–1）この二十八脈は，十二経脈が左右に24，任・督脈が各1，左右の蹻脈が各1（男子では陽蹻，女子では陰蹻とする）としている．脈気は，1呼吸で6寸脈中を進み，270回の呼吸で16丈2尺進

行して，身体を1周することになる．1日では，13,500回の呼吸により810丈の長さを循って，身体を50周することになる．（霊枢15-1）

②衛気の循行

衛気は，脈外を1日1夜に50周する．昼間に陽の25周を，夜に陰の25周を運行する．陽の運行は，営気のように経脈を交わりながら進むものではなく，手足の三陽経に沿って全体に頭部から手足に向かって運行する．これを25回繰り返す．次に夜になると，陰に入り腎，心，肺，肝，脾，再び腎の順に注いで周をなす．これを25回繰り返す．（素問6-4）・（霊枢18-1）・（霊枢71-1）・（霊枢76-1）・（霊枢76-3）・（霊枢76-5）

具体的には，夜明けに陰分である裏の循行は終了して，衛気は足太陽膀胱経の起点である目の内眼角にある睛明穴に出て，目を開くと睛明穴から出た衛気は上って頭に行き，項を循り足の太陽経に沿って下り，背を循り下って足の小趾の端の至陰穴に至る．散行する衛気は，目の外眼角より分かれて，手の太陽小腸経に下り，手の小指端外側の少沢穴に至る．また別に散行する衛気は，目の外眼角の瞳子髎穴より分かれ，足の少陽胆経に下り，足の小趾と第四趾の間の竅陰穴に注ぎ，それから上り手の少陽三焦経の領分を循り，下って手の小指と第四指の間の関衝穴に至る．また，手少陽三焦経から分かれ出る衛気は，上り耳前に至り，頬部の経脈に合し，足の陽明胃経に注ぎ，下行して足背に至り，足の五趾（中趾とすべきとされる）の間の厲兌穴に入る．また別に散行する衛気は，耳下より手の陽明大腸経に下り，手の拇指と第二指の間の商陽穴に入り，さらに掌中に入る．足陽明胃経から足の厲兌穴に至る衛気は，足心に入り，内踝の下に出て，足少陰腎経から陰分である裏を循り，少陰経の別脈である蹻脈を循り，上行して，また目の内眼角にある睛明穴に合する．このようにして，昼間に衛気が1周を循ることになる．（霊枢76-2）

衛気が体表を循行する場合，衛気の勢力が太陽経→少陽経→陽明経→少陰腎経（太陽経に戻る陰分の経路）の順に移行していくとする考え方がある．（霊枢76-5）

③営衛循行の調節

営衛の流れは，大きく二箇所で調節されている．四肢末端にある大絡と頭・胸・腹・脛にある四街である．邪や大寒などで四肢末端の流れが障害されると，四街の流通をよくして営衛の流れに支障をきたさないようにしている．大絡が交通するようになれば，元の循行に戻ることになる．（霊枢62-4）

④循行障害

経脈の流れが1昼夜で50回巡るべきところ，障害を受けた場合，生命に危険がおよぶとして，狂生とした．（霊枢5-5）これは，寸口の拍動を診察することで確認できる．50回の拍動で一度も休止しない場合は五藏が等しく正気を受けており正常であるが，40回で1回休止する場合は一藏の障害が，30回で1回休止する場合は二藏が，20回で1回休止する場合は三藏が，10回で1回休止する場合は四藏が，10回に満たないで休止する場合は五藏が障害されている．（霊枢5-5）

4）　陰陽類論篇における経脈の呼称

以下の表3.3.2-2にまとめられる．（素問79-2）・（素問79-3）

表3.3.2-2：経脈の呼称

経脈	呼称1（素問79-2）	呼称2（素問79-3）
太陽経	經	父
陽明経	維	衞
少陽経	游部	紀
太陰経	表・六經之主	母
少陰経	裏	雌
厥陰経	至絶朔晦	獨使

5）　十二経脈と十二経水の関係

『黄帝内経霊枢』經水篇（霊枢12-1）・（霊枢12-2）では，中国における十二条の河川を十二経水として，十二経脈と対応させて解説する．なお，十二経水の陰陽について，以下のように定めている．海より以北は陰とする．湖より以北は陰中之陰とする．漳より以南は陽とする．河より以北，漳に至るまでを陽中之陰とする．漯より以南，江に至るまでを陽中之陽とする．（霊枢12-2）本篇の内容とともに，示された経水について，著者の理解の範囲で現代の河川に対応させて提示する（表3.3.2-3）．なお，中国歴史地誌学的にみると，『黄帝内経霊枢』の記載とは乖離がある．参考のために，『中国歴史地名大辞典』をもとに表3.3.2-4に記載する．

表3.3.2-3：十二経脈と十二経水

十二経脈	方位	十二経水（霊枢12-2）	陰陽（霊枢12-2）		現在の河川
足厥陰肝経	最北	澠水（じょう）	陰	陰中之陰	洋河
足少陰腎経		汝水（じょ）			永定河
足太陰脾経		湖水（こ）			桑乾河
足少陽胆経	北方	渭水（い）		陰中之陽	渭河
足太陽膀胱経		清水（せい）			大清河
足陽明胃経		海水（かい）			海河
手心主厥陰心包経	南方	漳水（しょう）	陽	陽中之陰	漳河
手少陰心経		濟水（せい）			濟水
手太陰肺経		河水（か）			黄河
手少陽三焦経		漯水（とう）		陽中之陽	汾河
手太陽小腸経		淮水（わい）			淮河
手陽明大腸経	最南	江水（こう）			長江

表3.3.2-4：中国歴史地名大辞典に基づく十二経水

十二経水	現在の河川	補記
滬水 (じょう)	裙帯河	山東省淄博市北部
汝水 (じょ)	汝河	河南省北部
湖水 (こ)	陽平河	河南省霊宝市西部
渭水 (い)	渭河	
清水 (せい)	清河	山西省垣曲県南毫
海水 (かい)	北運河・永定河・大清河・子牙河	海河は民間的呼称とされる
漳水 (しょう)	漳河	山西省東南部に起こり，河北省南部辺境部で匯合以後の部分
濟水 (せい)	洨河	河北省賛皇県と柏郷県の境
河水 (か)	黄河	
潔水 (とう)	潔河	山東省徒駭河，俗称として土河
淮水 (わい)	淮河	
江水 (こう)	長江	

6) 四海

『黄帝内経霊枢』海論篇（霊枢33-1）では，十二経脈を十二経水に喩えたように，十二経脈が注ぎ込む部位が東西南北の四箇所にあるとして四海とした（表3.3.2-5）.

表3.3.2-5：四海

四海	対応部位
水穀之海	胃
血海（十二經之海）	衝脉
氣海	膻中（胸中を指す）
髄海	脳

出典：（霊枢33-1）

7) 経脈の脈象

『黄帝内経素問』經脉別論篇（素問21-5）では，経脈の脈象を以下の表のように定めている（表3.3.2-6）.

表3.3.2-6：経脈の脈象

経脈	脈象
太陽経	浮
少陽経	滑にして実でない
陽明経	大かつ浮
太陰経	伏かつ鼓（力強い脈）
少陰経	沈
厥陰経	記載なし

出典：（素問21-5）

8) 経脈における血気の多少

六経脈に分類するもの（表3.3.2-7）と十二経脈に分類するもの（表3.3.2-8）がある．同じ『黄帝内経』を出典としながら，出典箇所により内容が異なる．

表3.3.2-7：六経脈における血気の多少

六経脈	『素問』血氣形志篇 (素問24-1)	『霊枢』五音五味篇 (霊枢65-6)	『霊枢』九鍼論篇 (霊枢78-28)
太陽経	多血・少氣	多血・少氣	多血・少氣
少陽経	少血・多氣	少血・多氣	少血・多氣
陽明経	多血・多氣	多血・多氣	多血・多氣
少陰経	少血・多氣	多血・少氣	少血・多氣
厥陰経	多血・少氣	少血・多氣	多血・少氣
太陰経	少血・多氣	多血・少氣	多血・少氣

表3.3.2-8：十二経脈における血気の多少

十二経脈	『霊枢』經水篇
足太陽膀胱経	多血・多氣
足少陽胆経	少血・多氣
足陽明胃経	多血・多氣
足太陰脾経	多血・少氣（張景岳は多氣少血）
足少陰腎経	少血・多氣
足厥陰肝経	多血・少氣
手太陽小腸経	多血・少氣
手少陽三焦経	少血・多氣
手陽明大腸経	多血・多氣
手太陰肺経	少血・多氣
手少陰心経	少血・多氣
手心主厥陰心包経	多血・少氣

註：『黄帝内経素問』新校正の記載などを参考にしたものである．
出典：（霊枢12-3）

9) 十二経脈と清濁の気

　手の太陽小腸経は最も多く濁気を受け，手の太陰肺経は最も多く清気を受けている．諸陰経はすべて清気を受けているが，足の太陰脾経は単独で陰経にある濁気を受けている．（霊枢40-1）

10) 経脈の拍動

　十二経脈中，手太陰肺経，足少陰腎経，足陽明胃経は，これらのみ拍動して休止しない．これには，胃と密接な関係がある．胃は，五藏六府之海である．胃から水穀の気は上って肺に注ぎ，肺の脈気は手太陰肺経から十二経を運行する．この場合，呼吸を原動力としている．故に人が1呼する間に脈は2度拍動し，1吸する間に脈はまた2度拍動する．呼吸は停止しないので，脈も拍動して停止しない．（霊枢62-1）

　手太陰肺経の脈気が寸口を通過する時，寸口部に到来する場合に比較して，寸口部から去っていく場合にはやや減弱していく．肺の脈気が藏を離れる場合，突然で急峻であり，ある時は激しく，ある時は緩やかであるが，魚際に至っては，勢いが衰える．弱った脈気は，衰え散じても，魚際での抑制に逆らって末梢へ流れる．このため，その運行は，微妙である．（霊枢62-1）

　足陽明胃経の脈についても，胃気の影響を受ける．胃気は上って肺に注ぎ，その特に活発な気は頭に達して，これは肺から手太陰肺経に行かず，咽を循り上って目，耳，口，鼻に至り，さらに眼周辺に至り脳に連絡して，頬に出て上関穴に下り，頬車穴を巡り足陽明胃経の本流に合し，並んで人迎穴に下る．このようにして，胃気が分かれて，また陽明胃経に合流する経路である．手太陰肺経と足陽明胃経が寸口と人迎において拍動する状況は，本来同一である．このバランスが乱れると疾病が発生する．例えば，陽経が病んで陽脈である人迎脈が本来大となるべきものが小の場合を逆とし，陰経が病んで陰脈である寸口脈が本来小となるべきものが大の場合を逆とする．すなわち，寸口と人迎は，本来協調していてともに静か，あるいはともに旺盛となる．これが正常である．縄を引くように，互いに脈状のバランスが乱れる場合は病気となる．（霊枢62-2）

　足少陰腎経の脈は，衝脈の影響を受ける．衝脈は，十二経之海である．少陰腎経の大絡とともに会陰穴に起こり，足陽明胃経の気衝穴に出て大腿内側を循り，斜行して膝下に入り脛骨内側を巡り，少陰腎経に並び下って内踝後方に入り，足下に入る．その支脈は，斜行して内踝に入り，出て足背に分布し第五趾の間に入り，諸絡脈に注ぎ，足脛を温める．このようにして，足背部で常に拍動している．（霊枢62-3）

11) 経脈における気の季節による差異

　経脈中の気は，季節によりその主となる部位が異なる．『黄帝内経霊枢』終始篇（霊枢9-7）によれば，以下の通りである．春の脈気は，皮毛にある．夏の脈気は，皮膚にある．秋の脈気は，分肉にある．冬の脈気は，筋骨にある．

3.3.3　奇経八脈

奇経八脈は，十二経脈の間を縦横に交錯して経脈間の連携を緊密にする特殊な通路で，正経の拘束を受けない．督脈，任脈，衝脈，帯脈，陰維脈，陽維脈，陰蹻脈，陽蹻脈で構成される．特徴は，以下の通りである．

奇経は，十二経脈のように絡す関係を持たず，属す藏府も持たない．

表裏を配偶していない．

任・督の二脈が自己の腧穴を持つのみで，他の六脈の腧穴は正経に寄生する．

任・督の二脈のみが，十二経脈に沿って営気が循環する通路を構成する．

衝・任・督の三脈は，胞中から起こり会陰に出て，その後任脈は腹側を，督脈は背側を，衝脈は足の少陰とともに臍を挟んで上行し，一源三枝をなす．任・督脈は，上行して口唇の内部で連結し，合して一となり，また分かれて二となり，子午南北の陰陽関係を象徴する．（素問60-3)・（素問60-4）

衝脈のうち，上行するものは後鼻腔から出て陽経に注ぎ，下行するものは足少陰腎経の大鍾穴に注ぎ，さらに足背から第一趾間へと進む．（霊枢38-3）十二経之海と表現されている．（霊枢62-3）

帯脈は，腰の周りを一循して前方に垂れ，縦行する諸経を統轄する．

陰陽二つの蹻脈は，身体の左右の陰陽を主宰する．足少陰腎経の別脈として頭部に至る．眼の開閉に関与する．（霊枢17-3)・（霊枢21-3）

陰陽二つの維脈は，身体の表裏の陰陽を連結し，機体の統一性を強化する．

1)　督脈

督脈には，全身の陽気を統轄し，人身の元気を維持する機能がある．このため，陽脈の都綱とも呼ばれる．十二経脈中の手三陽と足三陽の経脈は，督脈と繋がっている．このため，督脈は全身の陽気を調整し，推進させる作用を発揮する．また，督脈は，下部から上部へと脊を貫き腎に属するため，人身の元気の維持に関与する．

なお，督脈の循行を図に示すと以下の通りである（図3.3.3-1)．

『黄帝内経霊枢』營氣篇（霊枢 16-1），『難経』二十八難などから，以下のように解説されている．なお，文中の数字と図中の数字は対応している．1. 下極の兪（長強穴の下の会陰部）に起こり，2. 脊裏に沿って上り，3. 風府穴に至り脳に入り，4. さらに上行して頭頂部に至り，5. 額に沿って下行し，6. 鼻柱を通り，7. 上歯肉に至る．

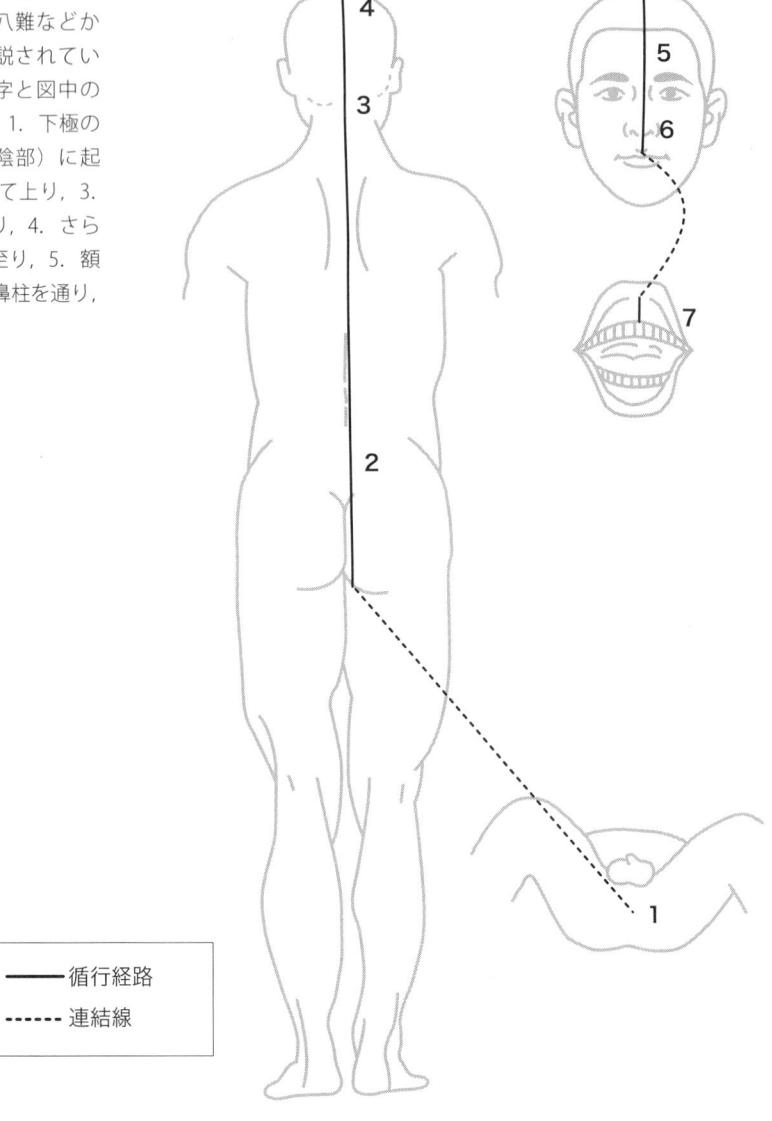

凡例：
—— 循行経路
----- 連結線

図3.3.3-1：督脈の循行

2) 任脈

　任脈は，陰脈の海であり，三陰経脈，陰維脈，衝脈と繋がっている．このため，人身の陰分の気を統轄調整する作用を有する．「任は妊であり陰脈の妊養と為す」，「任は婦人養生の本と為す」などと表現されている．

　なお，任脈の循行を図に示すと以下の通りである（図3.3.3-2）．

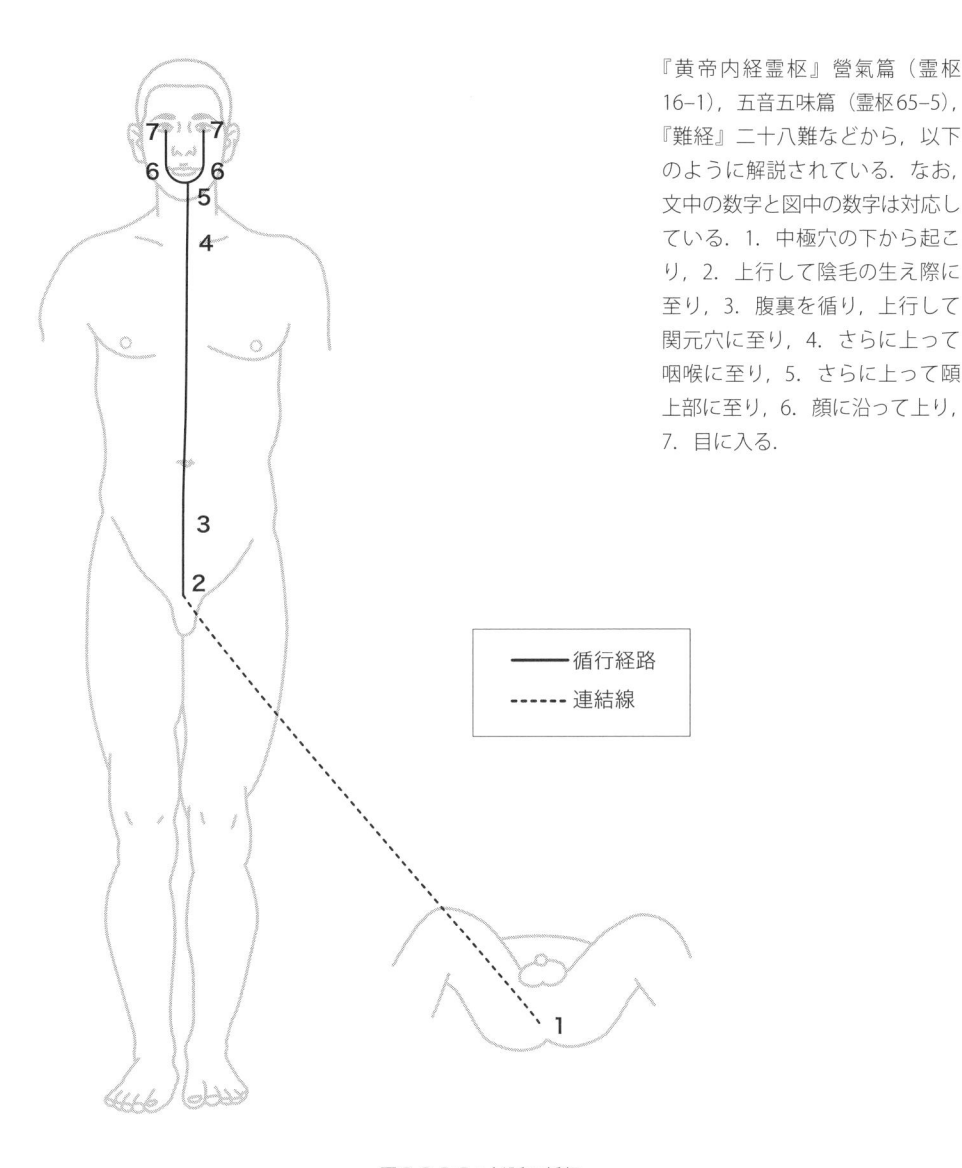

『黄帝内経霊枢』營氣篇（霊枢16-1），五音五味篇（霊枢65-5），『難経』二十八難などから，以下のように解説されている．なお，文中の数字と図中の数字は対応している．1. 中極穴の下から起こり，2. 上行して陰毛の生え際に至り，3. 腹裏を循り，上行して関元穴に至り，4. さらに上って咽喉に至り，5. さらに上って頤上部に至り，6. 顔に沿って上り，7. 目に入る．

――― 循行経路

------- 連結線

図3.3.3-2：任脈の循行

3) 衝脈

　衝脈は，上行して諸陽を浸透させ，下行して諸陰を浸透させるため，十二経脈の海（霊枢33-1）・（霊枢62-3），あるいは血海（霊枢33-1）などと表現される．すなわち，経脈藏府の気血を蓄積する作用を有する．同時に，衝脈の循行は，足陽明経，足少陰経とも密接に関係する．足陽明経は後天的根本であり，足少陰経は先天的根本であるから，両者と関係する衝脈は，後天的真気と先天的真気をともに蓄積することになり，よって経脈の海を形成することになる．陽脈の海である督脈，陰脈の海である任脈とともに，人身に対して重要な機能をもつことが理解される．

　なお，衝脈の循行を図に示すと以下の通りである（図3.3.3-3）．

4) 帯脈

　帯脈は，腰を中心に帯を束ねたように身体を一周する．帯脈には，諸脈を統轄して妄りに作用を起こさせない作用がある．

　なお，帯脈の循行を図に示すと以下の通りである（図3.3.3-4）．

『黄帝内経霊枢』五音五味篇（霊枢65–5），『難経』二十八難などから，以下のように解説されている．なお，文中の数字と図中の数字は対応している．1. 胞中（女性では子宮）に起こり，2. 脊裏に沿って上行する．3. そのうち体外に浮くものは，腹を循って上行し，4. 咽喉で会合し，5. 分かれて唇に連絡する．

『黄帝内経素問』痿論篇（素問44–4），『難経』二十八難などから，以下のように解説されている．なお，文中の数字と図中の数字は対応している．1. 季肋下部から起こり，2. 身体の腰腹部を一周循環する．

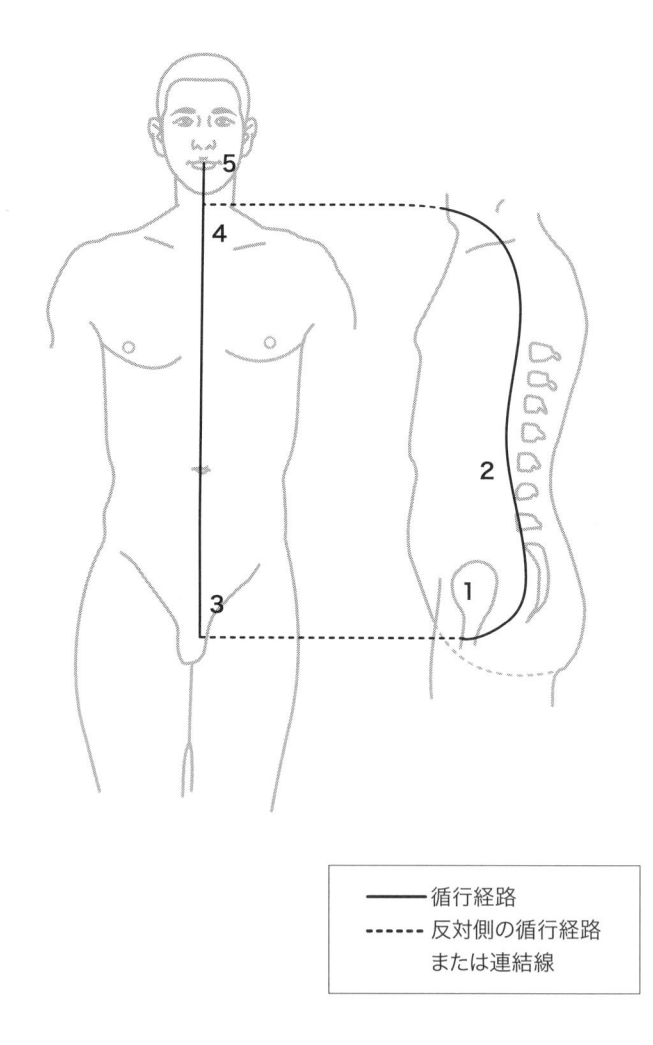

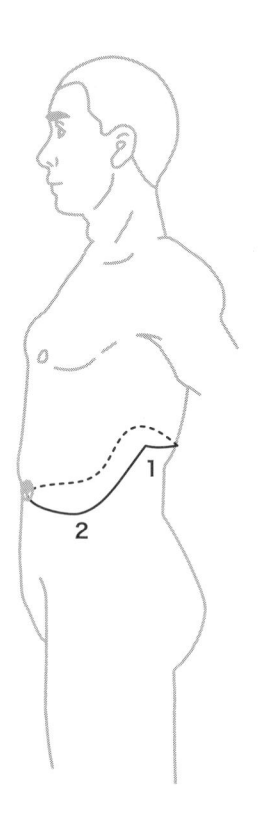

———— 循行経路
------- 反対側の循行経路
　　　　または連結線

図3.3.3-3：衝脈の循行　　　　　　　　図3.3.3-4：帯脈の循行

5) 陰蹻脈・陽蹻脈

　陰蹻脈は足内踝から，陽蹻脈は足外踝から上行して，目で会合する．蹻脈は，栄を主とするので，腎の精水を脈中に運ぶ作用を有する．陽蹻脈は太陽膀胱経と，陰蹻脈は少陰腎経と最も密接に関係する．

　なお，陰蹻脈・陽蹻脈の循行を図に示すと以下の通りである（図3.3.3-5・図3.3.3-6）．

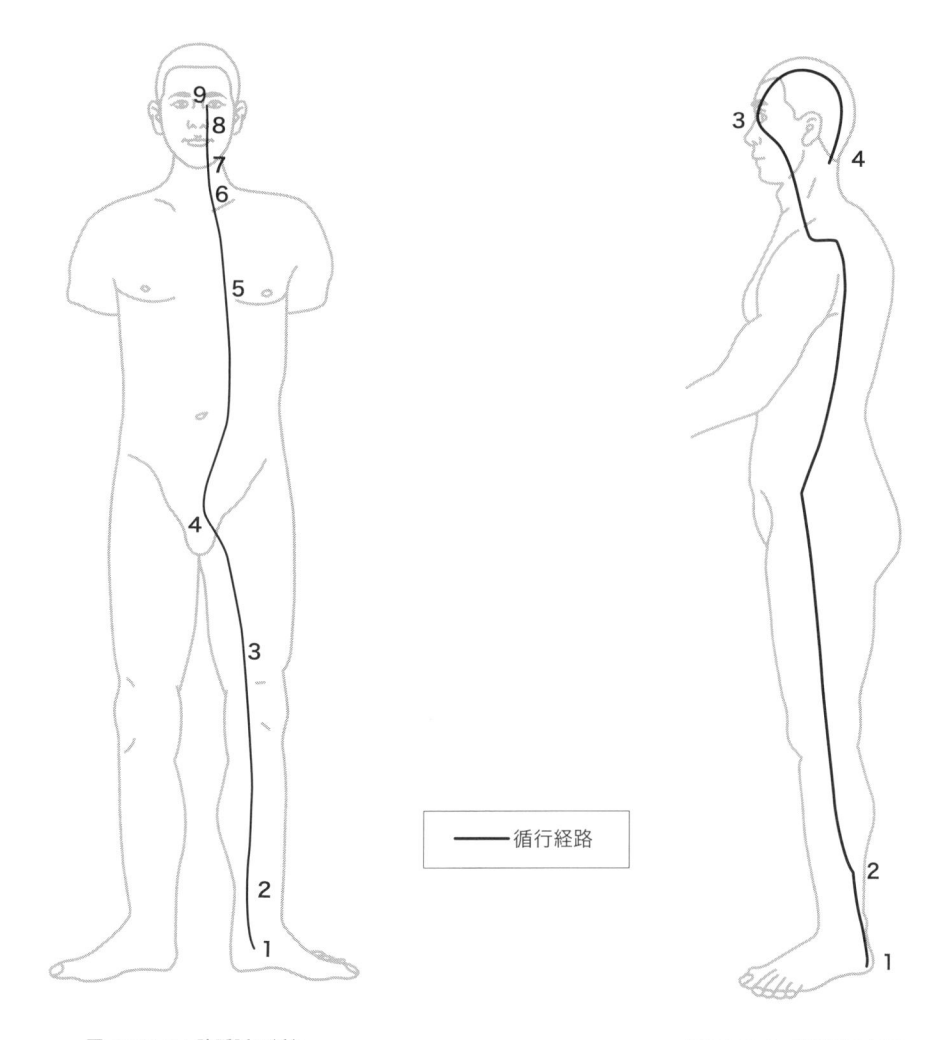

──循行経路

図3.3.3-5：陰蹻脈の循行　　　　　　　　　　図3.3.3-6：陽蹻脈の循行

『黄帝内経霊枢』脈度篇（霊枢17-1）・（霊枢17-3），『難経』二十八難などから，以下のように解説されている．なお，文中の数字と図中の数字は対応している．1. 然骨（舟状骨）の後に起こり，2. 内踝の上に上り，3. 直上して大腿内側を循り，4. 陰部に入り，5. 上行して胸裏を循り，6. 欠盆穴に入り，7. 上って人迎の前に出て，8. 頬骨に入り，9. 内眼角に属し，太陽膀胱経，陽蹻脈と合する．

『黄帝内経霊枢』脈度篇（霊枢17-1）・（霊枢17-3），『難経』二十八難などから，以下のように解説されている．なお，文中の数字と図中の数字は対応している．1. 踵から始まり，2. 外踝に出て上行して，3. 晴明穴に至り，ここで足の太陽膀胱経と陰蹻脈に合して，さらに上行し，4. 風池穴に至る．

6) 陰維脈・陽維脈

　陰維脈は諸陰の交会する部位から起こり，陽維脈は諸陽の交会する部位から起こる．このため，維脈は，身体に維絡するように作用し，諸脈の大綱と呼ばれる．陰維脈は，三陰と交わって循行し任脈と合する．陽維脈は，手足の三陽経と相関し，特に足太陽経，足少陽経と緊密に関係する．

　なお，陰維脈・陽維脈の循行を図に示すと以下の通りである（図3.3.3-7・図3.3.3-8）．

『難経』二十八難などから，以下のように解説されている．なお，文中の数字と図中の数字は対応している．1. 諸陽経の交会する部位に起こり，膝外側に沿って上行し，2. 大腿外側に至り上行し，3. 下腹部外側に至り，4. 季肋部に沿い，5. 斜めに上行して肘から肩に至り，6. 肩前方を通過し，7. 肩後方に入り，8. 耳後方に沿って上行し，9. 頭頂部から下行して額に至る．

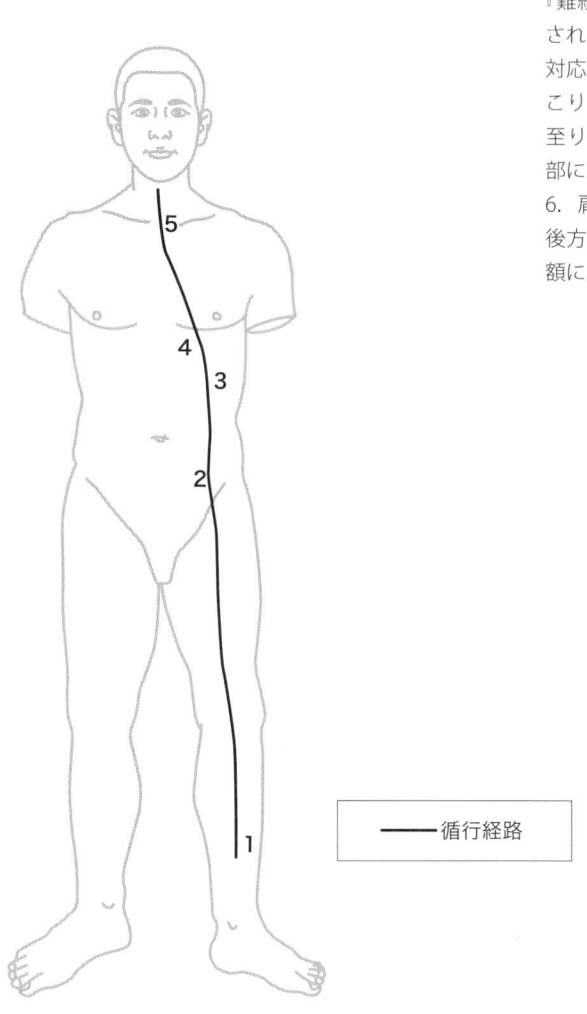

——— 循行経路

図3.3.3-7：陰維脈の循行

『難経』二十八難などから，以下のように解説される．なお，文中の数字と図中の数字は対応している．1. 諸陰経の交会する部位に起こり，大腿内側に沿って上行し，2. 下腹部に至り，3. 季肋部に沿って上り，4. 胸郭部を貫通し，5. 咽喉部に至る．

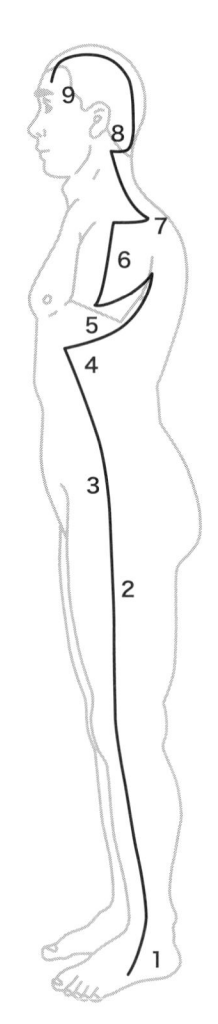

図3.3.3-8：陽維脈の循行

3.3.4 経別

　経別は，十二経脈から分かれた支脈で，表裏，藏府を通り胸腹に走り，また頭頸部の浅部に出る．十二経別は，全て十二経脈の肘あるいは膝上から起こる．陽経の経別は，全て本経から起こり，体内を循行した後，本経に戻る．（霊枢11-2）・（霊枢11-3）・（霊枢11-4）・（霊枢11-5）・（霊枢11-6）・（霊枢11-7）　一方，陰経の経別は，本経から起こるが，体内を循行した後本経に戻らず，表裏の関係にある陽経と結合する．（霊枢11-2）・（霊枢11-3）・（霊枢11-4）・（霊枢11-5）・（霊枢11-6）・（霊枢11-7）

　経別が本経から起こることを離，陰経からの経別が陽経に結合することを合という．十二経別が表裏により六組から構成されると考えると，六合ということができる．（霊枢11-7）　また，足太陽経の経別と足少陰経の経別を合わせて一合（霊枢11-2），足少陽経の経別と足厥陰経の経別を合わせて二合（霊枢11-3），足陽明経の経別と足太陰経の経別を合わせて三合（霊枢11-4），手太陽経の経別と手少陰経の経別を合わせて四合（霊枢11-5），手少陽経の経別と手厥陰経の経別を合わせて五合（霊枢11-6），手陽明経の経別と手太陰経の経別を合わせて六合（霊枢11-7）ともいう．

　十二経別は，全て藏府に属している．その内，手足の六陽の経別は，表裏をなす藏に対しても散じている．経別は，体の内外を連結し，表裏二経の連携を強化し，体内の藏府を濡らし，栄養を与える役割を有する．

　各経別の循行は，図3.3.4-1~図3.3.4-6の通りである．循行の順序については，番号で示した．

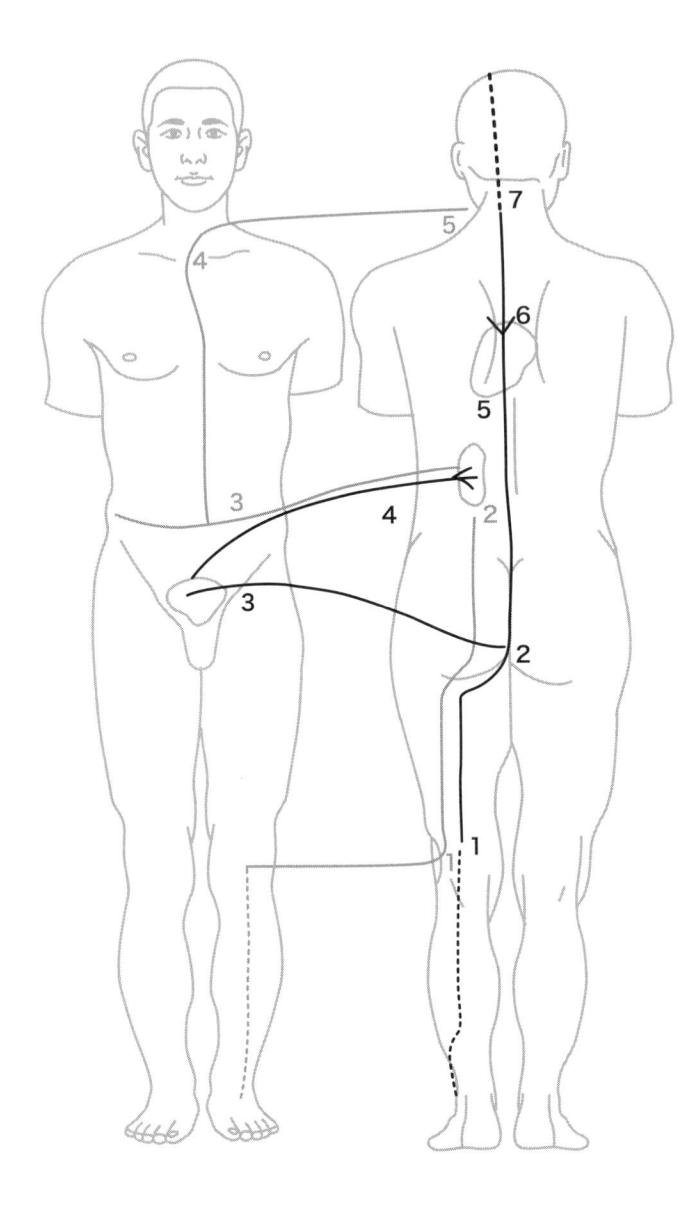

『黄帝内経霊枢』経別篇（霊枢
11-2）において，以下のように
解説されている．なお，文中の数
字と図中の数字は対応している．
足の太陽膀胱経の別行する正経
は，1. 本経から別れて膕中に
入る．2. その別の一脈は尻を下
ること五寸の部位で，別れて肛
門に入り，3. 膀胱に連絡し，4.
分散して腎に達し，5. 脊を挟ん
だ両傍の肌肉を循り，6. 心に当
たって入り分散する．7. 直行す
るものは，脊を挟んだ両傍の肌肉
より上って項に出て，また太陽膀
胱の本経に合流する．
足の少陰腎経の別行する正経は，
1. 本経から別れて膕中に至り，
また別の一脈は別れて太陽膀胱経
に走って合し，2. 上って腎に至
り，3. 第一胸椎から数えて第十
四椎に当たり，そこから出て帯脈
に属する．4. 直行するものは，
舌根に繋がり，5. また項に出て，
太陽膀胱経に合する．

陰 経	
——	経別の循行経路またはその連絡線
-------	正　経
〳〵	分散箇所
陽 経	
——	経別の循行経路またはその連絡線
-------	正　経
〳〵	分散箇所

図3.3.4-1：足太陽経脈と足少陰経脈の経別

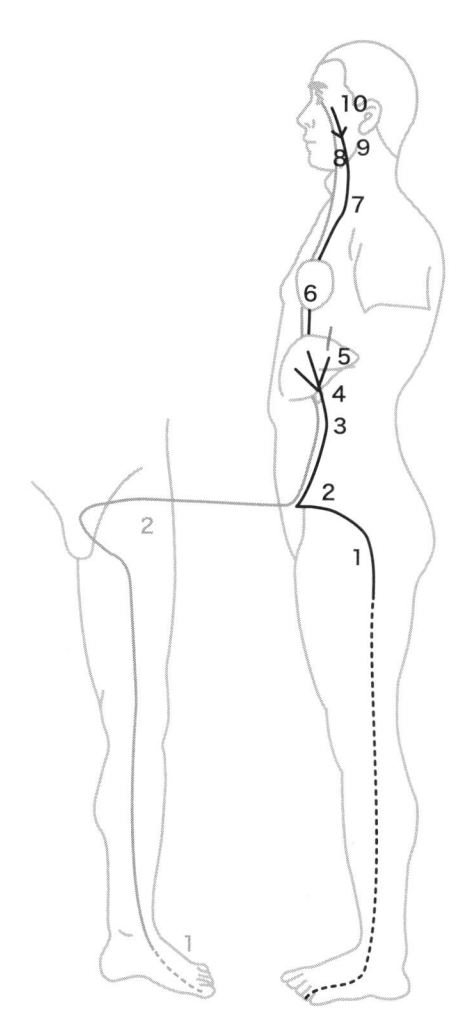

図3.3.4-2：足少陽経脈と足厥陰経脈の経別

『黄帝内経霊枢』經別篇（霊枢11-3）において，以下のように解説されている．なお，文中の数字と図中の数字は対応している．

足の少陽胆経の別行する正経は，1. 本経から分かれて大腿を循り，2. 陰毛中に入り，厥陰肝経に合する．3. 別の一脈は，季脇の間に入り，胸裏を循り，4. 胆に連絡し，5. 散じて上方の肝に行き，6. 心を貫き，7. 上って咽を両側に平行し，8. 顎から頬の中に出て，9. 顔面に分散して，10. 眼球内の脳に連絡する絡脈に繋がり，少陽胆の本経に外眼角に合する．

足の厥陰肝経の別行する正経は，1. 本経から足背に別れ，2. 上って陰毛中に至り，少陽胆経の別行する正経に合し，その別行する胆経の正経とともに行く．

『黄帝内経霊枢』經別篇（霊枢11-4）において，以下のように解説されている．なお，文中の数字と図中の数字は対応している．

足の陽明胃経の別行する正経は，1. 本経から分かれて上り大腿に至り，2. 腹裏に入り，3. 胃に連絡し，4. 分散して脾に行き，5. 上って心に通じ，6. 上って咽を循り，7. 口に出て，8. 鼻茎，眼窩の下方に上り，環って眼球内の脳に連絡する絡脈に繋がり，陽明胃の本経に合する．

足の太陰脾経の別行する正経は，1. 本経から分かれて上り大腿に至り，陽明胃経の別行する正経に合し，その別行する胃経の正経とともに行き，2. 上って咽を連絡して，3. 舌中を貫く．

陰　　　経		
—— 経別の循行経路またはその連絡線		
----- 正　　　経		
𝓎 分散箇所		
陽　　　経		
—— 経別の循行経路またはその連絡線		
----- 正　　　経		
𝓎 分散箇所		

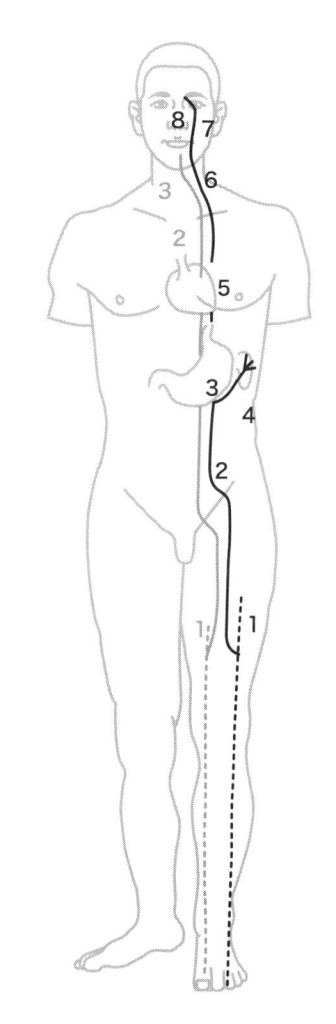

図3.3.4-3：足陽明経脈と足太陰経脈の経別

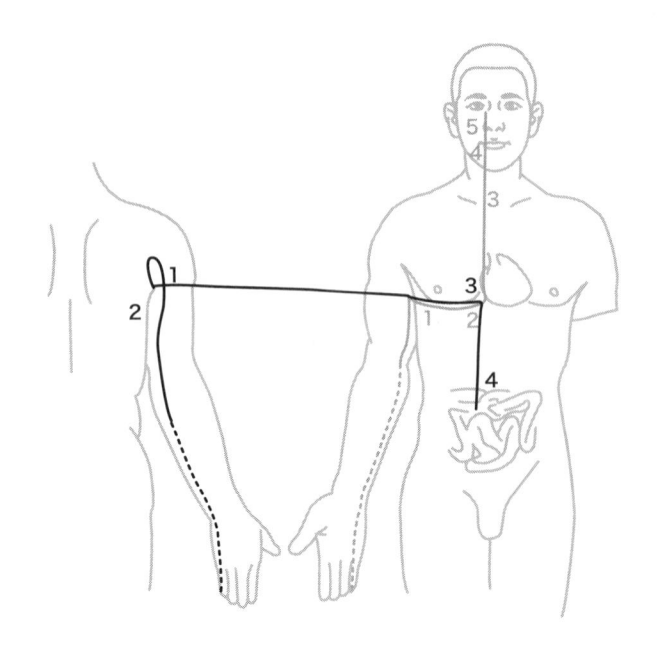

『黄帝内経霊枢』經別篇（霊枢11–5）において，以下のように解説されている．なお，文中の数字と図中の数字は対応している．

手の太陽小腸経の別行する正経は，1. 本経の走行に従って上行し，その後，地面に向うことになり，肩関節を別れ，2. 腋下に入り，3. 心に走り，4. 小腸に繋がる．

手の少陰心経の別行する正経は，1. 本経から別れて腋下三寸にある足少陽胆経の淵腋穴の両側の肋間筋の間に入り，2. 心に連絡し，3. 上って喉頭に走り，4. 顔面に出て，5. 目の内眼角に手太陽小腸経と合する．

図3.3.4-4：手太陽経脈と手少陰経脈の経別

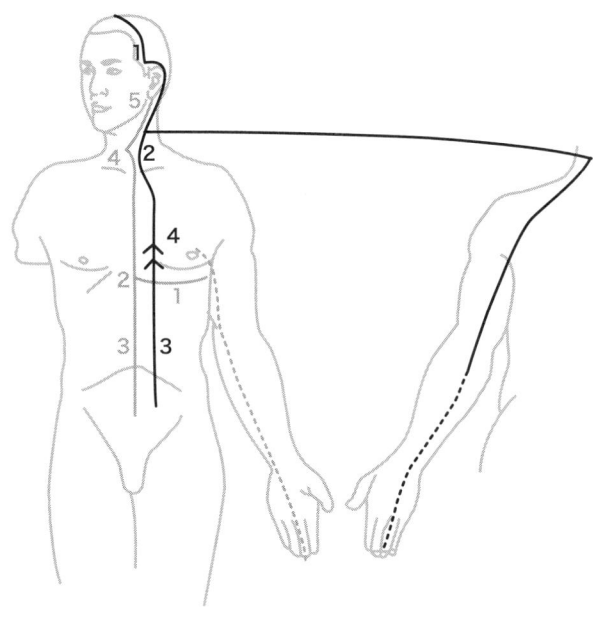

『黄帝内経霊枢』經別篇（霊枢11–6）において，以下のように解説されている．なお，文中の数字と図中の数字は対応している．

手の少陽三焦経の別行する正経は，1. 天上に向い，本経から頭頂に別れ，2. 欠盆に入り，3. 下って三焦に走り，4. 胸中に分散する．

手の心主厥陰心包経の別行する正経は，1. 本経から別れて淵腋穴を下ること三寸の部位から，2. 胸中に入り，3. また別に走るものは三焦に連絡して，4. 出て喉頭を循り，5. 耳後に出て，少陽三焦経に完骨穴の下に合する．

陰　　　経	
—— 経別の循行経路またはその連絡線	
----- 正　　経	
⅃Ƙ 分散箇所	
陽　　　経	
—— 経別の循行経路またはその連絡線	
----- 正　　経	
⅃Ƙ 分散箇所	

図3.3.4-5：手少陽経脈と手厥陰経脈の経別

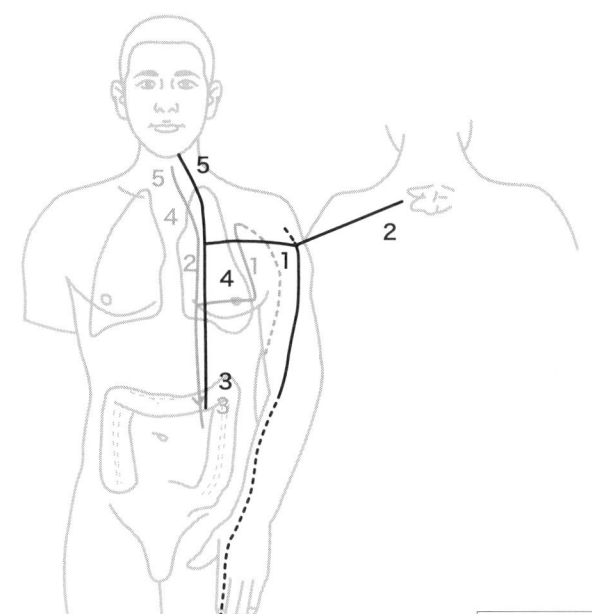

『黄帝内経霊枢』經別篇（霊枢11–7）において，以下のように解説されている．なお，文中の数字と図中の数字は対応している．

手の陽明大腸経の別行する正経は，1. 手より上行して胸乳を循り，別行するものは肩髃穴に別れ，2. 頚椎に入り，3. 下りて大腸に走り，4. 肺に連絡する．5. さらに上って喉頭を循り，欠盆に出て，手陽明大腸経に合する．

手の太陰肺経の別行する正経は，1. 本経から別れて淵腋穴において，少陰心経の前に入り，2. 入りて肺に走り，3. 分散して大腸に行き，4. 上って欠盆に出て，5. 喉頭を循り，また手陽明大腸経に合する．

図3.3.4-6：手陽明経脈と手太陰経脈の経別

陰　　　経		
——— 経別の循行経路またはその連絡線		
- - - - 正　　　経		
分散箇所		
陽　　　経		
——— 経別の循行経路またはその連絡線		
- - - - 正　　　経		
分散箇所		

3.3.5　十二経筋

　十二経筋は，経絡系統が連結所属する部分であり，四肢体表と胸郭・腹腔を運行して，藏府に入らず，十二経絡が所属する筋肉体系を指す．経脈は全て一定の循行部位と灌注区域を持つため，人体の筋肉も経脈に従って十二の系統に分類される．各経筋の循行は，図3.3.5-1〜図3.3.5.12の通りである．

　特徴は，以下の通りである．①十二経筋の循行は，経脈と一致する．しかし，経筋の循行方向は，全て四肢末端から軀幹に向かい頭身に終わり，また，体表に向かい藏府には入らない．②十二経筋は，全て四肢の関節部と筋肉が豊富な部位に集結し，相互に密接な関係を持つ．手の三陽経筋は側頭部，手の三陰経筋は賁（胸郭部），足の三陰経筋は陰器（生殖器），足の三陽経筋は頄（面顴部）に結合する．③前陰部は，宗筋が集結するところであり，足の三陰と足の陽明の経筋が結合する．④肝は筋で合するため，足の厥陰経筋は諸筋に連結する．⑤経筋の生理的作用は，主として四肢の動作を連結することである．（霊枢13–1）・（霊枢13–2）・（霊枢13–3）・（霊枢13–4）・（霊枢13–5）・（霊枢13–6）・（霊枢13–7）・（霊枢13–8）・（霊枢13–9）・（霊枢13–10）・（霊枢13–11）・（霊枢13–12）

『黄帝内経霊枢』經筋篇（霊枢13-1）において，以下のように解説されている．なお，文中の数字と図中の数字は対応している．足の太陽経の筋は，1.足の第5趾に始まり，2.上って外踝に結び，3.斜めに上り膝に結ぶ．4.その下方にあって別行するものは足の外側を循り，踵に結び，5.上って踵骨を循り，膕に結ぶ．6.その別行するものは，腓腹筋外に結び，7.膕中の内側に上り，先に述べた膕中に結ぶものと並行して上り，8.臀部に結び，9.上って脊柱を両側に平行して，10.項に上る．11.その別行するものは，別れて内部に入り舌根に結ぶ．12.その項部から直行するものは，後頭結節に結び，13.頭頂に上り，14.顔面に下り，15.鼻に結ぶ．16.その別行するものは，上眼瞼で網目状となり，17.下って顴骨すなわち頬骨に結ぶ．18.その別行するものは，腋の後外側より，肩髃穴に結ぶ．19.その別行するものは，腋下に入り，20.上って欠盆に出て，21.上って完骨穴に結ぶ．22.その別行するものは，欠盆に出て，23.斜めに上って顴骨すなわち頬骨に出る．

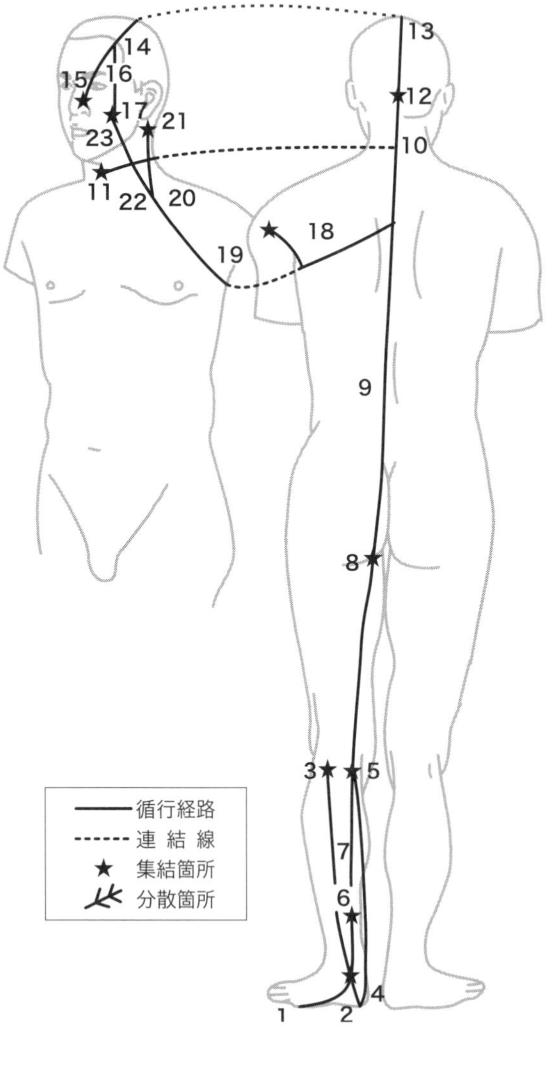

図3.3.5-1：足太陽経の経筋

『黄帝内経霊枢』經筋篇（霊枢13–2）において，以下のように解説されている．なお，文中の数字と図中の数字は対応している．足の少陽経の筋は，1．足の第四趾に始まり，2．上って外踝に結び，3．上って脛骨の外側を循り，膝の外側に結ぶ．4．その別行するものは，膝外側から二つに別れて膝関節外側に始まり，上って大腿に走り，5．前方の一行は伏兎穴の上に結び，6．後方の一行は尻部に結ぶ．7．その直行するものは，上って季肋下の軟部と季脇に至り，8．上って腋の前側に走り，側胸上部と乳部に連絡し，9．欠盆に結ぶ．10．直行するものは，上って腋に出て，11．欠盆を貫き，12．足太陽経の筋の前に出て，耳後を循り，13．額角に上り，14．頭頂に交差して，15．下って下顎に走り，16．上って顴骨すなわち頬骨に結ぶ．17．別行するものは，目の外眼角に結んで，眼の維系外眥の筋となる．

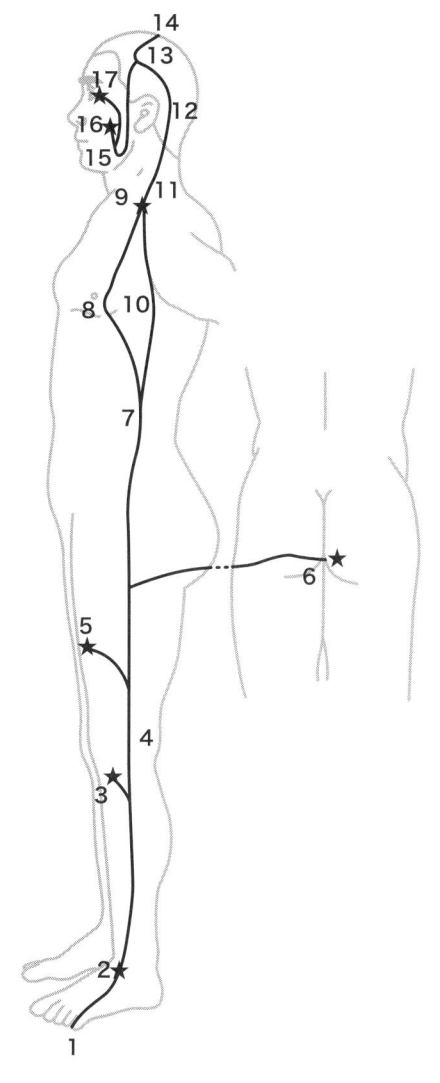

	循行経路
-----	連結線
★	集結箇所
从	分散箇所

図3.3.5-2：足少陽経の経筋

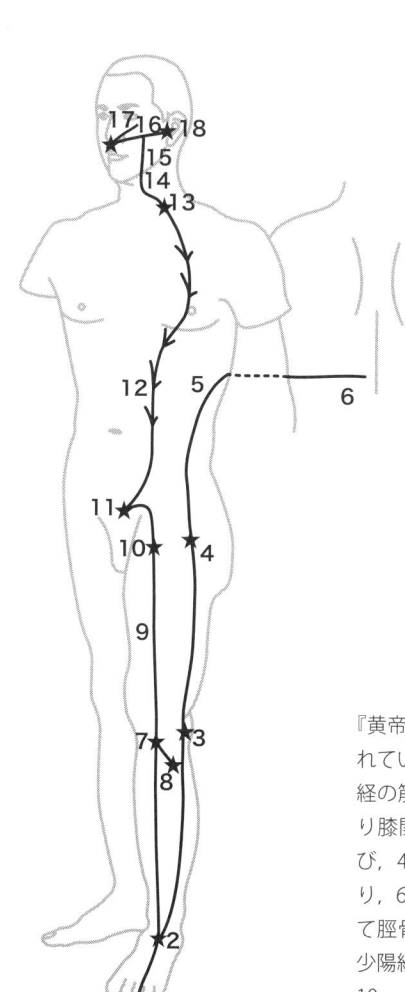

図3.3.5-3：足陽明経の経筋

『黄帝内経霊枢』經筋篇（霊枢13–3）において，以下のように解説されている．なお，文中の数字と図中の数字は対応している．足の陽明経の筋は，1．足の第三趾に始まり，2．足背に結び，3．斜め外に上り膝関節を構成する骨，ここでは脛骨に加わり，上って膝外側に結び，4．真直ぐ上って大腿骨上端の関節部に結び，5．上って脇を循り，6．脊柱に連絡する．7．その別に直行するものは，足背から上って脛骨を循り，膝に結ぶ．8．その別行するものは，腓骨に結び，足少陽経の筋に合する．9．その直行するものは，上って伏兎穴を循り，10．上って大腿に結び，11．性器に集まり，12．腹に上って分布し，13．欠盆に至って結び，14．頸部に上り，15．口を両側に平行し，16．頬骨に合し，17．下って鼻に結び，上って足太陽経の筋に合し，太陽経の筋は上眼瞼で網目状となり，陽明経の筋は下眼瞼で網目状となる．18．その別行するものは，頬部より耳前部に結ぶ．

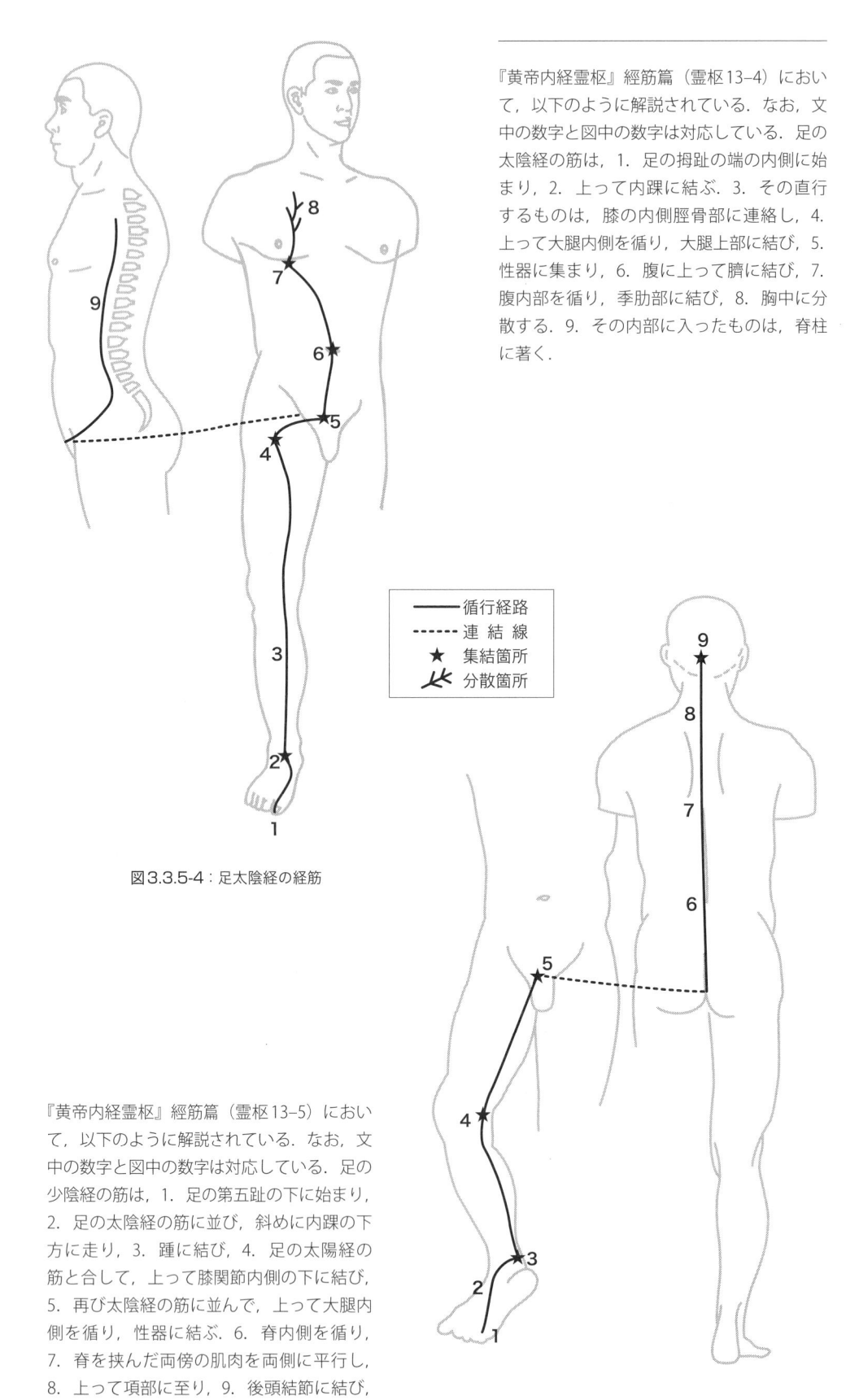

『黄帝内経霊枢』經筋篇（霊枢13–4）において，以下のように解説されている．なお，文中の数字と図中の数字は対応している．足の太陰経の筋は，1. 足の拇趾の端の内側に始まり，2. 上って内踝に結ぶ．3. その直行するものは，膝の内側脛骨部に連絡し，4. 上って大腿内側を循り，大腿上部に結び，5. 性器に集まり，6. 腹に上って臍に結び，7. 腹内部を循り，季肋部に結び，8. 胸中に分散する．9. その内部に入ったものは，脊柱に著く．

——	循行経路
------	連　結　線
★	集結箇所
⅄	分散箇所

図3.3.5-4：足太陰経の経筋

『黄帝内経霊枢』經筋篇（霊枢13–5）において，以下のように解説されている．なお，文中の数字と図中の数字は対応している．足の少陰経の筋は，1. 足の第五趾の下に始まり，2. 足の太陰経の筋に並び，斜めに内踝の下方に走り，3. 踵に結び，4. 足の太陽経の筋と合して，上って膝関節内側の下に結び，5. 再び太陰経の筋に並んで，上って大腿内側を循り，性器に結ぶ．6. 脊内側を循り，7. 脊を挟んだ両傍の肌肉を両側に平行し，8. 上って項部に至り，9. 後頭結節に結び，足の太陽経の筋と合する．

図3.3.5-5：足少陰経の経筋

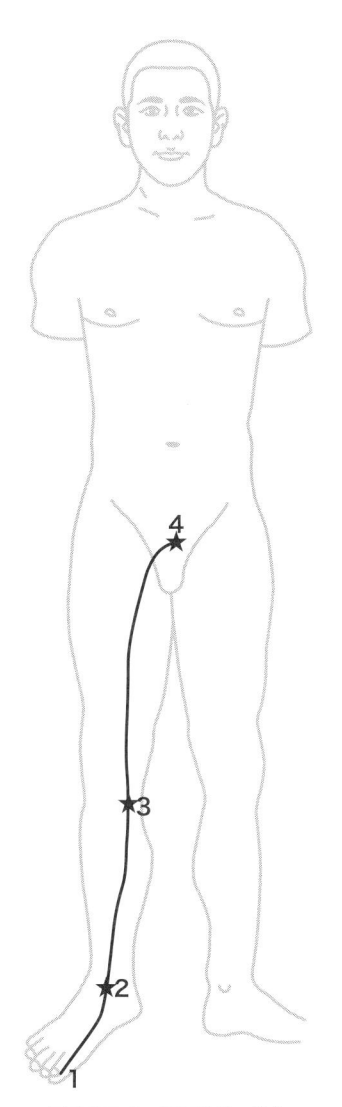

図3.3.5-6：足厥陰経の経筋

『黄帝内経霊枢』經筋篇（霊枢13-6）において，以下のように解説されている．なお，文中の数字と図中の数字は対応している．足の厥陰経の筋は，1. 足の拇趾の上に始まり，2. 上って内踝の前に結び，3. 上って脛骨を循り，上って膝関節内側の下に結び，4. 上って大腿内側を循り，性器に結び，各経筋に連絡する．

——	循行経路
----	連 結 線
★	集結箇所
⼷	分散箇所

『黄帝内経霊枢』經筋篇（霊枢13-7）において，以下のように解説されている．なお，文中の数字と図中の数字は対応している．手の太陽経の筋は，1. 手の第五指の上に始まり，2. 手関節に結び，3. 上って前腕の内側を循り，肘内の内側上顆の後方に結ぶ．これを指で弾けば第五指の上に反応して，しびれ感が発生する．4. この経筋は，ここから入り腋下に結ぶ．5. その別行するものは，その後に腋の後側に走り，上って肩甲部に連絡して，6. 頸部を循り，出て太陽経筋の前に走り，7. 耳後方の乳様突起に結ぶ．8. また，その別行するものは，耳中に入る．9. 直行するものは，耳上に出て，下って下顎に結び，10. 上って目の外眼角に連絡する．11. 本経筋の別行するものは，下顎角に上り，12. 耳前部を循り，目の外眼角に連絡し，13. 額に上り，側頭窩に結ぶ．

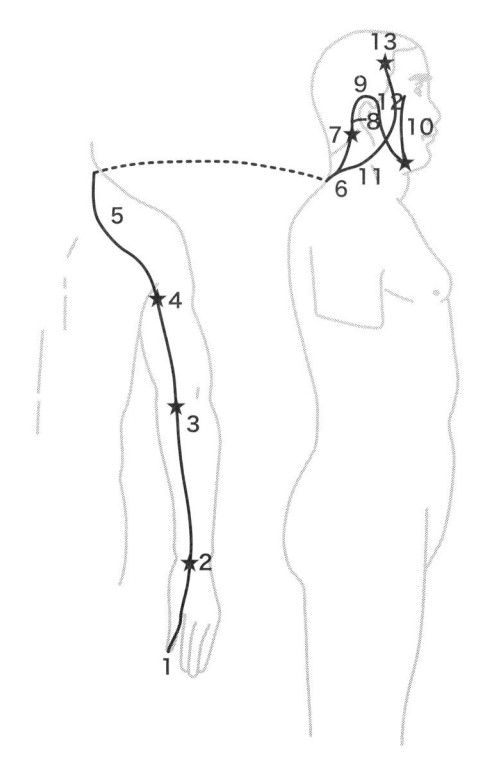

図3.3.5-7：手太陽経の経筋

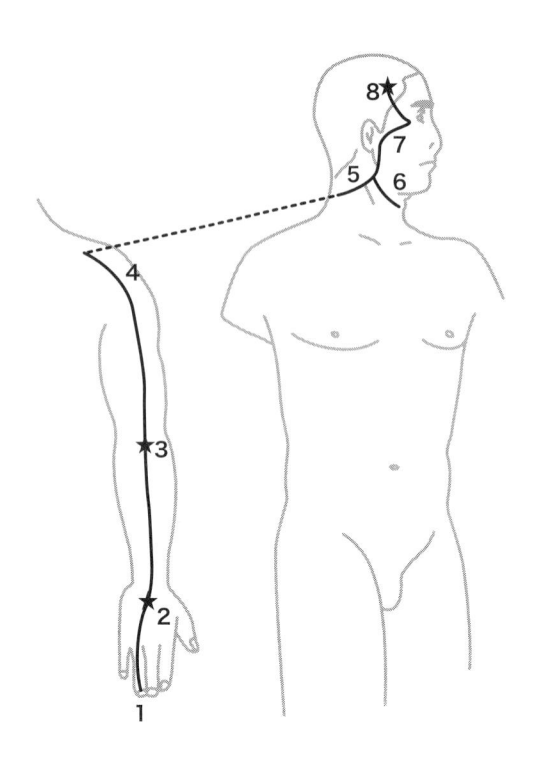

『黄帝内経霊枢』經筋篇（霊枢13-8）において，以下のように解説されている．なお，文中の数字と図中の数字は対応している．手の少陽経の筋は，1. 手の第四指の端に始まり，2. 手関節に結び，3. 上って前腕を循り，肘に結び，4. 上って上腕の外側に連絡し，肩に上り，5. 頸に走り，手の太陽経筋に合する．6. また，その別行するものは，下顎角に至って，入って舌根に繋がる．7. その別行するものは，下顎角に上り，耳前部を循り，目の外眼角に連絡し，上って額に至り，側頭窩に結ぶ．

——	循行経路
------	連 結 線
★	集結箇所
火	分散箇所

図3.3.5-8：手少陽経の経筋

『黄帝内経霊枢』經筋篇（霊枢13-9）において，以下のように解説されている．なお，文中の数字と図中の数字は対応している．手の陽明経の筋（左側）は，1. 手の第二指の端に始まり，2. 手関節に結び，3. 上って前腕を循り，上って肘外側に結び，4. 上腕に上り，肩髃に結ぶ．5. その別行するものは，肩甲部に連絡し，6. 脊柱を両側に平行する．7. 直行するものは，肩髃から頸部に上る．8. また，その別行するものは，頬部に上り，頬骨部に結ぶ．9. 直行するものは，上って手の太陽経筋の前に出て，左側頭窩に上り，10. 頭に連絡し，右下顎に下る．

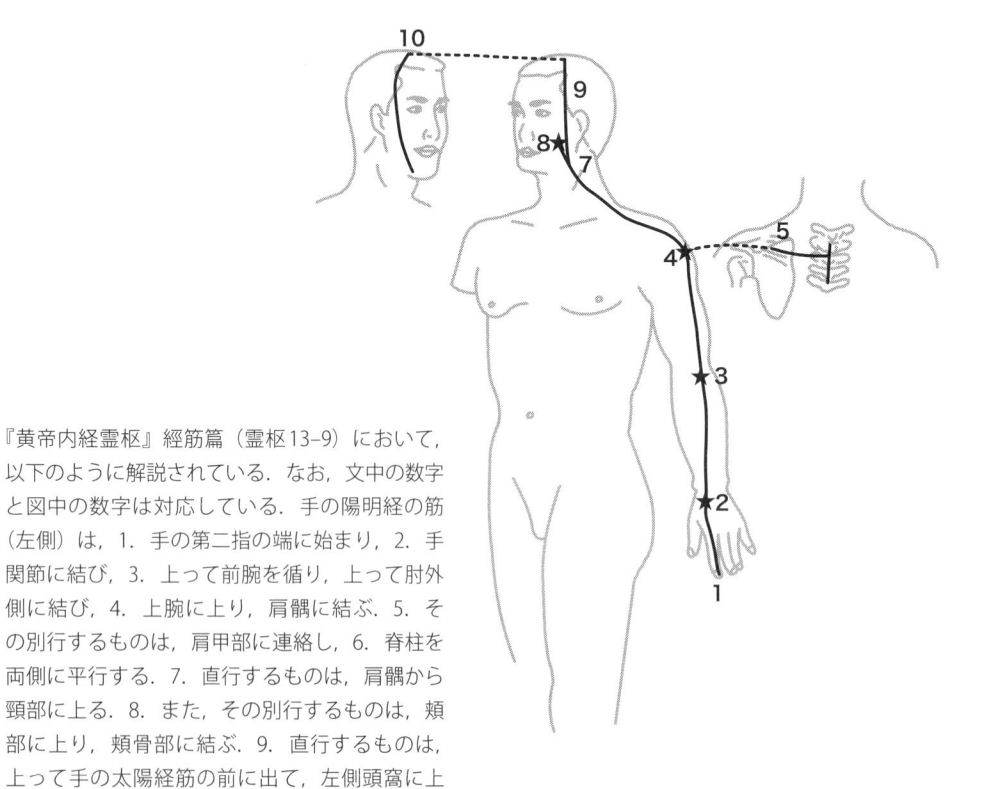

図3.3.5-9：手陽明経の経筋

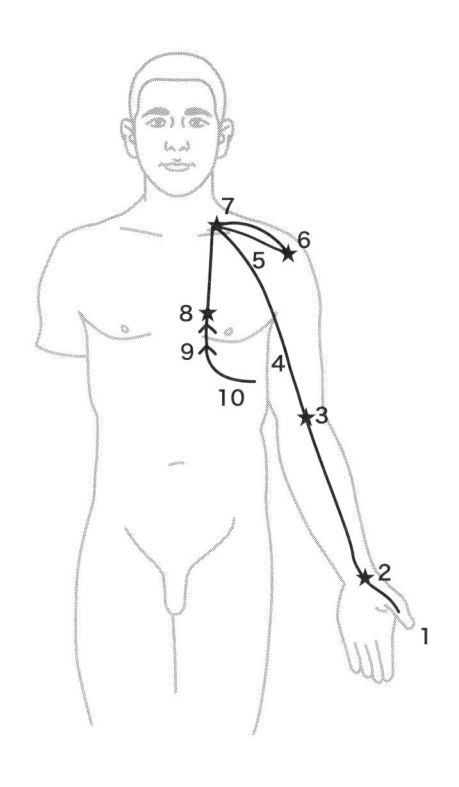

『黄帝内経霊枢』經筋篇（霊枢13-10）において，以下のように解説されている．なお，文中の数字と図中の数字は対応している．手の太陰経の筋は，1. 手の拇指の上に始まり，2. 指を循って上行し，魚際の後方に結び，3. 寸口部の外側を行き，上って前腕を循り，肘中に結び，4. 上腕の内側を上り，腋下に入り，5. 欠盆に出て，6. 肩の前方に結び，7. 上って欠盆に結び，8. 下って胸内部に結び，9. 散じて噴門を貫き，10. 噴門下部に合し，季脇に至る．

——	循行経路
------	連 結 線
★	集結箇所
分散箇所

図3.3.5-10：手太陰経の経筋

『黄帝内経霊枢』經筋篇（霊枢13-11）において，以下のように解説されている．なお，文中の数字と図中の数字は対応している．手の心主厥陰経の筋は，1. 手の第三指に始まり，2. 手の太陰経の筋と並んで行き，肘の内側に結び，3. 上腕内側を上り，腋下に結び，4. 下りて散じて前後に分散し脇を両側に平行する．5. その別行するものは，腋に入り，胸中に散じ，6. 噴門部に結ぶ．

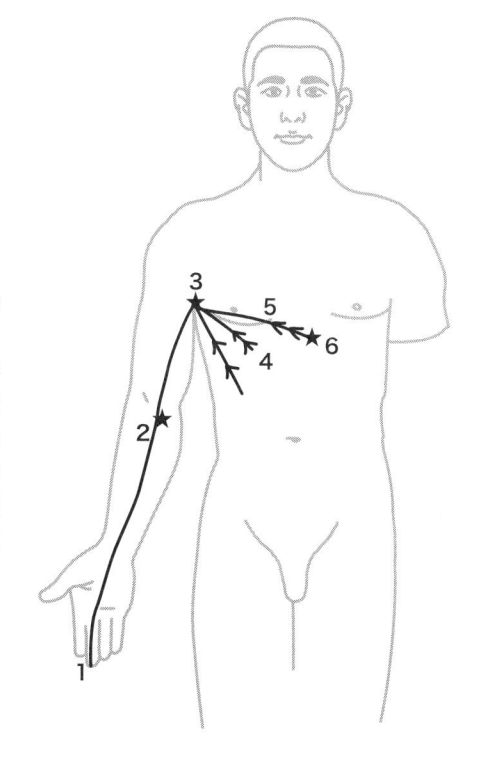

図3.3.5-11：手厥陰経の経筋

『黄帝内経霊枢』經筋篇（霊枢13–12）において，以下のように解説されている．なお，文中の数字と図中の数字は対応している．手の少陰経の筋は，1. 手の第五指の内側に始まり，2. 豆状骨に結び，3. 上って肘の内側に結び，4. 上って腋下に入り，手の太陰経筋と交差して，5. 乳裏を両側に平行して，胸中に結び，6. 噴門部を循り，下って臍に繋がる．

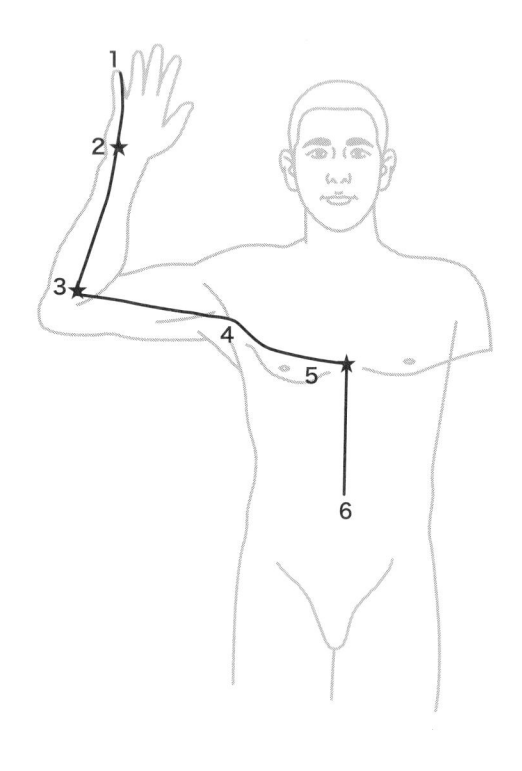

凡例:
- ——— 循行経路
- ------ 連　結　線
- ★ 集結箇所
- 分散箇所

図3.3.5-12：手少陰経の経筋

3.3.6　絡脈

　絡脈は，経脈から分かれた支絡部分で，網のように全身に分布する．これは，経脈のように関節の間を通過することができず，経脈の至らない絶道を循って経脈と連絡する．（霊枢10–22）経脈に対して横行するものである．（霊枢17–1）諸脈のうち，表面に浮き出て観察できるものは，みな絡脈である．（霊枢10–20）・（霊枢10–21）・（霊枢10–22）絡から別行するものが孫絡である．（霊枢17–1）孫絡は，365気穴と対応しており，栄衛を通じさせ，また邪気が侵入する部位である．（素問58–4）絡脈と経脈の関係については，図3.3.6-1のように表現できる．

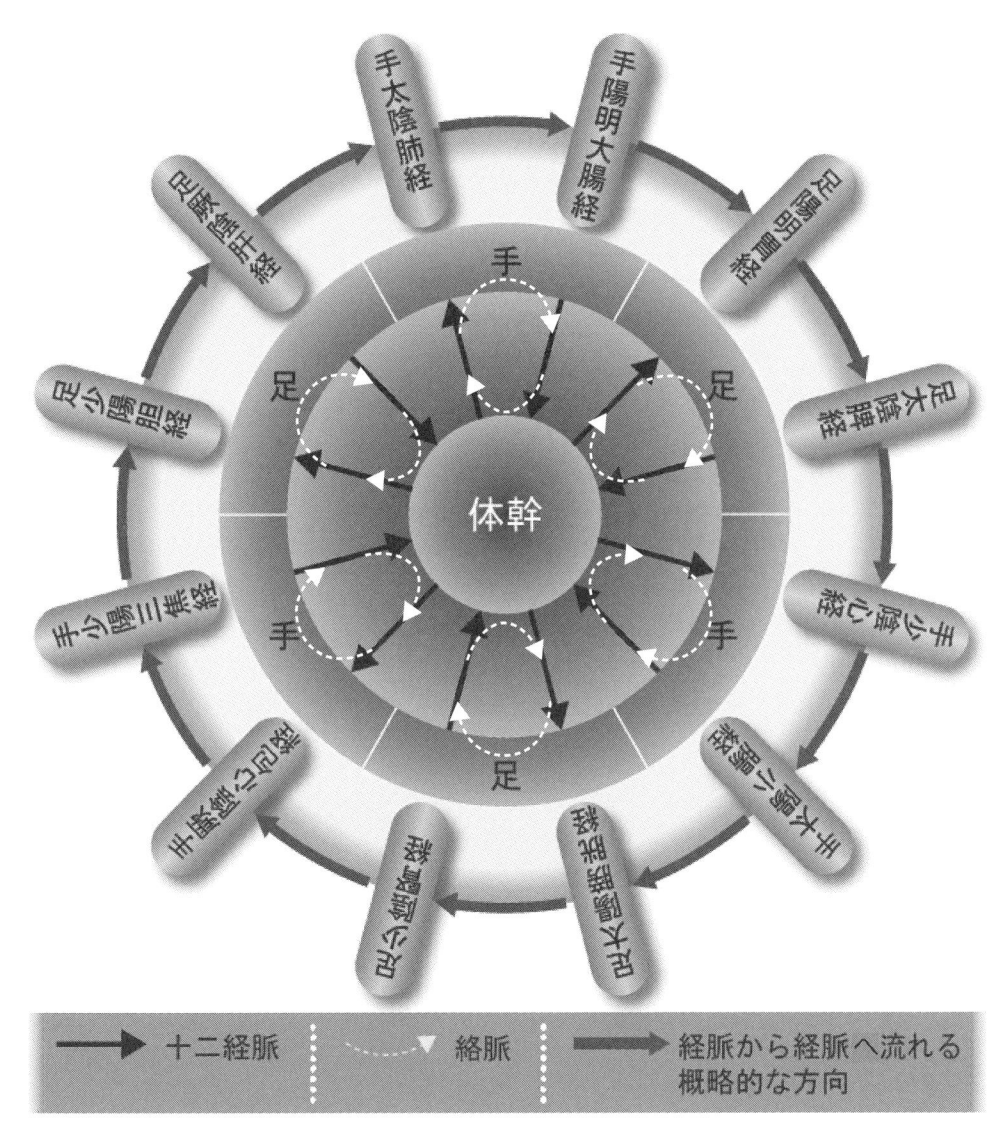

図3.3.6-1：絡脈と経脈の関係

　絡脈の大部分は，穴位から起こり，孫絡と同様に体内で主として経脈中の気血を全身に浸透させ，灌注して筋肉，骨，皮膚，肉，五官，七竅に栄養を与える．絡脈を刺す場合は，鬱血部位に刺す．（霊枢10–22）

　十四経脈に見合う絡に脾の大絡を加えた十五の絡脈がある．（霊枢1–6）・（霊枢3–4）これには，三つの特徴がある．すなわち，①表経から分かれて裏経に入る，あるいは裏経から分かれて表経に入る（任，督，脾大絡は例外）．②一定の循行と虚実の病候に関する古典的な記載がある（霊枢10–24）・（霊枢10–25）・（霊枢10–26）・（霊枢10–27）・（霊枢10–28）・（霊枢10–29）・（霊枢10–30）・（霊枢10–31）・（霊枢10–32）・（霊枢10–33）・（霊枢10–34）・（霊枢10–35）・（霊枢10–36）・（霊枢10–37）・（霊枢10–38）．③他の絡脈の機能と異なり，主として

表裏の二経に通じて，その体外での連係を強化する．また，手足の六経の絡脈のなかで，手陽明と手少陽には大きな絡脈があり，手指に起こり肘で合する．（霊枢10-20）

　各絡脈の経路は，表3.3.5-1の通りである．また，各絡脈の循行は，図3.3.6-2〜図3.3.6-16の通りである．

表3.3.5-1：十五絡脈の経路

十五絡脈	起点	方向	出典
手太陰経の別絡	列缺	手陽明経	（霊枢10-24）
手少陰経の別絡	通里	手太陽経	（霊枢10-25）
手厥陰経の別絡	内関	手少陽経	（霊枢10-26）
手太陽経の別絡	支正	手少陰経	（霊枢10-27）
手陽明経の別絡	偏歴	手太陰経	（霊枢10-28）
手少陽経の別絡	外関	手厥陰経	（霊枢10-29）
足太陽経の別絡	飛陽	足少陰経	（霊枢10-30）
足少陽経の別絡	光明	足厥陰経	（霊枢10-31）
足陽明経の別絡	豊隆	足太陰経	（霊枢10-32）
足太陰経の別絡	公孫	足陽明経	（霊枢10-33）
足少陰経の別絡	大鍾	足太陽経	（霊枢10-34）
足厥陰経の別絡	蠡溝	足少陽経	（霊枢10-35）
任脈の別絡	尾翳	腹部	（霊枢10-36）
督脈の別絡	長強	脊	（霊枢10-37）
脾の大絡	大包	胸脇	（霊枢10-38）

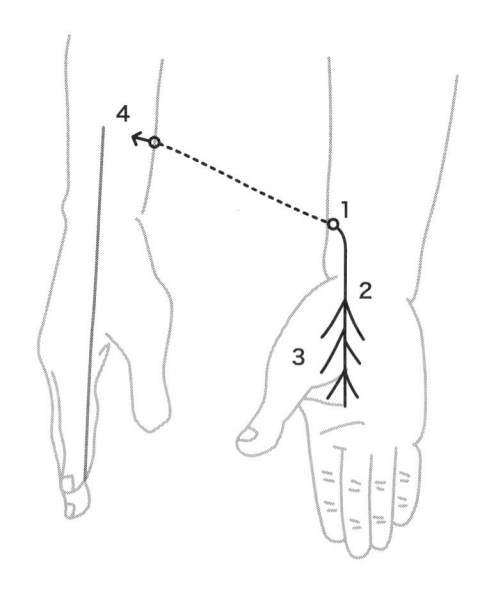

『黄帝内経霊枢』經脉篇（霊枢10-24）において，以下のように解説されている．なお，文中の数字と図中の数字は対応している．手の太陰経の別絡は，名づけて起点の穴名でもある列欠という．この絡脈は，1. 前腕上の肌肉の分かれ目の間にある列欠に起こり，2. 本経である太陰の経脈に並んで直ちに手掌中に入り，3. 本経から離れて魚際に入る．4. この絡脈は別れて手陽明経に至る．

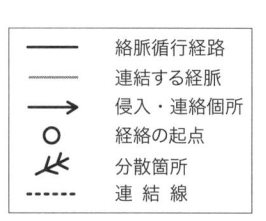

———	絡脈循行経路
········	連結する経脈
→	侵入・連絡個所
○	経絡の起点
⅄	分散箇所
------	連結線

図3.3.6-2：手太陰経の絡脈

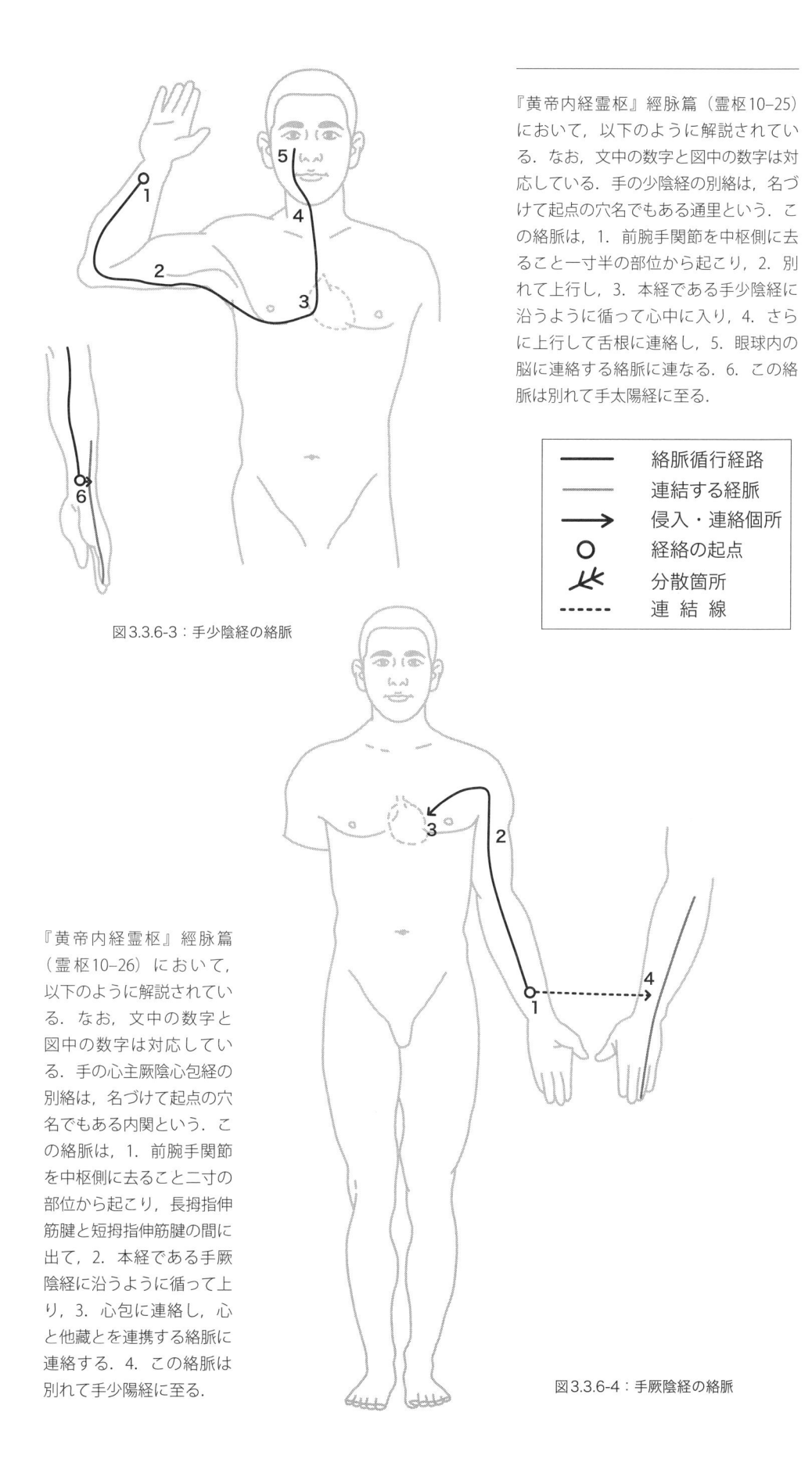

『黄帝内経霊枢』經脉篇（霊枢10–25）
において，以下のように解説されてい
る．なお，文中の数字と図中の数字は対
応している．手の少陰経の別絡は，名づ
けて起点の穴名でもある通里という．こ
の絡脈は，1. 前腕手関節を中枢側に去
ること一寸半の部位から起こり，2. 別
れて上行し，3. 本経である手少陰経に
沿うように循って心中に入り，4. さら
に上行して舌根に連絡し，5. 眼球内の
脳に連絡する絡脈に連なる．6. この絡
脈は別れて手太陽経に至る．

———	絡脈循行経路
〰〰〰	連結する経脈
——➤	侵入・連絡個所
○	経絡の起点
⅄	分散箇所
- - - -	連 結 線

図3.3.6-3：手少陰経の絡脈

『黄帝内経霊枢』經脉篇
（霊枢10–26）において，
以下のように解説されてい
る．なお，文中の数字と
図中の数字は対応してい
る．手の心主厥陰心包経の
別絡は，名づけて起点の穴
名でもある内関という．こ
の絡脈は，1. 前腕手関節
を中枢側に去ること二寸の
部位から起こり，長拇指伸
筋腱と短拇指伸筋腱の間に
出て，2. 本経である手厥
陰経に沿うように循って上
り，3. 心包に連絡し，心
と他藏とを連携する絡脈に
連絡する．4. この絡脈は
別れて手少陽経に至る．

図3.3.6-4：手厥陰経の絡脈

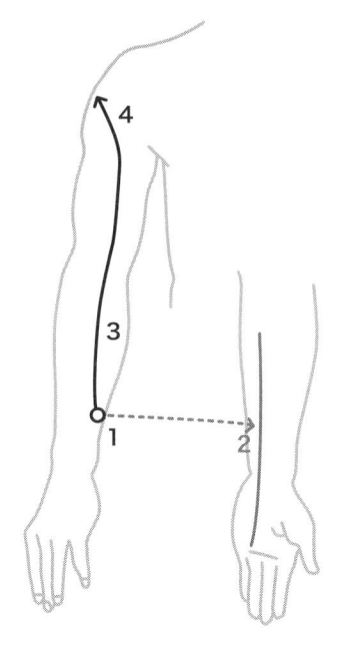

図3.3.6-5：手太陽経の絡脈

『黄帝内経霊枢』經脉篇（霊枢10-27）において，以下のように解説されている．なお，文中の数字と図中の数字は対応している．手の太陽経の別絡は，名づけて起点の穴名でもある支正という．この絡脈は，1. 前腕手関節を中枢側に上ること五寸の部位に起こり，2. 内に向かって手の少陰心経に連絡する．3. その支脈は，上って肘に向い，4. 肩髃穴に連絡する．

———	絡脈循行経路
〜〜〜	連結する経脈
——→	侵入・連絡個所
○	経絡の起点
⅄	分散箇所
- - - - -	連 結 線

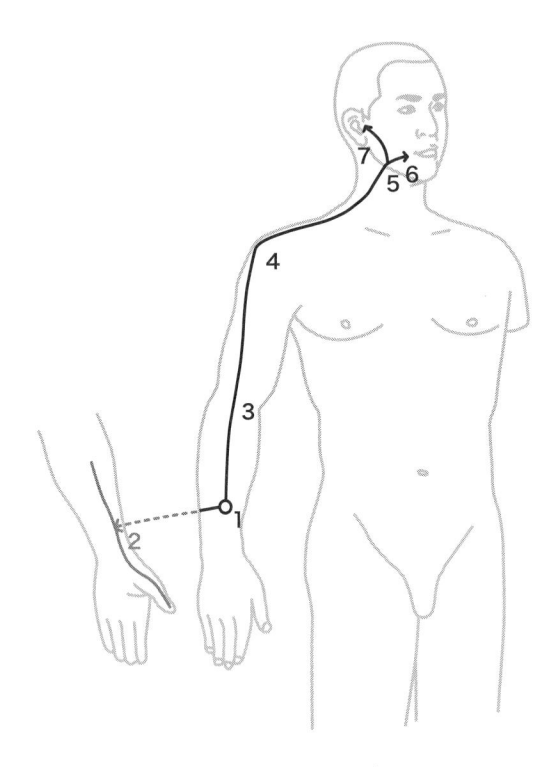

図3.3.6-6：手陽明経の絡脈

『黄帝内経霊枢』經脉篇（霊枢10-28）において，以下のように解説されている．なお，文中の数字と図中の数字は対応している．手の陽明経の別絡は，名づけて起点の穴名でもある偏歴という．この絡脈は，1. 前腕手関節を中枢側に去ること三寸の部位に起こり，2. 別れて手の太陰肺経に入る．3. その支脈は，上って前腕を循り，4. 肩髃穴に上り，5. 頬部に上って，6. 歯根に片側に連絡する．7. その支脈は，耳に入り，宗脈に合する．

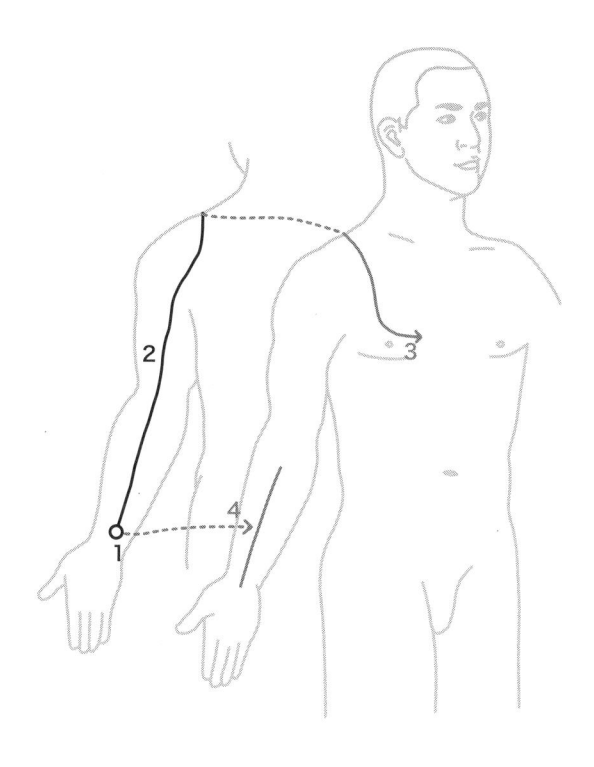

『黄帝内経霊枢』經脉篇（霊枢10-29）において，以下のように解説されている．なお，文中の数字と図中の数字は対応している．手の少陽経の別絡は，名づけて起点の穴名でもある外関という．この絡脈は，1．前腕手関節を中枢側に去ること二寸の部位に起こり，2．外に向かって前腕を循り，3．胸中に連絡する．4．この絡脈は別れて手の心主厥陰心包経に合する．

———	絡脈循行経路
～～～	連結する経脈
——→	侵入・連絡個所
○	経絡の起点
⅄	分散箇所
------	連 結 線

図3.3.6-7：手少陽経の絡脈

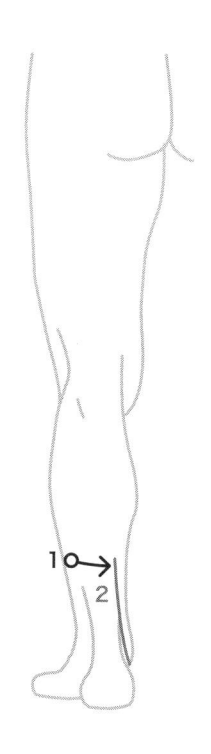

『黄帝内経霊枢』經脉篇（霊枢10-30）において，以下のように解説されている．なお，文中の数字と図中の数字は対応している．足の太陽経の別絡は，名づけて起点の穴名でもある飛陽という．この絡脈は，1．足の外踝を中枢側に去ること七寸の部位に起こり，2．本経から別れて足の少陰腎経に連絡する．

図3.3.6-8：足太陽経の絡脈

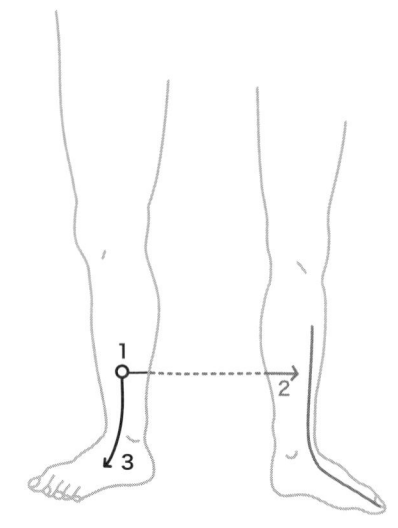

図3.3.6-9：足少陽経の絡脈

『黄帝内経霊枢』經脉篇（霊枢10–31）において，以下のように解説されている．なお，文中の数字と図中の数字は対応している．足の少陽経の別絡は，名づけて起点の穴名でもある光明という．この絡脈は，1. 足の外踝を中枢側に去ること五寸の部位に起こり，2. 本経から別れて足の厥陰肝経に連絡し，3. また下って足背に連絡する．

——————	絡脈循行経路
——————	連結する経脈
——→	侵入・連絡個所
○	経絡の起点
𝄬	分散箇所
------	連 結 線

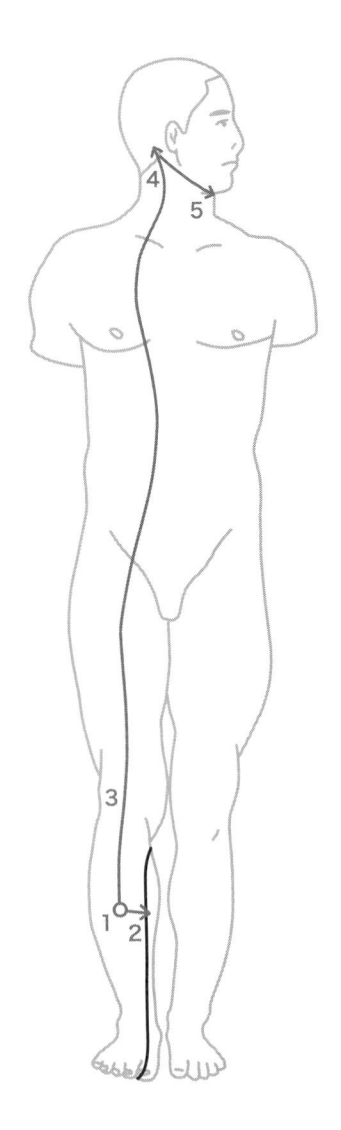

図3.3.6-10：足陽明経の絡脈

『黄帝内経霊枢』經脉篇（霊枢10–32）において，以下のように解説されている．なお，文中の数字と図中の数字は対応している．足の陽明経の別絡は，名づけて起点の穴名でもある豊隆という．この絡脈は，1. 足の外踝を中枢側に去ること八寸の部位に起こり，2. 本経から別れて足の太陰脾経に連絡する．3. その支脈は，脛骨の外縁を循り，4. 上って頭項に連絡し，他の諸経の気を合して，5. 下って喉頭に連絡する．

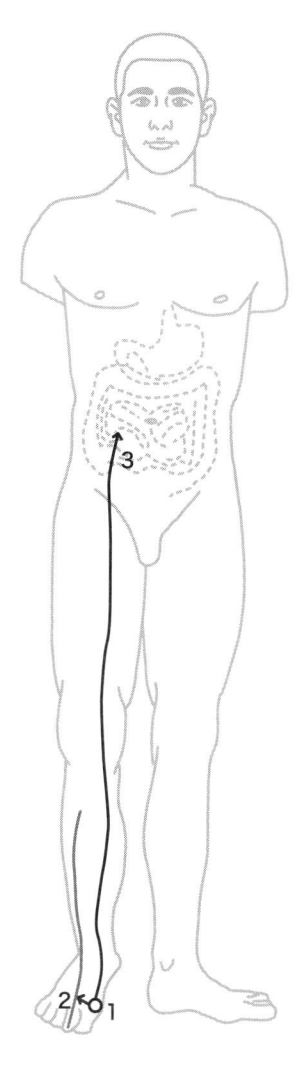

『黄帝内経霊枢』經脉篇（霊枢10–33）において，以下のように解説されている．なお，文中の数字と図中の数字は対応している．足の太陰経の別絡は，名づけて起点の穴名でもある公孫という．この絡脈は，1. 拇趾の中足骨の後を中枢側に去ること一寸の部位に起こり，2. 本経から別れて足の陽明胃経に連絡する．3. その支脈は，上行して腹部に入り腸胃に連絡する．

———	絡脈循行経路
———	連結する経脈
→	侵入・連絡個所
○	経絡の起点
⅄	分散箇所
------	連 結 線

図3.3.6-11：足太陰経の絡脈

『黄帝内経霊枢』經脉篇（霊枢10–34）において，以下のように解説されている．なお，文中の数字と図中の数字は対応している．足の少陰経の別絡は，名づけて起点の穴名でもある大鍾という．この絡脈は，1. 足の内踝の後面に当たって，この部位に起こり，2. 踵を循り，本経から別れて足の太陽膀胱経に連絡する．3. その支脈は，本経と並んで上り，心包の下に連絡し，4. 外に向かって腰脊を貫く．

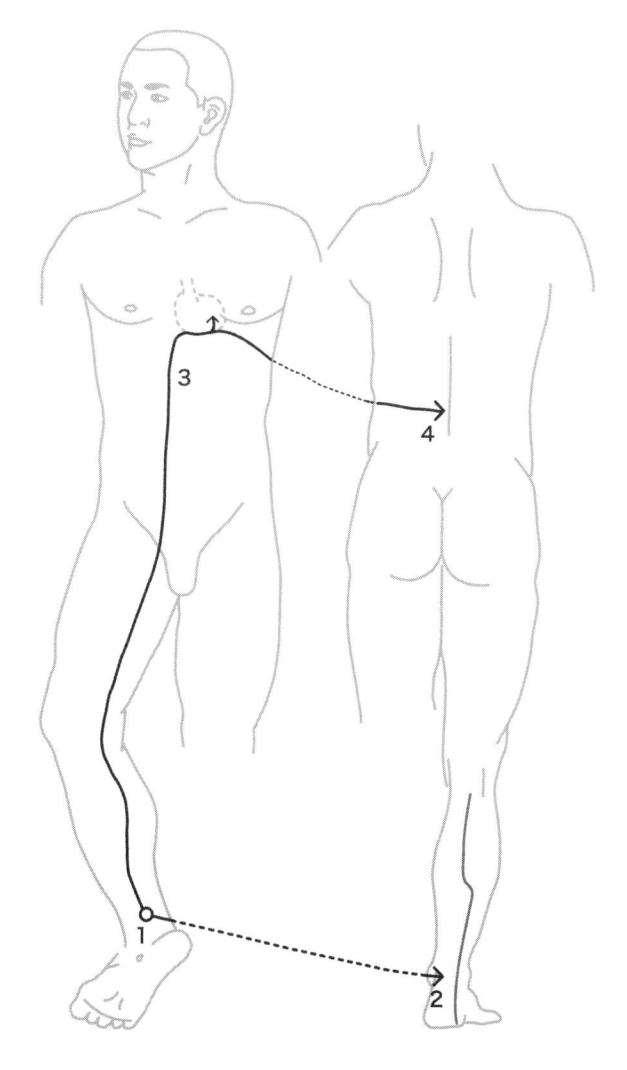

図3.3.6-12：足少陰経の絡脈

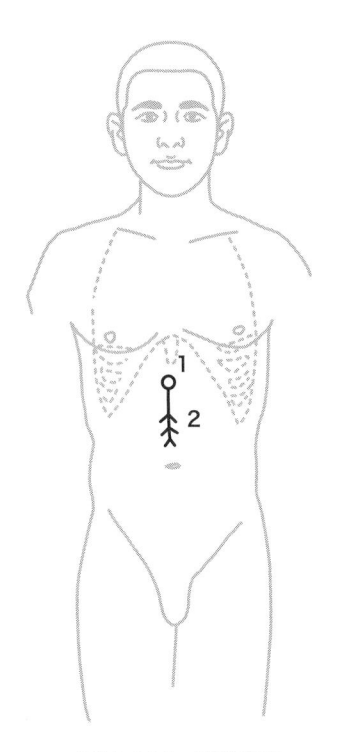

『黄帝内経霊枢』經脉篇（霊枢10-35）において，以下のように解説されている．なお，文中の数字と図中の数字は対応している．足の厥陰経の別絡は，名づけて起点の穴名でもある蠡溝という．この絡脈は，1. 足の内踝を中枢側に去ること五寸の部位に起こり，2. 本経から別れて足の少陽胆経に連絡する．3. その支脈は，脛を循って睾丸に上り，4. 陰茎に達する．

図3.3.6-13：足厥陰経の絡脈

『黄帝内経霊枢』經脉篇（霊枢10-36）において，以下のように解説されている．なお，文中の数字と図中の数字は対応している．任脈の別絡は，名づけて起点の穴名でもある尾翳という．この絡脈は，1. 心窩部の鳩尾の部位に起こり，ここを下り，2. 腹部に達する．

———	絡脈循行経路
～～～	連結する経脈
→	侵入・連絡個所
○	経絡の起点
人	分散箇所
- - - -	連 結 線

図3.3.6-14：任脈の絡脈

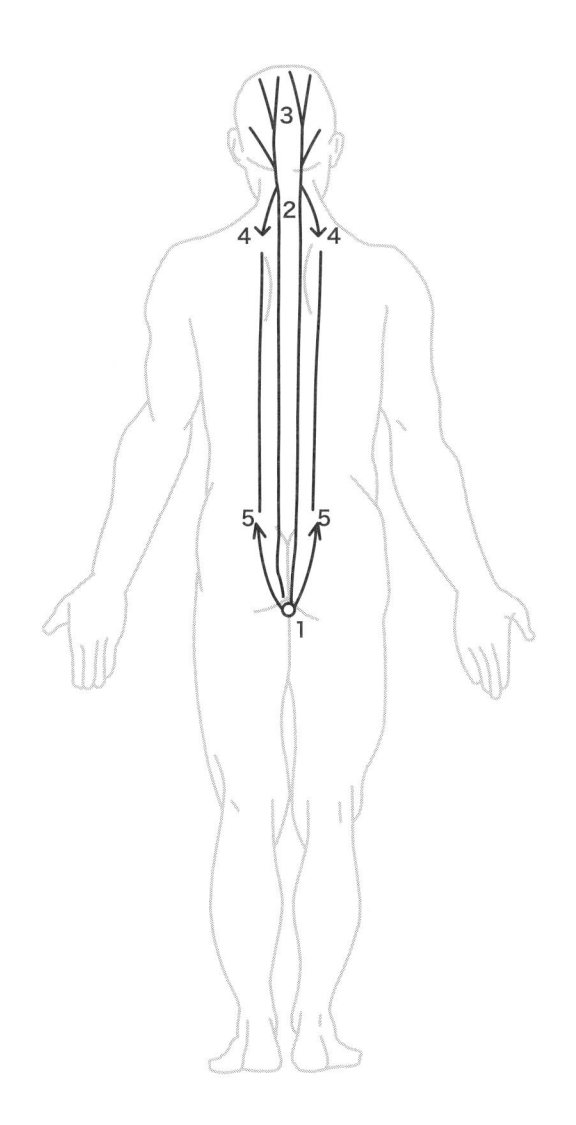

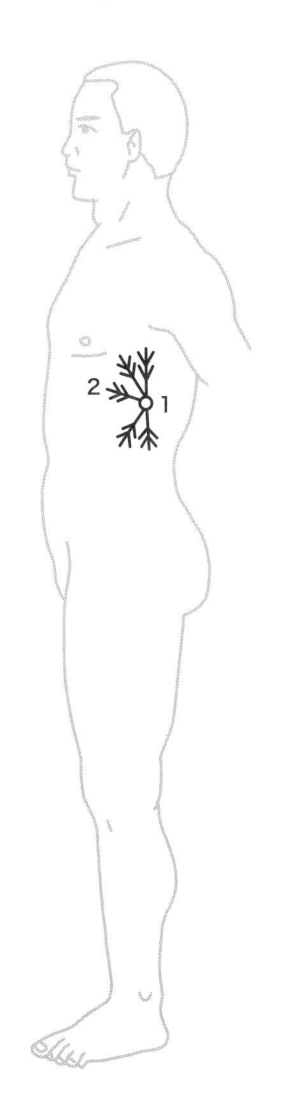

『黄帝内経霊枢』經脉篇（霊枢10-37）において，以下のように解説されている．なお，文中の数字と図中の数字は対応している．督脈の別絡は，名づけて起点の穴名でもある長強という．この絡脈は，1. 尾骶骨下の長強穴の部位に起こり，脊を挟んだ両傍の肌肉を両側に平行して，2. 項に上り，3. 頭上に達して，4. 下って肩胛の左右に至り，5. また長強穴から別れて足の太陽経に連絡し，深く入って脊を挟んだ両傍の肌肉を貫く．

図3.3.6-15：督脈の絡脈

——	絡脈循行経路
〰〰	連結する経脈
→	侵入・連絡個所
○	経絡の起点
⅄	分散箇所
------	連 結 線

『黄帝内経霊枢』經脉篇（霊枢10-38）において，以下のように解説されている．なお，文中の数字と図中の数字は対応している．脾の大絡は，名づけて起点の穴名でもある大包という．この絡脈は，1. 腋下三寸にある足少陽胆経の穴である淵腋の下三寸にある大包に起こり出て，2. 胸脇に至る．

図3.3.6-16：脾の大絡

3.3.7 皮部

皮部は，十二経絡系統に属する体表の部位である．『黄帝内経素問』陰陽應象大論篇（素問5-8）・皮部論篇（素問56-1）では，分部と表現されている．経脈は分肉の間を伏行し，体表の皮膚の部分にはないが，経脈から分かれ出た絡脈のうち，皮膚表面にいく浮絡は全身に至り，皮膚部に気血を供給する．このため，皮膚部は，経脈とその所属する絡脈に従って十二に分類される．すなわち，十二皮部は，十二経脈六藏六府の皮膚における対応部分といえる．（素問5-8）・（素問56-1）

各分部の状態は，浮絡の色調により判断される．青なら痛，黒なら痺，黄赤なら熱，白なら寒，五色が混在すれば寒熱の病態である．（素問56-2）ただ，浮絡（陽絡）の色調は四季に応じて変化するものであり，秋冬のように寒が強ければ青黒の色調，春夏のように熱が強ければ黄赤の色調となり，このような四季による変化は正常な反応であるが，五色が混在する場合は寒熱の病態である．（素問57-1）しかし，より深部に位置する陰絡においては色調の変化はきたさず，同部位の経脈の色調を呈する．心経は赤，肺経は白，肝経は青，脾経は黄，腎経は黒が対応する．（素問57-1）十二経脈に属する各絡脈（浮絡）は，陽明経では害蜚，少陽経では枢持，太陽経では関枢，少陰経では枢儒，厥陰経では害肩，太陰経では関蟄と表現される．（素問56-2）・（素問56-3）

外邪は，皮毛，腠理，絡脈，経脈，府，藏と侵入していく．絡脈に侵入した際に絡脈が満ち溢れて，病態に応じた色調をとることから，この時点で治療を行うことが大切である．筋骨に侵入して寒が強くなると疼痛が，熱が強くなると筋骨の消耗が悪化する．（素問56-4）・（素問56-5）

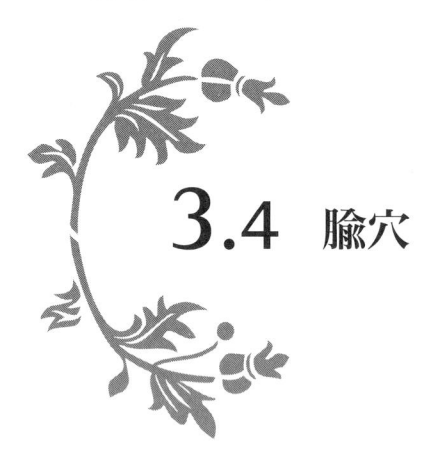

3.4 腧穴

3.4.1 腧穴序説

腧穴は，人体の脈気が注がれた個所で，鍼灸を施術する個所でもあり，通称穴位という．人体の体表に一定の位置を占める一つの小点で，経脈の気血が注がれる空隙でもある（図3.4.1-

1）．腧は，輸と読み，一般に兪と書かれ，転輪の意味がある．穴は，文字通り穴，あるいは空隙を指す．古代には腧穴を兪，穴，空と呼び，合わせて孔穴，腧穴と呼んだ．『黄帝内経素問』陰陽應象大論篇（素問5-8）では，気穴と表現されている．『黄帝内経素問』氣穴論篇（素問58-1）・（素問58-3）では，気穴は365あると述べている．365気穴は，絡脈の支別である孫絡，関節部を指す谿谷と対応している．（素問58-4）・（素問58-5）・（素問58-6）

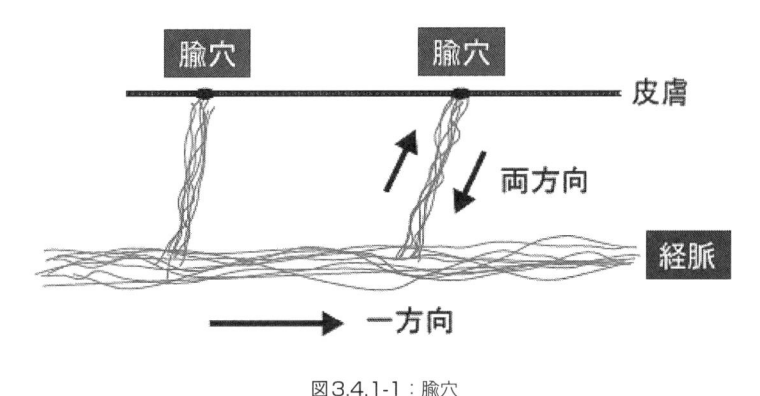

図3.4.1-1：腧穴

腧穴には，三種の主要な効用がある．すなわち，刺激・伝導・反応である（図3.4.1-2）．腧穴は一定の経脈循行通路に散布し，経脈は藏府と通じ，腧穴・経絡・藏府は結合して内を通じ外に達する関係となっている．人体の表裏・上下の各部組織と藏府は主として経絡の循行流注によって生長・補給・防衛などの作用を営み，経絡の気は体表に付着する全ての腧穴を遊行出入する．

腧穴の伝導作用については，外導と内伝に分類される．外導は，体内藏府の機能の変化を外に向けて導くことであり，藏府の変化を反映する反応点としての作用を構築している．その反応としては，膨隆・陥凹・硬直・寒・熱・粘性・滑性などがある（表3.4.1-1）．内伝は，体表で感じた各種の素因を内に向かって伝えることであり，体表が感じた影響を伝達する刺激点としての作用を構築している．腧穴それ自体は，多くの疾病の反応点となって現れる．すなわち，ある疾病はある腧穴，あるいはある部位上の腧穴の不快な現象となって現れる可能性がある．また，腧穴はその所在部位から藏府疾患が転帰する状況を反映することができ，同時にその所在部位を刺激することにより藏府の生理

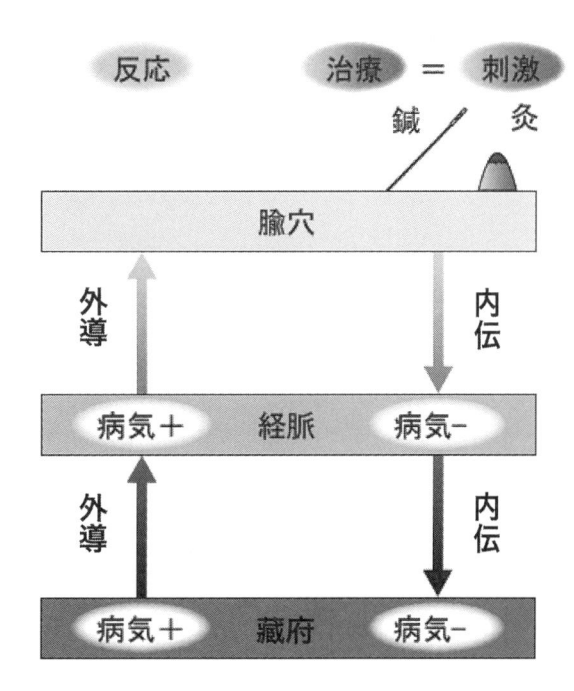

図3.4.1-2：腧穴の主要効用

機能を調整回復することができる.

腧穴の反応点ならびに刺激点としての作用は，主と
して腧穴それ自体の伝導機能から生まれ，これら二つ
の作用は互いに密接な関係を有する．すなわち，腧穴
は診断上の反応点として応用されるだけでなく，治療
上の刺激点としても応用され，各種の疾病に対して腧
穴の検査を通じてその異常現象の所在を突き止め，それに応じて適切な腧穴を選定し治療を行
うことができる．

表3.4.1-1：腧穴の反応

経脈の状態	腧穴の状態
勢い旺盛	隆起・湿潤
勢い弱い	陥凹・乾燥
熱性	熱性
寒性	寒性

3.4.2 腧穴の類別

腧穴は，経穴・奇穴・阿是穴に分類される（図3.4.2-1）.

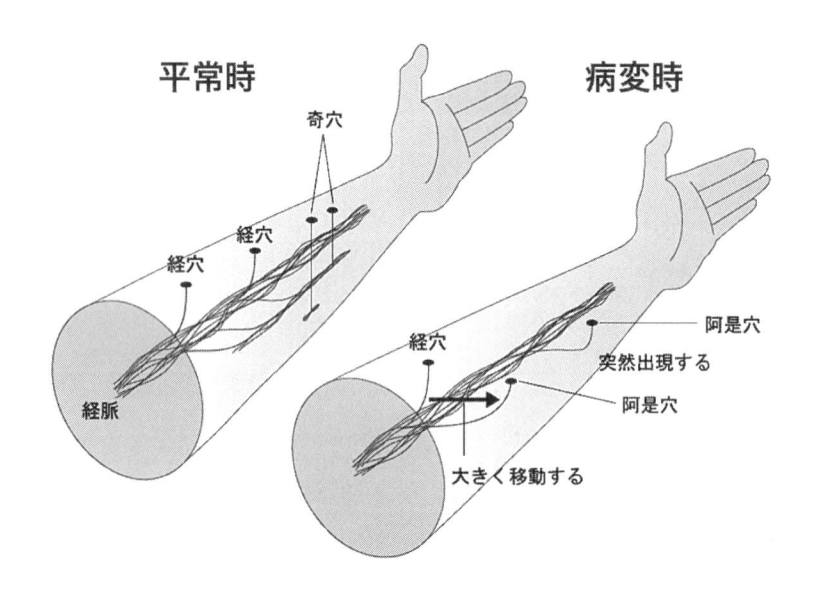

図3.4.2-1：経穴・奇穴・阿是穴

1）経穴

経穴は，手足の三陰三陽と任督二経によって配列されて十四経系統となっている腧穴をいう．
『黄帝内経素問』氣府論篇において，足太陽経に関しては78穴（素問59-1），足少陽経に関し
ては62穴（素問59-2），足陽明経に関しては68穴（素問59-3），手太陽経に関しては36穴（素
問59-4），手陽明経に関しては22穴（素問59-5），手少陽経に関しては32穴（素問59-6），督
脈に関しては28穴（素問59-7），任脈に関しては28穴（素問59-8），衝脈に関しては22穴（素
問59-9），その他，足少陰経，厥陰経，手少陰経，陰蹻陽蹻脈など合わせて365穴あるとして
いる（素問59-10）．その後精査されて，現行では，経穴は361種類，身体における総数は670
とされている．以下に，十四経における経穴を示す．（図3.4.2-2〜図3.4.2-15）

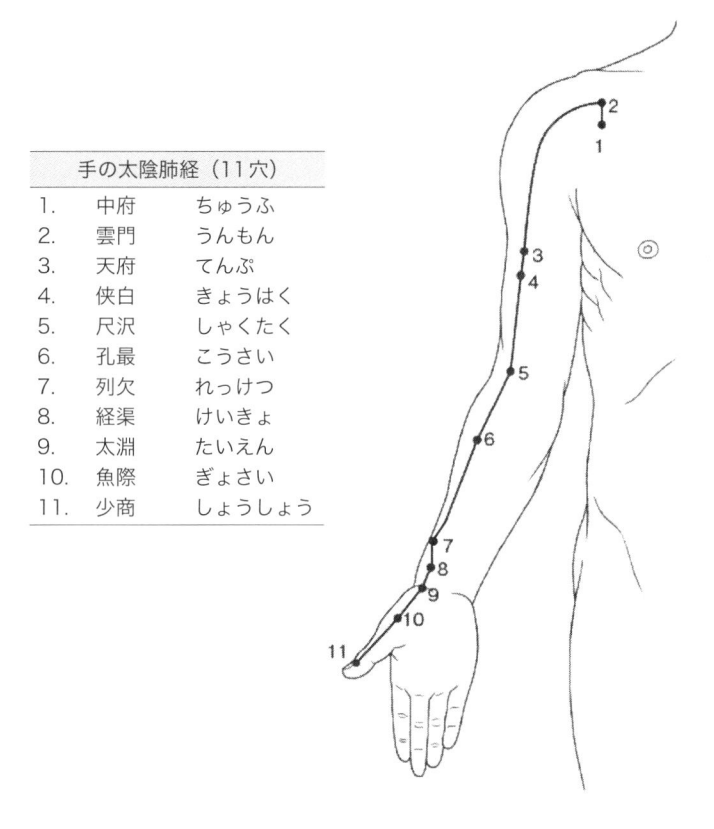

手の太陰肺経 (11穴)		
1.	中府	ちゅうふ
2.	雲門	うんもん
3.	天府	てんぷ
4.	侠白	きょうはく
5.	尺沢	しゃくたく
6.	孔最	こうさい
7.	列欠	れっけつ
8.	経渠	けいきょ
9.	太淵	たいえん
10.	魚際	ぎょさい
11.	少商	しょうしょう

図3.4.2-2：手太陰肺経の経穴

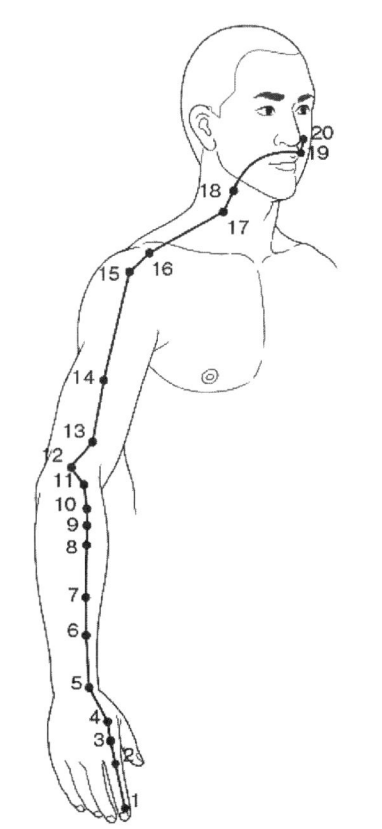

手の陽明大腸経 (20穴)		
1.	商陽	しょうよう
2.	二間	じかん
3.	三間	さんかん
4.	合谷	ごうこく
5.	陽渓	ようけい
6.	偏歴	へんれき
7.	温溜	おんる
8.	下廉	げれん
9.	上廉	じょうれん
10.	手三里	てさんり
11.	曲池	きょくち
12.	肘髎	ちゅうりょう
13.	手五里	てごり
14.	臂臑	ひじゅ
15.	肩髃	けんぐう
16.	巨骨	ここつ
17.	天鼎	てんてい
18.	扶突	ふとつ
19.	禾髎	かりょう
20.	迎香	げいこう

図3.4.2-3：手陽明大腸経の経穴

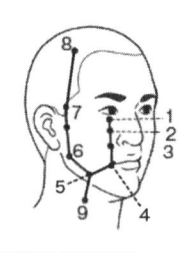

足の陽明胃経（45穴）

1.	承泣	しょうきゅう	24.	滑肉門	かつにくもん
2.	四白	しはく	25.	天枢	てんすう
3.	巨髎	こりょう	26.	外陵	がいりょう
4.	地倉	ちそう	27.	大巨	だいこ
5.	大迎	だいげい	28.	水道	すいどう
6.	頬車	きょうしゃ	29.	帰来	きらい
7.	下関	げかん	30.	気衝	きしょう
8.	頭維	ずい	31.	髀関	ひかん
9.	人迎	じんげい	32.	伏兎	ふくと
10.	水突	すいとつ	33.	陰市	いんし
11.	気舎	きしゃ	34.	梁丘	りょうきゅう
12.	欠盆	けつぼん	35.	犢鼻	とくび
13.	気戸	きこ	36.	足三里	あしさんり
14.	庫房	こぼう	37.	上巨虚	じょうこきょ
15.	屋翳	おくえい	38.	条口	じょうこう
16.	膺窓	ようそう	39.	下巨虚	げこきょ
17.	乳中	にゅうちゅう	40.	豊隆	ほうりゅう
18.	乳根	にゅうこん	41.	解渓	かいけい
19.	不容	ふよう	42.	衝陽	しょうよう
20.	承満	しょうまん	43.	陥谷	かんこく
21.	梁門	りょうもん	44.	内庭	ないてい
22.	関門	かんもん	45.	厲兌	れいだ
23.	太乙	たいいつ			

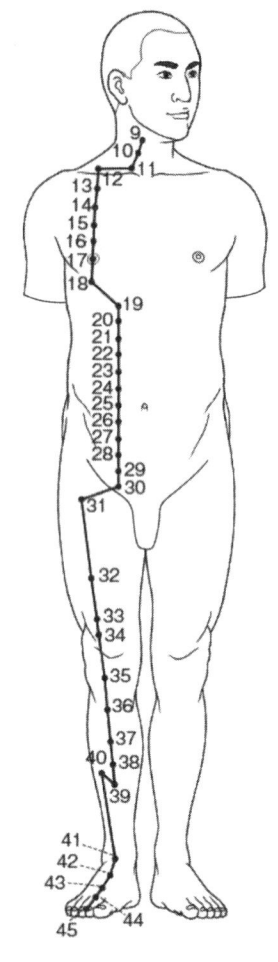

図3.4.2-4：足陽明胃経の経穴

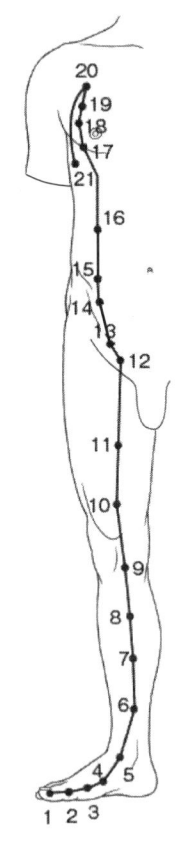

足の太陰脾経（21穴）

1.	隠白	いんぱく
2.	大都	だいと
3.	太白	たいはく
4.	公孫	こうそん
5.	商丘	しょうきゅう
6.	三陰交	さんいんこう
7.	漏谷	ろうこく
8.	地機	ちき
9.	陰陵泉	いんりょうせん
10.	血海	けっかい
11.	箕門	きもん
12.	衝門	しょうもん
13.	府舎	ふしゃ
14.	腹結	ふっけつ
15.	大横	だいおう
16.	腹哀	ふくあい
17.	食竇	しょくとく
18.	天渓	てんけい
19.	胸郷	きょうきょう
20.	周栄	しゅうえい
21.	大包	だいほう

図3.4.2-5：足太陰脾経の経穴

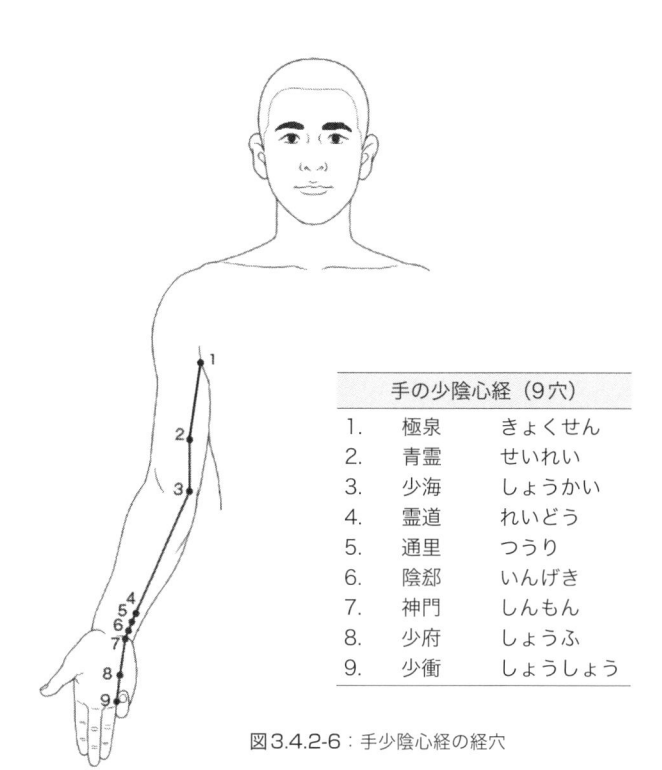

手の少陰心経（9穴）

1.	極泉	きょくせん
2.	青霊	せいれい
3.	少海	しょうかい
4.	霊道	れいどう
5.	通里	つうり
6.	陰郄	いんげき
7.	神門	しんもん
8.	少府	しょうふ
9.	少衝	しょうしょう

図3.4.2-6：手少陰心経の経穴

手の太陽小腸経（19穴）

1.	少沢	しょうたく	11.	天宗	てんそう
2.	前谷	ぜんこく	12.	秉風	へいふう
3.	後渓	こうけい	13.	曲垣	きょくえん
4.	腕骨	わんこつ	14.	肩外兪	けんがいゆ
5.	陽谷	ようこく	15.	肩中兪	けんちゅうゆ
6.	養老	ようろう	16.	天窓	てんそう
7.	支正	しせい	17.	天容	てんよう
8.	小海	しょうかい	18.	顴髎	かんりょう
9.	肩貞	けんてい	19.	聴宮	ちょうきゅう
10.	臑兪	じゅゆ			

図3.4.2-7：手太陽小腸経の経穴

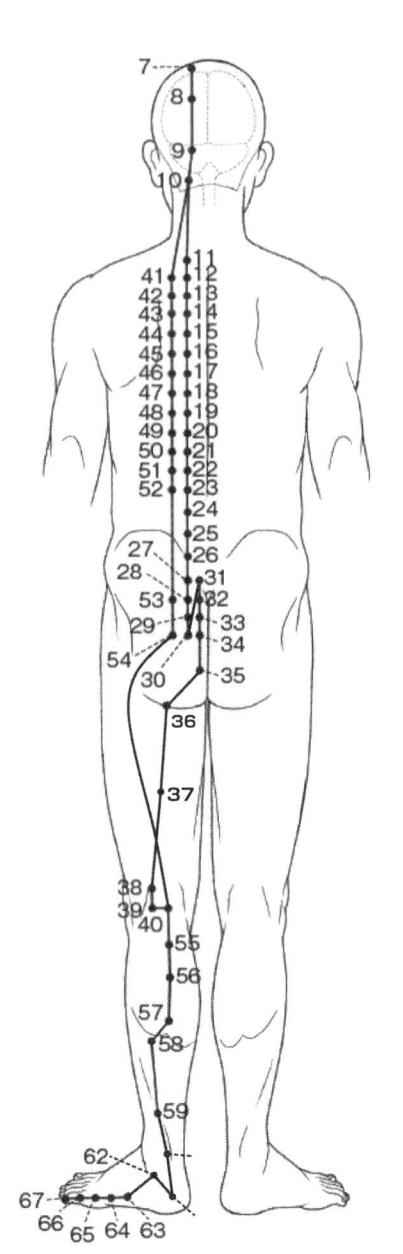
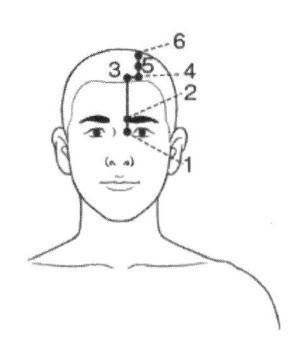

足の太陽膀胱経（45穴）					
1.	睛明	せいめい	35.	会陽	えよう
2.	攅竹	さんちく	36.	承扶	しょうふ
3.	眉衝	びしょう	37.	殷門	いんもん
4.	曲差	きょくさ	38.	浮郄	ふげき
5.	五処	ごしょ	39.	委陽	いよう
6.	承光	しょうこう	40.	委中	いちゅう
7.	通天	つうてん	41.	附分	ふぶん
8.	絡却	らっきゃく	52.	魄戸	はっこ
9.	玉沈	ぎょくちん	43.	膏肓	こうこう
10.	天柱	てんちゅう	44.	神堂	しんどう
11.	大杼	だいじょ	45.	譩譆	いき
12.	風門	ふうもん	46.	膈関	かっかん
13.	肺兪	はいゆ	47.	魂門	こんもん
14.	厥陰兪	けついんゆ	48.	陽綱	ようこう
15.	心兪	しんゆ	49.	意舎	いしゃ
16.	督兪	とくゆ	50.	胃倉	いそう
17.	膈兪	かくゆ	51.	肓門	こうもん
18.	肝兪	かんゆ	52.	志室	ししつ
19.	胆兪	たんゆ	53.	胞肓	ほうこう
20.	脾兪	ひゆ	54.	秩辺	ちっぺん
21.	胃兪	いゆ	55.	合陽	ごうよう
22.	三焦兪	さんしょうゆ	56.	承筋	しょうきん
23.	腎兪	じんゆ	57.	承山	しょうざん
24.	気海兪	きかいゆ	58.	飛揚	ひよう
25.	大腸兪	だいちょうゆ	59.	跗陽	ふよう
26.	関元兪	かんげんゆ	60.	崑崙	こんろん
27.	小腸兪	しょうちょうゆ	61.	僕参	ぼくしん
28.	膀胱兪	ぼうこうゆ	62.	申脈	しんみゃく
29.	中膂兪	ちゅうりょゆ	63.	金門	きんもん
30.	白環兪	はっかんゆ	64.	京骨	けいこつ
31.	上髎	じょうりょう	65.	束骨	そっこつ
32.	次髎	じりょう	66.	足通谷	あしつうこく
33.	中髎	ちゅうりょう	67.	至陰	しいん
34.	下髎	げりょう			

図3.4.2-8：足太陽膀胱経の経穴

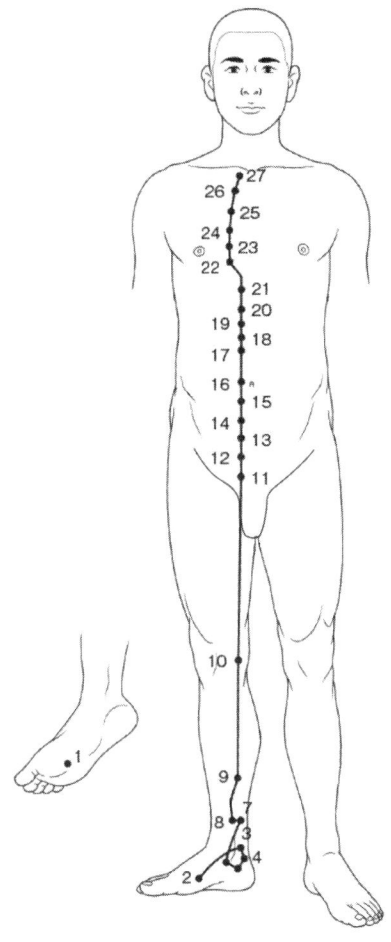

足の少陰腎経（27穴）

1.	湧泉	ゆうせん
2.	然谷	ねんこく
3.	太渓	たいけい
4.	大鐘	だいしょう
5.	水泉	すいせん
6.	照海	しょうかい
7.	復溜	ふくりゅう
8.	交信	こうしん
9.	築賓	ちくひん
10.	陰谷	いんこく
11.	横骨	おうこつ
12.	大赫	だいかく
13.	気穴	きけつ
14.	四満	しまん
15.	中注	ちゅうちゅう
16.	肓兪	こうゆ
17.	商曲	しょうきょく
18.	石関	せきかん
19.	陰都	いんと
20.	腹通谷	はらつうこく
21.	幽門	ゆうもん
22.	歩廊	ほろう
23.	神封	しんぽう
24.	霊墟	れいきょ
25.	神蔵	しんぞう
26.	彧中	いくちゅう
27.	兪府	ゆふ

図3.4.2-9：足少陰腎経の経穴

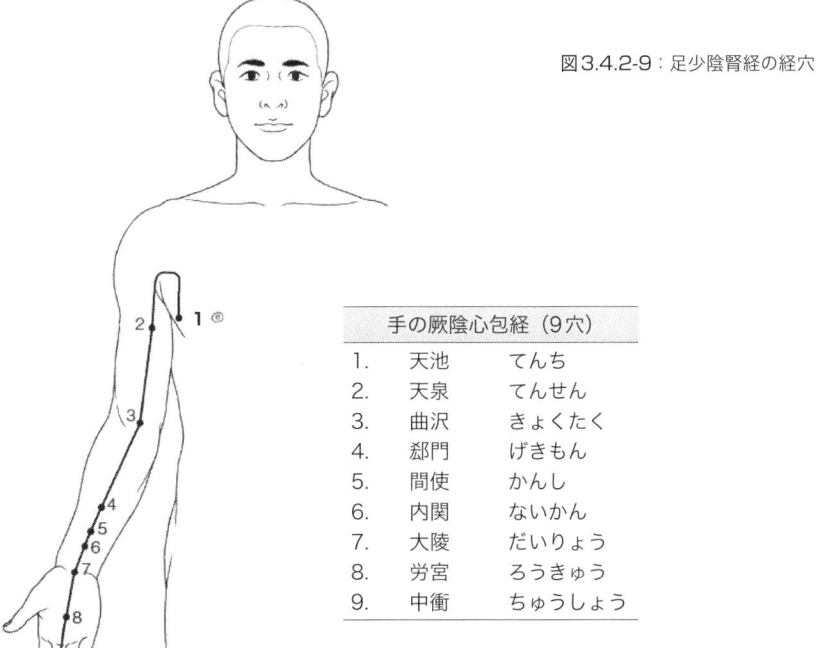

手の厥陰心包経（9穴）

1.	天池	てんち
2.	天泉	てんせん
3.	曲沢	きょくたく
4.	郄門	げきもん
5.	間使	かんし
6.	内関	ないかん
7.	大陵	だいりょう
8.	労宮	ろうきゅう
9.	中衝	ちゅうしょう

図3.4.2-10：手厥陰心包経の経穴

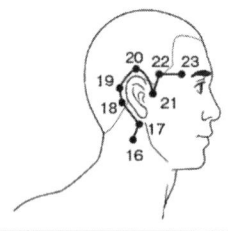

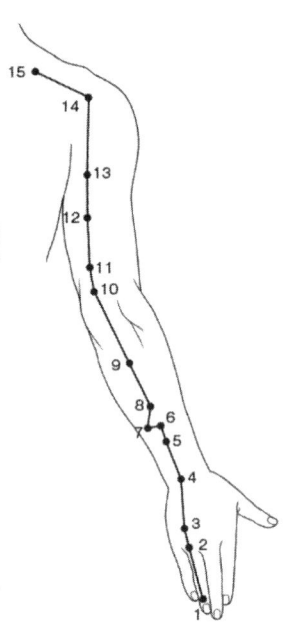

手の少陽三焦経（23穴）			
1.	関衝	かんしょう	
2.	液門	えきもん	
3.	中渚	ちゅうしょ	
4.	陽池	ようち	
5.	外関	がいかん	
6.	支溝	しこう	
7.	会宗	えそう	
8.	三陽絡	さんようらく	
9.	四瀆	しとく	
10.	天井	てんせい	
11.	清冷淵	せいれいえん	
12.	消濼	しょうれき	
13.	臑会	じゅえ	
14.	肩髎	けんりょう	
15.	天髎	てんりょう	
16.	天牖	てんゆう	
17.	翳風	えいふう	
18.	瘈脈	けいみゃく	
19.	顱息	ろそく	
20.	角孫	かくそん	
21.	耳門	じもん	
22.	和髎	わりょう	
23.	糸竹空	しちくくう	

図3.4.2-11：手少陽三焦経の経穴

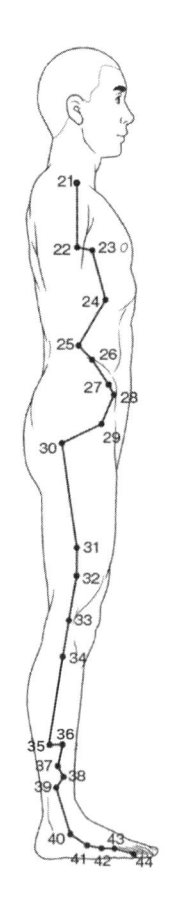

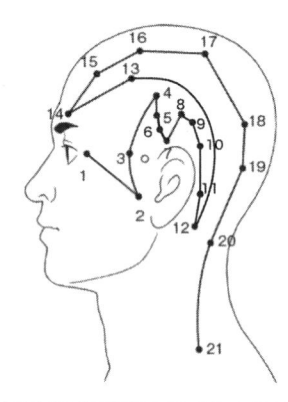

足の少陽胆経（44穴）			
1.	瞳子髎	どうしりょう	
2.	聴会	ちょうえ	
3.	上関	じょうかん	
4.	頷厭	がんえん	
5.	懸顱	けんろ	
6.	懸釐	けんり	
7.	曲鬢	きょくびん	
8.	率谷	そっこく	
9.	天衝	てんしょう	
10.	浮白	ふはく	
11.	頭竅陰	あたまきょういん	
12.	完骨	かんこつ	
13.	本神	ほんじん	
14.	陽白	ようはく	
15.	頭臨泣	あたまりんきゅう	
16.	目窓	もくそう	
17.	正営	しょうえい	
18.	承霊	しょうれい	
19.	脳空	のうくう	
20.	風池	ふうち	
21.	肩井	けんせい	
22.	淵腋	えんえき	
23.	輒筋	ちょうきん	
24.	日月	じつげつ	
25.	京門	けいもん	
26.	帯脈	たいみゃく	
27.	五枢	ごすう	
28.	維道	いどう	
29.	居髎	きょりょう	
30.	環跳	かんちょう	
31.	風市	ふうし	
32.	中瀆	ちゅうとく	
33.	膝陽関	ひざようかん	
34.	陽陵泉	ようりょうせん	
35.	陽交	ようこう	
36.	外丘	がいきゅう	
37.	光明	こうめい	
38.	陽輔	ようほ	
39.	懸鐘	けんしょう	
40.	丘墟	きゅうきょ	
41.	足臨泣	あしりんきゅう	
42.	地五会	ちごえ	
43.	侠渓	きょうけい	
44.	足竅陰	あしきょういん	

注：上関は客主人（きゃくしゅじん）ともいわれる.

図3.4.2-12：足の少陽胆経の経穴

足の厥陰肝経（14穴）

1.	大敦	だいとん
2.	行間	こうかん
3.	太衝	たいしょう
4.	中封	ちゅうほう
5.	蠡溝	れいこう
6.	中都	ちゅうと
7.	膝関	しつかん
8.	曲泉	きょくせん
9.	陰包	いんぽう
10.	足五里	あしごり
11.	陰廉	いんれん
12.	急脈	きゅうみゃく
13.	章門	しょうもん
14.	期門	きもん

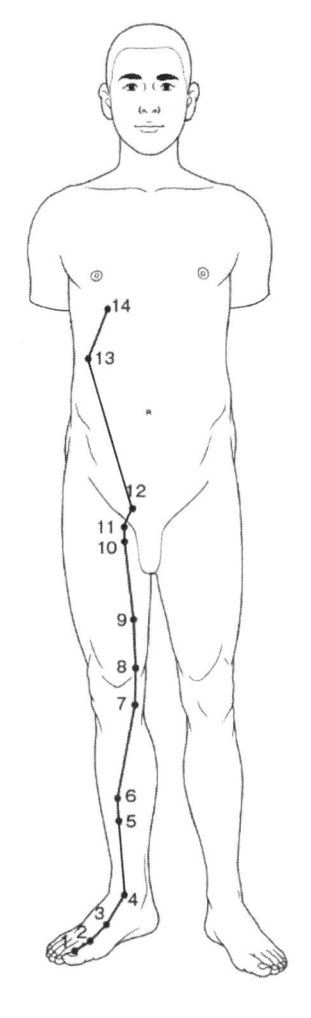

図3.4.2-13：足厥陰肝経の経穴

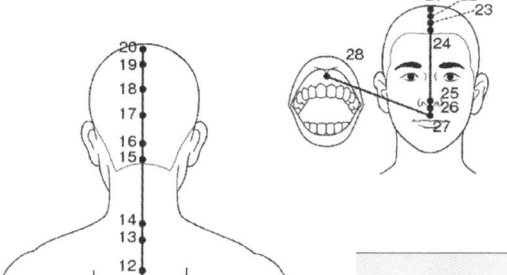

督脈（23穴）

1.	長強	ちょうきょう	15.	瘂門	あもん
2.	腰兪	ようゆ	16.	風府	ふうふ
3.	腰陽関	こしようかん	17.	脳戸	のうこ
4.	命門	めいもん	18.	強間	きょうかん
5.	懸枢	けんすう	19.	後頂	ごちょう
6.	脊中	せきちゅう	20.	百会	ひゃくえ
7.	中枢	ちゅうすう	21.	前頂	ぜんちょう
8.	筋縮	きんしゅく	22.	顖会	しんえ
9.	至陽	しよう	23.	上星	じょうせい
10.	霊台	れいだい	24.	神庭	しんてい
11.	神道	しんどう	25.	素髎	そりょう
12.	身柱	しんちゅう	26.	水溝	すいこう
13.	陶道	とうどう	27.	兌端	だたん
14.	大椎	だいつい	28.	齦交	ぎんこう

図3.4.2-14：督脈の経穴

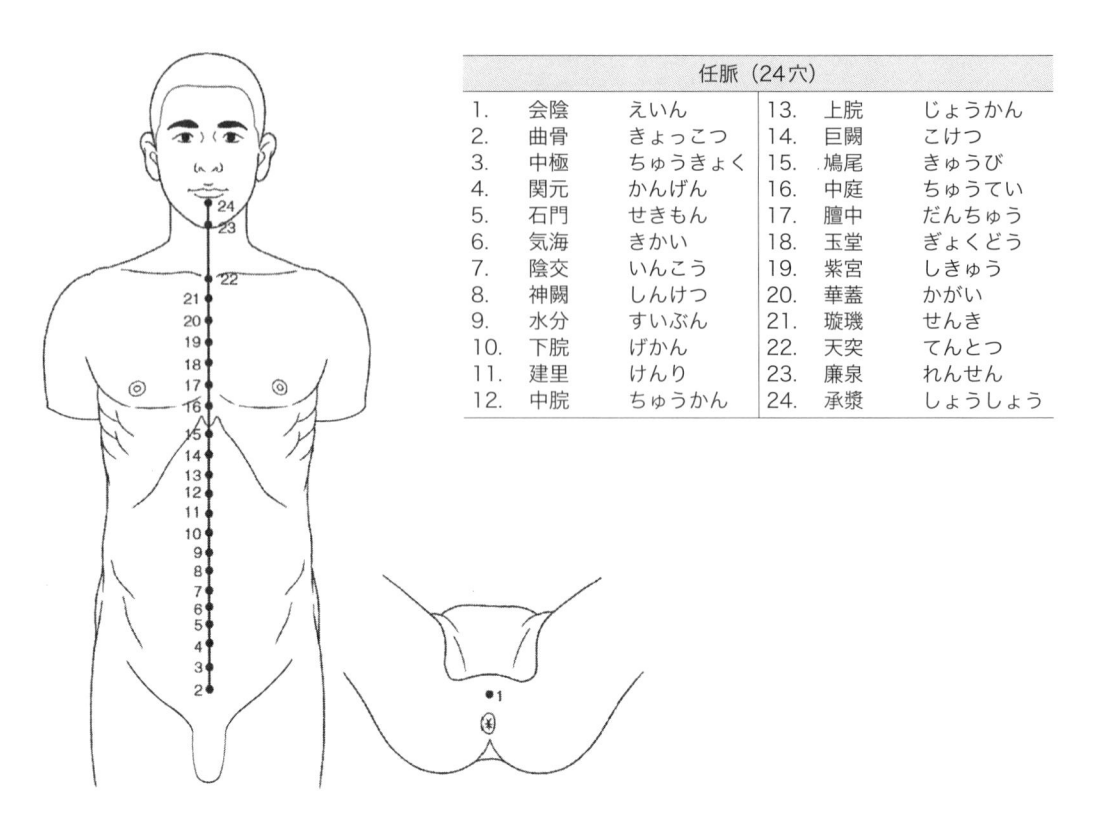

任脈（24穴）					
1.	会陰	えいん	13.	上脘	じょうかん
2.	曲骨	きょっこつ	14.	巨闕	こけつ
3.	中極	ちゅうきょく	15.	鳩尾	きゅうび
4.	関元	かんげん	16.	中庭	ちゅうてい
5.	石門	せきもん	17.	膻中	だんちゅう
6.	気海	きかい	18.	玉堂	ぎょくどう
7.	陰交	いんこう	19.	紫宮	しきゅう
8.	神闕	しんけつ	20.	華蓋	かがい
9.	水分	すいぶん	21.	璇璣	せんき
10.	下脘	げかん	22.	天突	てんとつ
11.	建里	けんり	23.	廉泉	れんせん
12.	中脘	ちゅうかん	24.	承漿	しょうしょう

図3.4.2-15：任脈の経穴

2) 経穴の根結と根溜注入

　『黄帝内経素問』陰陽離合論篇（素問6-2）・（素問6-3），『黄帝内経霊枢』根結篇（霊枢5-2）・（霊枢5-3）・（霊枢5-4）では，経穴の起点・終点，あるいは起点・終点と間の一部通過点を重要視している．これらを表3.4.2-2・表3.4.2-3に示す．

表3.4.2-2：足の経脈における根結

経脈	根	結		機能	出典
太陽	至陰	命門（睛明）	開		(素問6—2) (霊枢5-2)
陽明	厲兌	顙大（頭維）	闔		(素問6-2) (霊枢5-2)
少陽	竅陰	窓籠（聴宮）	樞		(素問6-2) (霊枢5-2)
太陰	隠白	大倉（中脘）	開		(素問6-3) (霊枢5-3)
厥陰	大敦	玉英（玉堂） 膻中を絡う	闔		(素問6-3) (霊枢5-3)
少陰	湧泉	廉泉	樞		(素問6-3) (霊枢5-3)

表3.4.2-3：手足の陽経脈の根・溜・注・入について

経脈	根	溜	注	入
足太陽	至陰	京骨	崑崙	天柱・飛揚
足少陽	竅陰	丘墟	陽輔	天容・光明
足陽明	厲兌	衝陽	下陵	人迎・豊隆
手太陽	少澤	陽谷	少海	天窓・支正
手少陽	關衝	陽池	支溝	天牖・外關
手陽明	商陽	合谷	陽谿	扶突・偏歴

出典：(霊枢5-4)

3) 経穴の標本

『黄帝内経霊枢』衛氣篇（霊枢52-2）には，十二経脈における標本の穴位について述べている．本は四肢（相対的に身体下部），標は顔面，躯幹（相対的に身体上部）であり，標本の虚実の判断は，病状把握に有用としている．以下の表3.4.2-4に詳細を示す．

表3.4.2-4：十二経脈における標本

十二経脈	本		標	
	部位	穴位	部位	穴位
足太陽膀胱経	跟以上五寸中	附陽	兩絡命門	睛明
足少陽胆経	竅陰之間	足竅陰	窓籠之前	聴宮
足少陰腎経	内踝下上三寸中	照海・復溜・交信	背腧與舌下兩脉	腎兪・廉泉
足厥陰肝経	行間上五寸所	中封	背腧	肝兪
足陽明胃経	厲兌	厲兌	人迎．頬挾頏顙	人迎
足太陰脾経	中封前上四寸之中	三陰交	背腧與舌本	脾兪・廉泉
手太陽小腸経	外踝之後	養老	命門之上一寸	攢竹
手少陽三焦経	小指次指之間上二寸	液門	耳後上角．下外眥	角孫・絲竹空
手陽明大腸経	肘骨中．上至別陽	曲池・臂臑	顔下．合鉗上	迎香
手太陰肺経	寸口之中	太淵	腋内動	天府
手少陰心経	鋭骨之端	神門	背腧	心兪
手厥陰心包経	掌後兩筋之間二寸中	内関	腋下下三寸	天池

出典：(霊枢52-2)

4) 経外奇穴

経外の奇穴は，十四経系統に入っていない経験上有効な穴位のことである．多くは，従来の経穴の不足を補充するものである．「経外」とは，従来の十四経と区別するための表現である．腧穴それ自体からいえば，経絡学説の体系から出るものではない．事実，少なからぬ経外奇穴が経穴に組み入れられている．

5) 阿是穴

阿是穴は，固定した部位あるいは名称を持たず，圧痛の部位に従って穴を定めたものである．『黄帝内経霊枢』経筋篇（霊枢13-1）・（霊枢13-2）・（霊枢13-3）・（霊枢13-4）・（霊枢13-5）・

（霊枢13-6）・（霊枢13-7）・（霊枢13-8）・（霊枢13-9）・（霊枢13-10）・（霊枢13-11）・（霊枢13-12）にいう「痛を以て輸となす」とは，これを指す．孫思邈の『備急千金要方』で，初めて「阿是」の名称が現れた．後，『玉龍歌』では「不定穴」，『医学綱目』では「天応穴」と称している．この取穴方法は，主として特別敏感な点（快いあるいは痛い）を選定するものである．

3.4.3 腧穴の共通性

ほとんどの腧穴は，経絡系統によって配置され，十四経において体系化されている．これは，腧穴とその適応疾患について，よく分類されることになる．十二経脈と督脈・任脈に分けて解説する．

十二経脈は，四肢に多くの腧穴をもち，頭身と藏府に及ぶ．このため，各腧穴において，近位の病変とさらに経絡を通じて遠位の病変の治療が可能である．各経脈と治療可能部位，疾患は，以下の通りである（表3.4.3-1）．

表3.4.3-1:経脈と適する治療部位・疾患

経脈	適応部位	適応疾患
手太陰肺経	胸・喉	肺疾患
手厥陰心包経	胸	心疾患・胃部疾患・精神疾患
手少陰心経	胸	心疾患・精神疾患
手陽明大腸経	顔・眼・耳・鼻・口歯・喉	熱性疾患
手少陽三焦経	顳（蟀谷）・眼・耳・胸脇・喉	熱性疾患
手太陽小腸経	項・眼・耳・鼻・喉	精神疾患・熱性疾患
足陽明胃経	顔・鼻・口歯・喉・胃腸	精神疾患・熱性疾患
足少陽胆経	鼻・耳・眼・喉・胸脇	熱性疾患
足太陽膀胱経	項・鼻・腰背	精神疾患・熱性疾患
足太陰脾経	腹	産科疾患・泌尿器科疾患・消化器疾患
足厥陰肝経	腹	産科疾患・泌尿器科疾患・消化器疾患・生殖器疾患
足少陰腎経	腹	産科疾患・泌尿器科疾患・消化器疾患・肺疾患・喉頭部疾患

督脈・任脈は，正中線上にあって，全ての腧穴において所在部位に応じた治療が可能である．古代人は，脊椎21椎を上七節・中七節・下七節に分けて，各々肺・心・心包疾患，肝・胆・脾・胃疾患，腎・腸・膀胱疾患に対応すると考えていた．督脈では項背部，任脈では臍下部が重要である．なお，足太陽膀胱経・足少陰腎経・足陽明胃経・足太陰脾経も，上中下の三部に分類して主治を把握することができる．

3.4.4 腧穴の特殊性

全身の腧穴は，分経分部の基礎上において，多くの特定の要穴があり，臨床上各々特殊な意義をもつ．四肢には井・滎・兪・経・合・原・絡・郄があり，胴部には背兪および腹募があ

る．この他，八会穴，各経の交会穴などがある．

1) 五兪穴

　四肢の肘膝から末梢においては，経気の気血が小から大に流れ注ぐ関係によって，井・榮・兪・経・合の五穴を規定し，五兪と総称する．五兪穴の五行属性は，陰経，陽経によって異なる．十二経脈において五兪穴の位置順序は，四肢末端から肘膝に向かって配列される．これらの経脈としての流れは四肢末端から肘膝であるが，経脈には躯幹から四肢末端へ流れるものがあり，この場合，流れの逆順が生じることになり，これは「脈之屈折」と表現されている．（霊枢71-5）

　五兪穴の命名は，水流を象徴する．井は水が自然に出るところ，榮は流れが滴る，あるいは溢れるところ，兪は水流が注ぐところ，経は常に流れている意，合は水流が必ず帰するところがあり，藏府の海に流入する意を表す．（霊枢1-6）・（霊枢3-4）これは，筋と筋の接合部が中枢側に向かって，体表から次第に深くなり，接する筋群と表皮で構成される断面積が大きくなり，それに従って経脈の流れも増大することを示している（図3.4.3-1）．また，井・榮・兪・経・合の順で，春・夏・長夏・秋・冬の五時に対応している．（霊枢44-4）

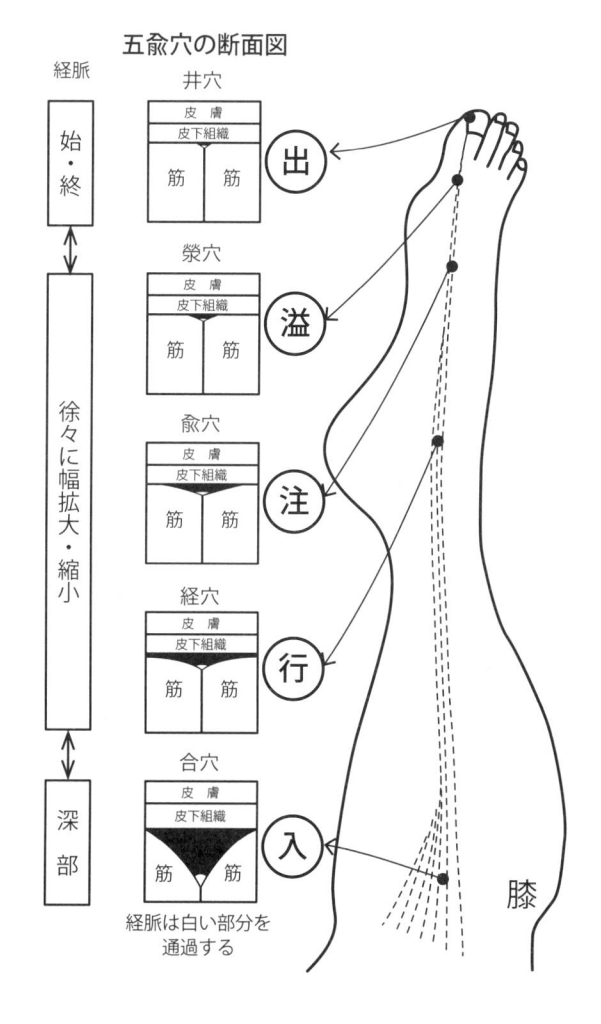

図3.4.3-1：横断面からみた五兪穴

陰経は，各々五兪を有し，合計30兪，左右合わせて60兪を有する．（霊枢1-6）・（霊枢3-4）『黄帝内経素問』氣穴論篇（素問58-3）では，藏兪と称し，50穴である．陰経の原穴は，兪穴と合併する．

　陽経は，各々五兪に原穴を加えて，計36兪，左右合わせて72兪を有する．（霊枢1-6）『黄帝内経素問』氣穴論篇（素問58-3）では，府兪と称される．陽経の榮穴と兪穴は陽経の経脈上の病変の治療に，合穴は内部の府の病変の治療に用いられる．（霊枢4-17）

　手三陽には，上下二つの合穴がある．（霊枢4-17）大腸経では，巨虚上廉に合わさる．小腸経では，巨虚下廉に合わさる．三焦経では，委陽に合わさる．（霊枢4-17）

　五兪穴は，以下のように整理される（表3.4.4-1）．

表3.4.4-1：十二経の五兪穴

五兪		井	榮	兪	経	合	（原）	出典
意義		出	溜	注	行	入		
部位		手足末端	本節	手掌・足底	腕・脛	肘・膝		
主病例		心下満	身熱	体重節痛	喘咳寒熱	逆気而泄		
五行　陽経		金	水	木	火	土		
手三陽	大腸	商陽	二間	三間	陽溪	曲池	合谷	（霊枢2-11）
	三焦	関衝	液門	中渚	支溝	天井	陽池	（霊枢2-9）
	小腸	少沢	前谷	後溪	陽谷	少海	腕骨	（霊枢2-10）
足三陽	胃	厲兌	内庭	陷谷	解溪	足三里	衝陽	（霊枢2-8）
	胆	竅陰	侠溪	臨泣	陽輔	陽陵泉	丘墟	（霊枢2-7）
	膀胱	至陰	通谷	束骨	昆侖	委中	京骨	（霊枢2-6）
五行　陰経		木	火	土	金	水		
手三陰	肺	少商	魚際	太淵	経渠	尺沢		（霊枢2-1）（霊枢71-6）
	心包	中衝	労宮	大陵	間使	曲沢		（霊枢2-2）（霊枢71-7）
	心	少衝	少府	神門	霊道	少海		（『甲乙経』）
足三陰	脾	隠白	大都	太白	商丘	陰陵泉		（霊枢2-4）
	肝	大敦	行間	太衝	中封	曲泉		（霊枢2-3）
	腎	湧泉	然谷	太溪	復溜	陰谷		（霊枢2-5）

註：陰経については，兪穴は原穴に相当する．『黄帝内経霊枢』順氣一日分爲四時篇（霊枢44-6）においては六府では原穴が加わり六兪穴となるため，陽経脈の数に配合させるとしている．手少陰心経の五兪穴は，『甲乙経』の記載に基づくものである．

　『黄帝内経霊枢』邪客篇（霊枢71-8）で，手少陰心経に五兪穴がないことが解説されている．手少陰心経は，心の経脈である．心は，五藏六府の主宰の位にあり，精神の舍る中枢といえる．心は，堅固で邪気が侵入することができない．心に邪気が侵入すれば，心が障害され，神が去り死亡する状態である．通常，諸邪が心に在るという場合は，実は邪気は心包に在る．これは，心主の脈で手厥陰心包経ともいう．このようなわけで，手少陰心経だけが五兪穴が無い．（霊枢71-8）ただし，心自体が病気にならなくとも，心経が病気となることはありうるとしている．（霊枢71-9）

2) 五要穴

　特定の病状に対して，あるいは特定の治療効果を期待して選定される腧穴がある．原穴・郄穴・絡穴・募穴・兪穴を総称して五要穴という（表3.4.3-2）．

①原穴

　藏府ならびに365気穴の禀気，真気が経絡に注ぐ穴位である．（霊枢1-9）原穴は四関（両肘・両膝）から出て，原穴には五藏の病態が現れる．（霊枢1-9）古代において，四関と肩・股関節は重要な部位と判断していた．（素問5-8）「五藏六府の病は，みなその原を取る」といわれる．（霊枢1-9）十二経脈の原穴は，六府陽経においては単独に存在し，五藏陰経においては五兪穴中の兪穴と合併する．臨床上，藏府の疾患に対して原穴を取ることは，非常に効果がある．『黄帝内経霊枢』九鍼十二原篇（霊枢1-10）では，肺・心包・肝・脾・腎の原穴と，膏（心下）の原穴を鳩尾一つ，盲（腹腔の空隙）の原穴を脖胦一つとして合計12原としている．

②郄穴

　人体の間隙を指し，気血が合わせ集まるところである．なお，侵襲する病邪に対して一撃を加えて撃退させるための要衝穴とする解説もある．任・督・衝・帯の四経を除いて，他の経に存在する．比較的重症あるいは頑固な疾患の治療に用いられる．

③絡穴

　陰経と陽経との間の表裏関係を連係するものである．十二経脈が各々一絡を有する他に，督脈絡・任脈絡・脾の大絡があり，計15絡である．虚実の検証に用いることができる．また，本経の疾患においてその表裏する経脈の藏府に影響する場合には，絡穴を取るのが最も妥当である．

④募穴

　胸腹部の特定の穴位に位置し，各藏府の所在部位に接近し，背部の腧穴とは前後に対応する．募穴は藏府の気が集まる所であるため，藏府の疾患が慢性化した場合によく取られる．なお，所属する経に経気不足が発生した場合に，その反応が現れる穴であり，これを按ずることで経絡の虚実を診断できるとする解説もある．

⑤兪穴

　藏府の気が注ぐ孔穴である．募穴と類似するが，募は陰で静止に偏し，兪は陽で流動に偏する．よって，募穴は慢性の持病の治療に適し，兪穴は藏府自体の疾患の他，藏府に関係する各部の疾患にも適用される．

　兪穴の位置について，『黄帝内経素問』血氣形志篇（素問24-3）に記載されている．両乳間距離の1/2の長さの正三角形の頂点を大椎においた状態において，下2点を肺兪，さらに頂点を三角形の高さ分下方に移動させた状態において下2点を心兪，さらに同様に下方に移動させた状態において下2点のうち左（あるいは右）を肝兪，右（あるいは左）を脾兪，さらに同様に下方に移動させた状態において下2点を腎兪としている（図3.4.3-2）．このような兪穴位置の決定法は，草度法と呼ばれる．

　兪穴の位置について，『黄帝内経霊枢』背腧篇（霊枢51-1）にも記載されている．大杼は第

一椎骨下方の両側，肺兪は第三椎骨下方の両側，心兪は第五椎骨下方の両側，膈兪は第七椎骨下方の両側，肝兪は第九椎骨下方の両側，脾兪は第十一椎骨下方の両側，腎兪は第十四椎骨下方の両側にある（図3.4.3-3）．これらは，脊椎正中線から一寸半離れている．位置は，按じることで疼痛が発生する，あるいは疼痛が緩和することで確認できる．

『黄帝内経素問』血氣形志篇（素問24-3）と『黄帝内経霊枢』背腧篇（霊枢51-1）に記載されている兪穴の位置は，一致しない．現行では，『黄帝内経霊枢』背腧篇によるものが適応されている．

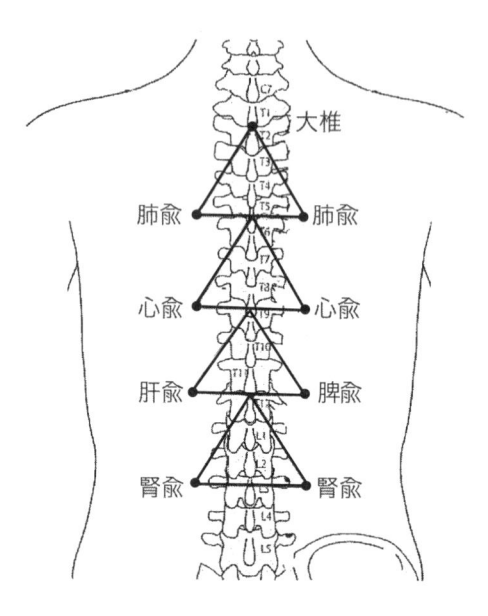

図3.4.3-2：『黄帝内経素問』血氣形志篇（素問24-3）
による兪穴位置

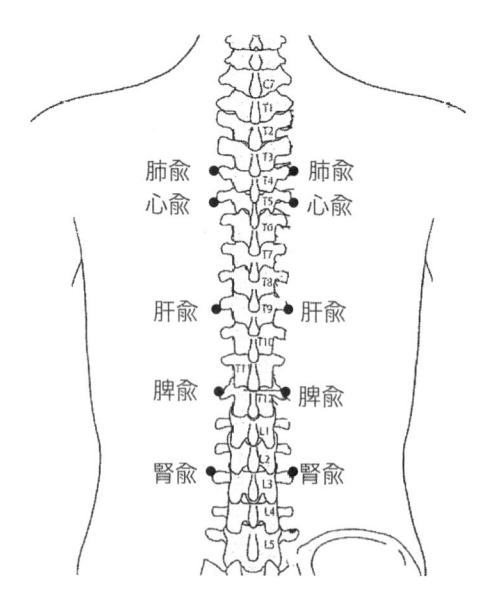

図3.4.3-3：『黄帝内経霊枢』背腧篇（霊枢51-1）
による兪穴位置

表 3.4.3-2：五要穴

経絡			原穴	郄穴	絡穴	兪穴	募穴
十二経	陰経	肝経	太衝	中都	蠡溝	肝兪	期門
		心経	神門	陰郄	通里	心兪	巨闕
		心包経	大陵	郄門	内関	厥陰兪	膻中
		脾経	太白	地機	公孫	脾兪	章門
		肺経	太淵	孔最	列欠	肺兪	中府
		腎経	太渓	水泉	大鐘	腎兪	京門
	陰経	胆経	丘墟	外丘	光明	胆兪	日月
		小腸経	腕骨	養老	支正	小腸兪	関元
		三焦経	陽池	会宗	外関	三焦兪	石門
		胃経	衝陽	梁丘	豊隆	胃兪	中脘
		大腸経	合谷	温溜	偏歴	大腸兪	天枢
		膀胱経	京骨	金門	飛揚	膀胱兪	中極
奇経		陰経脈		築賓			
		陽経脈		陽交			
		陰蹻脈		交信			
		陽蹻脈		跗陽			
		任脈				鳩尾	
		督脈				長強	
		衝脈					
		帯脈					
絡脈		脾大絡				大包	

3)　八会穴

　『難経』四十五難では，人体の気血・藏府・筋脈・骨髄の計八種の気はすべて会する所があるとしている．これらを八会穴（はちえけつ）と称する．およそある種の組織あるいは藏府に属する病変には，その関係する会穴を採用することができる（表3.4.3-3）．

表 3.4.3-3：八会穴

八会	八会穴	特徴	治療対象
藏会	章門	五藏の気が聚まる処	藏病
府会	中脘	六府の気が聚まる処	府病
気会	膻中	気が総会する処	気病
血会	膈兪	血が総会する処	血病
筋会	陽陵泉	筋の気が聚まる処	筋病
脈会	太淵	脈が総会する処	脈病
骨会	大杼（または大椎）	骨の気が聚まる処	骨病
髄会	絶骨・懸鍾	髄の気が聚まる処	骨髄・脳・脊髄疾患

4)　交会穴

　十二経脈と奇経八脈の循行は，常に相互に交錯している．このため，多くの腧穴は二つある

いはそれ以上の経の経気が会合している．これらの穴位を取ることで，その経の疾病ばかりでなく会合している経脈の疾病をも合わせて治療することができる．このようなものを交会穴（こうえけつ）と称する．

5）　四総穴

『鍼灸大成』によれば，ある部位において疾患の種類に関わらず効果が期待できる穴位をいう．腹部，腰背部，頭頂部，顔面および目の四箇所がある．「吐腹は（足）三里に留め，腰背は委中に求む」，「頭項は列欠に尋ね，面目は合谷に収む」といわれる．

6）　八総穴

『鍼灸大成』によれば，十二正経と奇経八脈が関係する穴位で，奇経を代表し支配する穴であり，奇経の変動が現れやすいとしている（表3.4.3-4）．2穴の組み合わせによって，人体の一定部位に気が会合するとされる．奇経病の治療に用いられる．上肢下肢に各々4個ずつあり，左右交叉させて用いられる．

表3.4.3-4：八総穴

組合せ	八総穴	十二経	奇経	会合部位
1	内関	手厥陰心包経	陰維脈	心・胸・胃
	公孫	足太陰脾経	衝脈	
2	外関	手少陽三焦経	陽維脈	目内・頸項・肩膊・小腸・膀胱
	臨泣	足少陽胆経	帯脈	
3	後渓	手太陽小腸経	督脈	目鋭・耳後・頬・頸・肩
	申脈	足太陽膀胱経	陽蹻脈	
4	列欠	手太陰肺経	任脈	肺系・咽喉・胸膈
	照海	足少陰腎経	陰蹻脈	

7）　その他

①欠盆位の経穴

『黄帝内経霊枢』本輸篇では，欠盆の高さにおいて，任脈から外側に向かって八種類，胸脇部の二種類，計十種類の経穴が記載されている．すなわち，天突・人迎・扶突・天窓・天容・天牖・天柱・風府・天府・天池である．（霊枢2-12）

②天牖五部

天牖五部として，人迎・扶突・天牖・天柱・天府が挙げられる．（霊枢21-2）

③五腧之禁

『黄帝内経霊枢』本輸篇（霊枢2-14）では，五兪穴が内通する部位で，誤刺により五藏の気を尽きさせる危険がある場合は，鍼刺を禁忌とすると述べている．「足陽明．挾喉之動脉也．其腧在膺中」として人迎穴，「手陽明次．在其腧外．不至曲頬一寸」として扶突穴，「手太陽．當曲頬」として天窓穴，「足少陽．在耳下曲頬之後」として天容穴あるいは天衝穴，「手少陽．出耳後．上加完骨之上」として天牖穴，「足太陽．挾項大筋之中髮際」として天柱穴，「陰尺動

脉，在五里」として五里穴がある．

④骨空

『黄帝内経素問』骨空論篇（素問60-6）では，骨節部の穴孔を骨空あるいは髄孔と称していた．特に，脳髄の孔穴は髄空と称した．髄空に相当するものは，風府・廉泉・脳戸・瘂門・長強であり，そのほか顔面部にあるものとしては，承泣・巨髎・顴髎・睛明・糸竹空・瞳子髎・聴会・迎香・禾髎が挙げられる．（素問60-6）骨空としては，大迎・肩髃・三陽絡・伏兎・陰市・犢鼻・衝門・八髎・気衝・曲骨・横骨などがある．（素問60-6）扁平な形の扁骨では，滲理という紋理を通して髄が移動するため，骨空はないとされる．（素問60-6）

⑤身体における腧穴を含む重要部位

『黄帝内経霊枢』寒熱病篇（霊枢21-5）では，重要部位として，伏兎・腓（腨）・背・五藏之腧・項を挙げている．これらの部位に癰疽が発生すると予後不良である．

⑥四海における腧穴

『黄帝内経霊枢』海論篇（霊枢33-1）では，十二経脈を十二経水に喩えたように，十二経脈が注ぎ込む部位が東西南北の四箇所にあるとして四海とした（表3.4.3-5）．

表3.4.3-5：四海における腧穴

四海	部位	腧穴
水穀之海	胃	上部：氣街（気衝），　下部：足三里
血海（十二經之海）	衝脉	上部：大杼，　下部：上下巨虚
氣海	膻中（胸中を指す）	上部：瘂門・大椎，　前部：人迎
髓海	脳	上部：百会，　下部：風府

出典：（霊枢33-1）

3.4.5　腧穴の位置判断

腧穴の位置を決めることを取穴という．この取穴が正しいか否かは，治療効果に大きな影響を与える．取穴法としては，骨度法，指寸法，自然標識法がある．骨度法は，人体各部を一定の尺度に規定したものである．指寸法は，骨度法で定めた尺度を手の指で測るものである．自然標識法も尺度の定点を根拠としているが，根底には，腧穴は筋肉骨節の窪みにあって，押さえると患者が快感を覚える，ということがある．

1)　骨度法

『黄帝内経霊枢』骨度篇（霊枢14-1）は，人体の異なる部位の長さと幅を規定している．この尺度によって，各経脈の腧穴の位置を決定することを骨度法という．体格の違いがあっても，標準の尺度から換算して取穴すれば，適切な位置を決めることが可能である．

①頭部

縦寸では，前額の髪の生え際から後頭の生え際まで12寸とする．横寸では，両方の乳様突起間あるいは額の上側の髪の生え際間を9寸とする．

②胸腹部

縦寸では，腋下から季肋部まで12寸，胸腹中央の欠盆から岐骨（鳩尾）まで9寸，岐骨から臍中まで8寸，臍中から横骨まで6.5寸とする．横寸では，左右乳頭間あるいは欠盆間を8寸とする．

③背腰部

縦寸では，大椎の下を第一椎として，肩胛骨下部の角が第七椎，季肋が第十四椎髂崝が第十六椎に相当する．横寸では，指寸を用いる．

④上肢

腋下の横紋から肘の横紋まで9寸，肘の横紋から手関節の横紋まで12寸とする．

⑤下肢

外側では，股関節から膝関節まで19寸，犢鼻から外踝中央まで16寸とする．内側では，恥骨から膝関節まで18寸，膝関節から内踝中央まで13寸とする．

2) 指寸法

骨度法に基づいて，後世の人が運用したものである．

①中指同身寸

患者の中指と拇指で輪を作らせ，中指の側面の中の節の両端にできた2本の横すじの端から他方の端までを1寸としたものである．四肢を縦に測定する場合，背部を横に測定する場合などに利用される．

②親指寸

拇指の爪の根元後方の幅を1寸とするもので，中指寸に相当する．

③一夫法

横の指寸で，第二・三・四・五指の4本の指を並べて，4本の横指を1夫と称して，3寸に相当する．下肢，下腹部を縦に測定する場合，背部を横に測定する場合などに利用される．

3) 自然標識法

人体体表の各種標識を利用するものである．

①定型的標識

眼・耳・鼻・舌・皮膚・毛髪・爪・乳頭・臍・各骨節の突起，陥凹を利用するものである．

②活動的標識

筋肉の襞・運動により現れる筋骨の陥凹を利用するものである．

4

病理学

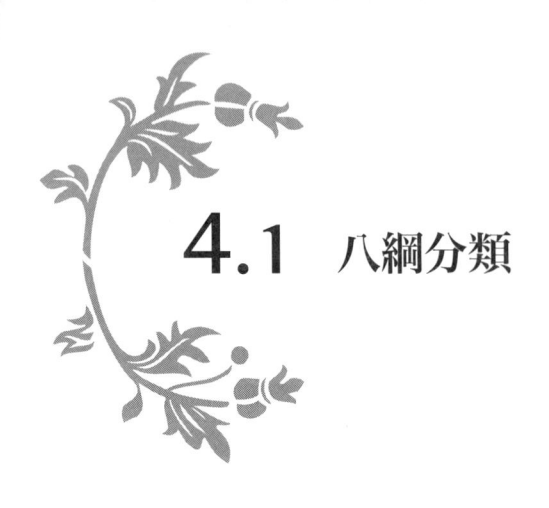

4.1 八綱分類

4.1.1 八綱分類序説

　陰陽論を応用して，患者の症状，病態を表裏，寒熱，虚実の三視点から分析，分類すること
を八綱分類（はちこうぶんるい）という．表・熱・実は陽，裏・寒・虚は陰に相当するが，ここでの陰陽は三視点か
らの分析を包括的，全体的に捉える場合に表現されるものである．八綱の「八」は，表裏，寒
熱，虚実の三視点から八分類されることとも，表裏，寒熱，虚実，陰陽の計八要素から判断さ
れることの両者の意味が含まれる．

　八綱分類の際，陰陽，表裏，寒熱，虚実の後に証をつけて陰証，表証，寒証，虚証，あるい
は表寒虚証などと表現される．この証とは，体質的なもの，症状的なものとを合わせて，その
患者がその時点で現している体の状態をいう．

4.1.2 表裏

　外乱因子に対する生体の反応の出現部位で分類したものである．体表部付近は表，表より身
体の深部は裏と定義される．頭痛，悪寒，発熱，項背筋の強ばりと疼痛，関節痛，筋肉痛など
が表証とされる．一方，腹満，下痢，便秘，身体深部の熱感，稽留熱，譫妄などが裏証とされ
る．この表裏には，三種類の考え方がある．第一に，躯幹において表面の部分を表，内側部分
を裏とする．背部の表が太陽，背部の裏が少陰，腹部の表が陽明，腹部の裏が太陰，体側と胸
部の表が少陽，その裏が厥陰とする．第二に，腹部を裏とするものである．四つ這いにおい
て，日に当たる背部を表とすると腹部は裏になると考えるわけである．身体の位置次第で，表
裏の取り方も変わってしまう．第三に，手足の表裏についても二つの考え方がある．一つに
は，手足の表面は全て表，内側を全て裏とするものである．もう一つは，経絡で陽経のある所
を表，陰絡のある所を裏とするものである．

　さらに，内外という分類もある．これは，消化管内部を内，内より外部を外とするものであ
る．表証，裏証いずれにも属さない場合，半表半裏証と表現されることがあるが，正確には内
外の分類も用いて半外半裏証とするべきである．

　なお，身体を上，中，下に分類することもできる．上は，胸部で，心，肺がある．中は，上
腹部で，脾胃，肝胆がある．下は，下腹部で，腎膀胱，小腸，大腸がある．これら上中下を

上焦，中焦，下焦と表現する.

4.1.3　寒熱

　生体が外乱因子によって恒常性が乱された場合，その局所の呈する病状が熱性（熱感，充血，局所温度の上昇など）ならば熱，寒性（冷感，冷え，血流低下，局所温度の低下など）ならば寒と定義される．熱とは陽の気が盛んなもの，寒とは陰の気が盛んなものといえる．その際，患者の主観的な訴えが重要視される．体温計で測って39℃の発熱があっても，患者が強い悪寒のために布団を被って震えている場合には，寒と判断する．両者は常に相対的な関係にあり，陰気が衰えると陽気が盛んになり，熱も盛んになる．反対に陽気が衰えると陰気が強くなり，寒が増してくる．さらに，寒極まって熱を生じ，熱極まって寒を生ずるといった場合には，量の変化が質の変化に転じたのである.

4.1.4　虚実

　虚実の考え方は，日本，中国において異なっている.

　日本では，体力あるいは疾患に対する抵病力の強弱で捉える．虚（虚証）とは，生体が外乱因子によって歪みが生じた場合，動員しえた気血の力が弱い病態で，生体全体に備わる気血の量が低水準にある．実（実証）とは，外乱因子に対して動員された気血の力が強い病態で，生体全体の気血の量が高水準にある．虚と実の病態の中間のものを虚実間証という．外乱因子の影響を受けない通常の生活において気血の外見上の標準的水準が存在すると仮定すると，低水準の人，標準水準の人，高水準の人の三種類に分類される．外乱因子が加わると，気血が消費され減少する．その際，体内から動員される気血の量が不足して通常生活における気血の標準的水準まで達し得ない場合を虚，標準的水準に達する場合を虚実間，標準的水準を超える場合を実としている．虚実の判定において通常生活における外見上の気血量は問題にされず，あくまでも外乱因子が加わった際における生体の反応が重要になる．通常生活における外見上の気血量が低水準であっても，体内に貯蔵されている気血量が大きく外乱因子を跳ね返して気血量が通常生活における外見上の気血量を超えれば，その人は実証なのである．逆に通常生活の外見上気血量が高水準にあっても，貯蔵された気血量が少ないため強い外乱因子に打ち勝つことができず，気血量が外見上の気血量に到達できない人は虚証と考える.

　中国では，実とは邪（人に病気を起こさせる元）が実していること，虚とは正気（人の体力的な意味をもつもの）が虚していることを指す．『黄帝内経素問』通評虚實論篇（素問28–1）には，「邪氣盛則實.精氣奪則虚」と記載されている．当然，邪，正気ともに虚実がある．邪が虚で正気が実なら病気は発症しない．邪，正気ともに実なら激しい闘病反応が現れる．正気が虚なら，邪の虚実に関わらず病気が発症する可能性が高い．このため，実が問題にされるのは邪であり，虚が問題にされるのは正気なのである.

　虚あるいは実証に対する治療用語について，中国医学の虚実から考えると理解しやすい．虚証には補剤，実証には瀉剤を用いるといわれているが，日本の伝統医学の立場では，実してい

るとはいえ，病気であるから瀉する治療を行って良いのかという疑問が出る．中国医学では，実邪を瀉し，正気の虚を補うと考えるのである．『黄帝内経素問』骨空論篇（素問60-1）には「調其陰陽．不足則補．有餘則寫」とある．

　虚実に関して，『黄帝内経』には種々の記述がなされている．『黄帝内経素問』通評虚實論篇（素問28-8）には，虚実の尺度として，形度・骨度・脈度・筋度を挙げている．『黄帝内経素問』刺志論篇（素問53-1）には，気が実するなら形体も実で頑強であり，気が虚すれば形体も虚す，食物を十分摂取すれば気も実し，摂取が不十分なら気も虚す，脈が実なら血も実し，脈が虚すれば血も虚す，としている．また，邪気が身体に侵入することを実，正気が体外に漏れることを虚というとある．（素問53-2）『黄帝内経素問』調經論篇（素問62-1）には，実を有余，虚を不足と称して，有余不足が神・気・血・形・志に各々あるとしている．また，あらゆる疾患には虚実の違いがあるとしている．（素問62-2）『黄帝内経素問』標本病傳論篇（素問65-3）・『黄帝内経霊枢』病本篇（霊枢25-1）には，「病發而有餘．本而標之．先治其本．後治其標．病發而不足．標而本之．先治其標．後治其本」とあり，実証があれば実を瀉し，虚証があれば補うと述べられている．また，病態の把握に虚実の判断は重要としている．（霊枢52-1）

4.1.5　陰陽

　生体の恒常性が乱された場合，生体の修復反応の性質が総じて熱性，活動性，発揚性のものを陽（陽証），寒性，非活動性，沈降性のものを陰（陰証）という．八綱分類における陰陽は，表裏・寒熱・虚実を踏まえて総合的に判断する上位概念といえる．

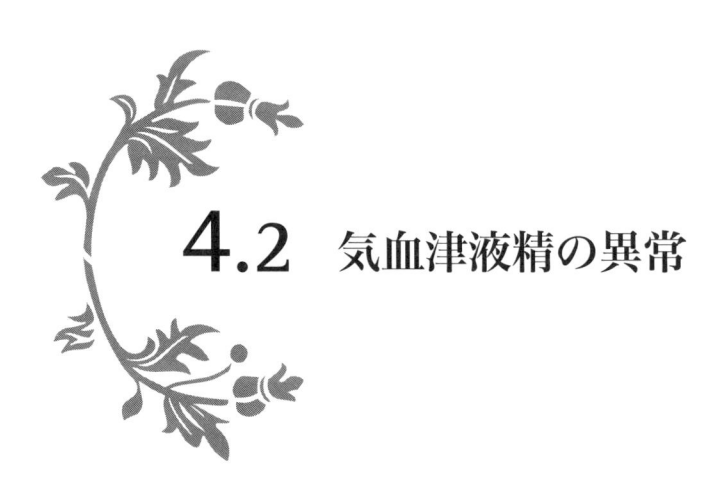

4.2　気血津液精の異常

4.2.1　気血津液精異常序説

　気・血・津液・精は，量的に不足なく，必要な運行がなされていれば，異常をきたさない．量的に不足すれば虚と判断し，運行が滞る，あるいは逆行する場合，種々の原因で本来存在しないものが出現する場合には実と判断し，病的状態とみなす．気・血・津液には虚実双方の異常が，精には虚の異常が現れる．

4.2.2 気の病理

　気の異常は，現象的には自律神経系の異常などによる病状を指す．気の変調には，気虚，陽虚，気滞，気逆の四種類がある．

1) 気虚

　気の量的不足から生じる作用不足による症候である．気虚の原因としては，少食で体内に取り入れる水穀の気が少ない場合，脾胃の機能低下によって消化吸収される水穀の精微が少ない場合，肺の機能低下による清気不足の場合，腎の機能低下あるいは性交渉過多などによる先天の気が不足する場合の四種が考えられる．

　症状の特徴は，疲労によって増悪され，休息をとると症状が軽くなる．具体的には，①栄養作用不足による無気力，疲労倦怠，食欲不振，②推動作用不足による息切れ，呼吸微弱，動悸，③温煦作用不足による冷え，④気化作用不足による浮腫，尿量減少などである．また，気虚の中で，気の昇挙運動が無力になり，藏府を正常な位置に留める力が不足する場合を気陥と呼ぶ．この場合，内臓下垂などが症状として見られる．

　気虚において六淫の外邪を受けたことによる症状としては，寒邪では陽気が浮越してしまい，暑邪では煩躁したり多言になったりし，湿邪では頭冒感・筋拘縮と萎縮が生じる．（素問3-4）以下の要因により陽気を傷つけることで，様々な症状を引き起こす．筋を損傷することで筋緊張が低下する，半身のみに汗が出ることにより半身不随となる，汗が出ていて陽気が減少している時に湿気に遇うことで汗疹になる，汗が出ていて風に当たると風に乗じて寒気が侵入して痤瘡，寒気が鬱積して痤癤となる，寒気が経脈に入ると瘻孔を生じる，衛気が寒気により虚して恐懼となると驚駭（驚懼不安の病態）となる，経脈中を流れる営気が本来の流れに従わず肌肉に逆流して癰腫が生じる，汗が完全に出尽くさないで身体が疲労して正気が邪気に消し溶かされ穴兪が閉じて風瘧が生じる，などである．（素問3-6）・（素問3-7）『黄帝内経霊枢』決氣篇（霊枢30-2）では，気が脱すると目が見えなくなるとしている．

2) 陽虚

　陽虚も気虚同様，気の量的不足から生じる作用不足による症候である．温煦作用が特に衰え，気虚の証に加えて寒証（虚寒）が加わる．

　症状としては，寒がる，四肢の冷え，温暖を好む，食欲がない，尿量過多，元気がないといったものがあり，虚証と寒証が同時に見られる．陽虚で寒証の特に顕著なものを陽虚陰盛と呼び，チアノーゼ，無欲状態，脈が沈微などのショック状態を呈する場合には亡陽と呼ぶ．

3) 気滞

　気の機能の停滞である．症状の特徴は，情緒によって状態が変化し，一過性に改善あるいは悪化が認められることである．原因としては，精神的ストレスや外傷などを誘因とした自律神経系の緊張，異常亢進が多い．

主症状としては，胸部腹部の苦悶感，膨満感，疼痛である．発生した部位によって，①胸部気滞（胸が苦しい，つかえる，呼吸が早く粗い，胸痛，咳嗽），②胃気滞（上腹部の膨満感，食欲不振，悪心，嘔吐），③腸気滞（腹部膨満感，腹痛，腹鳴，排便困難，裏急後重），④肝気鬱結（精神的素因に関係するもので，憂鬱感，怒りやすい）などがある．なお肝気鬱結が続く場合，症状が頭痛，のぼせ，イライラなどに変化することを肝鬱化火という．また胃に障害が及ぶものを肝胃不和，脾に障害が及ぶものを肝脾不和といい，このように肝気鬱結が消化器症状を惹起することを肝気横逆という．『黄帝内経素問』陰陽應象大論篇（素問5-1）には，清気が下に在って上昇しないと完穀下痢を生じ，濁気が上に在って下降しないと胸膈が脹満する病が発生するとしている．

4) 気逆

気の昇降運動が失調することによる，気機上逆を現す症候である．

発生した部位によって，①肺気上逆（肺気の下降の運動性が失調し，咳嗽を伴う），②胃気上逆（胃気の降濁機能が失調し，嘔吐，悪心を伴う），③肝気上逆（肝気が逆上し，頭に血が上る．頭痛，眩暈，難聴）などがある．

他の分類として，四種の病型がある．①腹部絞扼感，不安感が上行して胸内に突き上げて動悸を生じ，さらに上行して頭痛，失神を起こす奔豚気（ほんとんき），②咳嗽などによる呼吸困難，胸満感が咽喉部さらに顔面に上行して咽喉部絞扼感，顔面紅潮，怒責などを起こす咳逆上気，③心窩部不快感から胃液を吐出する水逆，嘔逆，④四肢末梢から冷痛が中枢側へ波及する厥逆，厥冷である．

『黄帝内経素問』生氣通天論篇（素問3-5）においては，陽気が煩労して緊張が亢ぶり，陰精が衰耗する状況が夏に繰り返すことで，煎厥（せんけつ）（陽気が亢盛，陰精が消耗して発生する気逆昏厥の病証）という疾患が，また大いに怒ると，薄厥（はくけつ）（大怒により気血を上逆させて発生する昏厥の病証）という疾患が発生するとしている．他には，美食が過ぎて陽気過剰となると疔瘡，筋脈損傷，膿血便，痔が生じる．（素問3-6）・（素問3-11）飲酒過多によっても，気逆が生じる．（素問3-11）

4.2.3　血の病理

血の異常は，現象的には循環障害であり，血虚，瘀血，血熱，血寒の四種類がある．

1) 血虚

血の量的不足による血の機能減退の症候である．病因には，大きく分けて生血不足，消耗過多，出血過多の三つある．生血不足は，脾胃機能の減退によって食物の消化機能が弱く，血の元となる水穀の精微が充分生成されないことで発生する．消耗過多は，病気の慢性化（久病），七情過多による血液の消耗，過労などを指す．出血過多としては，消化管出血，月経，不正性器出血，痔出血などが挙げられる．

症状は，羸痩，眩暈，脱毛，筋攣縮，四肢の痺れ感，顔色，爪に艶がなく，唇，舌に赤みが

少なく，目が翳み，乾燥すること，皮膚の荒れ，などが挙げられる．これらは，濡養作用の減退による．また，動悸，不安感，不眠，多夢，健忘という症状は，血の精神安定作用の減退と考えられる．

『黄帝内経霊枢』決氣篇（霊枢30-1）では，血が脱すると，顔色が蒼白となり，艶がなくなるとしている．また，脈が脱することとも関連して，脈の虚脱も起こるとしている．

2) 瘀血

末梢循環障害によって血が停滞した状態を瘀血という．しかし，瘀血症候群ともいうべき症状が備わっている必要がある．充血，鬱血，貧血，出血などが全て瘀血とする考えは，誤りである．病因は様々であるが，気虚，気滞，血虚，血寒，血熱によるものが多い．気虚では，気の推動作用が低下して，血の循行が低下し停滞が起こる．気滞では，気の運動が滞ることによって，血も気とともに流れが悪化する．血虚では，血の不足により血脈中に流れる営気が不足し，瘀阻の状態が発生する．血寒では，寒邪が血脈を犯すことで血流が悪化する．血熱では，外感温熱の邪気との接触，藏府の失調，ストレスなどによって気鬱化火し血と熱が結びついて血が粘り，血流が低下する．その他，打撲，手術，運動不足，睡眠不足，高脂肪高蛋白食摂取，便秘などが挙げられる．

瘀血の症状としては，①血行障害，月経障害，顔面，舌，歯肉，口唇，皮膚，爪などのチアノーゼ，鬱血，紫斑，②熱症状（熱がないのに脈が数，逆に熱症状があるのに脈が数でないなど，矛盾所見がみられることがある），③肌膚甲錯などの乾燥症状（この場合も喉が渇くのに水を飲みたくないなどの矛盾症状がみられることがある），④胸腹部，特に下腹部の脹り，筋痛，腰痛などの痛み（固定性，刺痛，夜悪化），圧迫するとさらに痛む腫塊，⑤小便が多く出る，⑥便通は普通であるが，大便の色は黒い，⑦忘れっぽい，不眠，嗜眠，精神不穏を起こすことがある，などである．このように，瘀血とは，前瘀血状態，虚寒などから血流の停滞を起こし，停滞した血液が熱を帯び，血熱のために血燥，その他の血行障害が発生した状態と定義される．瘀血の病態は，気・津液の異常と関連して出現することもある．

3) 血熱

血に外感熱病で熱邪が侵入した場合，あるいは内傷雑病で血に熱がある場合を血熱といい，出血傾向を示すのが特徴である．これを血熱妄行と呼び，血分の熱が脈絡を灼傷して血液が溢出すると考えられている．血熱は，さらに虚実に分類される．また，血熱の中で煩躁が強いものを血煩という．主に皮膚，四肢末梢部で起こる．血熱のために乾燥状態になったものを血燥という．代表的な病因は，①熱邪が血分に侵入する熱邪の感受，②時間が経つと熱邪に変わるという病邪化熱，③藏府の内熱の三種である．

主症状は，発熱，出血，乾燥である．発熱は，夜になると盛んになり，数脈，舌質紅，心煩として現れる．出血傾向は，前に述べた血熱妄行によっても出現する．吐血，衄血，皮下出血，月経過多などの症状として現れる．乾燥は，皮膚に現れる肌膚甲錯のほか，口に現れる口燥などがある．しかし，熱によって陰液が蒸騰されて咽喉を潤すため，口が乾燥しても水を飲もうと欲するわけではない．通常，全身症状として出現する．

4) 血寒

血に傷寒などにより寒邪が侵入した場合，あるいは雑病で血に寒がある場合である．冷えの症状とそれに伴い気虚，血虚症状が出現する．通常，全身症状として出現する．

4.2.4 津液の病理

津液の異常は，現象的には脱水あるいは浮腫などの病状を指す．津液の変調には，津液不足，陰虚，水滞の三種類がある．

1) 津液不足

津液不足による藏府，組織の滋潤失調である．病因としては，外感熱病，下痢，嘔吐，発汗，慢性病による内燥がある．

症状は，滋潤が不足することによる口渇，多飲，尿量減少，便秘，皮膚乾燥，髪あるいは体毛に艶がない，視力低下，空咳，咽痛，便秘，火照り，顔色紅潮などである．

『黄帝内経霊枢』決氣篇（霊枢30-1）では，津が脱すると，腠理が開き，汗が多量に漏れる，液が脱すると，関節の屈伸が困難となり，顔色が悪く，脳髄が消耗し，脛が痛み，耳鳴するとしている．

2) 陰虚

陰液の不足で，血・津液による栄養，滋潤作用の低下からなる症状である．病因は，津液不足におけるものと同様である．

津液不足の症状に，のぼせ，イライラ，不眠，盗汗，手掌と足底の火照り，喉の乾きなどの熱証（虚熱）が加わったものである．陰液が不足することで，相対的に陽気が有余するために生じ，虚証と熱証が同時に見られることが特徴である．陰虚で熱証が顕著であるものを陰虚陽亢（陰虚火旺）と呼ぶ．

3) 水滞

津液の停滞によって，体内に異常な水液が貯留した状態である．水液代謝の中心である肺，脾，腎の機能減退が関与する．病因としては，発汗障害，腎機能低下，循環障害，炎症，免疫異常，膠質浸透圧の低下，電解質バランスの失調，ホルモン異常などが考えられる．

症状は，これら水分代謝障害によって生じる腹水，胸水，浮腫，動悸，眩暈，立ちくらみ，車酔い，耳鳴，頭痛，口渇，悪心，嘔吐，朝のこわばり，鼻汁，喀痰，唾液分泌過多，尿量減少あるいは増加，下痢，腹中雷鳴，心窩部振水音，臍動悸などがある．

東洋医学では，さらに水湿，痰飲，水腫に分類される．水湿は，三焦を通じて全身にびまんする水液で，軽度なものである．湿蘊と呼ぶこともある．痰飲は，水液が集まって粘稠性が増して凝固したものである．粘稠性が増すため，所在が確定しやすい状況になった水湿といえる．水腫は，水液が肌膚に溢れたものである．体表に近いため所在が確定しやすい状況になっ

た水湿といえる.

4.2.5　精の病理

　精の異常は，不足となって現れる．成長発達遅延，不妊，老化現象の早発化などが主症状となる．精の不足は気血の産生を衰えさせることから，気虚，血虚も誘発されることになる．『黄帝内経霊枢』決氣篇（霊枢30-1）では，精が脱すると耳聾となるとしている.

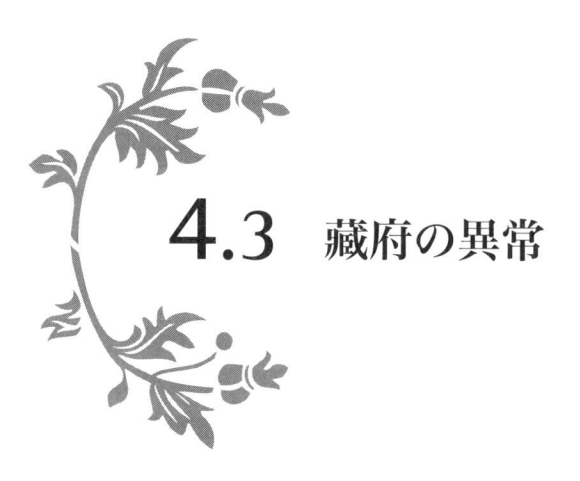

4.3　藏府の異常

4.3.1　藏府異常序説

　『傷寒論』で述べられている外邪による急性疾患である傷寒は，病が外から入り次第に内に進んで，さらに府にまで進入する．藏に入れば，藏結といって病気がさらに重くなる．一方，『金匱要略』で述べられている雑病は，心身の生活上の疲労が原因となって，藏から始まり府へ移り，さらに外へ波及していく．このように，『傷寒論』では陽の府に関する疾患，『金匱要略』では陰の藏に関する疾患についての記載が多いのである.

　『黄帝内経霊枢』根結篇（霊枢5-5）では，経脈の流れが障害されることで藏に異常が現れ，経脈の循環障害が強いほど，藏の異常も増加するとしている（詳細は3.3.2.十二経脈　3）営気・衛気の循行　④循行障害，p64参照）．また，五藏には，血・脈・水穀の精微である営・気・精・生命活動の根本である神が蔵されており，不摂生により，これらが体外へ漏出すると，様々な精神活動が低下するとしている．（霊枢8-1）

4.3.2　肝の病理

1）　肝気虚

　疏泄作用が不足し，情緒活動や自律神経系の活動が低下する．二次的に脾胃の運化作用も低下するため，食欲不振，腹満なども出現する.

2) 肝陽虚

疏泄作用が不足し，情緒活動や自律神経系の活動が低下する．肝陽虚では，肝気虚の状態に加えて温煦作用が極めて低下するため，冷えなどの症状が強く出現する．

3) 肝気滞（肝気鬱結）

ストレスや精神的刺激によって肝の疏泄作用が失調した状態である．症状としては，①疏泄作用に基づく精神情緒活動の失調が原因である抑鬱，怒りっぽいこと，②肝経脈の流れが悪化することによる胸脇，乳房，小腹部の脹痛，③血行の滞りから衝脈，任脈の失調による月経不順，月経痛，④気鬱から痰を生じることによる咽喉部の梅核気，⑤脾胃の機能が低下することによる悪心などである．

4) 肝気逆（肝火上炎）

肝気鬱結が長期化し化火した状態である．疏泄作用の失調と血脈損傷による血熱妄行が見られる．症状としては，①疏泄作用に基づく精神情緒活動の失調が原因である煩躁，怒りっぽいこと，②気火が経脈に沿って上炎することによる頭痛，眩暈，耳鳴，顔面紅潮，目の充血，③肝胆の熱による口が苦くなること，④火熱が心神を乱すことによる不眠，悪夢，⑤血熱による吐血，衄血などである．

5) 肝血虚（肝血不足）

先天的な不足あるいは脾胃の機能低下による血の化生不足，各種出血や慢性病によって血が消耗された場合に，肝血不足となる．症状としては，①肝血不足により頭目が滋養できないために生じる眩暈，多夢，眼球乾燥，目の翳み，夜盲症，②滋養不足による顔，爪色の悪化，③筋脈が滋養できないことによる手足の痺れ，筋肉の引き攣れ，④衝脈，任脈の2脈の失調による月経過小，無月経，⑤耳鳴などである．

6) 肝瘀血

気虚，陽虚を基本にした陽気不足あるいは疏泄機能の失調による血行遅滞が関与する．胸脇部の疼痛，痞塊の他，肝気虚，肝陽虚の症状が出現する．

7) 肝津液不足

肝の津液不足により，筋力低下，筋萎縮，運動麻痺，視力低下などが認められる．

8) 肝陰虚

肝腸上亢の状態で，肝陰が陽を抑制できなくなった状態である．症状としては，①陽の機能が亢進したために生じる頭痛，眩暈，耳鳴，顔面紅潮，目の充血，②疏泄作用の失調によるイライラ，怒りやすさ，③陰虚により，心神が滋養されないことによる不眠，多夢，心悸，健忘，④肝腎陰虚による足腰の怠さなどである．

9) 肝水滞

肝気虚，肝陽虚の悪化，肝気滞をもとに出現する．全身の病態とも関連して，様々な水滞症状が認められる．特殊な病態として肝胆湿熱がある．

肝胆湿熱は，温熱の邪を感受したり，甘いものや酒を過剰に摂取したり，脾胃の運化作用が失調した場合，肝胆に温熱が鬱結し，肝経湿熱証となったものである．症状としては，①肝胆の疏泄作用の失調による脇肋部脹痛，②胆汁が上部に溢れることで生じる黄疸，③脾胃の運化作用失調による食欲減退，悪心嘔吐，腹部脹満，④湿，熱のバランス異常による大便不調，⑤膀胱の気化作用の失調による尿量減少，⑥湿熱が会陰部を侵すことによる陰嚢湿疹，睾丸腫脹，排尿痛，帯下，外陰部掻痒感などである．

10) その他

①熱極生風

熱邪が侵襲し，高熱が継続し，熱が極まって風を生じ，全身痙攣や意識障害を伴う状態である．

②肝陽化風

症状としては，①風と火の症状である頭のふらつき，耳鳴，手足蠕動（手足の振戦），言語障害，②上盛，下虚の症状である頭重感と足元のふらつき，③風痰が心神を乱すことで起こる突然の意識障害，④風痰が経絡に阻滞し，気血の運行を妨げるために生じる半身不随，口や目の歪みなどである．

4.3.3　胆の病理

胆は，胆汁を貯蔵，排泄する機能，決断する機能をもち，また裏の肝の機能と連動する．気・血・津液の様々な障害とともに，胆汁に関連する機能，決断する機能に障害が現れる．

4.3.4　心の病理

1)　心気虚

心の鼓動力の減退による病状を示す．病因としては，先天不足，虚弱体質，老人，慢性疾患などの要因によって気が減少することの他に，腎虚，肺疾患，脾胃の疾患などで気の生成が少ないことがある．

症状としては，血脈を主る作用が低下することによる心悸，陽気不足による無気力，推動作用の低下による胸の重苦しさ，顔色不良，固摂作用低下による自汗などがみられる．『黄帝内経素問』脈要精微論篇（素問17-4）では，衣服が正しく着られない，発言してよいことと悪いことの区別ができない，親近者と疎遠者の区別ができない，などの症状を挙げており，これ

らを神明之乱と表現している.

2) 心陽虚

心陽虚では，心気虚の病態に加え，気の温煦作用の著明な低下のため虚寒症状を呈する．血行不良によって顔色や舌が暗くなり，気の温煦，固摂作用低下による冷汗，四肢厥冷，むくみ，脈微弱等がみられる.

3) 心気滞

気が滞ることにより，血の流れも滞ると考えられる．症状としては，典型的なものは期外収縮などの伝導障害型の不整脈である.

4) 心気逆（心火上炎）

心の陽気の過亢進状態で，実証が特徴である．病因としては，精神的な原因，刺激物の摂取過多などが多い．また，六淫の邪により熱に変わる．症状としては，頻脈，不眠，顔面紅潮，口乾，小便黄などがある．小便黄は，心と表裏の関係にある小腸へ心熱が移り，小便によって熱を排泄するためである.

5) 心血虚

心の陰液不足による症候で，主に精神不安を呈し心拍動の異常を伴う．病因としては，思慮過度による脾の運化作用失調，出血，気鬱化火や熱病による陰液消耗などがある．また，肝鬱，肝火から心火を生じることもある．

症状としては，心の蔵神作用の異常による心悸，不安感，不眠，精神不安定などの精神的症状の他，顔色が悪い，艶がない，眩暈などの症状がみられる.

6) 心瘀血（心血瘀阻）

冠不全に相当する病態である．病因としては，心気虚，心陽虚を根本とした陽気不足による血行遅滞である．症状としては，疼痛，心悸，気短，顔色が紫，手足厥冷，脈微などがある．また，瘀血症状の重い場合は心胸部激痛がみられる.

7) 心津液不足

心拍動の安定性や大脳抑制作用の不足により，動悸，のぼせなどの症状が出現する.

8) 心陰虚

心陰虚は，心の津液不足に加え虚熱を伴う病態で，主に精神不安を呈し心拍動の異常を伴う．病因としては，思慮過度による脾の運化作用失調，出血，気鬱化火や熱病による陰液消耗などがある．また，肝鬱，肝火から心火を生じることもある．

症状としては，津液不足の症状に加え，五心煩熱，口乾，盗汗などの症状がみられる.

9) 心水滞

心における津液の過剰停滞状態である．うっ血性心不全の病態で，顔食不良，呼吸困難，多呼吸，喘鳴などが認められる．その他，特殊な場合として以下の二例がある．

①痰迷心竅

病因としては，ストレスから肝気鬱結となり気の停滞が生じ，脾の機能低下により発生する痰濁が心竅を塞ぐことである．症状としては，鬱症，異常行動，独り言，卒倒，意識混濁などがある．

②痰火擾心

病因としては，気の停滞が痰濁を起こし，痰火が心神を乱すことである．症状としては，心煩，不眠，多夢，口渇，顔面紅潮，言語錯乱，狂躁状態などがある．

4.3.5　小腸の病理

小腸は，胃で初歩的に消化されたものから精微なる栄養分を吸収し，濁を大腸に送る機能をもつ．水分は，大腸を通じて膀胱に送られる．また，裏の心の機能と連動する．このため，心の機能失調により，消化吸収異常，排尿障害をきたす．

4.3.6　脾の病理

1)　脾気虚

脾気虚，中気下陥，脾不統血がある．中気下陥，脾不統血は，脾気虚が悪化して発生する．

①脾気虚（狭義）

飲食の不摂生，肉体疲労，慢性病，精神的ストレスが原因である．症状は，運化作用低下による食欲減退，軟便，升降作用低下による上腹部の脹満，気血の生成不足や栄養不足による疲労倦怠，顔色萎黄などである．『黄帝内経素問』脉要精微論篇（素問17-4）には，水穀を納めることができない，腹満，などを挙げている．

②脾気下陥（中気下陥）

脾の升精作用が弱くなったもので，一般に内臓下垂を呈する．原因としては，肉体疲労，産後，久瀉などによる脾気虚弱である．症状は，升精作用不足により栄養物が頭部まで上昇しないために発生する眩暈，固摂作用不足による下腹部の墜脹感などである．

③脾不統血

肉体疲労，久病によって脾気虚弱となり，統血作用不足をきたすことが原因である．食欲不振，全身倦怠感などに，皮下出血，下半身の出血，血便，血尿，崩漏，月経過多などを伴う．

2)　脾陽虚

脾気虚に虚寒が加わるために，脾気虚の症状に下腹部隠痛の症状を伴う．脾気虚から進展

し，生物や冷たいものの過食，寒涼の薬物の過量服用が原因となることもある．症状は，①陽虚により寒凝気滞が生じることによる強い腹脹，腹痛，②脾は口と舌に関係が深いことによる味覚異常，③運化作用失調のためによる水様性下痢，排尿困難，浮腫，④寒湿が下焦に注ぐことによる帯下過多などである．

3) 脾気滞

気が滞ることにより消化吸収に影響を及ぼす．表裏の関係で胃に影響を及ぼし，腹満感などが現れる．

4) 脾気逆

脾気が逆向きに流れることにより，消化吸収に影響を及ぼす．また，表裏の関係で胃にも影響を及ぼし，吐気などの症状が現れる．

5) 脾血虚

血が不足することにより，脾の滋潤不足が発生する．そのため消化吸収能が低下する．

6) 脾瘀血

脾の血行障害により，二次的に気虚，血虚の症状が出現する．

7) 脾津液不足

脾の津液不足により，口渇，口唇の乾燥，筋力低下などが出現する．

8) 脾陰虚

脾陰虚は，脾の陰液が不足した状態で陰液の援助が十分無いために陽気が十分に機能できず，運化作用が低下する．症状は，口渇，口唇の乾燥，手足の火照り，食後の強い腹満などである．

9) 脾水滞

①脾胃湿熱

甘いものや脂分の過食，飲酒過多等によって湿熱の邪が脾胃に停滞する．症状は，①上焦の湿熱阻滞による口が苦い，粘る，②脾の運化障害による食欲減退，悪心，嘔吐，③脾胃の上昇下降機能の変調による腹痛，④湿熱が肝胆を燻蒸することで生じる皮膚の鮮黄色（陽黄）などである．

②寒湿困脾

生ものや冷たいものの過食，気候の影響，痰湿体質によって寒湿の邪が脾陽を束縛し運化作用が失調して発症する．湿が上焦に滞ると，陽気が通じ難くなり，頭重などの症状がみられる．湿が中焦に滞ると，気機の昇降が障害を受け，下腹部の脹満感，食欲減退，悪心，嘔吐，泥状便などの症状が出現する．

4.3.7　胃の病理

　胃は摂取された食物を受け取り，初歩的な消化を行う．また，裏の脾の機能と連動する．気・血・津液の様々な障害とともに，初歩的な消化に関連する機能に障害が現れる．

4.3.8　肺の病理

1)　肺気虚

　肺気が不足した状態である．病因は，慢性の喘咳による肺気損傷，他藏府の慢性病による肺機能失調などである．症状としては，①気の不足による気短，息切れ，②宣散粛降作用失調による咳嗽，③衛気不足による自汗，④気の温煦作用不足による寒気，⑤声が小さいこと，⑥鼻水，鼻閉などがある．この他，『黄帝内経素問』脈要精微論篇（素問17-4）には，話に内容が重複することを挙げている．

2)　肺陽虚

　肺陽虚では，肺気虚に虚寒の症状を呈するため，気虚症状に加えて透明なさらさらした喀痰，鼻汁，喘鳴，強い冷えを伴う．

3)　肺気滞

　気が滞ることにより，閉塞性呼吸障害，すなわち呼気延長，呼気時の喘鳴，咳嗽，呼吸困難などが認められる．

4)　肺気逆

　宣散粛降作用が低下する．呼吸困難，突発的な強い咳嗽，顔面の発赤などが認められる．

5)　肺血虚

　体表部あるいは肺の栄養不足により，皮膚の乾燥，瘙痒感，皮膚防御機能の低下，乾いた喀痰，喀痰排出困難などが出現する．

6)　肺瘀血

　肺の微小循環障害により，呼吸障害あるいは胸痛などが出現する．典型的な病態は，肺梗塞である．

7)　肺津液不足

　体表，肺の津液不足により，皮膚の乾燥，瘙痒感，乾いた喀痰などが認められる．

8) 肺陰虚

肺陰虚は，肺を滋潤する陰液が不足し，虚熱を示す状態である．病因は，虚弱体質，久病，外感熱邪の後期，肉体疲労などである．症状は，①宣散粛降作用低下による乾咳，喀痰，②虚熱で生じる血脈損傷によって痰に血が混在すること，③滋養作用不足による咽喉の乾燥，嗄声などである．

9) 肺水滞（痰湿阻肺）

病因は，痰が肺に停伏することである．痰が生じる原因としては三種類あり，①風・寒・湿邪を感受し肺の宣散粛降機能が失調すること，②慢性の咳喘によって肺気虚が津液の輸布失調をきたすこと，③脾気虚の状態で過飲食することで脾の運化作用が失調することである．湿邪には，経過が長い，停滞性の症状，水液の停滞，消化機能を傷害しやすいなどの特徴がある．

症状は，①滞留した痰湿が肺の宣散粛降機能を失調させることによる咳嗽，喀痰，②肺経の阻滞による胸悶，③痰が気道を塞ぐことで生じる気端，痰鳴などである．

10) その他

①風熱犯肺

病因は，風熱の邪を感受することである．風熱の邪は風邪と熱邪が結合したもので，熱邪には，症状が激しく進行が早い，火熱の症候，脱水や出血をきたしやすい，粘稠あるいは膿性の排泄物を生じるなどの特徴がある．これにより，肺衛の機能が失調することが原因である．

症状は，①宣散粛降機能低下による咳嗽・膿性喀痰，②風熱が上部を乱すことによる頭痛，咽喉痛，③熱邪による津液損傷から生じる口渇，④衛気と熱邪が抗争することによる発熱，⑤衛気の留滞による軽度の悪風悪寒などである．

②風寒犯肺

病因は，風寒の邪を感受することである．風寒の邪は風邪と寒邪が結合したものである．風邪には，突然発症する，変化が多い，表面，上部を犯しやすいなどの特徴があり，寒邪には，寒冷症状，薄い排泄物，疼痛，筋肉の引き攣りなどの特徴がある．これにより，肺機能が失調することが原因である．

症状は，①宣散粛降作用低下による咳嗽，喘息，喀痰，②鼻竅の通気が阻害されることによる鼻水，鼻閉，③風寒の邪の感受による無汗などである．また，肺は皮毛を主るので，表証を伴い，悪寒，発熱，身体痛が生じることがある．

③燥熱犯肺

病因は，燥邪，風熱による乾燥で，津液を損傷することにある．燥邪には，局所あるいは全身の乾燥症状という特徴がある．

症状は，①肺津損傷による肺の宣散粛降作用低下で生じる乾咳，少量粘稠の痰，咽喉あるいは鼻の乾燥，②気の停滞による胸痛，③燥邪が肌表を犯すことによる発熱，頭痛などである．

4.3.9 大腸の病理

　小腸より到達した食物残渣から水分を吸収し，糟粕を体外に排泄する作用がある．大腸の障害によって，便秘，下痢，腹部膨満などの症状が出現する．また，裏の肺の機能と連動することがある．このため，肺気に異常があることによって，大腸の症状が生じることもある．

4.3.10 腎の病理

1)　腎気虚

①腎不納気

　腎が気を納めることができない状態である．病因としては，先天性，久病，老化などがある．

　症状としては，①肺の粛降障害を伴う呼吸促進，②息切れ，③呼気の時間延長，吸気の時間短縮，④喘息などである．

②腎気不固

　腎気虚で，気の固摂作用失調によるものである．病因は，老化，先天の気の不足，久病，肉体疲労などである．（素問3-11）

　症状としては，①固摂作用失調をもとにした膀胱機能障害による頻尿，②蔵精機能低下による遺精，滑精，早漏，③腎虚状態である足腰の怠さ，精神疲労などである．『黄帝内経素問』脈要精微論篇（素問17-4）では，失禁を挙げている．

2)　腎陽虚

　腎陽が不足すると，温煦機能失調・生殖機能失調が発生する．病因としては，冷え症体質，久病，老化，性生活の不摂生などである．

　症状としては，①温煦作用失調による顔手足腰の冷え，腰痛，②生殖機能減衰によるインポテンツなどである．

3)　腎気滞

　気滞により生じる気虚，血虚などの症状として出現する．

4)　腎気逆

　納気が行われないため，肺の症状として咳嗽が現れる．腎気が亢進することにより，性早熟症，過成長などをきたす可能性が考えられる．

5)　腎血虚（腎精不足）

　精が不足する腎精不足と同義である．病因としては，精の先天不足，久病，後天的栄養喪

失，老化，肉体疲労などである．

症状としては，発育・成長不良，生殖機能不足による不妊症などが主体である．他にも，①髄海不足による眩暈，健忘，②耳に開竅する腎精の不足による難聴，耳鳴，③骨が養われずに生じる腰，膝の脱力や歯が抜けやすいこと，④脱毛と若白髪などがある．

6) 腎瘀血

典型例としては，腎梗塞に伴う血尿，腎機能低下症状が認められるが，通常は腎の血行障害に伴う気虚あるいは血虚等の症状が現れることが多い．

7) 腎津液不足

腎の津液不足によるものである．症状としては，①骨・髄・脳の滋養不良による眩暈，耳鳴，健忘，②骨格の滋養不良による足腰の怠さ，③体や口が陰液で滋養されないことによる体重減少，咽乾，④衝脈あるいは任脈の失調による月経過少，閉経などである．

8) 腎陰虚

腎陰虚は，腎陰が不足することであり，主に滋養失調と虚熱内生を特徴とする．病因としては，精の消耗過多，熱性の久病，温燥薬物の使用過多がある．

症状としては，①腎津液不足の症状に加えて，②陰虚火旺による虚熱症状，③虚火が心神や精室を乱すことによる不眠，遺精などである．

9) 腎水滞（腎虚水泛）

腎の水を主る機能が低下し，腎陽不足による津液代謝失調の状態である．典型的には，水腎症の病態が挙げられる．

症状としては，①温煦作用失調による足腰の冷え，②膀胱の気化失調による尿量減少，③水液の貯留による下肢の浮腫，④水邪の上逆による動悸，息切れ，喘息，痰鳴などである．『黄帝内経素問』水熱穴論篇（素問61-1）では，皮膚に水が溢れたものを胕腫と表現している．また，過労により腎の陰液が漏出して，さらに風邪に侵入された場合には，皮下の陰液が蓄積して風水となるとしている．（素問61-1）

4.3.11　膀胱の病理

膀胱は，腎による体液調節の結果生成された尿を貯留，排泄する作用をもつ．また，裏の腎の機能と連動することがある．気・血・津液の様々な障害とともに，膀胱の機能障害が現れる．

4.3.12　心包の病理

六藏六府と考える場合に登場する藏である．心包は心を被い保護しているので，様々な気・血・津液の障害とともに，心機能の障害が出現する．

4.3.13 三焦の病理

六藏六府と考える場合に登場する府である．三焦は気・血・津液の流通路であるので，気・血・津液の障害となって現れることになる．

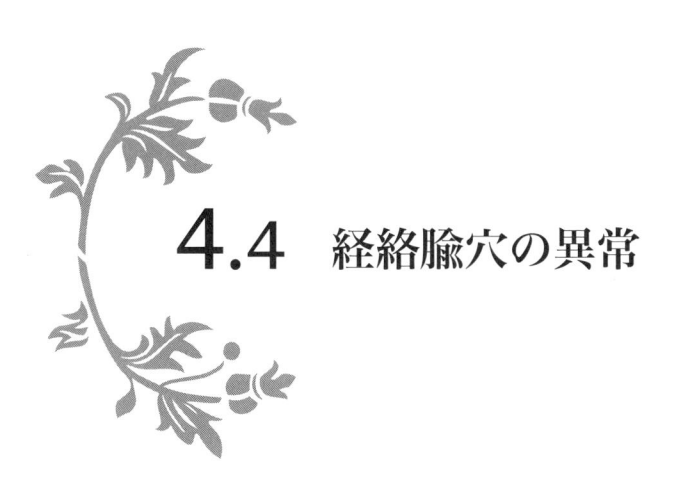

4.4 　経絡腧穴の異常

4.4.1 　経絡腧穴異常序説

経絡は，皮膚から藏府まで全身隈なく循っているため，種々の部位における異常が経絡に反映されることになる．藏府，九竅，四肢，全てにおいて，その異常反応が経絡に現れる．一方，経絡上に障害が発生すると，経絡を伝わって藏府，九竅，四肢に影響が現れることになる．

経絡上の障害は，経気が逆行する厥逆と，経気が枯渇あるいは消滅する終絶に分類される．厥逆により営衛の流れが阻止され，気血が十分に作用を発揮できなくなる．これは，『黄帝内経素問』厥論篇のほか，『黄帝内経霊枢』經脉篇には是動病として記載されている．終絶により，その経絡に関係する藏府等の生理現象が衰退することになる．これは，『黄帝内経素問』診要經終論篇，『黄帝内経霊枢』經脉篇・終始篇などに記載されている．

本項では主な症状を提示し，詳細については症候病態学に記載する．

4.4.2 　是動病と所正病

経脈に発生する病気は，是動病と所生病に分けることができる．

是動病は，外因がまず経脈に侵入して発生する病気で，病邪がまだ体表面にあるので比較的軽症である．刺激が藏府に伝わって，藏府に関係する症状を呈することもある．

所正病は，経脈と関連する藏府まで病邪が侵入して，さらに他の経脈へも影響が及んだりする病気で，病邪が体内深く侵入しているので比較的重症である．

これらの区別は，症状のみでは困難で，重篤度から判断される．

以上を表4.4.2-1にまとめて提示する．

表4.4.2-1：是動病・所生病・虚実の病状

経脈 (出典)	是動病	所生病	実	虚
肺手太陰之脉 (霊枢10-2)	病肺脹滿膨膨．而喘咳．缺盆中痛．甚則交兩手而瞀．此爲臂厥	欬上氣喘渴．煩心胸滿．臑臂内前廉痛．厥．掌中熱	肩背痛．風寒汗出中風．小便數而欠 寸口大三倍于人迎	肩背痛寒．少氣不足以息．溺色變 寸口反小于人迎
大腸手陽明之脉 (霊枢10-3)	病齒痛頸腫	目黄．口乾．鼽衄．喉痹．肩前臑痛．大指次指痛不用	當脉所過者熱腫 人迎大三倍于寸口	寒慄不復 人迎反小於寸口
胃足陽明之脉 (霊枢10-4)	病洒洒振寒．善呻數欠．顏黑．病至．則惡人與火．聞木聲．則惕然而驚．心欲動．獨閉戶塞牖而處．甚則欲上髙而歌．棄衣而走．賁響腹脹．是爲骭厥	狂瘧．温淫汗出．鼽衄．口喎脣胗．頸腫喉痹．大腹水腫．膝臏腫痛．循膺．乳．氣街．股．伏兔．骭外廉．足跗上．皆痛．中指不用	身以前皆熱．其有餘於胃．則消穀善飢．溺色黄 人迎大三倍于寸口	身以前皆寒慄．胃中寒．則脹滿 人迎反小于寸口
脾足太陰之脉 (霊枢10-5)	病舌本強．食則嘔．胃脘痛．腹脹．善噫．得後與氣．則快然如衰．身體皆重	舌本痛．體不能動搖．食不下．煩心．心下急痛．溏瘕泄．水閉．黄疸．不能卧．強立．股膝内腫厥．足大指不用	寸口大三倍于人迎	寸口反小于人迎
心手少陰之脉 (霊枢10-6)	病嗌乾．心痛．渴欲飲．是爲臂厥	目黄．脇痛．臑臂内後廉痛厥．掌中熱痛	寸口大再倍于人迎	寸口反小于人迎
小腸手太陽之脉 (霊枢10-7)	病嗌痛頷腫．不可以顧．肩似拔．臑似折	耳聾．目黄．頰腫．頸頷肩臑肘臂外後廉痛	人迎大再倍于寸口	人迎反小于寸口
膀胱足太陽之脉 (霊枢10-8)	病衝頭痛．目似脱．項如拔．脊痛．腰似折．髀不可以曲．膕如結．踹如裂．是爲踝厥	痔．瘧．狂癲疾．頭顖項痛．目黄．淚出．鼽衄．項背腰尻膕踹脚皆痛．小指不用	人迎大再倍于寸口	人迎反小于寸口
腎足少陰之脉 (霊枢10-9)	病飢不欲食．面如漆柴．欬唾則有血．喝喝而喘．坐而欲起．目䀮䀮如無所見．心如懸．若飢狀．氣不足則善恐．心惕惕如人將捕之．是爲骨厥	口熱．舌乾．咽腫．上氣．嗌乾及痛．煩心心痛．黄疸．腸澼．脊股内後廉痛．痿厥嗜卧．足下熱而痛	寸口大再倍于人迎	寸口反小于人迎
心主手厥陰心包絡之脉 (霊枢10-10)	病手心熱．臂肘攣急．腋腫．甚則胸脇支滿．心中憺憺大動．面赤．目黄．喜笑不休	煩心心痛．掌中熱	寸口大一倍于人迎	寸口反小于人迎
三焦手少陽之脉 (霊枢10-11)	病耳聾渾渾焞焞．嗌腫喉痹	汗出．目銳眥痛．頰痛．耳後肩臑肘臂外皆痛．小指次指不用	人迎大一倍于寸口	人迎反小于寸口
膽足少陽之脉 (霊枢10-12)	病口苦．善大息．心脇痛．不能轉側．甚則面微有塵．體無膏澤．足外反熱．是爲陽厥	頭痛頷痛．目銳眥痛．缺盆中腫痛．腋下腫．馬刀俠癭．汗出振寒瘧．胸脇肋髀膝外．至脛絶骨外踝前．及諸節皆痛．小指次指不用	人迎大一倍于寸口	人迎反小于寸口
肝足厥陰之脉 (霊枢10-13)	病腰痛不可以俛仰．丈夫㿉疝．婦人少腹腫．甚則嗌乾．面塵脱色	胸滿嘔逆．飧泄．狐疝．遺溺．閉癃	寸口大一倍于人迎	寸口反小于人迎

4.4.3　十二経脈の病理

1)　手太陰肺経の病理

経脈上の異常としては，上肢前面外側の疼痛，厥冷，痺れ，手掌の火照りなどがある．

関連する症候としては，喘咳，息切れ，胸苦しさ，胸の熱感などがある．

虚実でみると，実証では肩背部疼痛，自汗，中風，小便頻数，喘鳴などが，虚証では肩背部疼痛，寒気，呼吸頻数，小便変色などが認められる．

2)　手陽明大腸経の病理

経脈上の異常としては，喉頭の腫脹疼痛，上肢外側の疼痛，示指の疼痛などがある．

関連する症候としては，歯痛，鼻出血，口乾，鼻閉，鼻汁，咽頭痛などがある．

虚実でみると，実証では上肢外側の発熱腫脹などが，虚証では寒気，戦慄などが認められる．

3)　足陽明胃経の病理

経脈上の異常としては，顔面麻痺，前頸部の腫脹，前胸部・腹部・鼠径部・下肢前面・足背の疼痛，厥冷，痺れなどがある．

関連する症候としては，躁状態，鬱状態，鼻出血，鼻閉，鼻汁，消化吸収不良，腹部膨満，悪寒戦慄，他人との接触・光を嫌がる，木器の音に驚く，高所に登る，衣服を脱いで走り出す，胸膈部の動悸などがある．

虚実でみると，実証では身体前面の発熱，消化不良，空腹感増強，腹部膨満，小便黄色などが，虚証では身体前面の冷え，震えなどが認められる．

4)　手太陰脾経の病理

経脈上の異常としては，前胸部・心窩部・腋窩の圧迫感，下肢内側の腫脹疼痛，拇趾の麻痺などがある．

関連する症候としては，腹部膨満感，舌根部の強ばり，嘔吐，胃痛，噫（おくび），軟便，下痢，全身倦怠感，排便・放屁ですっきりするなどがある．

虚実でみると，実証では胸苦しさ，心窩部痛，腹部腫瘤，大腿・膝内側の腫脹などが，虚証では黄疸，不眠，厥冷，拇趾の麻痺などが認められる．

5)　手少陰心経の病理

経脈上の異常としては，心臓部痛，上肢前面内側の疼痛，手掌の火照りと疼痛などがある．

関連する症候としては，口渇，脇の疼痛などがある．

虚実でみると，実証では胸脇痛などが，虚証では眩暈，黄疸，厥冷，手掌の火照りと疼痛などが認められる．

6)　手太陽小腸経の病理

経脈上の異常としては，頸部の腫脹，後方を振り返ることができない，肩・上腕の激しい疼痛，頸・肩・上肢後面内側の疼痛などがある．

関連する症候としては，喉頭・下顎の腫脹疼痛，難聴などがある．

虚実でみると，実証では面頬腫脹，頸部・喉頭・肩峰・上腕・前腕の疼痛などが，虚証では眩暈，難聴などが認められる．

7)　足太陽膀胱経の病理

経脈上の異常としては，頭頂部痛，後頭部痛，体幹後面・下肢後面の疼痛，小趾の麻痺などがある．

関連する症候としては，脊柱の疼痛，眼の疼痛，鼻出血，鼻汁，痔，瘧（おこり：間欠性の悪寒戦慄，高熱，発汗を特徴とする病気），精神異常，てんかんなどがある．

虚実でみると，実証では精神異常，てんかん，頭頂部痛，後頭部痛，体幹後面・下肢後面の疼痛などが，虚証では小趾の麻痺などが認められる．

8)　足少陰腎経の病理

経脈上の異常としては，腰部・大腿内側の疼痛，冷え，痺れ，足底の火照り，口腔内・咽頭部の炎症などがある．

関連する症候としては，空腹感があっても食欲がない，顔面が黒ずむ，呼吸困難，咳嗽，血痰，立ちくらみ，寝ることを好んで起き上がらない，心配性でびくびくするなどがある．

虚実でみると，実証では咽頭腫脹疼痛，気の逆上，脊柱大腿内側後方の疼痛などが，虚証では咽頭口腔の乾燥，黄疸，下痢，筋萎縮，厥冷，横になる，足底の熱痛などが認められる．

9)　手厥陰心包経の病理

経脈上の異常としては，心臓部痛，腋窩の腫脹，上肢の引き攣り，手掌の火照り，季肋部の支えなどがある．

関連する症候としては，胸苦しい，顔色が赤い，精神不安定などがある．

虚実でみると，実証では胸苦しさ，心臓部痛などが，虚証では手掌の火照りなどが認められる．

10)　手少陽三焦経の病理

経脈上の異常としては，耳後から肩上部・上肢後面にかけての疼痛，環指の麻痺，外眼角から頬の疼痛，難聴などがある．

関連する症候としては，咽頭・喉頭の炎症，発汗，意識減損などがある．

虚実でみると，実証では外眼角疼痛，面頬腫脹，肩・上腕・前腕外側の疼痛などが，虚証では環指の麻痺などが認められる．

11) 足少陽胆経の病理

経脈上の異常としては，外眼角・側頭部・顎関節・鎖骨上窩・体幹外側・下肢外側の疼痛，環指の麻痺，寝返りがうてない，足が外反して火照るなどがある．

関連する症候としては，口が苦い，よく溜息をつく，胸脇部疼痛，顔面がくすむ，皮膚が乾燥して艶がない，頸部リンパ節の結核性炎症などがある．

虚実でみると，実証では外眼角疼痛，頸部腫脹などが，虚証では胸脇部・大腿・膝外側の怠さ，環指の麻痺などが認められる．

12) 足厥陰肝経の病理

経脈上の異常としては，男性では疝気，女性では腹部膨満感，遺尿，尿閉，腰痛，俯いたり仰向いたりできない，季肋部の腫脹などがある．

関連する症候としては，嘔吐，重症の下痢，口渇，顔面が煤けて青黒くなるなどがある．

虚実でみると，実証では胸脇部膨満，嘔吐，気逆などが，虚証では消化不良，疝気，遺尿，排尿困難，排便困難などが認められる．

4.4.4 奇経八脈の病理

1) 督脈の病理

背骨の強ばり，後弓反張，頭痛，足の冷えと疼痛，痔，下腹部から胸へ衝き上げる疼痛，心臓部痛，浮腫，遺尿，女性の不妊などがある．

虚実でみると，実証では背骨の強ばり，後弓反張，てんかん，脳炎・脳症，下腹の気が昇って心を衝き上げる衝疝，排尿困難である癃，痔などが，虚証では頭重感，遺尿，女子の不妊などが認められる．

『黄帝内経素問』骨空論篇（素問60-4）でも，以下のような記述がある．脊椎の強ばり，反折がある．下腹部から気が衝き上げて心の影響を及ぼし，大小便が不通となる．これを衝疝という．女子では不妊，痔，遺溺，咽の乾きなども併発する．

2) 任脈の病理

男性の疝気，女性の帯下，月経異常，腹部皮膚の疼痛・瘙痒感などがある．

虚実でみると，実証では腹部腫瘤，帯下，衝疝などが，虚証では女子の不妊などが認められる．

『黄帝内経素問』骨空論篇（素問60-3）でも，以下のような記述がある．男子では腹内に積が結した七疝（五藏の疝と狐疝，癩疝），女子では白色あるいは赤色の帯下，癥瘕，積聚がある．

3) 衝脈の病理

気が逆上して衝き上げ，腹痛が突然発生する．

虚実でみると，実証では腹痛，腹部腫瘤，衝疝などが，虚証では女子の流産などが認められる．

『黄帝内経素問』骨空論篇（素問60-3）でも，以下のような記述がある．気の逆上と裏急という腹中の引き攣れがある．

4)　帯脈の病理

腰中が脹満して，腰が抜けたようになり，水中に座しているような感覚が発生する．

虚実でみると，実証では帯下などが，虚証では運動麻痺，足萎縮などが認められる．

5)　陰蹻脈の病理

陽側は弛緩し，陰側には強直緊張が出現する．足の内反などに相当する．

虚実でみると，実証では下腹痛，腰痛，陰疝などが，虚証では遺尿などが認められる．

6)　陽蹻脈の病理

陰側は弛緩し，陽側には強直緊張が出現する．足の外反などに相当する．

虚実でみると，実証では眼痛，身体強直などが，虚証では足小趾の麻痺などが認められる．

7)　陰維脈の病理

常に心痛を病む．

虚実でみると，実証では胸脘痛，腰痛などが，虚証では遺尿，排尿困難，消化不良などが認められる．

8)　陽維脈の病理

常に寒熱に関する症状が出現する．

虚実でみると，実証では悪寒発熱などが，虚証では背面・側面の怠さ，運動麻痺などが認められる．

4.4.5　絡脈の病理

1)　手太陰経絡脈の病理

実証では，拇指後部の鋭骨部と手掌が発熱する．虚証では，欠伸し，小便を失禁し，頻尿となる．（霊枢10-24）

2)　手少陰経絡脈の病理

実証では，胸膈の支持が不十分となり，同部位に不快感が発生する．虚証では，言語不能となる．（霊枢10–25）

3)　手厥陰経絡脈の病理

実証では，心痛が発生する．虚証では，頭部が硬直し，頸の運動が制限される．（霊枢

10–26)

4) 手太陽経絡脈の病理

実証では，関節が弛緩し，特に肘関節が障害される．虚証では，疣贅が発生しやすい．（霊枢 10–27)

5) 手陽明経絡脈の病理

実証では，齲歯，難聴が出現する．虚証では，歯の冷感，胸膈の閉塞感などが出現する．（霊枢 10–28)

6) 手少陽経絡脈の病理

実証では，肘関節が強直して伸展できなくなる．虚証では，肘関節が弛緩してしまう．（霊枢 10–29)

7) 足太陽絡脈の病理

実証では，鼻汁，鼻閉，頭部背部の疼痛が発生する．虚証では，鼻閉，鼻出血が発生する．（霊枢 10–30)

8) 足少陽絡脈の病理

実証では，脈気が厥逆する．虚証では，足が怠くなり，立ち上がることができなくなる．（霊枢 10–31)

9) 足陽明絡脈の病理

脈気が厥逆する場合には，喉が麻痺し，突発的に発声困難となる．実証では，癲狂の状態となる．虚証では，足が弛緩し，脛部の筋が萎縮する．（霊枢 10–32)

10) 足太陰絡脈の病理

厥気が逆上する場合には，霍乱（激しい下痢嘔吐）となる．実証では，腸内の疼痛が移動せず持続する．虚証では，腹満して鼓脹となる．（霊枢 10–33)

11) 足少陰絡脈の病理

脈気が厥逆する場合には，心中煩悶する．実証では，小便不利となる．虚証では，腰痛が常時出現する．（霊枢 10–34)

12) 足厥陰絡脈の病理

脈気が厥逆する場合には，常に睾丸が腫脹し，突然疝気が出現する．実証では，陰茎が硬直し，勃起が持続する状態となる．虚証では，陰部掻痒感が激しい．（霊枢 10–35)

13) 任脈絡脈の病理

実証では，腹部皮膚の疼痛が出現する．虚証では，腹部の掻痒感が出現する．（霊枢10-36）

14) 督脈絡脈の病理

実証では，脊柱が硬直する．虚証では，頭重感があり，頭部が震える．（霊枢10-37）

15) 脾大絡の病理

実証では，身体全体に疼痛が発生する．虚証では，全身の関節が弛緩してしまう．（霊枢10-38）

4.4.6 十二経筋の病理

十二経筋の障害については，『黄帝内経霊枢』経筋篇に詳細な記述がある（表4.4.6-1）．

表4.4.6-1 十二経筋の障害と病名

経筋	障害	病名	出典
足太陽之筋	小指支跟腫痛．膕攣．脊反折．項筋急．肩不擧．腋支缺盆中紐痛．不可左右搖	仲春(二月)痺	（霊枢13-1）
足少陽之筋	小指次指支轉筋．引膝外轉筋．膝不可屈伸．膕筋急．前引髀後引尻．即上乘次季脇痛．上引缺盆膺乳．頸維筋急．從左之右．右目不開．上過右角．並蹻脉而行．左絡于右．故傷左角．右足不用．命曰維筋相交	孟春(正月)痺	（霊枢13-2）
足陽明之筋	足中指支脛轉筋．脚跳堅．伏兔轉筋．髀前腫．㿉疝．腹筋急．引缺盆及頬．卒口僻．急者．目不合．熱則筋縱．目不開．頬筋有寒．則急引頬移口．有熱．則筋弛縱緩不勝收．故僻	季春(三月)痺	（霊枢13-3）
足太陰之筋	足大指支内踝痛．轉筋痛．膝内輔骨痛．陰股引髀而痛．陰器紐痛．下引臍兩脇痛．引膺中脊内痛	仲秋(八月)痺	（霊枢13-4）
足少陰之筋	足下轉筋．及所過而結者．皆痛及轉筋．病在此者．主癇瘛及痙．在外者．不能俛．在内者不能仰．故陽病者．腰反折．不能俛．陰病者．不能仰	孟秋(七月)痺	（霊枢13-5）
足厥陰之筋	足大指支内踝之前痛．内輔痛．陰股痛轉筋．陰器不用．傷於内．則不起．傷於寒．則陰縮入．傷於熱．則縱挺不收	季秋(九月)痺	（霊枢13-6）
手太陽之筋	小指支肘内鋭骨後廉痛．循臂陰．入腋下．腋下痛．腋後廉痛．繞肩胛．引頸而痛．應耳中鳴痛．引頷．目瞑．良久乃得視．頸筋急．則爲筋瘻頸腫．寒熱在頸者．其痛當所過者．支轉筋	仲夏(五月)痺	（霊枢13-7）
手少陽之筋	當所過者．即支轉筋．舌卷	季夏(六月)痺	（霊枢13-8）
手陽明之筋	當所過者．支痛及轉筋．肩不擧．頸不可左右視	孟夏(四月)痺	（霊枢13-9）
手太陰之筋	當所過者．支轉筋痛．甚成息賁．脇急吐血	仲冬(十一月)痺	（霊枢13-10）
手心主之筋	當所過者．支轉筋．前及胸痛息賁	孟冬(十月)痺	（霊枢13-11）
手少陰之筋	内急．心承伏梁．下爲肘網．當所過者．支轉筋筋痛	季冬(十二月)痺	（霊枢13-12）

註：特に，足陽明経の筋，手太陽経の筋においては，口目に症状が出現することに注意が必要である．（霊枢13-12）

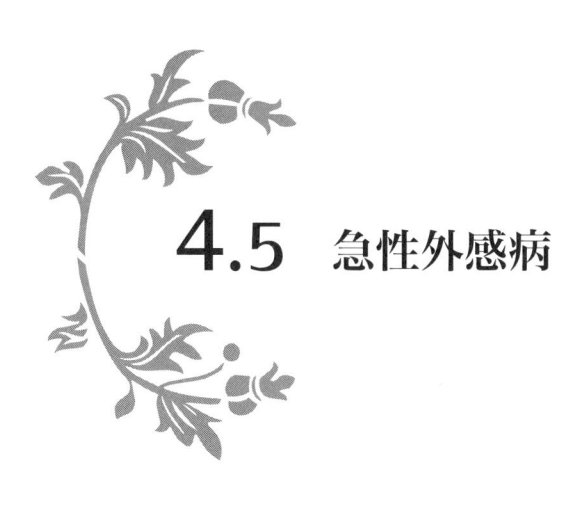

4.5 急性外感病

4.5.1 急性外感病序説

　感染症などの急性熱性疾患については，『傷寒論』にある三陰三陽病の分類あるいは，『温熱論』，『温病条弁』にある衛気営血，三焦による分類に基づく診断を行う．『傷寒論』では，熱邪による疾患があることを述べているが，寒邪による急性熱病である傷寒を中心にして解説している．このため，後世になり温病に対する治療を確立する必要がでてきた．清代になり『温熱論』，『温病条弁』，『温熱経緯』という温病学として整理された書物が出現した．

4.5.2 六経弁証

　『傷寒論』における六病位は，まずは大きく陽病期と陰病期に分けられ，それぞれ三期ずつに分類される．各篇の冒頭には，それぞれの病期の特徴が簡潔に述べられている．

　陽病期は，太陽病・陽明病・少陽病に分類され，身体の病邪に対する抵抗力が盛んな時期を示す．これらの経過に関しては，病邪の勢いと身体の抵抗力との関係で種々の経過を取る．抗病力の弱い場合には，陽病期から陰病期に移行することもある．場合によっては，陽病期を経ずに，いきなり陰病期から始まることもある．

　陰病期は，病邪に対する身体の抵抗力が弱まった状態を示す．通常は，陽病期に治癒せず遷延化した場合に陽病期から陰病期に移行してくる．しかし，平素の体力が衰えている場合などには，直接陰病から始まることもある．太陰病，少陰病，厥陰病期に分けられる．

　一般的な傷寒は，三陰三陽病の最初である太陽病の間に回復することが多いが，拗れると陽明病あるいは少陽病，さらには太陰病→少陰病→厥陰病と進行悪化する．この六つの病期は，おおよそ八綱により分類されうる．病位の移動について，図4.5.2-1に示す．なお，直中について，病邪が陽経から伝搬しないで，発症後直ちに三陰の症状を呈することを指すとする説もある．

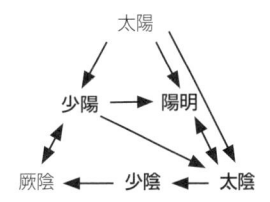

図4.5.2-1：病位の移動
　傷寒論における六病位が変化するパターンを三角形で表現した．
　病位は通常，太陽病で発症するが，場合により太陽病以外で発症することがある．これを直中といい，図の太字で示した病位にはその可能性がある．

1) 太陽病

外邪が体表の浅い部位に侵入した段階である．症状としては，脈浮，頭痛，首筋の張り，悪寒，悪風，発熱，関節痛，筋肉痛などがある．病状が軽く，自汗あり，脈浮緩を呈する中風と病状が重篤で，無汗，脈浮緊を呈する傷寒に分類される．八綱分類では，表証（寒熱，虚実各々ある）となる．

中国では，対応する経脈の障害，あるいは経脈が属する藏府の障害として捉える．太陽病では，経証としては，足太陽膀胱経に症状が現れやすく，上述した傷寒証と中風証がある．府証としては，膀胱経では蓄水証として口渇，嘔吐，尿量減少などが，小腸経では蓄血証として下腹部硬満，狂躁などが出現する．

2) 陽明病

外邪が身体内部（裏）に侵入した段階である．症状としては，熱，腹満，腹痛，譫語(うわ言)，便秘などがある．八綱分類では，裏熱実証となる．

中国での捉え方としてみると，経証としては，胃経・大腸経ともに症状が現れやすく，高熱，発汗，煩渇，脈洪大などが出現する．府証としても，胃経・大腸経ともに症状が現れやすく，高熱，悪熱，日晡潮熱，譫語，腹痛，拒按，便秘，舌黄厚苔などを呈する．

3) 少陽病

外邪が半表半裏に侵入した段階である．症状としては熱と寒気が交互に来る，口が苦く，粘つく，フワフワと浮いたような感じがするなどがある．八綱分類では，半表半裏熱実証あるいは半表半裏熱虚証となる．なお，体表を表，体表より内部を裏，さらに，消化管内を内，消化管外を外とする分類を用いるのなら，半表半裏ではなく，半外半裏と表現すべきとする考え方がある．

中国での捉え方としてみると，経証としては，胆経では，胸脇苦満などが出現する．三焦経では，脇下痞鞕などが現れる．府証としては，胆経では，口苦，咽乾，目眩などを呈する．三焦経では，口渇，腹痛，心下悸，小便不利，微熱，咳嗽などを呈する．

4) 太陰病

外邪が裏に侵入したが，まだ病状が軽度な段階である．症状としては，腹満，嘔吐，腹痛，下痢などがある．八綱分類では，裏寒虚証となる．

中国での捉え方としてみると，経証としては，手太陰肺経は皮毛との関係で足太陽膀胱経に包含されるため，肺経の病状を呈しない．脾経についても，前胸部・心窩部・腋窩の圧迫感，下肢内側の腫脹疼痛，拇趾の麻痺などの可能性が考えられるが，通常出現しない．藏証では，脾経において腹満，腹痛，悪心，嘔吐，食欲不振，下痢，口渇がない，温めると気持ち良いなどを呈する．

5) 少陰病

　外邪が裏に侵入し，病状が重篤化してきた段階である．症状としては，太陰病の症状の他，倦怠感が強く，ただ寝ていたいような状態で，顔面蒼白，悪寒，手足の冷えなどがあるが，患者自ら訴えることが少ない．八綱分類では，裏寒虚証となる．ただし，表寒虚証を兼ねることもよくある．

　中国での捉え方としてみると，経証としては，手少陰心経，足少陰腎経ともにありうるが，症状の発現はまれである．藏証としては，心経では元気がない，うとうとする，冷える，蹉臥などが認められる．腎経では，消化不良，下痢，多尿などが認められる．心腎の陰液が消耗して，熱化症状を呈することもある．

6) 厥陰病

　六経病変の最後の段階である．外邪が裏まで侵入し，抵抗力も非常に低下した状態であるが，最期の力を振り絞るように外邪に抵抗して，熱と寒が錯雑する段階である．症状としては，動悸，胸中煩悶，食欲不振，嘔吐，下痢などがある．八綱分類では，裏虚証，寒熱錯雑証となる．ただし，表証を兼ねることもよくある．

　一方，中国では，肝による疏泄，心包による三焦を介して，熱を全身に布散する機能が低下することで，君火・相火の陽熱の布達が障害され，寒熱錯雑，厥をきたす病態と捉える．経証より藏証が中心となる．肝，心包の両者が影響を及ぼしあって複雑な病態となることが多い．上熱下寒，厥と熱の交互出現，厥が中心の病状，熱が中心となるが厥冷を合併する病状，熱が中心の病状などを呈する．

7) 合病と併病

　合病は，二経あるいは三経が同時に邪を受けたことを指す．一方，併病は，一経の症状が解除されないうちに，さらに別の一経に邪が伝搬して，その経の症状も呈するものを指す．

4.5.3　衛気営血弁証

　衛気営血弁証は，清代の葉天士が『温熱論』で示した温病の弁証方法である．『黄帝内経』の衛気営血の記述をもとに，温熱の邪が侵入する過程と治療法が提示されている．寒邪以外，特に熱邪による急性熱病を温病といい，傷寒に対比される．傷寒は冬に発症しやすいが，温病は夏から秋にかけて発症しやすい．傷寒では病証の進行とともに気あるいは陽熱が損傷されていくが，温病では津液が損傷されていくと考えられている．温病は，初期には上焦にあって病位は浅く症状は軽いが，順次中焦，下焦に伝わり次第に深く入り込み，重症化していく．温病は，外邪の侵入段階によって，衛分証・気分証・営分証・血分証に分類される．これは，三焦の弁証へと発展させる基本となったもので，病変の深浅を段階層症状として四分類したものである．この四病期は，八綱により分類されうる．

1) 衛分証

皮毛が邪を受けて，内で肺に合う病態である．上焦病の初期に相当する．症状・所見としては，発熱，微悪寒，無汗あるいは少汗，頭痛，身痛，鼻閉，咳嗽，薄白苔，脈浮などがある．八綱分類では，表熱証となる．

さらに，①表熱犯肺証，②肺衛鬱熱証，③陰暑，④湿温初期に分類される．

2) 気分証

表の熱邪が裏に入った初期の段階をいう．症状・所見としては，発熱，悪熱，発汗，口渇，嘔吐，腹満，腹痛，潮熱，譫語，薄黄苔，脈滑数・洪大などがある．

さらに，①熱邪犯肺証，②胸膈鬱熱証，③小結胸証，④燥邪犯肺証，⑤腸胃熱盛証，⑥腸胃熱結証，⑦脾胃湿熱証，⑧傷暑に分類される．

3) 営分証

熱邪がさらに裏に入った段階をいう．上焦にある熱邪が逆転して心包に伝入する場合もある．症状・所見としては，意識不明，煩躁，不眠，譫語，口唇乾燥，舌紅色，脈数などがある．

さらに，①熱傷営陰証，②熱入心包証に分類される．

4) 血分証

熱邪が血に入った病態である．症状・所見としては，意識不明，発狂，痙攣，吐血，鼻出血，下血，発疹，舌深紅色，脈細数・弦数などがある．

さらに，①熱入血分証，②熱極生風に分類される．

5) 心包証

温病の最終段階として，心包証を加えることがある．これは，心包を蒙閉する病証であり，意識障害が主症状となる．この場合，営分証，血分証には意識障害は発生しないとする．

4.5.4 三焦弁証

三焦弁証は，清代の呉鞠通が『温病条弁』で提示した温病の弁証方法である．葉天士の衛気営血弁証を包含しながらも，上焦から下焦へと伝変していくことを重視した方法論である．病変を上焦・中焦・下焦の三段階に分類し，風温・温熱・温疫・温毒・冬温・伏暑・湿温・秋燥などの病因が異なる温病について分析している．衛気営血弁証に比し，藏府，病邪との関連性が詳細に検討されている．

1) 上焦証

手の太陰肺経と手の厥陰心包経という二つの経と藏を指す．症状としては，肺経では悪寒発

熱，自汗，頭痛，咳嗽などを呈する．心包経では煩躁，不眠，意識不明，譫語，四肢厥冷などを呈する．肺は気を主り，皮毛を主る．心包は血を主り，神明を通じる．熱邪はまず肺を犯す．一般的には熱邪は肺から胃に伝入する．これを順伝という．もし，肺から心包に伝わると煩燥，意識障害などが出現し，これを逆伝という．

さらに，①風熱犯肺，②暑邪犯衛，③温燥，④逆伝心包，⑤邪熱阻肺に分類される．風熱犯肺は，太陰肺経の障害であり，衛気営血弁証における衛分証に相当する．邪熱阻肺は，衛気営血弁証における気分証の熱邪犯肺証に相当する．

2) 中焦証

足の陽明胃経と足の太陰脾経という二つの経と藏府を指す．症状としては，胃経では悪熱，発汗，口渇などを呈する．脾経では不渇，体痛，胸の支え，悪心，嘔吐などを呈する．陽明は燥を，太陰は湿を主る．上焦の熱邪は，陽明あるいは太陰に伝入する．胃に伝入した場合の方が，燥の症状が強く出る．

さらに，①胃経熱盛，②腸道熱結，③湿温に分類される．胃経熱盛は，衛気営血弁証における気分証の腸胃熱盛証に相当する．腸道熱結は，衛気営血弁証における気分証の腸胃熱結証に相当する．湿温は，衛気営血弁証における気分証の脾胃湿熱証に相当する．

3) 下焦証

足の少陰腎経と足の厥陰肝経という二つの経と藏を指す．症状としては，腎経では手足煩熱，心煩不眠，身熱面赤などを呈する．肝経では熱厥，手足蠕動，痙攣，脅えなどを呈する．腎は陰を，肝は血を主る．この段階になると，津液が枯濁し，さらに進行すると血を傷つけて陰が消耗してしまう．

さらに，①熱灼真陰，②虚風内動に分類される．熱灼真陰は，衛気営血弁証における血分証の熱入血分証に相当する．

5

病因
病機学

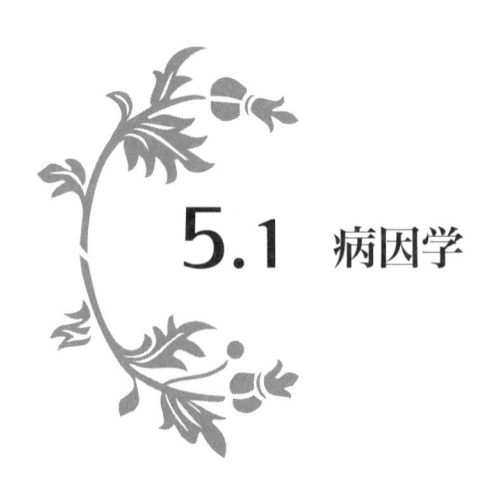

5.1 病因学

5.1.1 病因学序説

病因は，疾病発生の素因であり，外因・内因・不内外因の三種類に分類される．外因は外部から入ってきたもの，内因は内部から起こったもの，不内外因は外因・内因の範囲に属さないもので，創傷，虫獣などによる障害などである．『黄帝内経素問』經脉別論篇（素問 21–2）では，春夏秋冬，陰陽の変化において病気が生じ，その大きな原因として飲食・精神・労働の過度によることが常道であると述べている．『黄帝内経素問』調經論篇（素問 62–10）には，人体が邪を受ける場合，表面の陽である場合には風雨寒暑の邪であることが，裏である陰である場合には飲食居住・房事・喜怒哀楽などの感情の変調による邪であることが多いと述べられている．『黄帝内経霊枢』口問篇（霊枢 28–1）・順氣一日分爲四時篇（霊枢 44–1）にも同様の記載がある．

三因による分類は，『金匱要略』，『三因極一病証方論』で行われている．以下に述べる分類は，『三因極一病証方論』とほぼ同様であるが，内因に痰・飲食・虫を含めた点で『三因極一病証方論』とは異なる．『三因極一病証方論』では，六淫を外因，七情を内因，その他を全て不内外因に分類している．『金匱要略』では，病証の部位の深浅によっている．

5.1.2 外因

外因は，六淫が主である．すなわち，風邪・寒邪・暑邪・湿邪・燥邪・火邪である．風・暑・湿・燥・寒は，四季の正常な気候であり，各々春・夏・長夏・秋・冬に相当する．そして，これらは五気と称される．風・暑・湿・燥・寒は全て，中でも暑は熱であり，熱極まれば火と化すことから，火を加えて六気と称し，正気ともいう．『黄帝内経霊枢』五變篇（霊枢 46–1）では風・雨・寒・暑の四つを挙げている．

六気は，本来正常な気候であるが，時期に外れた気が現れると異常な気候となり，これを邪気と称し，各々合わせて六淫という．暑と燥の二つの気は各々夏・秋の二つの季節に主として現れるが，他の四つの気はいずれの季節にも発現する．『黄帝内経素問』陰陽應象大論篇（素問 5–6）では「風勝則動.熱勝則腫.燥勝則乾.寒勝則浮.濕勝則濡寫」と表現されている．また，外因により気が損傷を受けるとしている．（素問 5–7）また，天の邪気は五藏を害し，地の湿気は皮肉筋脈を害するとしている．（素問 5–19）

1) 風

　よく動き，よく変化し，最も広い範囲に流行し，季節の違い，あるいは気候に伴って転化するという性質がある．このため，風温・風熱・風寒の相違がある．『黄帝内経素問』金匱眞言論篇（素問4-1）では，自然界に八風があり，八風が風邪となり人体の経脈を障害すると，各々五藏に障害が及び，その邪風を五風と称している．また，陰陽應象大論篇（素問5-7）では，春に風邪に損傷されると夏に飧泄を発症するとしている．寒熱が発生するとも述べている．（素問17-10）『黄帝内経霊枢』論疾診尺篇（霊枢74-9）でも同様で，後泄腸澼としている．『黄帝内経素問』平人氣象論篇（素問17-11）では，風邪・寒邪によって癰腫・筋攣・骨痛が生じるともしている．さらに，他の邪気と結合して風暑・風湿・風燥・風火などとなる．このため，風は百病の長と称される．風邪に感染して軽症のものは傷風，重症で経絡藏府に及ぶものは中風といわれる．一方，内から生じる風邪がある．陰血の虧損，痰・火・熱が激しいことにより発症するもので，外風に対して内風と呼ばれる．『黄帝内経霊枢』五色篇（霊枢49-4）では，風邪は諸病の元としている．

2) 寒

　陰邪であり，吸引すなわち収縮と拘急の性質をもつ．寒邪が体表を犯す場合は傷寒，直接裏を犯す場合は中寒と呼ばれる．傷寒では伝変して熱に転化することがあるが，中寒では熱に転化することは極めて少ない．寒邪は，最も陽気を犯しやすい．一方，嘔吐・腹痛・下痢・四肢冷却などは，寒が内から生じたものであり，内寒と呼ばれる．『黄帝内経素問』陰陽應象大論篇（素問5-7）では，冬に寒邪に損傷されると春に温病を発症するとしている．『黄帝内経霊枢』論疾診尺篇（霊枢74-9）でも同様で，痺熱としている．『黄帝内経霊枢』五色篇（霊枢49-4）では，厥逆は寒湿が原因としている．

3) 暑

　熱の性質をもつ．暑邪が表を犯す場合は傷暑，裏を犯す場合は中暑，中暍，あるいは陽暑と呼ばれる．盛暑の季節でも冷をとることにより，悪寒・発熱・頭痛などをきたすことがあり，これらに腹痛・下痢を伴った場合には陰暑といわれる．暑邪は，陽気，陰液ともに消耗させるので虚労の状態を引き起こす．これを暑療という．暑気は，往々にして湿気を挟有していることがある．『黄帝内経素問』陰陽應象大論篇（素問5-7）・瘧論篇（素問35-3）では，夏に暑邪に損傷されると秋に痎瘧を発症するとしている．『黄帝内経霊枢』論疾診尺篇（霊枢74-9）・歳露論篇（霊枢79-1）でも同様である．

4) 湿

　重く粘稠の邪であり，除去しにくい性質がある．外因としては，霧露あるいは雨により湿気が多いことを指す．美食，刺激物あるいは冷性の果実，多脂性物の摂取により，脾陽の運化機能が失調し，内から湿が生じたものを内湿という．風邪あるいは寒邪と結合すると，各々風湿，風寒と呼ばれるが，比較的治しやすい．熱邪と結合した場合には，治し難い．『黄帝内経素問』陰陽應象大論篇（素問5-7）では，秋に湿邪に損傷されると冬に咳嗽を発症するとして

いる．『黄帝内経霊枢』論疾診尺篇（霊枢74-9）でも同様で，咳嗽としている．『黄帝内経霊枢』五色篇（霊枢49-4）では，厥逆は寒湿が原因としている．

5) 燥

乾燥症状が特徴である．外因としての燥邪に感受すると，多くは上焦にあって傷風に類似する症状がみられる．一方，津・血の内虧により燥症状が出現しやすくなり，この場合，内傷による燥証と呼ばれる．内傷燥証の範囲は，比較的広い．

6) 火

一つの熱邪である．火が灼熱すれば，三焦に及ぶ．重症の場合には，血が妄行して燎原に燃え広がる火を思わせるような勢いで拡大していくことがある．五藏もまた火に変化することがあり，五志の火という．肝胆の火（相火）は，最もよくみられるものである．多くは，実火である．陰虚内熱の場合には，虚火である．『黄帝内経素問』脈要精微論篇（素問17-10）では，熱邪に相当する癉により消中（多食しても飢餓感が強い病態）を生じるとしている．

7) 注意事項

外感症状とは，六淫が原因で発病するもので，風・寒・暑・湿・燥・火の諸邪が肌表を侵犯して現われる病状をいう．一方，中寒など直接裏を犯す場合もある．この場合も外邪による病に属するが，外感病とはいわない．内風，内寒，内湿などは六淫と似た名称であるが，性質は異なるため厳格に区別すべきである．また，外因と内因が錯雑して双方の症状がみられる場合には，治法が各々異なるため，明確な弁別が必要である．

激しい症状をもつ伝染性疾患を疫癘といい，この邪も外から身体を犯す外邪といえるが，通常の六淫の邪とは異なると判断されている．癘とは，自然界に存在する一種の毒戻の気（猛烈な伝染性疾患を発生させる邪気）で，健康上甚だ危害の大きいものであるためである．これらの疫癘は，寒疫と瘟疫に分類される．

六淫の邪に感受しても，すぐ発病するわけではない．このような邪を伏邪という．邪が侵入して直ちに発病する新感と伏邪とは，相対的なものである．この主要な鑑別点としては，各々症状の表と裏，軽と重，伝変の遅速などである．

5.1.3　内因

内因は七情が主であるが，痰・瘀・寄生虫なども重要な原因といえる．『黄帝内経素問』陰陽應象大論篇（素問5-7）では，内因により形が損傷を受けるとしている．

1) 七情

憂・思・喜・怒・悲・恐・驚である．七情の発病は一種の情志病で，外界の刺激の相違により精神の変化も異なる．七情が原因で発生した病変は，主として気の変化である．気と血は不可分なものであるから，病状が更に進行すれば，血にも影響する．七情による病変の初期に

は，多くは実証である．外因の場合と異なり，七情の内因の影響を受けた場合には，既に精神上の変化が発生し，内面的生活状況も変化しているため，内因としての刺激が存在しなくなった後も症状を回復させることは困難である．『黄帝内経素問』陰陽應象大論篇（素問5-7）では，過度の怒が陰を損傷し，過度の喜が陽を損傷するとしている．（霊枢66-2）

2） 痰

脾陽が衰弱して水湿が変化せずに凝集する場合，肺熱により津液が濃縮される場合などにより痰が形成される．痰の主要症状は咳痰であるが，経絡に流れ込んで発生する四肢麻痺，舌体の強直，瘰癧，癭瘤などの症状も出現することがある．さらに他の邪と結合して寒痰・熱痰・燥痰・湿痰・風痰などになると，症状は複雑となる．

3） 飲食

節度のない食事摂取は，胸膈痞悶・脘腹脹痛・吐逆呑酸，あるいは悪寒・発熱・頭痛・下痢を起こす．これを傷食という．消化力が弱く，多食できず，多食により軟便になるものを脾虚という．そして，食べられるが消化しないことを胃強脾弱，飢餓感があるが食べることができないことを脾強胃弱という．『黄帝内経素問』陰陽應象大論（素問5-19）では，水穀の寒熱は六府に害を及ぼすとしている．

4） 虫

腸寄生虫感染と癆虫（結核菌）による癆瘵，すなわち伝屍癆が属する．

5.1.4 不内外因

疾病の発生が思いもよらず，症状が重症であるが，内因とも外因とも判断されないものを不内外因と呼ぶ．

1） 房室傷

過度の色欲が正気を損傷させることである．身体が虚弱になるばかりでなく，病邪に罹患しやすくなる．

2） 金刀傷

刀・剣による創傷あるいは打撲損傷類を指す．

3） 熱傷火傷

熱湯による熱傷あるいは火による熱傷を指す．

4） 中獣傷

毒蛇・猛獣による咬傷ならびに蛇毒などによる中毒症状を指す．

5) 中毒

　一般には食物あるいは薬物による中毒を指す.

5.1.5 『黄帝内経霊枢』百病始生篇における病因の考え方

1) 三部

　喜怒に節度がなければ藏を傷害し，藏が傷害されると病は陰分より発生する．清湿の邪気が天の時や人の正気の虚を襲うと，病は身体下部より発生する．風雨の邪気が，天の時や人の正気の虚を襲うと，病は身体上部より発生する．これ三部という．（霊枢66-1）

2) 外邪侵入に関する三員

　風雨寒熱といった天地の気も正常であって，病気の原因となる邪気である虚邪でなければ，正常な天地の気だけで人を傷害することはできない．突然に疾風暴雨にあっても病気にならない者は，全く身体が壮健で，正気に虚状がない．このため，邪気が単独で人を傷害することはできない．このように，必ず病気の原因となる邪気を運ぶ虚風と人の正気の虚と，両者が揃うことによって，邪気は人の身体に侵入する．本来の季節にあった実風と身体が堅固である実形が揃っていれば，庶民の肌肉は堅く，邪気に侵入されない．

　虚邪に侵入される場合，時令と人の身形の不均衡によって，要するに虚実の乱れによって大病が発生する．邪気が人体に侵入する際には一定部位があり，部位によって各々名がある．これを上下中外に分けて三員とする．（霊枢66-2）

3) 外邪侵入の様相

　病気の原因となる邪気である虚邪が人に侵入する場合，皮膚に始まる．皮膚が緩むと腠理が開き，邪気が毛髪から入り，深部に至ると毛髪が逆立ち，ぞくぞくする．そして皮膚が痛む．

　邪気が留まって消散しなければ，絡脈に伝わり，肌肉を痛ませ，その痛みが一時的に治まるようなら，その時だけ一時的に経脈が邪気の侵入部位となって，絡脈と代わる．

　邪気が留まって消散しなければ，経脈に伝わり，ぞくぞくとして悪寒が起こり，しばしば驚き，また恐れる．

　邪気が留まって消散しなければ，腧穴に伝わり，六経の気は邪気に阻害されて通じなくなる．腧穴は関節部や谿谷の間にあるので，四肢関節が痛み，腰脊は強ばる．

　邪気が留まって消散しなければ，脊裏にある衝脈に伝わり，体が重く身が痛む．

　邪気が留まって消散しなければ，腸胃に伝わり，腹鳴，噫気し，腹が脹満する．寒邪が多ければ，腸鳴や下痢となり，食物が消化されない．熱邪が多ければ，軟便となり，粘液を排出する．

　邪気が留まって消散しなければ，腸胃の外，募原と呼ばれる肓膜の間に伝わり，血脈に留着して消散しなければ，生長して積となる．

このように，侵入した邪気は，孫脈，絡脈，経脈，経脈上の腧穴，脊裏にある衝脈，脊柱筋，腸胃の募原と呼ばれる肓膜に留着し，上って腹筋に連なる．（霊枢66-2）

5.1.6　三虚と三実

自然環境において，三虚の条件を備える者は，その死は突然の発病による．三実の条件を得る者は，邪気に傷害されることはない．

三虚とは，年の不及に重なり，月が欠けた日に遭遇し，季節に調和した気候ではないことであり，この三条件が揃うと賊風の傷害を受けることになる．各種理論に通じていても，三虚を理解していない医師は，凡庸にすぎない．

三実とは，年の太過に遭遇し，月の満ちた日に遭遇し，季節に調和した気候であることを指し，賊風邪気があっても，人を傷害することはできない．（霊枢79-6）

5.1.7　秦　伯未による病因分類と治法

1)　風

邪が表位にあれば，鼻閉，声の重濁，鼻水，咳嗽，やや悪化すれば発熱，頭痛，自汗あるいは無汗などの症状が出現する．裏位にある場合，経絡に入れば顔面神経麻痺，四肢の痺れ，筋力低下，身体の重怠さ，藏府に入れば唾液流出，舌体強直，意識障害などが出現する．

基本的治法は，辛散である．表位であれば宣肺疏風法，裏位にあれば追風達邪法，中風に対しては滋陰熄風法，滌痰あるいは降火の諸法を用いる．

2)　寒

邪が表位にあれば悪寒，発熱，頭痛，項部硬直，身体痛，無汗など，裏位にあれば嘔吐，下痢，腹痛，四肢の冷えなどが出現する．

基本的治法は，表位であれば辛温疎解法，裏位であれば温中法である．表裏にあれば，温中散表法である．

3)　暑

軽症では発熱，多汗，イライラ，口渇，倦怠，息切れ，重症では卒倒，高熱，身体無力，多汗，荒い息切れなどがみられる．

暑の治法として，発汗法は禁忌である．軽症には宣熱却暑法，重症には清心滌暑法がよい．暑は熱と異なり湿気を伴うために，治療においては芳香薬で補佐する．陰暑に対しては，寒証として治療する．

4)　湿

表位であれば悪寒，発熱，頭痛，頭脹で頭を布で巻かれたような感じ，胸悶，重体感など，

裏位であれば中焦なら胸内苦悶，舌膩苔，脾胃不和など，下焦なら下痢，下肢の浮腫，小便不利などがみられる．

　湿の重濁は有形の邪に関係するため，邪に応じた治療が望まれる．芳香薬により化湿，苦温薬により燥湿，風薬により勝湿，利尿薬により導湿，通便により逐湿することができる．表位であれば発汗祛湿法，中焦で軽症であれば芳香化湿法，中焦で重症であれば温燥湿濁法，下焦であれば滲利膀胱法あるいは攻逐積水法を用いる．湿熱証においては清熱化湿法であるが，湿重熱軽あるいは熱重湿軽かを充分比較検討することが重要である．

5) 燥

　表位であれば微熱，乾咳無痰，鼻腔乾燥，口渇などが，裏位にあれば口渇，消渇，口唇の乾燥，皸裂（あかぎれ），大便秘結などがみられる．

　治療においては，表位なら辛甘微涼薬で上焦の燥邪による塞滞を発散させる必要がある．裏位なら，甘涼清潤薬で滋陰肺胃をすべきである．陰血枯燥による動風に対しては，虚証に対する治療を行う．

6) 火

　邪熱が燔灼すれば高熱，口臭，腹部膨満，大便秘結などが，邪火が鬱結して発散しなければ煩悶，喉腫，歯痛などが，君火（心火）が上衝して高ぶれば煩燥して不安感，不眠，舌尖真紅などが，相火（心包）が亢進すれば頭脹，耳鳴，夢精などが，虚火が内部で亢進すれば潮熱盗汗，顔面紅潮などがみられる．

　治法としては，清降が主である．実火に対しては承制（抵抗抑制），鬱火に対しては宣散，君火に対しては寧静（平穏化），相火に対しては苦泄，虚火に対しては潜養すべきである．

7) 疫

　寒疫においては背寒，頭脹，胸内苦悶，手の麻痺などが，温疫においては高熱，意識障害，咽頭痛，発疹などがみられる．

　疫は，経絡とは無関係に伝変する．表裏の鑑別を要するが，邪の大多数は中焦に伏在している．治法は，僻穢温化法あるいは清瘟敗毒法である．

8) 痰

　風痰では咳嗽，悪風が，熱痰では咳嗽，口乾が，温痰では咳嗽，嘔吐，悪心がみられる．このように，痰飲の多くで咳嗽，息切れがみられる．痰水停積では，咳嗽，胸脇痛がみられる．痰気が凝結すれば，瘰癧に罹患しやすい．痰は，湿が聚集して熱煉されて形成される．

　治法としては，湿においては健脾化痰，熱においては清肺化痰すべきである．次いで具体的状況に応じて，各治法に進む．外感には宣散法，痰飲には温化法，痰水停積には瀉下法，痰核・瘰癧には消磨軟堅法を用いる．

9）食

傷食が，胃にあれば胸部脹満，呑酸，噫出腐気などが，腸にあれば腹痛，下痢がみられる．
治法としては，消食導滞を主とする．胃にあれば消運，腸にあれば導滞を中心に行う．

10）虫

腹部の不快感あるいは発作性絞痛，顔面萎黄色，重症では腹部の激しい膨満がみられる．
治法としては，殺虫剤が主体である．辛酸苦降合薬を併用して，虫体を死滅させやすくすることもある．

11）気

気滞では憂鬱，怒りやすい，脘腹脹満などが，気逆では胸部の詰まり，気息促迫などが，気浮では心悸，易驚，痙攣，精神不安定などが，気陥では無気力，倦怠感，四肢脱力，腹部脱力感などがみられる．
治法としては，気滞には疏利，気逆には粛降，気浮には鎮静，気陥には外堤を用いるべきである．

12）血

血熱では，血が妄行し，外に溢出する．血寒では，凝滞の症状が現れる．血瘀では，癥積，月経閉止がみられる．血の凝固障害では，吐血，衄血，崩漏がみられる．
治法としては，血が妄行すれば止血法，すなわち清涼法あるいは固渋法を用いる．血が運行しなければ，通法，すなわち温和法あるいは散瘀法を用いる．気虚による血の凝固障害あるいは気滞による血の瘀阻に対しては，益気摂血法あるいは理気祛瘀法を併用すべきである．

13）虚

精気の虚では脳鳴（耳鳴と同様の症状が脳内各所で発生するもの），脊背痛，腰の怠さ，下肢の無力感，インポテンツ，早漏などが，神虚では心悸，不眠，意識障害，健忘，思考力低下などが，気虚ではか細い音声，呼吸促迫，胸内苦悶感，易疲労，自汗，消化力低下などが，血虚では眩暈，脱毛，爪色艶の悪化，蒼い顔色，痩，皮膚乾燥，経血量減少，月経閉止などがみられる．また，陽虚では寒がり，気息微弱，自汗，食欲不振，軟便などが，陰虚では骨蒸（陰虚潮熱の熱気），怔忡（心脇部の拍動），盗汗，遺精，月経閉止などがみられる．
治法は，補法が主体である．精虚であれば腎を補し，神虚であれば心を補し，気虚であれば肺脾を補し，血虚であれば肝を補す．陽虚であれば甘温益火法を，陰虚であれば甘涼滋水法を用いる．

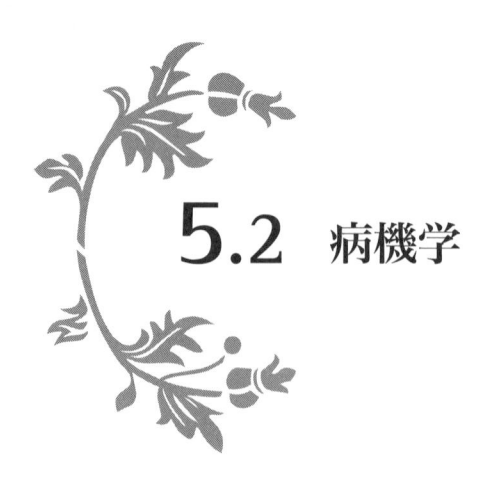

5.2 病機学

5.2.1 病機学序説

　病機とは，疾病発生発展の原理を基にした症状の分類法である．病機は，複雑な症状の中から綱領を提示して，弁証求因の拠り所とする．

　病機の重要性について，司天・在泉の気を理解して五行の性質を考慮しながら，病機を捉えることが『黄帝内経素問』至眞要大論篇（素問74-3）で述べられている．

　なお，本項では病機を中国伝統医学に基づく古典的名称と捉え，古典的記載に限定した．詳細については，同様の意味をもつ病態学（6章）で述べる．

5.2.2 『黄帝内経素問』至眞要大論篇における病機

　『黄帝内経素問』至眞要大論篇（素問74-28）には，19の病機が述べられている．これらは，以下の通りである．

1）病機第一

　風気の病気で震えたり眩暈がしたりする場合は，肝に関係する．

2）病機第二

　寒気の病気で収縮して引き攣れる場合は，腎に関係する．

3）病機第三

　気の病気で充満したり閉塞したりする場合は，肺に関係する．

4）病機第四

　湿気の病気で腫脹，膨満する場合は，脾に関係する．

5）病機第五

　熱気の病気で悶え苦しみ，手足が引き攣る場合は，火に関係する．

6) 病機第六

痛，痒，瘡は，心に関係する．

7) 病機第七

厥逆，大小便の不通，大小便の漏出は，下焦に関係する．

8) 病機第八

手足の萎縮，喘，嘔吐は，上焦に関係する．

9) 病機第九

口が強ばって開かず，下顎が震えて鳴り，精神不安定になるような病状は，火に関係する．

10) 病機第十

痙攣，項の強ばりは，湿に関係する．

11) 病機第十一

気が逆上して上部に衝く場合は，火に関係する．

12) 病機第十二

脹満して腹部が大きくなる場合は，熱に関係する．

13) 病機第十三

手足をばたばたさせ悶え発狂する場合は，火に関係する．

14) 病機第十四

突然体が強直する場合は，風に関係する．

15) 病機第十五

病気で腹鳴や喘鳴のように音が発生し，その部位を叩くと鼓のように鳴る場合は，熱に関係する．

16) 病機第十六

病気で浮腫し，痛み，怠くなり，ものに驚きやすくなる場合は，火に関係する．

17) 病機第十七

筋を違えて，排出する水液が混濁する場合は，熱に関係する．

18) 病機第十八

病気で排出する水液が透き通って冷たい場合は，寒に関係する．

19) 病機第十九

酸味の体液を嘔吐し，急激に下痢する場合は，熱に関係する．

6

診断学

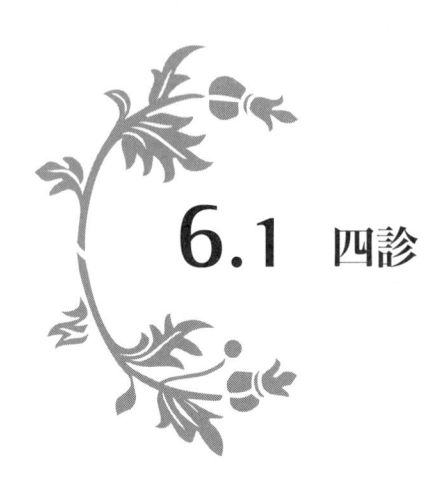

6.1 四診

6.1.1 四診序説

東洋医学における診察は，望，聞，問，切の四診によって行われる．望診とは，遠くから患者をちらっと診ることである．二，三間隔てたところからちらっと患者を診る，あるいは往診してもつかつかと患者の部屋へ行かないで，隣の部屋からちょっと寝ている患者を診て患者の状態を判断することである．『難経』六十一難には，「望んでこれを知るを神という」とあって，ちらっと診て病気が判るのが一番の名医であり，神技であると述べている．王公，貴族などの身分の高い人の肌に触れて診察することが困難であったことは，望診を発達させた一つの要因であろう．（霊枢29-3）聞診とは，患者の声，咳を聞いたり，臭いを嗅いだりして診察することである．嗅覚に基づく診察が聞診に含まれることについて，「香を聞く」と同様の考え方によるものとされる．『難経』六十一難には，「聞いてこれを知るを聖という」とある．問診は，患者の愁訴を聞くことである．『難経』六十一難には，「問うてこれを知るを工という」とある．切診とは，患者に接触して診察することとされており，脈診，腹診などが含まれる．『難経』六十一難には，「脈をみてこれを知るを功という」とある．詳しくいろいろと診察すればするほど下手な医師だということである．また，『黄帝内経素問』五藏生成篇（素問10-7）には，診察の概略として「夫脉之小大滑濇浮沈．可以指別．五藏之象．可以類推．五藏相音．可以意識．五色微診．可以目察」と述べている．

『黄帝内経素問』移精變氣論篇（素問13-2）には，色脈を把握することが重要であると記載されている．そして，玉版論要篇（素問15-1）では，病気の程度，異常度を判別することを揆度・奇恒と呼んで，この判断は色脈において神気があるか否かの判別に相当するとしている．神気は前に向かって動くが後戻りしない，もし後戻りするようなら神気の機能が失調していると解説されている．ここでいう神気とは，血気を意味する．

『黄帝内経素問』診要經終論篇（素問16-1）には，診察における重要な点は四時における天・地・人の関係であると述べている．1月から天の陽気が活発化し，それに従い地の陽気も充実する．7月からは天に陰気が発生，生長し，地の陽気が減少していく．人の陽気は，1月から順に肝，脾，頭，心，腎に移り変わり，存在する．

『黄帝内経素問』脉要精微論篇（素問17-1）には，陰陽の気，経絡，気血がよく調和されている夜明けの時期に診察を行うことが適切と説いている．このような状態で色脈を捉えることが容易になるとしている．

『黄帝内経素問』疏五過論篇（素問77-1）には，診断・治療における五過四徳について述べられている．その中で，問診・脈診の重要性を説いている．（素問77-2）・（素問77-3）・（素問77-4）なお五過四徳とは，貴賎貧富の変遷を問わないこと（素問77-2）・飲食居処苦楽の変遷を問わないこと（素問77-3）・脈診が十分できないこと（素問77-4）・診療に厳粛な態度で臨まないこと（素問77-5）・発病原因と経過を理解しないこと（素問77-6）が五過であり，藏の気を重要とすること・気の本来あるべき状態を把握すること・治療原則を守ること・取穴の法則を守ることが四徳（素問77-7）である．

『黄帝内経霊枢』邪氣藏府病形篇（霊枢4-7）では，顔色を診て診断できる医師を明，脈を按じて診断できる医師を神，病状を患者に問いて診断できる医師を工としている．また，顔色・脈・尺膚の三種類の診察が重要で，これら三種類を駆使して診断できる医師を神かつ明，二種類のみの場合は神，一種類の場合は工ともしている．（霊枢4-7）また，三種類を駆使して診断できる医師は上工で患者10名中9名まで治せる，二種類のみの場合は中工で患者10名中7名まで治せる，一種類の場合は下工で患者10名中6名まで治せるともしている．（霊枢4-10）『黄帝内経霊枢』根結篇（霊枢5-7）には，上工は気を平にし，中工は経脈の調和を乱し，下工は正気を絶して生命を危うくするとの記載もある．

『黄帝内経霊枢』外揣篇（霊枢45-3）では，声や顔色は藏府の状態を反映するとして，「遠者司外揣内．近者司内揣外」と述べている．これは，声や顔色から五藏の状態を推測でき，また五藏の状態の判断が声や顔色から確認できることを意味する．

6.1.2　望診

　望診は，二，三間をおいてちらっと患者を診ることである．最近の診察室ではドアを開けるとそこに患者が立っているため，望診が困難になってきている．しかし，この望診を実践していた医師がいた．それは田口健二郎という医師で，彼は患者が歩いてくるところを自分の診察室からずっと見えるように道を作ってあったという．

　田口医師は非常に気を見るのが上手であったことを示す逸話がある．昭和天皇の皇后陛下が第三番目の王女を御出産されたときのことである．難産のため産科の名医が様々な処置を施したが，それでもお生まれにならなかった．そこで，天皇陛下が以前に侍医であった田口医師をお呼びになった．すると，田口医師は皇后様の病室には行かず，天皇陛下にお目にかかって「皇后陛下にお声が聞こえる隣の部屋で，もう一人女の子がほしいと仰れば，すぐに生まれますよ」と言って帰ってしまった．陛下がその通りなさると，すぐお子様が生まれ，それが貴子嬢であった．難産は，第一子，第二子と王女が続き，また女の子が生まれたらどうしようかという皇后陛下のお悩みによるものであった．天皇陛下の一声で皇后陛下のお悩みが払拭されたわけである．このような機転の利く判断を望診とすることは妥当でないかもしれないが，一種の望診としておく．

　このように，望診は直感，勘を働かせることが重要な診察ともいえる．田口医師のような境地に達するには患者と医師が一体になることが必要である．これには知識，言葉などは役に立たず，ただ患者に誠を尽くして治療に専念することが最も大切であると和田東郭は述べている．

1)　顔面

①望診における顔面各部位の名称

『黄帝内経霊枢』五色篇（霊枢49-1）では，顔面各部位に対して専門用語が用いられている（表6.1.2-1）．

表6.1.2-1：『黄帝内経霊枢』における顔面各部位の名称

『黄帝内経霊枢』五色篇における名称	現代医学的名称
明堂	鼻
闕	眉間
庭	顔＝額
蕃	頬外側
蔽	耳門＝耳前部

出典：（霊枢49-1）

②顔面の正常状態

『黄帝内経霊枢』五閲五使篇（霊枢37-1）では，以下のように述べている．五官（目・鼻・口・舌・耳）の状態に問題がなく，眉間や額が広く張りがよければ，鼻を判断根拠とできる．鼻は広大で，頬や耳は外に張り出し，四角に張り出した頬と高い耳下の土台とが特長的であり，耳朶が垂れて，大きく外に張り出し，五色は正常で，顔面全形がゆったりおおらかで広大であれば，血気が十分あって，肌肉は堅牢で緻密である．このような人の寿命は，百歳に相当する．

『黄帝内経霊枢』五色篇（霊枢49-2）では，顔面の正常所見について以下のように述べている．鼻骨は，高く隆起し，端正で真直ぐである．五藏の状態を反映する部位は顔面中央であり，六府を反映する部位はその両側に配列される．顔面に現れる基本的な機能は，眉間，額にある．心の機能は，両目の間に現れる．このような状態において，五藏が安定していれば，病色は現れない．鼻の色艶が潤っていて澄んでいれば，五官の状態の把握は行いやすい．

③顔面部位と反映される人体各所の関係

『黄帝内経霊枢』五色篇（霊枢49-6）では，望診において，顔面部位とその所見が反映される人体各所の関係について説明している（表6.1.2-2・図6.1.2-1・図6.1.2-2）．五色に顔面の対応部位があり，また藏府との対応部位があり，人体外表との対応部位があり，人体内部との対応部位がある．（霊枢49-4）五藏の状態は顔面中央に，六府の状態は顔面の両側に反映される．顔面に現れる基本的な機能は，眉間，額で判断される．心の機能は，両目の間で判断される．このような状態において，五藏が安定していれば，病色は出現しない．鼻の色艶が潤っていて澄んでいれば，五官の状態は把握されやすい．（霊枢49-2）色の上下左右の発色部位を診ることで，病の所在を判断することができる．（霊枢49-7）

表6.1.2-2：望診における顔面部位と反映される人体各所の関係（霊枢49-6）

顔面部位	人体各所
庭（額）	首面（首より上部）
闕上（眉間の上）	咽喉
闕中（眉間中央）	肺
下極（目の間）	心
直下（目の間の直下）（鼻柱を指す）	肝
肝左（肝の反映部分の左側）	膽
下（肝の反映部分の下側）（鼻先を指す）	脾
方上（脾の反映部分の両傍上側）	胃
中央（両頬の中央部）（頬骨の下を指す）	大腸
大腸を挟む者（大腸の反映部位の外側の頬）	腎
腎に當たる者（腎の反映部位に相当する部位）	臍
面王より以上なる者（鼻先やや外側上方）	小腸
面王より以下なる者（鼻先やや外側下方）	膀胱・子處（子宮）
顴（頬骨）	肩
顴の後なる者（頬骨後方）	臂（前腕）
臂の下なる者（前腕下方）	手
目の内眥の上なる者（内眼角上方）	膺（胸）・乳（乳房）
繩を挟みて上なる者（耳のふちの外上方）	背
牙車を循るより以下なる者（下顎骨隅の部位で頬より下部）	股
中央（両頬の中央部）	膝
膝より以下なる者	脛
脛に當たるより以下なる者（脛の反映部分より下方）	足
巨分（口の両傍）	股裏（股内側）
巨屈（頬下の顎骨部分）	膝臏（膝頭）

出典：（霊枢49-6）

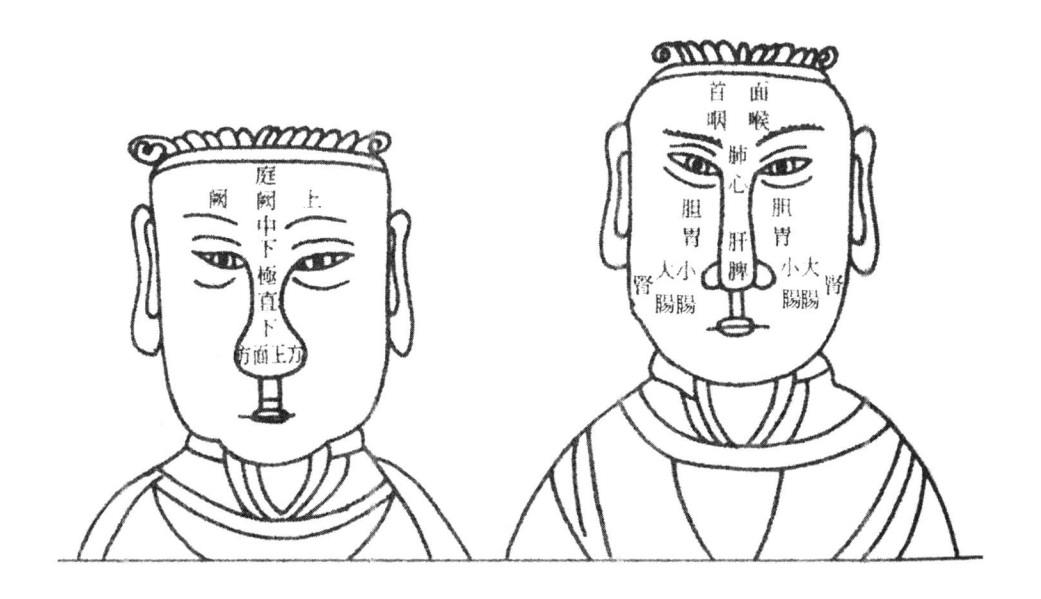

図6.1.2-1：顔面部位と反映される藏府

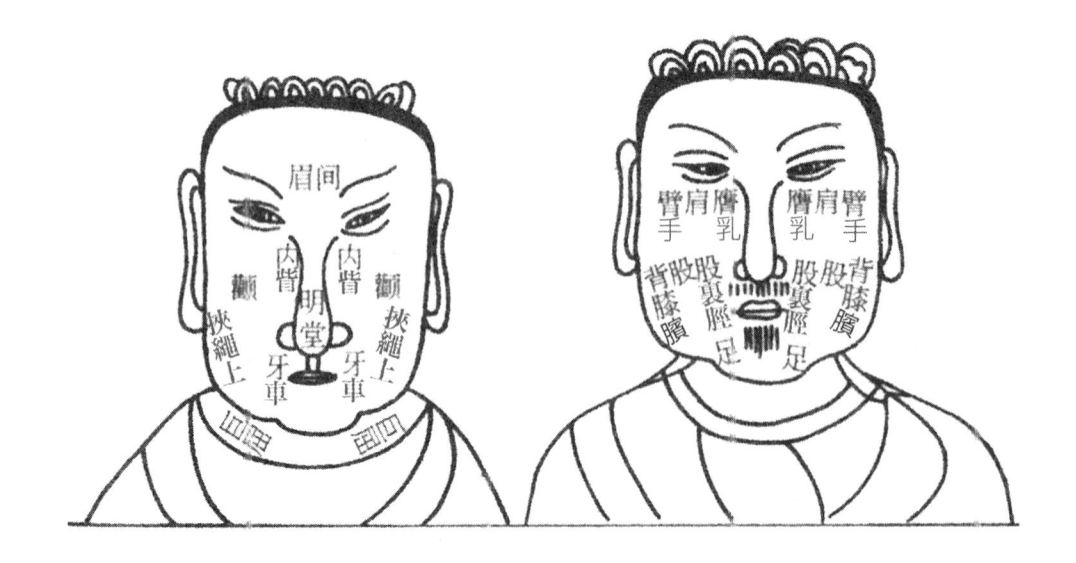

図6.1.2-2：顔面部位と反映される肢節

④病的な顔貌

　眼が落ち窪むものは，死亡する．（素問20-4）

　五官の機能がはっきりとせず，眉間や額が張り出しておらず，鼻は小さく，頬や耳も張り出しておらず，周囲の肌肉も薄く，頬骨も薄く，耳朶・下顎は外側が削り取られたような場合は，平常のようでも危険な状態であり，病気が発症する場合ではなおさらである．（霊枢37-1）

▍2)　顔色

　『黄帝内経素問』平人氣象論篇（素問17-3）には，顔色の変化について記載されている．顔色・眼光は気之華と表現され，藏の気が体表に現れたものとしている．『黄帝内経霊枢』九鍼十二原篇（霊枢1-7）・小鍼解篇（霊枢3-4）・四時氣篇（霊枢19-4）においても，顔色・目の診察で，病勢が判断できるとしている．『黄帝内経霊枢』九鍼十二原篇（霊枢1-3）では，鼻，両側の眉に注意すべきとしている．顔色は，五色となって現れる．この五色は，鼻で最も観察しやすい．（霊枢37-1）五色の出現には，各色で決まった部位がある．（霊枢49-2）・（霊枢49-7）五色を五藏に配当すると，青は肝，赤は心，白は肺，黄は脾，黒は腎となる．（霊枢49-8）

①五色の良否

　五色の良否についてみると，赤は朱砂が白絹に包まれたような潤いのある淡い紅色が良く，代赭石のような紫を帯びた光沢のない紅色は望ましくない．白は鵞鳥の羽毛のような光沢があるものが良く，食塩のような黒を混じたようなものは望ましくない．青は蒼い玉あるいは水面の色が良く，藍のようなくすんだものは望ましくない．黄は雄黄がうす絹に包まれたものが良く，黄土のようなものはよくない．黒は重ね塗りをした漆のようなものが良く，地面のようなものはよくない．（素問17-3）

正常な顔色の場合は，青黒赤白黄の色が，端正であって満ち溢れる状態で，各色が別々に現れるべき部位がある．（霊枢49-8）

②発症

発色が骨まで達するような場合には，病気が発症する．（霊枢49-2）

顔面の面色により，以下のように鑑別される．青黒が疼痛，黄赤が熱，白が寒とされる．（素問39-4）・（霊枢49-2）

色が人体外表との対応部位から人体内部との対応部位に向かう場合は，病邪は表から裏に入る．（霊枢49-4）

色が人体内部との対応部位から人体外表との対応部位に向かう場合は，病邪は裏から表に出る．（霊枢49-4）

両眉の間を観察して，色が薄くて光沢がある場合は風病であり，色が深く沈んで濁っている場合は痺病であり，沈んで濁った色が下顎に在る場合は厥病である．（霊枢49-4）

顔に現れる五色が沈滞して暗い場合は内部にある病気であり，浮き上がって鮮明な場合は外部にある病気である．（霊枢49-7）

黄赤色の場合は風による病気であり，青黒色の場合は痛の病気であり，白色の場合は寒の病気である．黄色で油を塗ったように艶がある場合は膿であり，赤色が激しい場合は血の鬱滞である．（霊枢49-7）

痛みが激しい場合は筋脈の攣急であり，寒が激しい場合は皮膚の知覚麻痺である．（霊枢49-7）

色の浮沈を観察して，病の深浅を判断する．（霊枢49-7）

色の散集を観察し，旧病と新病を判断する．（霊枢49-7）

色が散じて，ばらばらで集まらない状態であれば，痛みを感じても，積聚はまだ発症していない．（霊枢49-7）

病色の現れ方と病の所在は一致する．病色が左側にある場合は病も左側にあり，病色が右側にある場合は病も右側にある．（霊枢49-8）

顔の色に異常な色沢があり，集まったり散じたりして端正でない場合は，顔面の病色の指す部位に相当する身体各所の病気が発生する．（霊枢49-8）

病色が上方に向かって鋭の場合は，頭部の正気の不足となり，病邪が上向している．発色が下方に向かって鋭の場合は，病邪が下向している．病色が左右に在る場合も同様に判断する．（霊枢49-8）

腎の色である黒が心に乗ずれば，すなわち心に相応する部位である両目の間に現れる場合は，心が最初に病み，それに乗じて腎の黒色が反応して，両目の間に現れることになる．他の色も皆このようである．（霊枢49-8）

新病と久病は，顔色により鑑別される．顔色が正常でない場合が久病，顔色が正常な場合が新病である．例えば，肝・腎の脈が本来の弦・沈を呈し，顔色が本来の黒でなく蒼赤を呈する場合は，久病であり，毀傷を生じ，気血の鬱滞のため腫脹が生じるとしている．（素問17-12）

熱病における顔面部発赤と腹部症状の関連性について，『黄帝内経素問』刺熱篇（素問32-6）に記載がある．発赤が頬下から顴に上昇する場合には，下腹部の腫瘤が疑われる．発

赤が頬車に下がる場合には，腹満が疑われる．発赤が顴後方に現れる場合には，脇痛が疑われる．発赤が頬上に現れる場合には，飲食物が不通となることが疑われる．

③重篤度

色が顕（あき）らかで明るい場合には病状は軽いが，深く濁って滞る場合は病状が激しい．（霊枢49-4）

色が上行する場合は，病は激しい．（霊枢49-4）

色がはっきりとして粗雑でなく沈滞して暗い場合は，病は激しい．（霊枢49-7）

色がはっきりとせず艶がない場合は，病は激しくない．（霊枢49-7）

④予後

顔色が潤って明らかな状態では治りやすいが，顔色が衰え潤いがない場合には治りにくい．（素問19-10）

顔色の変化の部位についてみると，上方に現れる場合は予後不良で，下方に現れる場合は予後良好である．（素問15-3）

色の艶，暗さを観察し，病の予後を判断する．（霊枢49-7）五藏の体外に現す気色があり，この色がくすんでいると病状が悪化すること，鮮やかであると病状が改善することが述べられている．（素問10-3）また，顔面に黄色があることが大切で，黄色がないものの予後は不良としている．（素問10-7）

発色部位が五行における母が子の色を呈する場合には，病気が重症だとしても死ぬことはない．（霊枢49-2）

発色が下行する場合，雲が散って青空が見えるようになる場合は，病は快方に向かう．（霊枢49-4）

赤色が両側頬骨部に現れ，大きさが母指のような場合は，病が少し改善するとしても，必ず突然に死亡する．（霊枢49-5）

黒色が額に現れ，大きさが母指のような場合は，必ず病状を現さないで突然に死亡する．（霊枢49-5）

心の部位以外に赤色が現れる場合，色の大きさが楡（にれ）の莢（さや）くらいで，鼻先にあると，急変する．（霊枢49-8）

深浅についてみると，浅い部分に現れる場合は，病気は軽く，清酒の類の治療により10日で軽快する．深い部分に現れる場合は，病気は重く，薬剤による治療により21日で軽快する．さらに深い部分に現れる場合は，病気はさらに重く，濁り酒の類の治療により100日を要して軽快する．顔色に神色がなく，げっそり褻（やつ）れている場合には，治療不可能で100日で寿命が尽きる．（素問15-2）

色を観察して，死亡する時期を判断する．すなわち，相剋の関係において死亡する．例えば，赤色の場合，水性の壬・癸の日，また子・亥の刻に死亡する．（霊枢49-6）

⑤男女の差異

女子では，右に現れる場合は予後不良で，左に現れる場合は予後良好で，特に左の顔色が右に変わることを重陰と呼び重症で死亡する．（素問15-3）

女子の病色が鼻先に在る場合は膀胱，子宮の病気となり，その発色が散じる場合は痛とな

り，集まる場合は積聚となる．積聚の形態が四角形，円形，左右に偏るなど，様々であるが，病状は病色に反映される．病色が鼻先から次第に下り口唇に至る場合は帯下病となり，口唇に艶のある膏状のようなものがある場合は暴食あるいは陰部の不潔が関係する．（霊枢49-8）

男子では，左に現れる場合は予後不良で，右に現れる場合は予後良好で，特に右の顔色が左に変わることを重陽と呼び重症で死亡する．（素問15-3）

男子の病色が鼻先に在る場合は下腹部痛となり，鼻先の下部に発色する場合は睾丸痛となり，人中の溝に発色する場合は陰茎痛となり，人中の溝の上半分に発色する場合は陰茎の根元の痛みとなり，人中の溝の下半分に発色する場合は陰茎の先端の痛みとなる．これらは陰嚢腫大，陰茎腫痛の類である．（霊枢49-8）

3)　目

①目色

目の五色についても，五藏の病態の判断に役立つとされる．（霊枢71-10）

目が赤色の者は，病は心に在る．白色の場合は，病は肺に在る．青色の場合は，病は肝に在る．黄色の場合は，病は脾に在る．黒色の場合は，病は腎に在る．黄色にして，他の色が混じったようで何ともいえない者では，病は胸中に在る．（霊枢74-5）

②眼瞼結膜

眼瞼結膜の診察により，目の疼痛の鑑別が可能である．反転させた眼瞼結膜に，赤色の絡脈が上部から下る者は，太陽経脈の病である．下部から上る者は，陽明経脈の病である．外眼角から内眼角に走る者は，少陽経脈の病である．（霊枢74-5）

4)　血脈

血脈を観察し，その部位の皮膚色によって，寒熱痛痺を判断する．（霊枢71-10）

寒熱病において，目の絡脈の診察が予後判定に有用である．赤色の絡脈が上部より下って瞳孔に至り貫通する場合において，一条の赤色の絡脈を現している場合には，1年にして死亡する．一条半の赤色の絡脈を現している場合には，1年半にして死亡する．二条の赤色の絡脈を現している場合には，2年にして死亡する．二条半の赤色の絡脈を現している場合には，2年半にして死亡する．三条の赤色の絡脈を現している場合には，3年にして死亡する．（霊枢74-5）

絡脈の診察について，『黄帝内経霊枢』經脉篇（霊枢10-23）に解説されている．以下の通りである．

絡脈が青い場合は，寒・痛を指す．胃中の寒では，魚際の絡脈に青色が多い．

絡脈が赤い場合は，熱を指す．胃中の熱では，魚際の絡脈に赤色が多い．

絡脈が黒い場合は，邪気の停滞が長いことを指す．

絡脈が赤・黒・青色を混在させる場合は，寒熱錯雑を指す．

絡脈が青く短い場合は，正気が不足することを指す．

血絡の診察について，『黄帝内経霊枢』論疾診尺篇（霊枢74-7）に述べられている．詳細は，以下の通りである．血絡に赤色が多い場合は熱が多く，青色が多い場合は痛が多く，黒色が多

い場合は久痺である.

　赤色が多く，黒色が多く，青色が多く，皆現れる者は，寒熱病である.

5)　全身

　肉が痩せ衰え，皮膚が枯燥して筋骨に着くようなものは，死亡する.（素問20–6）

6)　望診による五藏の把握

　『黄帝内経霊枢』師伝篇（霊枢29–3）には，五藏の評価を望診で行うことが述べられている（表6.1.2-3）.

表6.1.2-3：五藏の望診による評価

五藏	機能	望診
肺	肺爲之蓋	巨肩陥咽．候見其外
心	心爲之主．缺盆爲之道	骺骨有餘．以候髑骭
肝	肝者．主爲將．使之候外	欲知堅固．視目小大
脾	脾者．主爲衞．使之迎糧	視脣舌好惡．以知吉凶
腎	腎者．主爲外．使之遠聽	視耳好惡．以知其性

出典：（霊枢29–3）

7)　望診による六府の把握

　『黄帝内経霊枢』師伝篇（霊枢29–3）には，六府の評価を望診で行うことが述べられている（表6.1.2-4）.

表6.1.2-4：六府の望診による評価

六府	望診
胃	胃爲之海．廣骸大頸張胸．五穀乃容
大腸	鼻隧以長．以候大腸　（註：大腸の状態が良いことを指す）
小腸	脣厚人中長．以候小腸　（註：小腸の状態が良いことを指す）
膽	目下果大．其膽乃橫　（註：胆の状態が良いことを指す）
膀胱	鼻孔在外．膀胱漏泄　（註：膀胱の尿排泄が良いことを指す）
三焦	鼻柱中央起．三焦乃約　（註：三焦の状態が良いことを指す）

出典：（霊枢29–3）

8)　望診による五藏の病気

　『黄帝内経霊枢』五閲五使篇（霊枢37–1）には，五藏の病的状態を望診で行うことが述べられている（表6.1.2-5）.

表6.1.2-5：五藏病の望診による評価

藏	望診所見
肺病	喘息鼻張
肝病	皆青
脾病	脣黄
心病	舌巻短顴赤
腎病	顴與顔黑

出典：（霊枢37-1）

6.1.3 聞診

　聞診は，言葉からすると聴覚によって患者の状態を把握する診察を指すように取れるが，嗅覚も利用すると定義づけられている．聞診の特徴は，医師自らが操作せず，患者が自然に発する症状を把握することにあるといえる．

　田口健二郎医師の驚異的な聞診の報告がある．昭和初期，美術学校校長の正木氏が下血で治療を受けた際，付き添った夫人の病気を臭いで判断したというものである．田口医師は「乳の下を垂直におろし，臍の高さを横にとった交点を腹の中心に向かって押すと，その中にシコリがある．これは命取りで次の正月は迎えられない．幸い今なら助けることができる」と正木氏に伝えた．夫人は自身の病気を自覚していたが，夫の治療を優先されており，診察もしない田口医師にこのような指摘をされ，非常に驚いた．夫人の病名は明らかではないが，田口医師の治療を受けて回復した．

6.1.4 問診

　問診は，患者の愁訴を聞くことである．その際，次の二点が重要である．一つは，症状について様々な角度から情報を収集することである．もう一つは，患者に希望を抱かせるように配慮することである．治療することによって病気が治る，あるいは治る可能性があることを患者に告げて，患者に希望を抱かせることによって患者自身の治癒力も高まるからである．「あなたの病気は，一生治らない」などと言うことは，希望を打ち砕くことで，治療とは全く逆行することである．治らないのではなく自分には治せないと，正確に伝えるべきである．

　『黄帝内経素問』移精變氣論篇（素問13-2）・（素問13-4）には，十分な問診を行うために，静かな診察環境を整備することが重要と述べられている．

　『黄帝内経素問』疏五過論篇（素問77-2）・（素問77-5），徴四失論篇（素問78-1）には，問診において，かつては貴い身分でありながら賎しくなっていないか（このような場合には体内に疾患が発生する脱営が生じる），かつては富んでいたが貧しくなっていないか（このような場合には失精を発症する）を患者に問うことが重要としている．また，飲食居処苦楽の変遷を問うことが大切で，このような環境の変化も疾患を発生させる原因としている．（素問77-3）・（素問78-1）また，憂恐喜怒といった感情にも注意が必要としている．（素問77-6）・

（素問78-1）さらに，発病時期，食中毒，蠱毒などに対する問診にも注意すべきとしている．（素問78-1）

6.1.5 切診

切診とは，医師が患者に接して診察することである．脈診，腹診，経絡診（藏と府から発し体表に至る経と絡を指頭によって上下左右に軽擦あるいは按圧して，経と絡の状態を知り，経絡藏府の虚実を推察する方法），背診（背腰部の太陽膀胱経に属する経穴のうち兪穴に対する切診により，藏府の違和を捉える方法）が含まれると定義されている．

東洋医学的診察の中に，もう一つ重要な舌診という方法がある．視診の一種であるため，望診に含めると考えられている．しかし，舌診は医師が患者に最接近して舌の状態を診るわけであるから，二，三間隔てたところから診る望診に舌診が含まれるという考えは元々の望診の定義に矛盾する．よって，筆者は以下のように定義すべきだと考える．望診，聞診は，従来の定義のままとする．切診は，医師が意図的に患者の身体所見を得るための行為で，腹診，脈診などの従来の切診以外に舌診，その他意図的な診察も含む．

6.1.6 舌診

舌診においては，舌体，舌苔，舌下静脈に分けて観察する．

①舌体

舌体では，質と色に注目する．質では，大きさ（胖大，正常，痩）と緊張度をみる．大小は陰液，緊張度は陽気の状態を反映する．色では，淡紅を正常とし，より紅（陽気亢進あるいは陰液不足），より白（陽気減退あるいは陰液過剰），紫（瘀血）かどうか判別する．その他，裂紋は血虚あるいは陰虚を示唆する．

②舌苔

舌苔では，湿潤度（乾，湿），色（白，黄，黒），量（無，薄，厚），質（剥離，膩：舌苔の間隙から舌質が観察できないほど，ベタッとした状態）について観察する．適度に湿潤し薄白苔が舌全体にあるものを正常とする．湿潤度が高い，膩苔も含めて苔の量が多い，色が濃くなる場合は，相対的に陰液の過剰を意味する．舌苔剥離は，陽気不足を意味する．急性熱病疾患では，舌苔の状態が治療方針決定の参考になる．白苔が増加した時は，口が粘り，少し喉が乾くようになり，太陽病が少陽病になったことを意味する．この場合，下剤を投与してはならない．白苔が黄苔に変化してきた場合には，下してよい時と悪い時がある．黄苔が厚くない時には下さない方がよいことが多い．黄苔が経過して焦げ色になれば，下剤の適応証と考える．焦黒で，指先でひねってみて堅硬の場合は，実証で下剤の適応である．指で捻って軟らかい場合は，虚証で温補剤の適応である．

その他，舌の乳頭が消失し赤く乾燥している場合には，滋潤剤の適応である．舌体が腫脹し，淡白色で，歯痕がある場合には，陰液過剰，陽気不足が疑われる．地図状舌は，虚証に認められる．このように，舌の観察では舌上表面を中心に行う．

③舌下静脈

しかしながら，舌上表面の他に，舌裏面にある舌下静脈の診察も重要である．舌下静脈怒張は瘀血の病態を示唆するものであることから，舌下静脈は診察上欠かせない部位といえる．

6.1.7 脈診

脈診により，藏府の機能状態，気血の盛衰，疾病の病位，病性，邪正の盛衰を理解し，さらに，疾病の予後を推測することが可能となる．『黄帝内経霊枢』逆順篇（霊枢55-1）では，気血の虚実，有余，不足を判断するものとしている．『黄帝内経素問』疏五過論篇（素問77-4）・（素問77-6）には，病状を把握するうえで，脈診の理解は欠かせないとしている．脈については，脈乃血脈・其象法地・気血之先・血之府・血之遂道・気息応などと表現されている．血之府は，『黄帝内経素問』脉要精微論篇（素問17-2）における表現である．「府」とは，聚まるところとの意味である．

1) 診察法

示指，中指，薬指の三指で脈を診る．橈骨茎状突起内側に中指を，中指より末梢部に示指を，中指より肘関節よりに薬指をおき，軽くあるいは重く按じる．示指のあたるところを寸口の脈，中指のあたるところを関上の脈，薬指のあたるところを尺中の脈という．寸口の脈は，これ単独でも五藏全体の状態を反映するとされる．これは，胃は水穀の海，六府の大源であり，太陰経にある脾の作用により五藏の気が養われており，同じ太陰肺経に寸口の脈があるためと説明されている．（素問11-4）また，脈気は寸口に現れるとしている．（霊枢37-1）寸口は，脈口あるいは気口とも称される．右側において寸口は肺，大腸，関上は脾，胃，尺中は心包，三焦の状態を，左側において寸口は心，小腸，関上は肝，胆，尺中は腎，膀胱の状態を反映するといわれる．

各々の部位において，強く押して前者（肺，脾，心包，心，肝，腎）を，軽く触って後者（大腸，胃，三焦，小腸，胆，膀胱）を，また各部位全て中位の強さで押して胃を診る．軽く触る診察を浮取，軽取，挙などと表現する．強く押す診察を沈取，重取，按などと表現する．中位の強さで押す診察を中取，尋などと表現する．このように三箇所の部位を三種類の強さでの押し方で脈を診る場合，これらの脈を三部九候の脈と表現されることがある．この方法は，雑病の診断に用いられる．一方，傷寒，すなわち外邪によって起こる熱病の場合には，寸口を陽の脈，尺中を陰の脈として，陽の脈では表を，陰の脈では裏を診ることにしている．脈診によって，①表裏，寒熱，気・血・津液の状態の判定，②ある程度までの風，寒，熱，湿，痛，宿食などの原因の判定，③薬方における証，鍼灸における配穴の適合，矛盾の判断，④予後判断などを行う．『黄帝内経素問』經脉別論篇（素問21-1）には，居住環境，活動状況，身体の強弱，感情などが，脈状に変化を及ぼすと述べている．脈診を行う時間は，早朝の活動を始める前がよいとされる．その理由として，『黄帝内経素問』脉要精微論篇（素問17-1）には，「陰氣未動．陽氣未散．飲食未進．經脉未盛．絡脉調匀．氣血未亂」が挙げられている．

脈の走行の先天的奇形として，反関脈・斜飛脈がある．反関脈は，寸口の背側を走行するも

のである．斜飛脈は，尺部から手背に斜行するものである．

　寸口と人迎の脈状を組み合わせて診断する方法が，『黄帝内経霊枢』四時氣篇（霊枢19-4）に記載されている．寸口で藏，人迎で府の病状を判断する．このような寸口人迎脈診については，『黄帝内経』における脈診で詳述する．また，人体を上部，中部，下部の三箇所に分け，さらに各部の三箇所における合計九箇所の脈状を診る三部九候診についても，『黄帝内経』における脈診で解説する．

2)　脈診所見の分類

①平脈

　正常な脈を平脈という．寸・関・尺の三部で触れ，1息4至以上5至未満（65~80回/分）で，浮でも沈でもなく，大でも細でもなく，従容として節度がある．この特徴は，有胃・有神・有根と表現される．有胃とは，胃気があることで，従容和緩で律動的で，滑の性質をもつものである．有神とは，神気があることで，柔和有力で形体が充実しており，柔軟性の性質をもつものである．有根とは，尺脈を沈取しても有力なことを指す．

②病脈

　病脈は，深在性・速度・リズム・幅・長さ・緊張・血管壁の堅さあるいは緊張・出入により，以下の表6.1.7-1のように分類することが可能である．特徴を複数兼ね備えた脈状があるため，分類された脈状が複数の項目に及ぶことがある．大脈と軟脈を除いた二十八脈は，近代における標準的な病脈分類とされる．

表6.1.7-1：脈状分類

項目	分類
深在性	浮・革・濡・実・虚・芤・沈・伏・牢・弱
速度	数・動・促・疾・遅・結・代・散・緩
リズム	結・代・散
幅	細（小）・微・洪・大
長さ	長・短
緊張	緊・弦・革・実・牢・弱・濡・虚・芤・洪
血管壁の堅さ，緊張	芤・軟
出入	滑・緊・弦・渋（濇）・洪

3)　脈診所見の特徴

①浮脈

　診察する指を皮膚に乗せて直ぐに脈の拍動を触れうる脈のことである．重按するにつれて脈力が減弱するが，中空ではない．「之を按じて足らず，之を挙ぐればあまりあり」と古人は述べている．また，「浮の脈は水に浮べる木の如し・押せばかくれてうするなりけり」という歌からもこの脈の形状が想像できる．「如水浮木」，「如風吹鳥背毛」とも表現されている．邪気が陰入して衛陽が外へ向かい，脈気が鼓動するものである．この脈は，表証，裏虚，気動，虚

証（陰液不足），正気趨表の時に現れる．そこに水滞証，寒証が加わると沈脈になることがある．脈だけで表裏の判断はできない．ただし，表虚の沈弱はむしろ沈微になることが多い．

②革脈

浮脈かつ極めて有力な脈である．中按では空虚で，鼓皮を圧するようである．芤脈から変化することが多い．表寒，中湿，亡血，失精を意味する．

③濡脈

浮脈かつ極めて無力な脈である．沈取して触れなくなる．陽虚，湿を意味する．

④沈脈

診察する指を患者の皮膚に強く押して初めて触れるような深部に沈んだ脈をいう．「上になく，按せば底にて強く打つ，是ぞまことの沈脈ぞかし」という古歌がある．この脈は，裏，痰，寒の時に現れる．裏でも裏虚あるいは表熱がある場合には，浮脈となる．

⑤伏脈

沈の程度が甚だしいものである．この脈は，実脈で，病毒が急に体内深部に充満したことを意味する．細脈を兼ねる場合には，積を意味することがある．

⑥牢脈

沈にして堅実な脈である．浮取・中取では触れない．堅積，疝気，陰寒内実を意味する．

⑦弱脈

沈にして無力で，軽く押さえると分かる．陰虚，湿を意味する．

⑧実脈

浮取・中取・沈取して，みな有力である．寸・関・尺の三部で有力とする考え方もある．実，火邪を意味する

⑨虚脈

浮取・中取・沈取して，みな無力である．寸・関・尺の三部で無力とする考え方もある．虚，傷暑を意味する．

⑩芤脈

診察する指を軽く当てると非常に強く感じるが，押すと極めて弱く底力のない脈をいう．浮取では大，中取では空虚，沈取では触知可能となる．古人は，葱（ねぎ）の切り口に指を当てるような感じと述べている．古歌に，「指の腹，まわりにありて中はなし，浮にやわらかに，ひともじを切れ」とある．甚だしい虚証で，虚労，亡血（大失血），津液大傷の場合に現れる．

⑪数脈

医師が1呼吸する間に患者の脈が5動以上（1息5至以上）の場合をいう．成人において1分間に80–90以上とする．この脈は，熱，気動，虚証において現れる．『黄帝内経素問』脈要精微論篇（素問17–2）には，「煩心」と表現されている．

⑫動脈

拍動は，早く，有力で，滑を呈する．関部にみられるが，頭尾がない．短脈かつ数脈である．驚，痛を意味する．

⑬促脈

数脈かつ不整のもので，脈と脈との間の休息が次第に短縮してきては再び元に復するものを

いう．拍動は早く，間歇がみられることになる．表熱で，胸満，喘，腫痛の時に現れる．火亢を意味する．

⑭疾脈

医師が1呼吸する間に患者の脈が7あるいは8動（1息7至以上）の場合である．成人において，1分間に110以上となる．陽邪が盛んで，真陰が竭しようとすることを意味する．

⑮遅脈

医師が1呼吸する間に患者の脈が4動未満（1息4至未満）の場合をいう．成人において，1分間に60以下とする．古歌に，「尋ぬればかくるるやうに遅くうつ，ひえたる人に遅脈ありけり」とある．この脈は，弱脈を兼ねる場合は虚寒，実脈を兼ねる場合は病毒痞塞において現れる．

⑯結脈

遅脈で，不整のものをいう．病毒痞塞の場合あるいは気血が伸びない時，瘀血，身体枯燥して滋潤を失った時に現れる．寒積を意味する．

⑰緩脈

数ならず遅ならず中和平穏（1息4至）の脈で，無病平人の脈であることが多い．病的な場合には，湿，脾胃虚弱を意味する．また，諸病に緩脈が現れる場合は，疾患が軽快する徴候といえる．

⑱代脈

数脈と遅脈が不規則に交ざって起こる不整脈をいう．間歇は，規則的である．気脱（藏気衰敗），痛，感情の乱れ，打撲の徴候である．『黄帝内経素問』脉要精微論篇（素問17-2）には，「氣衰」と表現されている．

⑲散脈

浮大で，中取，沈取では触れない．脈は止まったり，早くなったりして拍動に不規則な間歇があり，押すと浮いて乱れる．腎気衰敗を意味する．

⑳滑脈

玉を転がしてくるように触れる脈と説明されている．古歌に，「玉の如くなめらかにして進み得ず，押せばかくれてしりぞきもせず」とある．指先に触れる時間が短く面積が小さい上に一種の堅さをもっているといえる．弦脈では，指が弾かれる感じがあり，鋭さをもち，脈を触れる時間が滑より短く，脈の出時の方が明瞭である．一方，滑脈では，出入時ともに等しく触れ，感触は鋭いというより堅い方である．また，滑脈は短い脈ともいえるが，短脈とは異なる．短脈とは，橈骨動脈の脈拍を触れる全長が短いことをいう．滑脈は，熱，痰，実を意味する．

㉑弦脈

ぴんと張った弓のつるあるいは琴の糸を触るような感じの脈のこと，すなわち一種の堅さと緊張をもつ上に脈が触れる時間が短いものである．緊脈より緊張度が高いといえる．『傷寒論』辨脈法には，「弦は，状，弓弦の如く，之を按じて移らざるなり」とある．古歌に，「弓を張り，力を入れて弦を按す，すぐにまがらず細く引っぱる」とある．動脈が拡張する時間が急速で，心機能が亢進している状態においてみられる現象である．この脈は，少陽病，肝気の失

調，筋拘急，疼痛，寒，痰，裏虚において現れる．

㉒緊脈

弦脈に似て，緊張して有力で指を弾くような感じの脈である．弦脈と異なり，脈を按じると左右に動く．弦脈より緊張度が低いといえる．寒，痛を意味する．

㉓大脈

大脈は，血管の直径が大きい，すなわち血管が拡張している脈をいう．来盛去衰を呈しない．古歌に「大きくて広くぞ指に満ちきたる，大きに座とり広く長きぞ」とある．大脈は，実証では表熱でも裏熱でも現れるが，虚証では裏虚の場合のみである．『黄帝内経素問』脉要精微論篇（素問17-2）には，「病進」と表現されている．病気が増悪することを意味する．

㉔洪脈

洪脈は，大脈にして，かつ緊張がよい脈をいう．来盛去衰を呈する．洪脈は，実証において表熱でも裏熱でも現れ，陽盛陰衰を意味する．

㉕渋（濇）脈

滑の反対で，脈の去来が渋滞して円滑でない脈をいう．小刀で竹を削る時のような感じと説明されている．古歌に，「細くして遅きは沈む故ぞかし，血虚の証に濇脈はあり」とある．この脈は，血虚，血寒，傷精，気滞，瘀血を意味する．『黄帝内経素問』脉要精微論篇（素問17-2）には，「心痛」と表現されている．

㉖細（小）脈

細脈は，血管が収縮して幅が狭く触れる脈である．細いが，明瞭に触知される．この脈は，邪が表証から裏証に変わったこと，血虚，気衰を意味する．また，微を兼ねると表裏ともに虚することを意味する．渋脈の一種である．『黄帝内経素問』脉要精微論篇（素問17-2）には，「氣少」と表現されている．

㉗微脈

微かにして触れにくい脈をいう．厚みがなく無力で，沈取で途絶えそうになる．古歌に「有るかとておせばたよたよ弱くして無きが如くに細く微かぞ」とある．この脈は，精気の虚脱（亡陽），気血両虚を意味する．渋脈の一種である．

㉘長脈

大きくもなく小さくもなく，長い竿の末梢で回っているような脈である．寸部から尺部を越えて触知される．滑脈の部類に入る．肝陽有余，気逆火盛を意味する．『黄帝内経素問』脉要精微論篇（素問17-2）には，「氣治」と表現されている．平らで健康との意味である．

㉙短脈

指に応じて回転し，寸・関・尺の部位を満たすことができない脈である．関部では触知されやすいが，寸部・尺部での触知は困難となる．脈の形が豆のように感じられる．渋脈の部類に入る．元気虚少を意味する．『黄帝内経素問』脉要精微論篇（素問17-2）には，「氣病」と表現されている．

㉚軟脈

血管壁が軟らかいことを意味する．虚証で現れる．弱脈と厳密に区別するなら，軟は衛気の虚，弱は栄血の虚である．

4） 複合脈

　これらの脈は単独で現れることもあるが，通常は数種類が組み合わされて起こる．これを相兼脈とも表現する．また，一薬方が適する患者において，必ず薬方に応じた一定の脈を呈するものでもない．脈状と症状とが矛盾する場合，それは真仮（本来寒がありながら仮熱が生じている場合，本来虚でありながら仮の実症状を呈する場合など）あるいは予後不良を示している．以下に例を示す．

浮緊：傷寒	沈遅：裏寒
浮緩：中風	遅細：血虚
浮虚：傷暑	遅緩：寒湿
浮芤：失血	滑数：実熱
浮数：風熱	弦滑：肝火
沈細：虚寒	細滑：陰虚内熱
沈数：内熱	浮滑：風痰
沈緊：冷痛	沈滑：宿食
沈弦：伏飲	滑大：胃熱
沈遅：痼冷	細緩：湿脾
浮遅：表寒	緩弱：気虚

5） 怪脈

　胃気の無い脈を指す．重篤な病態において出現する．一般的な脈象とは異なる．比較的出現しやすい怪脈を以下に示す．

①雀啄脈

　続けざまに指に感じ，突如触れたり，突如触れなくなったりして，まるで雀が飲食を啄ばむような状態の脈である．

②屋漏脈

　雨上がりに雨だれの落ちるような感じで，やや合間があってから一滴一滴と落ち，跳ね上がる力のない状態の脈である．

③弾石脈

　来る脈は堅く早く，あるいは遅く，去る脈は早く，指で石を弾くような感じの脈である．

④解索脈

　来る脈は早く，散乱して秩序がない．

⑤魚翔脈

　来る脈は定まっているが，終わりは揺れて消失してしまう脈である．

⑥游脈

　脈は皮膚にあり，海老が水面を泳ぐようにして見えなくなり，しばらくしてまたやってくる感じの脈である．

湯が沸騰するようで息は吐けるが，吸えない状態で，脈は浮数の極みを呈する．

　以上の脈象は全て重症の心不全の状態で出現するもので，生存の望みが既になく，死候（危篤・死に臨んだ状態）に属する．内経では，真藏脈と称している．脈に冲和（平穏）の象が全くないことを表しており，胃気が既に絶えたことを意味する．

6.1.8　『黄帝内経』における脈診

1)　診察法

①基本事項

⑴脈診における要点

　『黄帝内経素問』脈要精微論篇（素問17–7）には，脈診の重要な要点が述べられている．脈診の五つの要点として，①四時により脈が変化すること，②病変の所在を掴めること，③病気自体が変化することを把握できること，④病変が突然内部に発生することを把握できること，⑤病変が突然外部に発生することを把握できること，の五点を挙げている．また，脈をみる大原則として，春・夏・秋・冬・内（藏気）・外（経気）の六つを挙げている．

　『黄帝内経霊枢』逆順肥痩篇（霊枢38–3）によると，経気の運行に関して，逆順の判断として足背動脈が触知可能か否かを用いることがある．

⑵脈の正常所見

　脈診における脈拍数は，健康人の呼吸を基に判断される．呼気相に2拍，吸気相に2拍，その間に1拍，1呼吸に計5拍が正常としている．（素問18–1）

　五藏の脈気は，みな胃気を受けて，手の太陰経脈上の寸口に到達できる．そして，各藏が主る季節の時期に特徴ある脈象が呈される．邪気が強く胃気がない場合に，真藏脈となる．よって，真藏脈が現れる場合には，死期が迫っていることになる．（素問19–9）

　診察者が左手を内踝の上方五寸に置き，右手で内踝を弾く．この時，診察者の左手で感じる振動が，もぞもぞと虫が蠢（うごめ）くように軟・滑で規則正しい場合は，正常である．（素問20–5）

⑶四時の脈象

　『黄帝内経素問』陰陽別論篇（素問7–1）において，四季に応じた脈状があり，春には弦，夏には洪，秋には浮，冬には沈を呈するとしている．また，十二経脈の脈状は12月に対応するとしている．

　『黄帝内経素問』脈要精微論篇（素問17–7）における記載は，以下の通りである．春の脈象は，規（コンパス）のごとく円く活き活きしており，魚が波間で泳ぐように浮で，脈が皮で感じられる．夏の脈象は，矩（さしがね）のごとく四角く端正で盛んであり，おおらかに万物が栄えるように，脈が膚で感じられる．秋の脈象は，衡（はかり）のごとく釣り合いが良く，穴に隠れた虫が潜もうとするように，脈が膚を潜った位置で感じられる．冬の脈象は，権（おもり）のごとく下方に勢いがあり穴に隠れた虫が奥深く籠もるように，脈が骨近

くで感じられる．冬至から立春にかけて陽気が増加し，陰気が減少する．また，夏至から立秋にかけて陰気が増加し，陽気が減少する．このような陰気と陽気の変化に応じて，脈象も変化する．

『黄帝内経素問』平人氣象論篇における記載は，以下の通りである．

健康人には胃気が備わり，春は微弦，夏は微鉤，長夏は微耎弱，秋は微毛，冬は微石を呈する．胃気がなくなると，微の性質がなくなり，死脈となる．（素問18-2）なお，胃気を保つためには水穀が重要である．（素問18-5）

少陽の気が旺盛な1月・2月には，脈は突然，数，疏，短，長に変化する．陽明の気が旺盛な3月・4月には，脈は浮大短である．太陽の気が旺盛な5月・6月には，脈は洪大長である．（素問18-5）

『黄帝内経素問』至眞要大論篇（素問74-26）における記載は，以下の通りである．春は弦脈で冬の沈脈を混じたものが平脈，夏は数脈で春の弦脈を混じたものが平脈，秋は渋脈で夏の数脈を混じたものが平脈，冬は沈脈で秋の渋脈を混じたものが平脈である．

⑷藏府の脈

肝脈は，柔軟で弦を呈するものが正常である．（素問18-6）耎弱軽虚・滑・端直・長と表現されている．（素問19-1）春に現れることが基本である．

心脈は，珠が連続して転がるように滑らかなものが正常である．（素問18-6）来るときは盛んで去るときは衰で，鉤と表現されている．（素問19-2）夏に現れることが基本である．

肺脈は，軽く浮いた感じで，淀みがないのが正常である．（素問18-6）来るときに軽虚急で，去るときに散であり，浮と表現されている．（素問19-3）秋に現れることが基本である．

腎脈は，円滑で鉤，沈堅のものが正常である．（素問18-6）営とも表現される．（素問19-4）冬に現れることが基本である．

脾脈は，緩やかで規則正しいものが正常である．長夏に現れることが基本である．一方，脾脈は各季節を主る肝・心・肺・腎の四藏に胃気を灌いでいるとする考えもある．正常においては，その脈象は触知されない．

②人迎脈寸口脈比較診

⑴平人における人迎脈と寸口脈

無病の平人においては，人迎脈と寸口脈は調和しており，四季に応じて変化する．通常は，春，夏には人迎がやや強く，秋，冬には寸口がやや強い．（霊枢9-1）・（霊枢48-3）

⑵正気が不足した人における人迎脈と寸口脈

人迎，寸口ともに虚している．（霊枢9-1）

⑶人迎脈と寸口脈の比較による病態

『黄帝内経素問』陰陽別論篇（素問7-2）では，十二経脈に関する脈状の弁別については，三陽経の経脈に関しては人迎を，三陰経の経脈に関しては寸口を診るとしている．

人迎脈と寸口脈の比較による病態について，『黄帝内経霊枢』終始篇・禁服篇に解説されている．表6.1.8-1のようにまとめられる．

表6.1.8-1：人迎脈と寸口脈の比較による病態

脈状	病位	病態
人迎一盛 (霊枢9-2) 人迎大一倍于寸口 (霊枢48-4)	病在足少陽 (霊枢9-2) (霊枢48-4)	盛則爲熱，虚則爲寒，緊則爲痛痺，代則乍甚乍間 (霊枢48-4)
人迎一盛而躁 (霊枢9-2) 人迎一倍而躁 (霊枢48-4)	病在手少陽 (霊枢9-2) (霊枢48-4)	
人迎二盛 (霊枢9-2) 人迎二倍 (霊枢48-4)	病在足太陽 (霊枢9-2) (霊枢48-4)	
人迎二盛而躁 (霊枢9-2) 人迎二倍而躁 (霊枢48-4)	病在手太陽 (霊枢9-2) (霊枢48-4)	
人迎三盛 (霊枢9-2) 人迎三倍 (霊枢48-4)	病在足陽明 (霊枢9-2) (霊枢48-4)	
人迎三盛而躁 (霊枢9-2) 人迎三倍而躁 (霊枢48-4)	病在手陽明 (霊枢9-2) (霊枢48-4)	
人迎四盛，且大且數 (霊枢9-2) 人迎四倍者，且大且數 (霊枢48-4)	名曰溢陽，溢陽爲外格 (霊枢9-2) (霊枢48-4)	死不治（霊枢48-4）
脉口一盛 (霊枢9-2) 寸口大于人迎一倍 (霊枢48-5)	病在足厥陰 (霊枢9-2) (霊枢48-5)	盛則脹滿寒中食不化，虚則熱中出麋少氣溺色變，緊則痛痺，代則乍痛乍止（霊枢48-5）
脉口一盛而躁 (霊枢9-2) 寸口一倍而躁 (霊枢48-5)	在手心主 (霊枢9-2) (霊枢48-5)	
脉口二盛 (霊枢9-2) 寸口二倍 (霊枢48-5)	病在足少陰 (霊枢9-2) (霊枢48-5)	
脉口二盛而躁 (霊枢9-2) 寸口二倍而躁 (霊枢48-5)	在手少陰 (霊枢9-2) (霊枢48-5)	
脉口三盛 (霊枢9-2) 寸口三倍 (霊枢48-5)	病在足太陰 (霊枢9-2) (霊枢48-5)	
脉口三盛而躁 (霊枢9-2) 寸口三倍而躁 (霊枢48-5)	在手太陰 (霊枢9-2) (霊枢48-5)	
脉口四盛，且大且數 (霊枢9-2)		名曰溢陰，溢陰爲内關，内關不通，死不治 (霊枢9-2)
寸口四倍者 (霊枢48-5)		名曰内關 (霊枢48-5)
寸口四倍者，且大且數 (霊枢48-5)		死不治 (霊枢48-5)
人迎與脉口俱盛三倍以上 (霊枢9-2)		命曰陰陽俱溢，如是者，不開則血脉閉塞，氣無所行，流淫于中，五藏内傷，（霊枢9-2）
人迎與太陰脉口俱盛四倍以上 (霊枢9-2)		命曰關格，關格者，與之短期（霊枢9-2）

空欄：記載なし

⑷十二経脈の虚実における人迎寸口脈状

『黄帝内経霊枢』經脉篇では，十二経脈の虚実における人迎脈と寸口脈の特徴について解説している．以下の表6.1.8-2のようにまとめられる．

表6.1.8-2　十二経脈の虚実における人迎寸口脈状

経脈	実	虚	出典
肺手太陰之脉	寸口大三倍于人迎	寸口反小于人迎	（霊枢10-2）
大腸手陽明之脉	人迎大三倍于寸口	人迎反小於寸口	（霊枢10-3）
胃足陽明之脉	人迎大三倍于寸口	人迎反小于寸口	（霊枢10-4）
脾足太陰之脉	寸口大三倍于人迎	寸口反小于人迎	（霊枢10-5）
心手少陰之脉	寸口大再倍于人迎	寸口反小于人迎	（霊枢10-6）
小腸手太陽之脉	人迎大再倍于寸口	人迎反小于寸口	（霊枢10-7）
膀胱足太陽之脉	人迎大再倍于寸口	人迎反小于寸口	（霊枢10-8）
腎足少陰之脉	寸口大再倍于人迎	寸口反小于人迎	（霊枢10-9）
心主手厥陰心包絡之脉	寸口大一倍于人迎	寸口反小于人迎	（霊枢10-10）
三焦手少陽之脉	人迎大一倍于寸口	人迎反小于寸口	（霊枢10-11）
膽足少陽之脉	人迎大一倍于寸口	人迎反小于寸口	（霊枢10-12）
肝足厥陰之脉	寸口大一倍于人迎	寸口反小于人迎	（霊枢10-13）

③『黄帝内経』における三部九候診

『黄帝内経素問』三部九候論篇に，寸口部ではなく，人体を三箇所に分けて脈診を行う三部九候診について述べられている．ここで，三部九候診は，天においては日・月・星の運行に，また地においては四季・五行の盛衰に対応しているとしている．（素問20-1）これは，全身遍診法であり，人体を上部（頭部）・中部（上肢）・下部（下肢）に分け，さらに各部を天（上部）・地（下部）・人（中部）の三箇所に分類して計九箇所において脈を診るものである（表6.1.8-3）．（素問20-2）これらの脈状は，互いに均衡がとれていて，上下で一致するべきである．（素問20-5）診察においては，発病時の状況と診察時の状況を詳しく患者に質問して，それから脈状を診察し，経絡の浮沈・経脈流注の上下逆従を把握しなければならない．（素問20-6）

表6.1.8-3：三部九候診

部位	脈	診断項目
上部の天	兩額之動脉	頭角之氣
上部の地	兩頰之動脉	口齒之氣
上部の人	耳前之動脉	耳目之氣
中部の天	手の太陰	肺之氣
中部の地	手の陽明	胸中之氣
中部の人	手の少陰	心之氣
下部の天	足の厥陰	肝之氣
下部の地	足の少陰	腎之氣
下部の人	足の太陰	脾胃之氣

出典：（素問20-2）

2) 脈の分類

①『黄帝内経素問』陰陽別論篇での分類1

脈は，胃気の有無により陽脈・陰脈に分類される．陽脈は，胃気がある脈である．陽脈には季節に応じて五種類あり，五藏と組み合わせれば二十五種類となり，これを弁別して疾患の位置を知る．陰脈は，胃気のない脈であり，真藏脈と称される．胃気がないとは死を意味するので，陰脈を弁別して予後を知ることができる．（素問7-2）

②『黄帝内経素問』陰陽別論篇での分類2

脈象の特徴を陰陽で表現すると，去・静・遅を陰，至・動・数を陽としている．これは，胃気の有無による分類ではない．（素問7-3）

③『黄帝内経素問』陰陽別論篇での分類3

脈拍がやや力強く鼓動するものを鉤，やや弱く鼓動するものを毛，力強く鼓動して緊張しているものを絃，力強く鼓動して触れづらいものを石，陰陽が相交わってが平順なものを溜としている．（素問7-9）

④『黄帝内経素問』脈要精微論篇での分類

四時に応じて藏気と脈気は連動するが，応じない場合，脈象が有余な場合を精（邪気が有余で精気に勝っている状態），脈象が不足の場合を消（血気が消耗した状態）と称している．（素問17-6）

⑤真藏脈

『黄帝内経素問』玉機眞藏論篇（素問19-8）には，真藏脈の特徴が述べられている．

肝の真藏脈は，内外とも力強く，刀刃を押さえるように鋭利で，琴の弦に触れるような感触である．なお，顔色は青白く，皮毛は枯れて折れる．

心の真藏脈は，堅で，はと麦を押さえるように短く丸い感触である．なお，顔色は赤黒く，皮毛は枯れて折れる．

肺の真藏脈は，大で，軽く虚ろである．なお，顔色は白赤で，皮毛は枯れて折れる．

腎の真藏脈は，捩れた縄が切れそうな感じで堅く，石を弾くようである．なお，顔色は黒黄で，皮毛は枯れて折れる．

脾の真藏脈は，軟弱無力で，脈拍数が突然変化する．なお，顔色は黄青で，皮毛は枯れて折れる．

3) 脈所見から判断される病態・症候

①『黄帝内経素問』陰陽別論篇における記載

陰脈・陽脈の特徴から，病態が推測される．陰脈が拍動し，陽脈と明確に区別される場合には，妊娠が考えられる．陰脈・陽脈ともに虚の場合には，痢疾で死の徴候といえる．陽脈が陰脈より過剰な状態では，発汗の徴候である．陽脈が強い場合には，下血の徴候である．ただし，ここでの陰脈・陽脈が何を指すかは明確ではない．（素問7-13）

②『黄帝内経素問』六節藏象論篇における記載

人迎（頸動脈）で，足陽明胃脈あるいは陽脈全体を候う．この脈が正常の強さなら疾患は少

陽に，2倍なら太陽に，3倍なら陽明にある．4倍以上の場合，格陽という．寸口（橈骨動脈）で，手太陰肺脈あるいは陰脈全体を候う．この脈が正常の強さなら疾患は厥陰に，2倍なら少陰に，3倍なら太陰にある．4倍以上の場合，関陰という．人迎と寸口がともに4倍以上の強さの場合，関格といい，天年を尽くすことができないとされている．（素問9-9）なお，関格は陰陽が相互に適合しない病気を指すこともある．（素問17-6）・（霊枢17-2）

③『黄帝内経素問』玉版論要篇における記載

博脈（強く拍動する脈・専一でなく二脈が相搏つ脈）で，痺躄（痺れて歩けなくなること）する場合は，寒熱之交（寒熱が交互に襲う病）である．（素問15-4）

孤脈（孤絶するような脈）は，消気（陽気の損耗）を意味する．（素問15-4）

虚泄の脈（泄れ出るような虚脈・虚脈で泄利を伴うもの）は，奪血（陰血の損耗）を意味する．（素問15-4）

④『黄帝内経素問』脉要精微論篇における記載

洪大の脈は，陰の不足，陽の有余であり，内熱が生じる．（素問17-14）

脈が急速に来て緩慢に去る場合は，上が実し下が虚となり，厥・癲疾が生じる．（素問17-14）

脈が緩慢に来て急速に去る場合は，上が虚し下が実しており，癰風を生じる．（素問17-14）

沈細数の脈では，足少陰腎経の厥逆が生じる．（素問17-14）

沈細数散の脈では，虚労寒熱が生じる．（素問17-14）

浮散の脈では，眩暈卒倒を生じる．（素問17-14）

浮かつ躁でない場合は，病変は足の三陽経にあり，熱が生じる．（素問17-14）

浮かつ躁の場合は，病変は手の三陽経にあり，熱が生じる．（素問17-14）

細沈の場合は，病変は手の三陰経にあり，骨痛が生じる．（素問17-14）

細沈静の場合は，病変は足の三陰経にあり，骨痛が生じる．（素問17-14）

数で結滞する場合は，病変は陽経にあり，泄瀉，膿血便となる．（素問17-14）

濇の場合は，陽気の有余である．（素問17-14）

滑の場合は，陰気の有余である．（素問17-14）

脈気において，陽気の有余は身熱，無汗，陰気の有余は多汗，身寒，陰陽の気がともに有余は無汗，寒を意味する．（素問17-14）

按ずる指の操作により脈位を移動させようとしても，ある位置が移動しない場合，外では心腹の積聚を，内では身熱を，下では腰足の冷えを，上では頭項の疼痛を，骨付近にあり脈気が少ない場合では腰脊の疼痛，麻痺を意味する．（素問17-14）

心脈が勁急な場合には，心疝と称され，下腹部に形兆が現れる．（素問17-9）

胃脈が実すれば腹部が張り，虚していれば下痢する．（素問17-9）

⑤『黄帝内経素問』平人氣象論篇における記載

(1)脈拍数

脈診における脈拍数は，健康人の呼吸を基に判断される．呼気相に2拍，吸気相に2拍，その間に1拍，1呼吸に計5拍が正常としている．（素問18-1）

呼気相に1拍，吸気相に1拍の場合は，少気（正気衰弱）の病態である．（素問18-1）

呼気相に3拍，吸気相に3拍かつ躁で，尺膚が熱する場合は，病温（温病）である．尺膚に熱がなく滑脈なら病風，濇脈なら痺である．（素問18-1）

呼気相に4拍以上，脈の拍動がはっきりしない，数遅が突然変化する場合は，死の徴候である．（素問18-1）

⑵寸口脈

寸口脈（寸・関・尺全体の脈）が短の場合は，頭痛を呈する．（素問18-4）

寸口脈（寸・関・尺全体の脈）が長の場合は，足脛痛を呈する．（素問18-4）

寸口脈（寸・関・尺全体の脈）が促かつ上撃の場合は，肩背痛を呈する．（素問18-4）

寸口脈（寸・関・尺全体の脈）が沈かつ堅，小実かつ堅の場合は，疾患が体内にある．（素問18-4）

寸口脈（寸・関・尺全体の脈）が浮かつ盛，盛滑かつ堅の場合は，疾患が体表にある．（素問18-4）

寸口脈（寸・関・尺全体の脈）が沈かつ弱の場合は，寒熱，疝瘕，少腹痛を呈する．（素問18-4）

寸口脈（寸・関・尺全体の脈）が沈かつ横の場合は，積（積聚）を呈する．（素問18-4）

寸口脈（寸・関・尺全体の脈）が沈かつ喘（急迫）の場合は，寒熱を呈する．（素問18-4）

寸口脈（寸・関・尺全体の脈）が長の場合は，足脛痛を呈する．（素問18-4）

寸口脈（寸・関・尺全体の脈）が小弱かつ濇の場合は，久病を呈する．（素問18-4）

寸口脈（寸・関・尺全体の脈）が滑浮かつ疾の場合は，新病を呈する．（素問18-4）

寸口脈（寸・関・尺全体の脈）が急の場合は，疝瘕，少腹痛を呈する．（素問18-4）

寸口脈（寸・関・尺全体の脈）が滑の場合は，風を呈する．（素問18-4）

寸口脈（寸・関・尺全体の脈）が濇の場合は，痺を呈する．（素問18-4）

寸口脈（寸・関・尺全体の脈）が緩かつ滑の場合は，熱中（体内に強い熱がある病態）を呈する．（素問18-4）

寸口脈（寸・関・尺全体の脈）が盛かつ緊の場合は，脹（腹部脹満）を呈する．（素問18-4）

寸口脈（寸・関・尺全体の脈）が小弱かつ濇の場合は，久病を呈する．（素問18-4）

寸口脈（寸・関・尺全体の脈）が滑浮かつ疾の場合は，新病を呈する．（素問18-4）

⑶藏府の脈

肝脈が盈実で堅いものは，肝病脈である．勁で過剰な弦脈のものは，肝死脈である．（素問18-6）

心脈が喘ぐようにして僅かに屈曲したものは，心病脈である．浮取で屈曲，沈取で真っ直ぐな状態は，心死脈である．（素問18-6）

肺脈が平旦で渋りがちなものは，肺病脈である．浮で散同するものは，肺死脈である．（素問18-6）

腎脈が手応えのあるもので，非常に堅い場合は，腎病脈である．堅にして長，脈の往来が不規則なものは，腎死脈である．（素問18-6）

脾脈が盈数のものは，脾病脈である．鉤で脈が途切れるものは，脾死脈である．（素問18-6）

⑥『黄帝内経素問』玉機眞藏論篇における記載

肝脈において，正常に反する脈としては，太過では実弦で，病邪は表にあり，精神朦朧，眩暈，意識減損，痙攣などが生じる．不及では微となり，病邪は裏にあり，胸背痛，腋脇の腫脹が生じる．（素問19-1）

心脈において，正常に反する脈としては，太過では去来ともに盛んであり，病邪は表にあり，身熱があり，瘡を形成する．不及では来るときに盛んでなく，去るときに盛んであり，病邪は裏にあり，煩悶，涩，放屁がみられる．（素問19-2）

肺脈において，正常に反する脈としては，太過では来るときに毛（浮軟），中央が堅く，辺縁が虚で，病邪は表にあり，気が上逆して鬱鬱としている．不及では毛かつ微で，病邪は裏にあり，呼吸促迫，喀血，喘鳴がみられる．（素問19-3）

腎脈において，正常に反する脈としては，太過では石を弾くように堅く，病邪は表にあり，精神・身体の無力感，息切れなどがみられる．不及では数で，病邪は裏にあり，飢餓状態となり，脇腹が冷え，下腹部が張り，排尿障害が現れる．（素問19-4）

脾脈において，正常に反する脈としては，太過では滑動で，病邪は表にあり，四肢を挙上することができなくなる．不及では堅短で，病邪は裏にあり，九竅が通じなくなる．これを重強という．（素問19-5）

⑦『黄帝内経素問』三部九候論篇における記載

診察者が左手を内踝の上方五寸に置き，右手で内踝を弾く．この時，診察者の左手で感じる振動が急激で乱れてはっきりしない場合は，病気である．緩慢な場合も，病気である．（素問20-5）

九候のうち一候において均衡がとれていない場合は，病気である．二候において均衡がとれていない場合は，重篤である．三候において均衡がとれていない場合は，危篤状態である．（素問20-5）

⑧『黄帝内経素問』大奇論篇における記載

経脈の脈状と症状について述べられている（表6.1.8-4）．

表6.1.8-4：経脈の脈状と症状

経脈	脈状	症状	出典
心脉	満大	癲癇・筋拘攣	（素問48-1）
肝脉	小急	癲癇・筋拘攣	（素問48-1）
肝脉	驚暴	驚き恐れる・声が出ない・自然治癒する	（素問48-1）
腎・肝・心脉	小急・触れにくい	瘕（腫瘤）	（素問48-1）
腎・肝脉	沈	石水（下腹部の腫脹）	（素問48-2）
腎・肝脉	浮	風水（顔面・四肢を中心とした浮腫）	（素問48-2）
腎・肝脉	小弦	驚病	（素問48-2）
腎脉	大急沈	疝（下腹部あるいは睾丸周辺の絞痛）	（素問48-2）
肝脉	大急沈	疝	（素問48-2）
心脉	滑急	心疝	（素問48-2）
肺脉	沈	肺疝	（素問48-2）

膀胱・小腸脉	急	癖	（素問48-2）
脾・肺脉	急	疝	（素問48-2）
心・腎脉	急	癇厥（人事不省となり卒倒する）	（素問48-2）
胃・大腸脉	急	驚	（素問48-2）
脾脉	外鼓あるいは沈	腸澼・自然治癒する	（素問48-2）
肝脉	小緩慢	腸澼・治療しやすい	（素問48-2）
腎脉	小沈	腸澼・下血あるいは高熱の場合は死亡	（素問48-2）
心・肝脉	小沈濇	腸澼・高熱の場合は死亡	（素問48-2）
胃脉	沈濇・外鼓大	半身不随	（素問48-3）
心脉	小堅急	半身不随	（素問48-3）
脉	強く搏動	失血あるいは鼻出血し，全身発熱の場合は死亡	（素問48-3）
脉	急促	暴厥・人事不省	（素問48-3）
脉	數	突然の驚・自然治癒する	（素問48-3）

⑨『黄帝内経素問』至眞要大論篇における記載

　春は弦脉で冬の沈脉を混じたものが平脉，夏は数脉で春の弦脉を混じたものが平脉，秋は渋脉で夏の数脉を混じたものが平脉，冬は沈脉で秋の渋脉を混じたものが平脉であるが，春に沈脉を混じない，夏に弦脉を混じない，冬に濇脉を混じない，秋に数脉を混じない場合は，四塞（四時において五藏の気が交流していないこと）という．逆に春に沈脉が過度となる，夏に弦脉が過度となる，冬に濇脉が過度となる，秋に数脉が過度となる場合，四時に特徴ある脉が四時と関係なく現れる場合，季節が変わり一度去った脉状が次の季節にまた現れる場合，季節が変わらないうちに，その特徴的な脉状が消失する場合は，疾病が発生する．（素問74-26）

⑩『黄帝内経霊枢』邪氣藏府病形篇における記載

　五藏の脉状と症候との関係について，詳細に述べられている．以下，表6.1.8-5〜表6.1.8-9に特徴を示す．また，表6.1.8-10においては，五藏全体について整理した．

表6.1.8-5：心脉における脉状と症候

脉状	症候
急甚	瘛瘲
微急	心痛引背．食不下
緩甚	狂笑
微緩	伏梁在心下．上下行．時唾血
大甚	喉吤
微大	心痺引背．善涙出
小甚	善噦
微小	消癉
滑甚	善渇
微滑	心疝引臍．小腹鳴
濇甚	瘖
微濇	血溢．維厥．耳鳴．顛疾

出典：（霊枢4-11）

表6.1.8-6：肺脈における脈状と症候

脈状	症候
急甚	癲疾
微急	肺寒熱．怠惰．欬唾血．引腰背胸．若鼻息肉不通
緩甚	多汗
微緩	痿瘻．偏風頭以下汗出不可止
大甚	脛腫
微大	肺痺引胸背．起惡日光
小甚	泄
微小	消癉
滑甚	息賁上氣
微滑	上下出血
濇甚	嘔血
微濇	鼠瘻在頸支腋之間．下不勝其上．其應善痠矣

出典：(霊枢 4-12)

表6.1.8-7：肝脈における脈状と症候

脈状	症候
急甚	惡言
微急	肥氣在脇下．若覆杯
緩甚	善嘔
微緩	水瘕痺
大甚	内癰．善嘔衄
微大	肝痺．陰縮．欬引小腹
小甚	多飲
微小	消癉
滑甚	㿉疝
微滑	遺溺
濇甚	溢飲
微濇	瘈攣筋痺

出典：(霊枢 4-13)

表6.1.8-8：脾脈における脈状と症候

脈状	症候
急甚	瘈瘲
微急	膈中．食飲入而還出後沃沫
緩甚	痿厥
微緩	風痿．四肢不用．心慧然若無病
大甚	擊仆
微大	疝氣．腹裏大．膿血在腸胃之外
小甚	寒熱
微小	消癉
滑甚	㿉癃
微滑	蟲毒蚘蝎腹熱
濇甚	腸㿉
微濇	内㿉．多下膿血

出典：(霊枢 4-14)

表6.1.8-9：腎脈における脈状と症候

脈状	症候
急甚	骨癲疾
微急	沈厥. 奔豚. 足不収. 不得前後
緩甚	折脊
微緩	洞. 洞者. 食不化. 下嗌還出
大甚	陰痿
微大	石水. 起臍已下. 至小腹腫腫然. 上至胃脘. 死不治
小甚	洞泄
微小	消癉
滑甚	癃癀
微滑	骨痿. 坐不能起. 起則目無所見
濇甚	大癰
微濇	不月沈痔

出典：(霊枢 4-15)

表6.1.8-10：五藏における脈状と症候

	心	肺	肝	脾	腎
急甚	瘛瘲	癲疾	惡言	瘛瘲	骨癲疾
微急	心痛引背.食不下	肺寒熱.怠惰.欬唾血.引腰背胸.若鼻息肉不通	肥氣在脇下.若覆杯	膈中.食飲入而還出後沃沫	沈厥.奔豚.足不収.不得前後
緩甚	狂笑	多汗	善嘔	痿厥	折脊
微緩	伏梁在心下.上下行.時唾血	痿瘻.偏風頭以下汗出不可止	水瘕痺	風痿.四肢不用.心慧然若無病	洞.洞者.食不化.下嗌還出
大甚	喉吤	脛腫	內癰.善嘔衄	擊仆	陰痿
微大	心痺引背.善涙出	肺痺引胸背.起惡日光	肝痺.陰縮.欬引小腹	疝氣.腹裏大.膿血在腸胃之外	石水.起臍已下.至小腹腫腫然.上至胃脘.死不治
小甚	善噦	泄	多飲	寒熱	洞泄
微小	消癉	消癉	消癉	消癉	消癉
滑甚	善渴	息賁上氣	癀疝	癀癃	癃癀
微滑	心疝引臍.小腹鳴	上下出血	遺溺	蟲毒蚘蝎腹熱	骨痿.坐不能起.起則目無所見
濇甚	瘖	嘔血	溢飲	腸癀	大癰
微濇	血溢.維厥.耳鳴.顛疾	鼠瘻在頸支腋之間.下不勝其上.其應善痠矣	瘛攣筋痺	內癀.多下膿血	不月沈痔
出典	(霊枢 4-11)	(霊枢 4-12)	(霊枢 4-13)	(霊枢 4-14)	(霊枢 4-15)

　さらに，『黄帝内経霊枢』邪氣藏府病形篇（霊枢 4-16）には，全体的な脈状と病態の関係について述べている．以下の表6.1.8-11に特徴を示す．

表6.1.8-11：脈状が示す病態

脈状	病態
急	多寒
緩	多熱
大	多氣少血
小	血氣皆少. 陰陽形氣倶不足
滑	陽氣盛. 微有熱
濇	多血少氣. 微有寒

出典：(霊枢 4-16)

⑪『黄帝内経霊枢』根結篇における記載

経脈の流れが1昼夜で50回巡るべきところ障害を受けた場合，生命に危険がおよぶとして狂生とした．（霊枢5-5）これは，寸口の拍動を診察することで確認できる．50回の拍動で一度も休止しない場合は五藏が等しく正気を受けており正常であるが，40回で1回休止する場合は一藏の障害が，30回で1回休止する場合は二藏が，20回で1回休止する場合は三藏が，10回で1回休止する場合は四藏が，10回に満たないで休止する場合は五藏が障害されている．（霊枢5-5）

⑫『黄帝内経霊枢』脹論篇における記載

寸口において大，堅，濇の場合，脹病である．脹病の原因は，脈状が陰の特徴があれば藏に，陽の特徴があれば府にある．（霊枢35-1）

⑬『黄帝内経霊枢』五色篇における記載

寸口脈が滑，小，緊，沈では激しくなり，病変は内部に在る．（霊枢49-3）

人迎脈が大，緊，浮では激しくなり，病変は外表に在る．（霊枢49-3）

人迎脈が盛，堅の場合は，寒に傷害される．（霊枢49-3）

寸口脈が盛，堅の場合は，食の不摂生で傷害される．（霊枢49-3）

脈が滑，大，代，長の場合は，病は表から侵入してきたのであり，幻影をみること，精神異常がみられる．これは，陽気が旺盛な陽邪と合わさった病状である．陽邪を瀉す治療によって，邪気が変化して回復することができる．（霊枢49-4）

⑭『黄帝内経霊枢』邪客篇における記載

脈が大にして濇の場合は，痛痺である．（霊枢71-10）

4) 脈所見から判断される予後

① 『黄帝内経素問』陰陽別論篇における記載

経脈が胃気のない真藏脈になった場合の予後について，肝経では18日，心経では9日，肺経では12日，腎経では7日，脾経では4日で死亡するとしている．（素問7-4）

② 『黄帝内経素問』玉版論要篇における記載

脈が短，促で陽気が虚脱した場合には，死亡する．（素問15-2）

孤脈は予後不良で，虚泄の脈はまだ予後良好のほうである．（素問15-4）

脈状の判断においては，太陰経の寸口から始めることが重要である．本来あるべき脈象が五行の勝たざる所（我を剋する所，例えば木に対する金）を呈する場合は予後不良であり，勝つ所（我が剋する所，例えば木に対する土）を呈する場合は予後良好である．また，八風四時の変化の理解も重要である．（素問15-4）

③ 『黄帝内経素問』脉要精微論篇における記載

脈気が濁乱して弦，大，実，長となり，水が湧き出る一方で戻ることがない状態は，病状が進行して色沢が悪化する．脈の来る状態が微々として，脈の去る状態が弦の絶つような場合は，死亡してしまう．（素問17-2）

④『黄帝内経素問』平人氣象論篇における記載

(1)一般的事項

脈所見と陰陽が合致する場合には予後がよいが，合致しない場合にはよくない．（素問18-4）

(2)真藏脈が現れる場合の予後

肝の真藏脈が現れる場合には，庚・辛の日に死亡する．（素問18-4）

心の真藏脈が現れる場合には，壬・癸の日に死亡する．（素問18-4）

脾の真藏脈が現れる場合には，甲・乙の日に死亡する．（素問18-4）

肺の真藏脈が現れる場合には，丙・丁の日に死亡する．（素問18-4）

腎の真藏脈が現れる場合には，戊・己の日に死亡する．（素問18-4）

(3)四時の変化と脈象からみた予後

脈所見が四時の変化に合致すると，合併症が発生しない．合致せず病気が相剋の関係（剋する側から剋される側）に伝播する場合には，予後不良である．（素問18-4）例えば，浮大であるはずの春夏の脈象が痩せている，痩せているはずの秋冬の脈象が浮大となる，本来躁となるはずの風熱の脈象が静となる，虚であるはずの下痢，脱血の脈象が実となる，実であるはずの体内に病邪がある場合の脈象が虚となる，浮滑のはずである体表に病邪がある場合の脈象が濇堅となる，などである．（素問18-5）

⑤『黄帝内経素問』玉機眞藏論篇における記載

(1)一般的事項

脈が弱にして滑であれば胃気が存在することであり治療しやすいが，脈が実，堅では病状がますます重くなる．本来の脈状と異なる場合（例えば，洪，大の脈状を示す熱病において静，小の脈状を示す下痢において大，虚の脈状を示す脱血において実，病邪が内にあれば堅，実でないはずが堅，実など）では，治療困難である．（素問19-10）

(2)四時の変化と脈象からみた予後

脈が四時の変化に応じる場合には治療可能であるが，脈が四時の変化に反する場合（例えば，春に肺脈，夏に腎脈，秋に心脈，冬に脾脈，春夏に脈状が沈濇，秋冬に脈状が浮大など）には治療不可能である．（素問19-10）

⑥『黄帝内経素問』三部九候論篇における記載

三部九候の脈が全て疾病と適応しない場合は，死亡する．（素問20-4）

上下左右の脈の釣り合いがよくない場合は，重篤である．（素問20-4）

上下左右の脈の釣り合いが取れず，極めて頻脈の場合は，死亡する．（素問20-4）

中部の脈においてのみ調和が取れていても，各藏の調和が取れていないと死亡する．（素問20-4）

中部の脈の調和が取れていないものは，死亡する．（素問20-4）

中部の脈が急に遅あるいは数となるものは，死亡する．代かつ鉤の場合は，病気が絡脈に存在する．（素問20-5）

真藏脈が現れる場合には，相剋関係において剋される元の時刻に死亡する．（素問20-5）

診察者が左手を内踝の上方五寸に置き，右手で内踝を弾く．この時，診察者の左手で感じる

振動が把握できない場合は，死亡する．（素問20-5）

　九候のうち一候のみが小あるいは大あるいは疾あるいは遅あるいは熱（滑）あるいは寒（緊）あるいは陥下（沈・伏）のものは，病気である．このような七つの異常な脈を七診の脈という．（素問20-5）

　七診の脈象に似ているが，実際には異なる疾患として，風気之病，経月病（月経に関連する病）があり，これらは七診の脈象を呈する病気のように死亡するものではない．（素問20-6）

　九候が全て沈，細，懸絶の場合は，冬を表す．この場合は，夜半に死亡する．（素問20-6）

　九候が全て盛躁，喘数の場合は，夏を表す．この場合は，日中に死亡する．（素問20-6）

　脈が急に遅あるいは急に数となるものは，一昼夜のうち辰・戌・丑・未の時刻に死亡する．（素問20-6）

　七診の脈が現れていても九候が全て四季に順応する場合には，死亡しない．（素問20-6）

⑦ 『黄帝内経素問』大奇論篇における記載

　『黄帝内経素問』大奇論篇には，脈状と対応する病態と症状について述べられている（表6.1.8-12）．

表6.1.8-12：脈所見と病態・症状

脈の所見	病態	症状	出典
浮合如數	經氣の不足	90日で死亡	（素問48-4）
如火薪（到来鋭く去就速い）	心精の燃え尽き	草乾く頃（冬）に死亡	（素問48-4）
如散葉（浮泛無根・一定でない）	肝氣の虚	木葉落ちる頃（秋）に死亡	（素問48-4）
如省客（途絶える様）	腎氣の不足	棗花が咲き散る頃（初夏）に死亡	（素問48-4）
如丸泥（堅強短渋）	胃精の不足	楡の莢が落ちる頃（晩春から初夏）に死亡	（素問48-4）
如横格（長堅）	胆氣の不足	稲が熟する頃（秋）に死亡	（素問48-4）
如弦縷（緊細小）	胞精の不足	よくしゃべる・霜下りる頃に死亡・しゃべらい場合は治療可	（素問48-4）
如交漆（散）		30日で死亡	（素問48-4）
如湧泉（浮で強く鼓動）	太陽の經氣不足	小氣・韭の花の頃（春）に死亡	（素問48-4）
如頽土之状（緊張なし）	肌氣の不足	藤葛の生える頃（春）に死亡	（素問48-5）
如懸雍（浮大）	十二兪穴の氣の不足	水凍る頃（冬）に死亡	（素問48-5）
如偃刀（軽按で小急・重按で堅大急）	鬱熱・寒熱が腎に波及	立春に死亡	（素問48-5）
如丸（滑・重按で触れない）	大腸の氣の不足	棗の葉が生じる頃（初夏）に死亡	（素問48-5）
如華（軽浮軟弱）	小腸の氣の不足	恐れる・不安・聞き耳を立てる・秋に死亡	（素問48-5）

空欄：記載なし

⑧ 『黄帝内経霊枢』四時氣篇における記載

　堅かつ盛かつ滑の場合は，病状が悪化する．

　軟の場合は，病状が終息しようとしている．

　諸経が実する場合は，3日で治る．（霊枢19-4）

⑨ 『黄帝内経霊枢』五色篇における記載

寸口脈が浮，滑では，日々悪化する．

人迎脈が沈，滑では，日々軽くなる．

寸口脈が滑，沈では，日々悪化して，病変は内部に在る．

人迎脈が滑，盛，浮では，日々悪化して，病変は外表に在る．

病気でありながら，脈の浮沈，人迎と寸口脈の性状が等しい場合は，治り難い．

病が臓に在り，脈が沈，大の場合は治り易く，小の場合は治り難い．

病が府に在り，脈が浮，大の場合は，治り易い．（霊枢49-3）

⑩ 『黄帝内経霊枢』邪客篇における記載

脈が滑にして盛んな場合は，病は日々進行する．脈が虚にして細い場合は，慢性化して継続性である．寸口と人迎の脈状が全く同一のような場合は，治療困難である．（霊枢71-10）

⑪ 『黄帝内経霊枢』論疾診尺篇における記載

人が病んで，寸口の脈と人迎の脈の小大が等しく，さらに浮沈も同じ者は，病が治り難い．（霊枢74-8）

6.1.9 腹診

腹診は，江戸時代に古方派を中心として，日本独自に発展した東洋医学的診察である．西洋医学における腹部診察は内臓あるいは組織の病理解剖学的変化を見出そうとするのに対し，東洋医学における腹診は腹部の緊張度によって虚実を判断し気・血・津液の状況を把握しようとする．東洋医学における腹診によって得られた所見は証を決定するための判断材料であり，これを腹証という．「外感は脈を主とし，内傷は腹を主とす」と古人は述べている．すなわち，急性疾患のような外感では脈証を主とし，慢性疾患のような内傷では腹証を主として虚実の判定を下すべきであるということである．何故なら，急性病では病証の変動が顕著であり，脈はこの変動に機敏に反応するが，腹証はすぐには反応しない．一方，慢性病では病状の変化が緩慢であるから腹証により虚実が判断できるわけである．腹診所見からは，表証の判断はできない．

腹診が中国において発達しなかった理由として，募穴による診察に比重が高かったことが挙げられている．募穴は経脈の病状をよく反映し，また治療後の評価にも有用であることから，腹部において募穴の診察が優先され，その診断で十分効果的な治療が行えたとするものである．

1) 診察法

実際の診察では，患者の足を伸ばしたままの状態で，まず腹壁の緊張度を手全体で軽くさするように撫でて行う．次に腹壁を押して深部の変化をみる．腹部を圧迫する場合には，患者の呼気に合わせて行うことで，所見を得やすくなる．振水音を確認する場合には，西洋医学で行うように患者の膝を曲げて行うこともある．本来，医師は患者の左側から診察するようにいわれているが，左右どちら側からでもよい．

2) 腹診所見の分類

腹診所見は，以下のように分類される（表6.1.9-1）．

表6.1.9-1：腹診所見の分類

分類		所見
膨満	全体的	腹満（ふくまん）
	限局的	心下満（しんかまん）・小腹満（しょうふくまん）・小腹腫痞（しょうふくしゅひ）・蠕動不安（ぜんどうふあん）
腹壁緊張度	季肋下緊張	胸脇苦満（きょうきょうくまん）・脇下硬満（きょうかこうまん）
	心下部緊張	心下痞鞕（しんかひこう）・心下支結（しんかしけつ）・心下急（しんかきゅう）・心下痞堅（しんかひけん）・心下石硬（しんかいせっこう）・心下硬満（しんかこうまん）・心下痞（しんかひ）・結胸（けつきょう）
	腹直筋緊張	裏急（りきゅう）・腹裏拘急（ふくりこうきゅう）
	下腹部緊張	小腹弦急（しょうふくげんきゅう）・小腹拘急（しょうふくこうきゅう）
	全体弛緩	
	心下部弛緩	心下軟（しんかなん）
	下腹部弛緩	小腹不仁（しょうふくふじん）
深在性変化		抵抗（ていこう）・硬結（こうけつ）・腫塊（しゅかい）
		圧痛（あつつう）
		小腹急結（しょうふくきゅうけつ）
		腹動（ふくどう）
		腹鳴（ふくめい）
		振水音（しんすいおん）あるいは胃内停水（いないていすい）

空欄：所見名なし

3) 腹診所見の特徴

①心下満

上腹部すなわち胸元が張ることである．これは，実証のことが多い．自覚的だけのこと，他覚的だけのこと，自他覚ともにあることの三通りがある．一般に成人では，上腹部より下腹部の方が張り出しているのがよい．

②心下痞

上腹部の張りが自覚的に存在するのみで，他覚的に証明しえないものをいう．心下痞には，しばしば振水音を伴い，虚証として現れる．

③心下痞鞕

心下痞と同時に心下部腹壁が緊張しているものをいう．心下痞鞕には，虚実がある．心下痞鞕において，心下痞は虚実同一であるが，心下部腹壁緊張度においては，実証では腹壁に厚みがあり，押すと抵抗があり底力を感じる．しかし，虚証では腹壁が薄く，ぴんと張っており，押すと底力がない．

④心下硬満

心下痞鞕のうち実証度が著明なものをいう．湿を兼ねている．

⑤胸脇苦満

肋骨弓下縁にかかる緊張をいう. 脇は, 側胸部と肋骨弓に沿う部分とを含んでいる. 圧重感, 疼痛として現れることもある. 小児において腹部診察で擽（くすぐ）ったく感じる場合にも, この所見があると判断することがある.

⑥脇下硬満

胸脇苦満が下方に移動して, しかも他覚的に緊張が強いものをいう.

⑦心下支結

腹直筋が上腹部で緊張しているものをいう. 柴胡桂枝湯を用いる腹証である.

⑧心下急

心下痞鞕より, さらに緊張度, 圧痛が強いものをいう. 大柴胡湯を用いる腹証である.

⑨心下痞堅

心下痞鞕より, さらに緊張度が強く, 心下が板状に堅く弾力性のない抵抗を示す. 木防已湯を用いる腹証である.

⑩心下石硬

心下痞堅より, さらに緊張度が強いものをいう.

⑪結胸

心下の緊張が強く, 疼痛を伴うものをいう.

⑫裏急

腹直筋が緊張していることをいう. 拘攣, 拘急ともいう. 腹直筋の拘攣がなくても, 腸の運動が著しく腸壁を通して観察できる場合も裏急という. 多くは, 虚証である. 小建中湯類を用いる腹証である.

⑬胃内停水

胃液分泌過多と胃壁アトニーのため胃液が胃内に停滞し, 振水音として証明されることをいう. 多くは, 虚証である.

⑭小腹満

下腹部の膨満をいう. 他覚的に膨満していて, 自覚しないことは稀である. 膨満が自他覚的に存在する場合, 虚証, 水証のことが多い. 自覚的のみである場合には, 瘀血のことがある.

⑮小腹腫痞

小腹満の一種で, 腫とは限局性に腫れるとの意で, 小腹満より範囲が狭い.

⑯小腹拘急

下腹部腹直筋が緊張することである. 腎虚の腹証である.

⑰小腹弦急

小腹拘急よりさらに緊張度が強いものをいう.

⑱小腹急結

下腹部が急に激しく攣れるという意味であるが, 深在性の所見も含む. 左側腸骨窩において, 擦過性の圧に対して急迫的な痛みを感じる索状物を証明することである. 桃核承気湯を用いる腹証である. なお, 下側腹部は少腹とする考え方があり, この場合には少腹急結と表現される.

⑲**小腹不仁**

下腹壁の緊張度が軟弱なことをいう．八味丸類を用いる腹証である．

⑳**腹動**

腹部大動脈の拍動が亢進していることをいう．腹動を触れる部位は，通常臍上部が最も著明であるが，臍傍，臍左下のこともある．部位によって，心下悸，臍中悸，臍下悸に分けられる．なお，厳密には拍動が他覚的にも触知しえることを動といい，自覚的にのみ感じられる場合は悸という．

4）『黄帝内経』にみられる腹診所見

『黄帝内経霊枢』水脹篇には，水脹・膚脹・鼓脹・腸覃について，腹診所見が記載されている（表6.1.9-2）．同篇には，石瘕，石水についても記載があるが，腹診所見については言及していない．

表6.1.9-2：水脹・膚脹・鼓脹・腸覃の病態・症候・腹診所見

	病態	症状	診察所見	出典
水脹		目窠上微腫．如新臥起之狀．其頸脉動．時欬．陰股間寒，足脛瘇．腹乃大	以手按其腹．隨手而起．如裹水之狀	（霊枢57-1）
膚脹	寒氣客于皮膚之間	漀漀然不堅．腹大．身盡腫．皮厚	按其腹窅而不起．腹色不變	（霊枢57-2）
鼓脹		腹脹．身皆大．大與膚脹等也	色蒼黄．腹筋起	（霊枢57-2）
腸覃	寒氣客于腸外．與衛氣相搏．氣不得榮．因有所繋．癖而內著．惡氣乃起	其始生也．大如雞卵．稍以益大．至其成．如懷子之狀．久者離歳月事以時下	按之則堅．推之則移	（霊枢57-3）

空欄：記載なし

5）『難経』における腹診

『難経』十六難には，腹部の部位と対応する五藏について述べられている．臍の左側は肝，臍の上側は心，臍は脾，臍の右側は肺，臍の下側は腎に相当する．各部位の動悸，硬結，圧通などの変化から，その部位に対応する五藏の疾患が存在すると判断していく．

『難経』五十六難には，積について述べられている．五藏の積の発生部位は，十六難における五藏に対応する腹部の部位と同様である．

6.1.10　経絡診

1）　基本事項

経絡診は，経絡上を撫でて，あるいは按じて，抵抗，硬結，陥下，膨隆，湿燥，寒熱，圧痛

などの反応から，経絡の病態を把握するものである．切経とも呼ばれる．通常，左手（利き手でない側）の拇指あるいは示指を用いる．異常を捉えた場合，直ちに押し手として治療を開始することができるからである．

その他の手技としては，左手の拇指と示指で，経絡上の皮膚を流注に沿って軽く摘み，患者の反応を確認しながら，経絡経穴の状態を判断していくものがある．通常，患者の反応は疼痛となって現れる．

2)　『黄帝内経』にみる経絡診

『黄帝内経霊枢』論疾診尺篇（霊枢74-6）は，齲歯痛に関する診察について解説している．

陽明経の脈が到来する部位を按ずれば，病変の存在部位が単独で熱している．病が左に在れば左側の陽明経が熱し，病が右に在れば右側の陽明経が熱し，病が上に在れば上側の陽明経が熱し，病が下に在れば下側の陽明経が熱している．

6.1.11　背診

1)　基本的背診

背部の俞穴を中心として，撫でて，あるいは按じて，抵抗，硬結，陥下，膨隆，湿燥，寒熱，圧痛などの反応から，藏府とその関連部位の病態を把握するものである．

2)　血・津液の異常を判断する背診

人体の陽部である背中と陽中の陰部である足腰の凝り・圧痛と左右・上下の不和等で病患の歪みを把握し，その歪みを正常に戻す薬物を運用する切診法とする考え方がある．腹診に比べて中国でも，日本でも研究されることがなく，背視として望診の一種とされ，背部あるいは腰部の屈曲，肩あるいは背部の凝り等として注目されているにすぎない．しかし，東洋医学の臨床では，病患の陰陽虚実，人間工学的に腹証との関連性から血・津液について病状の有無と程度を判断し，それに対応する薬剤を投与する重要な指針となるものであり，腹証より容易に証が取れる手技であるとしている．

熱証・血証においては，上体では左肩・左手・左背中，下体では右腰・右足と体側に凝りや痛み等の不和が認められる．寒証・水滞証においては，上体では右肩・右手・右背中，下体では左腰・左足に凝りや痛み等の不和が認められる．このような診察において，腹証とは反対に上体に発現する場合には血証・水滞証ともに軽症であり，下体に発現する場合には血証・水滞証ともに重症である．瘀血証では，軽度の場合には右腰に，陳久瘀血の場合には左腰に発現する．

6.1.12　尺膚診

切診の一つであり，尺膚を診察することである．尺膚とは，前腕内側で手関節から肘関節ま

での皮膚を指す.

1) 診察法

尺膚の潤沢（燥湿）・粗糙（滑濇）・冷熱（寒温）・堅脆・小大・緩急（弛緩と緊張）などを診察する.（霊枢71-10）・（霊枢74-1）全身症状，脈象などを合わせて疾病の虚実・寒熱を判断する．脈，顔色を診ることがなくとも，尺膚をしっかり診察すれば，正確な診断が可能である．（霊枢74-1）

『黄帝内経素問』脈要精微論篇（素問17-13）では，尺膚を分類して身体の部位を配当している．森　立之『素問攷注』での身体部位の配当を図6.1.12-1に示す．なお，尺膚である前腕内側全体で胸腹部，尺膚の反対側全体で背部の判断を行う.

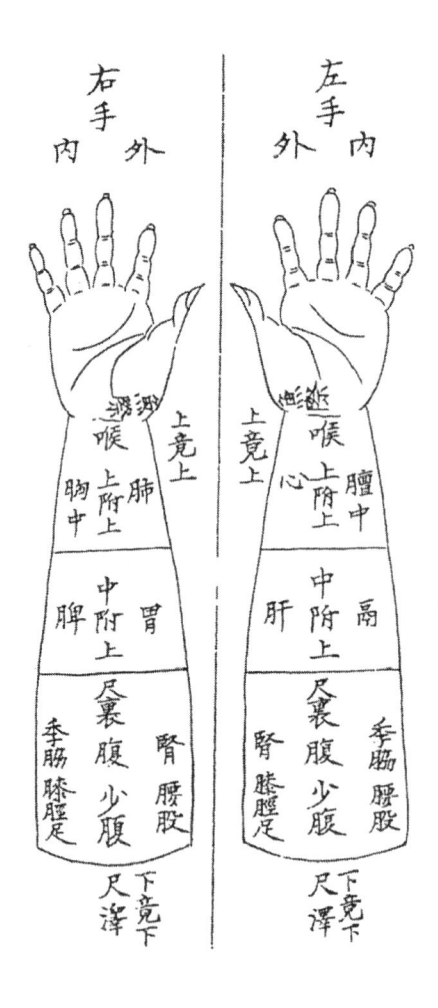

図6.1.12-1：尺膚診における身体各部の配当

2) 尺膚と関連部位における所見と病態

『黄帝内経霊枢』論疾診尺篇には，尺膚診とその病態判断について述べられている．以下の

表6.1.12-1に詳細を示す.

表6.1.12-1：尺膚と関連部位における所見と病態

部位	所見	病態	出典
尺膚	滑其淖澤者	風	（霊枢74-3）
尺膚	尺肉弱者	解㑊	（霊枢74-3）
尺膚	安臥，脱肉者	寒熱不治	（霊枢74-3）
尺膚	滑而澤脂者	風	（霊枢74-3）
尺膚	澀者	風痺	（霊枢74-3）
尺膚	粗如枯魚之鱗者	水泆飲	（霊枢74-3）
尺膚	熱甚，脉盛躁者	病温	（霊枢74-3）
尺膚	熱甚，其脉盛而滑者	病且出	（霊枢74-3）
尺膚	寒，其脉小者	泄少氣	（霊枢74-3）
尺膚	炬然，先熱後寒者	寒熱	（霊枢74-3）
尺膚	先寒，久大之而熱者	寒熱	（霊枢74-3）
肘	獨熱者	腰以上熱	（霊枢74-4）
手	獨熱者	腰以下熱	（霊枢74-4）
肘前	獨熱者	膺前熱	（霊枢74-4）
肘後	獨熱者	肩背熱	（霊枢74-4）
臂中	獨熱者	腰腹熱	（霊枢74-4）
肘後	麤以下三四寸熱者	腸中有蟲	（霊枢74-4）
掌中	熱者	腹中熱	（霊枢74-4）
掌中	寒者	腹中寒	（霊枢74-4）
魚上白肉	有青血脉者	胃中有寒	（霊枢74-4）
尺	炬然熱，人迎大者	當奪血	（霊枢74-4）
尺	堅大，脉小甚	少氣悗，有加立死	（霊枢74-4）

6.1.13 心尖部拍動の触診

胃気を診るために，虚里（心尖部）の拍動を捉える診察法が『黄帝内経素問』玉機眞藏論篇（素問18-3）に記載されている．心尖部の拍動は，十二経脈の尊主となるものである．診察所見からみた病態は，以下の通りである.

拍動が激しく数，不整のものでは，疾患は体内にある．

拍動が結滞して位置が横にずれる場合には，積滞である．

拍動が途切れて指に触れない場合は，死の徴候である．

拍動が衣服の上から触れる場合には，虚脱状態である.

6.1.14 複合的診察

1) 顔色と脈の複合診察

『黄帝内経霊枢』邪氣藏府病形篇（霊枢4-9）では，顔色と脈状（絃・鉤・代・毛・石）から五藏の病変部位を限定し，さらに脈状の緩・急・小・大・滑・澀によって病変の特徴を捉えるとしている.

『黄帝内経素問』五藏生成論篇（素問10-7）には，色脈による病態，症候の判断について述

べられている.

外見が赤く心脈が速く堅い場合は，積気が中脘にあり，食欲低下をきたす．原因は，心気虚に乗じて外邪が侵入するためである．心痺という．

外見が白く肺脈が速く浮の場合は，積気が胸中にあり，気喘をきたす．原因は，酒に酔って性行為を行い，精気を消耗するためである．肺痺あるいは寒熱という．

外見が青く肝脈が長，弦の場合には，積気が心下にあり，胸脇の痞え，腰痛，足の冷えをきたす．原因は，寒湿であり，疝気と同じ機序である．肝痺という．

外見が黄色で脾脈が大，虚の場合には，積気が腹中にあり，逆気をきたす．原因は，過激な労働をして発汗後に風邪を受けることにある．厥疝という．

外見が黒く腎脈が堅く大の場合には，積気が下腹部と前陰部ある．原因は，冷水を浴びて眠ることにある．腎痺という．

『黄帝内経素問』脉要精微論篇（素問17-8）にも，色脈による病態，症候の判断が述べられている．

肝脈が堅，長で顔色が青くない場合には，打撲・切傷などがある．軟，散で色艶がある場合には，溢飲が生じる．

心脈が堅，長では，舌が巻いて上手く話せない．軟，散では，自然に治癒する．

肺脈が堅，長では，唾血を生じる．軟，散では，自然と汗が漏れる．このため，発散の治療ができない．

腎脈が堅，長で顔色が黄．赤の場合には，腰が折れるような疼痛が生じる．軟，散では，精血が虚少となる．

脾脈が堅，長で顔色が黄の場合には，呼吸が弱く回数が多い．軟，散で色艶がない場合には，足脛が水腫状に腫脹する．

胃脈が堅，長で顔色が赤い場合には，股部が折れるような疼痛が生じる．軟，散では，食物が運化されず胃痛，嘔吐が生じる．

2) 顔色と脈状の関係

『黄帝内経霊枢』邪氣藏府病形篇（霊枢4-8）では，顔色と脈状の関係を述べている（表6.1.14-1）．五行の対応が一致せず，顔色に対して脈が相剋関係における剋する側の性質を帯びると死亡し，相生関係の生ます側の性質を帯びれば治癒すると判断される．

表6.1.14-1：顔色と脈状の関係

五行	顔色	脈状
木	青	絃（弦）
火	赤	鉤
土	黄	代
金	白	毛
水	黒	石

出典：（霊枢4-8）

3）尺膚と脈の所見からみた病態

『黄帝内経素問』平人氣象論篇（素問18-4）は，尺膚と脈の所見からみた病態について解説している．以下の通りである．

尺膚に青色の脈が浮いてよくみられる場合，あるいは脈が盛んな場合は，脱血である．

尺膚が緩，脈が濇の場合は，気血不足病態で解㑊といわれる．

尺膚が濇，脈が滑の場合は，陽気が内に有余で多汗となる．

尺膚が寒，脈が細の場合は，寒気が内にこもった病態で後泄（下痢）となる．

尺膚が熱，脈が麤の場合は，熱中（内部に強い熱をもつ病態）となる．

4）複合診察による湿・熱の判断

『黄帝内経素問』平人氣象論篇（素問18-5）は，各種身体所見から湿，熱に関する病態あるいは生理的変化について解説している．以下の通りである．

頚動脈の拍動が甚だしく，呼吸が喘ぎ急促に咳嗽が出現する場合，眼瞼が腫脹する．休眠した蚕が目覚めた時のように皮膚が潤沢で光っている場合には，水（水腫）である．

尿色が黄赤で横臥しやすい病態，眼球結膜が黄色となる場合は，黄疸である．なお，『黄帝内経霊枢』論疾診尺篇（霊枢74-7）にも，身が痛み，顔色が微かに黄色で，歯垢が黄色で，爪甲の上も黄色の場合は黄疸であるとの記載，寝てばかりいて，小便が黄赤で，脈が小にして濇なる者は食欲がないとの記載がある．

食後すぐから空腹感が出現する場合は，胃疸である．

顔面腫脹は，風（風水）である．

足脛が腫れる場合は，水（水腫）である．

婦人の手少陰の脈の拍動が甚だしい場合は，妊娠である．なお，『黄帝内経霊枢』論疾診尺篇（霊枢74-8）にも，女子で手の少陰心経の脈が激しく拍動する者は妊娠しているとの記載がある．

5）複合診察による予後

『黄帝内経素問』玉機眞藏論篇（素問19-10）には，身体と気の調和が重要で，予後に影響すると述べられている．身体と気の虚実が相応じる場合には，治療可能である．身体と気の虚実が相応じない場合には，治療困難である．

また，同篇（素問19-8）で，身体症状と真藏脈から予後を説明している．以下の通りである．

筋骨が消耗して煩悶し，喘息して身体が振動するような場合，肺の真藏脈が出現すれば6か月で死亡する．

筋骨が消耗して煩悶し，喘息して体内が痛んで，痛みが肩項におよぶ場合，心の真藏脈が出現すれば1か月で死亡する．

筋骨が消耗して煩悶し，喘息して痛みが肩項におよび，全身発熱，筋肉の損傷が激しい場合，脾の真藏脈が出現すれば10か月で死亡する．

筋骨が消耗して煩悶し，喘息して骨髄が消耗し，動作が衰えた場合，腎の真藏脈が出現すれば1年で死亡する.

　筋骨が消耗して煩悶し，腹痛して全身発熱，筋肉の損傷，眼が落ち込み窪む場合，肝の真藏脈が出現すれば即座に死亡する.

　『黄帝内経素問』三部九候論篇には，以下のような記載がある.

　身体が盛観であるが，脈が細で，息切れし呼吸困難をきたすものは，予後不良である.（素問20-4）

　身体が痩せているが，脈が大で，胸中の気が停滞するものは，死亡する.（素問20-4）

　身体が痩せ衰える場合には，九候の調和がとれていても死亡する.（素問20-6）

6)　身体所見と寿命

　『黄帝内経霊枢』壽夭剛柔篇（霊枢6-3）は，身体の各種所見と生命予後について解説している.　以下の通りである.

　肉体が充実して，皮膚が緩んでいるものは，寿命が長い.

　肉体が充実していても，皮膚が緊張しているものは，寿命が短い.

　肉体が充実して，脈が堅，大であるものは，寿命が長い.

　肉体が充実していても，脈が小，弱であるものは，正気が衰えており寿命が短い.

　肉体が充実していても，頬骨が盛り上がっていないものは，骨格が小さく寿命が短い.

　肉体が充実して，肩，臂，股，腿などの肌肉が盛り上がり，肌肉の紋理があるものは，肌肉が堅く寿命が長い.

　肉体が充実していても，肩，臂，股，腿などの肌肉に紋理がないものは，肌肉が脆く寿命は短い.

　頬肉が落ち込んだもの（頬肉が盛り上がって鼻が埋もれているようなものとする解釈もある）は，30歳前に死亡する.　さらに，何らかの合併症がある場合には，20歳前に死亡する.

7)　小児科における複合診察

　『黄帝内経霊枢』論疾診尺篇（霊枢74-8）には，乳幼児の病状と経過について述べられている.　以下の通りである.

　乳幼児が発症して，頭毛が皆逆立っているものは，必ず死亡する.

　耳間に青色の絡脈が隆起しているものは，引き攣るような疼痛がある.

　大便に赤い果肉の片状が混じり，下痢し脈が小なるものは，手足が冷え治り難い.

　下痢し脈が小でも，手足が温かい場合は，下痢は治り易い.

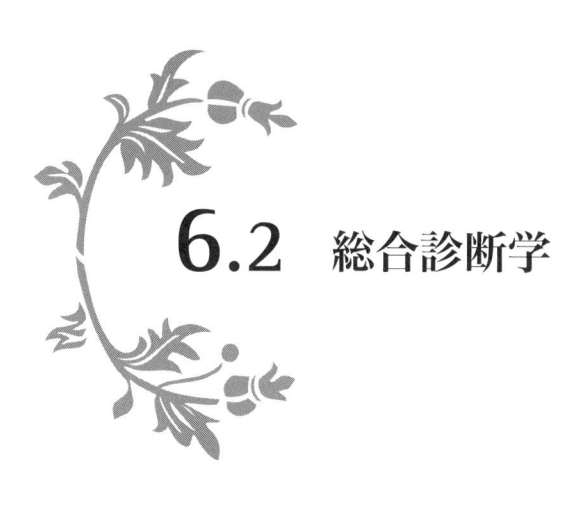

6.2　総合診断学

6.2.1　総合診断学序説

　慢性疾患では，四診による診察に基づいて八綱分類を行い，患者の大まかな病態を把握する．次に気・血・津液の病態（気虚，気滞，気逆，血寒，血熱，血虚，瘀血，水滞，津液不足），気・血・津液の不均衡（陰実，陰虚，陽実，陽虚）を確認する．この気・血・津液の病態，不均衡は，五藏のレベルで捉えることも重要である．

　急性感染症では，八綱分類を行った後，傷寒であれば六経弁証，温病であれば衛気営血弁証，三焦弁証で病状の進行度，重症度を判断することになる．

　鍼灸の治療においては，さらに経絡の病態を把握することが欠かせない．

6.2.2　『黄帝内経』にみる診断の要点

1)　基本事項

　『黄帝内経素問』方盛衰論篇（素問80-4）・『黄帝内経霊枢』病傳篇（霊枢42-3）では，診断において，天地と人体の陰陽のバランスについて把握することが大切としている．

　『黄帝内経素問』陰陽類論篇（素問79-1）・（素問79-2）では，診断においては，陰陽の分類，経脈理論，五藏の主る部位などについて理解していることが重要としている．

　『黄帝内経素問』陰陽應象大論篇（素問5-21）では，色脈，清濁，呼吸，音声などにより疾患の位置，病状を把握し，さらに四季によって症状が異なる可能性があることに注意が必要としている．

　『黄帝内経素問』方盛衰論篇（素問80-5）では，診断において脈気を重視し，脈気は藏気を反映するとし，一方で尺膚診も取り入れて総合的に診断を行うことを指摘している．

　『黄帝内経素問』至眞要大論篇（素問74-2）には，六気の化育が各々でなされること，五味・五色の発生，五藏の適性を明確にすることで，六気の虚実と疾病の発生の端緒が理解できると述べられている．

　『黄帝内経素問』八正神明論篇（素問26-3）には，天候の寒温，月の満ち欠け，四時の気の変化，八風の虚邪に注意し，三部九候の脈気を診ることにより，患者の病状が表面に現れなくとも的確に診断し，疾病も初期の段階で治療が可能であると述べている．また，同篇（素問

26-5）において，問診や経脈の診察により，肉体の変化を把握することを形，望診のみで患者を診断できてしまうことを神と表現している．

『黄帝内経霊枢』官鍼篇（霊枢7-4）では，加齢による変化あるいは運気における客気が主気に加わって生じる変化，正気の盛衰，虚実の発生する機序を理解する必要があるとしている．

2) 臨床における注意事項

『黄帝内経素問』解精微論篇（素問81-1）では，診断において七情・六淫の他，性別，年齢，身分，貧富などに対する配慮を重要としている．

『黄帝内経素問』方盛衰論篇（素問80-3）では，診断において脈度・藏度・肉度・筋度・兪度を把握することが大切で，一定の法則に従っただけでは十分な診断は困難であるとしている．

『黄帝内経素問』示従容論篇（素問76-2）では，症状からは複数の藏の障害が考えられても，実は一つの藏の障害のことがあり，その判別は困難なことがあるとしている．また，同篇（素問76-3）において，症状から病変部の藏を診断することは困難な場合があり，注意が必要であるとしている．

6.2.3 五体の診断

『黄帝内経霊枢』根結篇（霊枢5-6）では，五種類の体質について述べられている．この診断にために，骨節の大小，肌肉の堅脆，皮膚の厚薄，血の清濁，気の滑濇，経脈の長短，血の多少，経絡の数を考慮しなければならない．

6.2.4 骨空論篇にみる下半身関節部の名称

『黄帝内経素問』骨空論篇（素問60-5）には，下半身関節部に対する用語が提示されている．以下の表6.2.4-1の通りである．現代医学的表現も併記した．

表6.2.4-1　骨空論篇にみる下半身関節部用語

骨空論篇における用語	現代医学用語
揵	股骨
機	大転子
骸關	膝関節
輔	膝蓋骨下部
膕	膝窩部
連骸	膝蓋骨あるいは膝蓋骨外側上部あるいは膝関節周辺部

出典：（素問60-5）

7

症候病態学

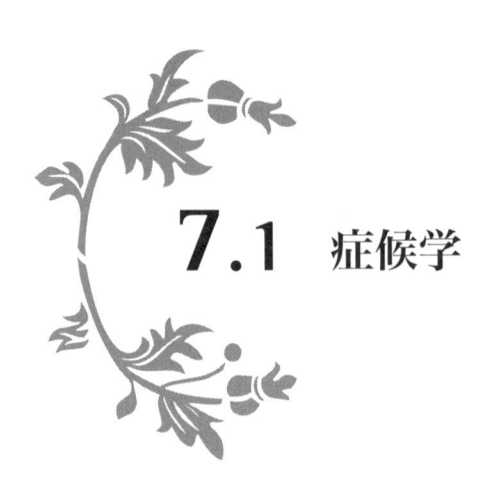

7.1 症候学

7.1.1 症候学序説

疾患の始まりは極めて微細な症状であることが多く，このような微細症状が積み重なって明らかな症状・所見となっていくことが『黄帝内経素問』靈蘭祕典論篇（素問8-2）・（素問8-3）に説かれている．

本項では，東洋医学の基本事項をもとに分類し，症候の特徴を解説する．分類を跨ぐ内容もあるが，重要度に応じて配分している．ただし，運気論に関しては特殊な分野であり，独立して記述する．また，症候と病態は関連するものであり，必要に応じて病態学にも重複記載する．なお，症候と診察所見の関連性については，主に四診に記載する．

7.1.2 陰陽五行論からみた症候

1) 陰陽調和の乱れ

陰気は内部で盛んとなり，陽気は外に溢れ，肺の精神機能である魄，汗が外に漏れ，四肢が厥冷し，喘鳴が生じる．陽気が過剰になると破損し，陰気もともに消耗する．陰気が過剰になっても陰陽の調和がとれず，経脈の気が絶する．（素問7-10）

2) 五行論を用いた病態表現

『黄帝内経素問』陰陽別論篇（素問7-11）では，五行論を用いて病態変化を解説している．

①生陽
肝から心に伝わるような相生に相当する病態変化である．

②死陰
心から肺に伝わるような相剋・相乗に相当する病態変化である．

③重陰
肺から腎に伝わる相生に相当する陰藏に関する病態変化としているが，肝が腎に伝わる逆に相当する病態変化を指す可能性が考えられる．

④辟陰
腎から脾に伝わるような相侮に相当する病態変化である．

3)　五味の過食

過食により，各味に相当する藏に剋される藏が障害を受けるとされる．（素問10-2）

4)　陰陽二十五人の類型と病状の発生時期

『黄帝内経霊枢』陰陽二十五人篇には，人を五行により大きく五類型とし，さらに五色に細分類することで，合計二十五類型としている．各類型の特徴を表7.1.2-1に示す．なお，五音五味篇で一部記載が異なっており，対応箇所について表内に明記した．

表7.1.2-1：陰陽二十五人の類型と病状の発生時期

類型	地域特性	五帝	外見特徴	内面特徴	時令適応	五音	陰陽上下属性	態度	主要出典
木形之人	東方	蒼帝	蒼色. 小頭. 長面. 大肩背. 直身	好有才. 勞心. 少力. 多憂. 勞於事	能春夏. 不能秋冬. 感而病生	上角	足厥陰	佗佗然	(霊枢64-2)
						大角	左足少陽之上	遺遺然	
						左角(右角：(霊枢65-4))	右足少陽之下	隨隨然	
						鈦角	右足少陽之上	推推然	
						判角	左足少陽之下	栝栝然	
火形之人	南方	赤帝	赤色. 廣䏚. 鋭面. 小頭. 好肩背髀腹. 小手足. 行安地	疾心. 行搖肩. 背肉滿. 有氣. 輕財. 少信. 多慮. 見事明. 好顏. 急心. 不壽暴死	能春夏. 不能秋冬. 秋冬感而病生	上徵	手少陰	核核然	(霊枢64-3)
						質徵	左手太陽之上	肌肌然	
						少徵	右手太陽之下	慆慆然	
						右徵	右手太陽之上	鮫鮫然	
						質判(判徵：(霊枢65-4))	左手太陽之下	支支頤頤然	
土形之人	中央	上古黃帝	黃色. 圓面. 大頭. 美肩背. 大腹. 美股脛. 小手足. 多肉. 上下相稱. 行安地. 擧足浮	安心. 好利人. 不喜權勢. 善附人也	能秋冬. 不能春夏. 春夏感而病生	上宮	足太陰	敦敦然	(霊枢64-4)
						太宮(大宮：(霊枢65-4))	左足陽明之上	婉婉然	
						加宮	左足陽明之下	坎坎然	
						少宮	右足陽明之上	樞樞然	
						左宮(左角宮：(霊枢65-4))	右足陽明之下	兀兀然	
金形之人	西方	白帝	方面. 白色. 小頭. 小肩背. 小腹. 小手足. 如骨發踵外. 骨輕	身清廉. 急心. 靜悍. 善爲吏	能秋冬. 不能春夏. 春夏感而病生	上商	手太陰	敦敦然	(霊枢64-5)
						鈦商	左手陽明之上	廉廉然	
						右商(左商：(霊枢65-4))	左手陽明之下	脱脱然	
						大商	右手陽明之上	監監然	
						少商	右手陽明之下	嚴嚴然	
水形之人	北方	黑帝	黑色. 面不平. 大頭. 廉頤. 小肩. 大腹. 動手足. 發行搖身. 下尻長. 背延延然	不敬畏. 善欺紿人. 戮死	能秋冬. 不能春夏. 春夏感而病生	上羽	足少陰	汗汗然	(霊枢64-6)
						大羽	右足太陽之上	頰頰然	
						少羽	左足太陽之下	紆紆然	
						衆(衆羽：(霊枢65-4))	右足太陽之下	潔潔然	
						桎(桎羽：(霊枢65-4))	左足太陽之上	安安然	

註：最右欄に主要出典を示した．一部，内容が異なるものについては，その個所に出典を示した．

形態と色が一致しない場合は注意が必要であり，以下の通りである．五行の形態が色を剋する関係にある場合，あるいは五行の色が形態を剋する関係にある場合は，その五行に対応する五運の太過あるいは六気の司天となる時において，さらに年忌である時には，もし病邪に侵入されれば病が必発して，誤治や不養生があれば憂う事態となる．一方，形態と色が一致する場合は，財産や地位は富貴で大いに楽しむことができる．年忌については，陰陽二十五人において，大忌の歳が常に考慮される．7歳，16歳，25歳，34歳，43歳，52歳，61歳は全て太忌の歳であるので，自重して安泰を図らねばならない．（霊枢64-7）

5)　陰陽二十五人の治療において同類に属する五音類型

　『黄帝内経霊枢』五音五味篇では，陰陽二十五人を治療する場合，五行属性が異なっていても，五音属性によっては同類と考えることができるとしている．以下の表7.1.2-2に，同類の陰陽二十五人と対応する五音を示す．なお，本篇では二箇所に記載があり，その考え方が異なっている．

表7.1.2-2：陰陽二十五人類型と同類の五音類型

陰陽二十五人類型	対応する五音類型	出典
火形之人・火形之人	火形之人（右徴）・火形之人（少徴）	（霊枢65-1）
金形之人・火形之人	金形之人（左商）・火形之人（左徴）	（霊枢65-1）
火形之人・土形之人	火形之人（少徴）・土形之人（大宮）	（霊枢65-1）
木形之人・木形之人	木形之人（右角）・木形之人（大角）	（霊枢65-1）
火形之人・火形之人	火形之人（大徴）・火形之人（少徴）	（霊枢65-1）
水形之人・水形之人	水形之人（衆羽）・水形之人（少羽）	（霊枢65-1）
金形之人・金形之人	金形之人（少商）・金形之人（右商）	（霊枢65-1）
水形之人・水形之人	水形之人（桎羽）・水形之人（衆羽）	（霊枢65-1）
土形之人・土形之人	土形之人（少宮）・土形之人（太宮）	（霊枢65-1）
土形之人・土形之人	木形之人（判角）・木形之人（少角）	（霊枢65-1）
金形之人・金形之人	金形之人（鈦商）・金形之人（上商）	（霊枢65-1）
金形之人・木形之人	金形之人（鈦商）・木形之人（上角）	（霊枢65-1）
土形之人・木形之人	土形之人（大宮）・木形之人（上角）	（霊枢65-3）
木形之人・木形之人	木形之人（左角）・木形之人（大角）	（霊枢65-3）
水形之人・水形之人	水形之人（少羽）・水形之人（大羽）	（霊枢65-3）
金形之人・金形之人	金形之人（左商）・金形之人（右商）	（霊枢65-3）
土形之人・土形之人	土形之人（加宮）・土形之人（大宮）	（霊枢65-3）
火形之人・土形之人	火形之人（質判）・土形之人（大宮）	（霊枢65-3）
木形之人・木形之人	木形之人（判角）・木形之人（大角）	（霊枢65-3）
水形之人・木形之人	水形之人（大羽）・木形之人（大角）	（霊枢65-3）
木形之人・土形之人	木形之人（大角）・土形之人（大宮）	（霊枢65-3）

6)　陰陽二十五人の五音類型における経脈上の部位と五行特性

　『黄帝内経霊枢』五音五味篇（霊枢65-2）では，陰陽二十五人の五音類型において，対応する経脈，五行について説明している．以下の表7.1.2-3に，特徴を示す．

表7.1.2-3：陰陽二十五人の五音類型における経脈上の部位と五行特性

五音類型にお	経脈上の部位	五行						
ける同属		五穀	五畜	五果	五藏	五色	五味	五季
上徴・右徴	手少陰	麥	羊	杏	心	赤	苦	夏
上羽・大羽	足少陰	大豆	彘	栗	腎	黒	鹹	冬
上宮・大宮	足太陰	稷	牛	棗	脾	黄	甘	季夏
上商・右商	手太陰	黍	雞	桃	肺	白	辛	秋
上角・大角	足厥陰	麻	犬	李	肝	青	酸	春

出典：（霊枢65-2）

7) 五態之人の特徴

『黄帝内経霊枢』通天篇（霊枢72-1）では，人を五分類して，五態之人と表現している．五態之人は，まず陽人と陰人に分類される．さらに太陰之人，少陰之人，太陽之人，少陽之人，陰陽和平之人に分類される．（霊枢72-2）

一般人が分類される陰陽二十五人とは異なり，これで分類不能の者が五態之人により分類される．（霊枢72-14）以下の表7.1.2-4に，その特徴を記載する．

表7.1.2-4：五態之人の特徴

五態之人	特徴	出典
太陰之人	貪而不仁．下齊湛湛．好内而惡出．心和而不發．不務於時．動而後之	（霊枢72-3）
少陰之人	小貪而賊心．見人有亡．常若有得．好傷好害．見人有榮．乃反慍怒．心疾而無恩	（霊枢72-4）
太陽之人	居處于于．好言大事．無能而虚説．志發于四野．擧措不顧是非．爲事如常自用．事雖敗而無常悔	（霊枢72-5）
少陽之人	諟諦好自貴．有小小官．則高自宜．好爲外交．而不内附	（霊枢72-6）
陰陽和平之人	居處安靜．無爲懼懼．無爲欣欣．婉然從物．或與不爭．與時變化．尊則謙謙．譚而不治．是謂至治	（霊枢72-7）

8) 五態之人の鑑別

『黄帝内経霊枢』通天篇では，五態之人の鑑別について述べている．以下の表7.1.2-5に，特徴を示す．

表7.1.2-5：五態之人の鑑別

五態之人	鑑別点	出典
太陰之人	其狀黮黮然黒色．念然下意．臨臨然長大．膕然未僂	（霊枢72-15）
少陰之人	其狀清然竊然．固以陰賊．立而躁嶮．行而似伏	（霊枢72-16）
太陽之人	其狀軒軒儲儲．反身折膕	（霊枢72-17）
少陽之人	其狀立行好仰．行則好搖．其兩臂兩肘．則常出於背	（霊枢72-18）
陰陽和平之人	其狀委委然．隨隨然．顒顒然．愉愉然．暶暶然．豆豆然．衆人皆曰君子	（霊枢72-19）

7.1.3 気血津液精からみた症候

1) 『黄帝内経素問』調經論篇にみる虚実（不足・有余）

『黄帝内経素問』調經論篇では，神・気・血・形・志を取り上げて，有余不足により症状，治療が異なってくることを指摘している．以下に特徴を整理する（表7.1.3-1）.

表7.1.3-1：神・気・血・形・志における有余不足と症状

神・気・血・形・志	有余不足	症状・病態	出典
神	有余	笑いが止まらない	（素問62-3）
	不足	悲しむ	
	軽微な虚	ぞくぞくして毫毛が立つ（神之微）	
気	有余	上氣（気の上逆）	（素問62-4）
	不足	息が漏れて，少氣（浅く速い呼吸）	
	軽微な虚	軽度の皮膚異常（白気微泄）	
血	有余	怒り	（素問62-5）
	不足	恐れる	
	軽微な虚	孫絡に邪気充実，経脈に留血	
形	有余	腹脹，小便不利	（素問62-6）
	不足	四肢が働かない	
	軽微な虚	肌肉の蠕動（微風）	
志	有余	腹脹，下痢	（素問62-7）
	不足	手足厥冷	
	軽微な虚	骨節の振動感	

2) 『黄帝内経素問』調經論篇にみる気血併合による虚実

血が陰，気が陽に偏向すると，驚狂が出現する．（素問62-8）

血が陽，気が陰に偏向すると，熱中が出現する．（素問62-8）

血が上，気が下に偏向すると，心煩，怒りが出現する．（素問62-8）

血が下，気が上に偏向すると，精神の平静の乱れ，物忘れが出現する．（素問62-8）

血気がともに上に偏向すると，仮死状態（大厥）となる．血気が戻らなければ死亡する．（素問62-9）

3) 血が凝滞する疾患

睡眠中，夜具から露出して風邪に侵襲された場合には，睡眠中は衛気が体内部に移動して，体表の衛気の不足により，自らを防備することが困難なため，血の凝滞が起こりやすい．皮膚に生じたものを痺，経絡に生じたものを泣，足に生じたものを厥という．これら三者を総称して痺厥という．（素問10-5）

7.1.4 藏府からみた症候

1) 五藏の病の変化

邪気が身体を襲う場合，相剋の規律によって病気が重症化する．ある藏が生む季節・日時に至って治る．ある藏が剋される元の季節・日時に至って重症化する．ある藏が生まれる元の季節・日時に至って小康状態となる．自らある藏が支配する四季・日時において好転する．しかしながら，必ずまず五藏の平脈を確認することで，病気の軽重の時期，死生の時期を予知することができる．（素問22–8）五藏の病気における各時期は，以下の表7.1.4-1の通りである．

表7.1.4-1：五藏の疾患における重症度の変化時期

病	治癒の時期	重症化時期	安定時期	回復時期	出典
肝病	夏・丙丁	秋・庚辛 夕方	冬・壬癸 夜中	春・甲乙 夜明け	（素問22–3）
心病	長夏・戊己	冬・壬癸 夜中	春・甲乙 夜明け	夏・丙丁 正午	（素問22–4）
脾病	秋・庚辛	春・甲乙 夜明け	夏・丙丁 夕方	長夏・戊己 正午の後	（素問22–5）
肺病	冬・壬癸	夏・丙丁 正午	長夏・戊己 夜中	秋・庚辛 夕方	（素問22–6）
腎病	春・甲乙	長夏・戊己 土の時刻	秋・庚辛 夕方	冬・壬癸 夜明け	（素問22–7）

註：土の時刻とは，辰・戌・丑・未の刻とされる．

2) 五藏の病における虚実の病状

五藏の病において，虚実の区別がある．表7.1.4-2に症状を示す．

表7.1.4-2：五藏の病における虚実の病状

病	実証	虚証	出典
肝病	脇下〜下腹痛 易怒	目の翳み 聴力障害 易恐	（素問22–9）
心病	胸中痛 心下部膨満 脇下痛 胸背肩甲間痛 腕内側痛	胸腹腫脹 脇下痛 腰痛	（素問22–10）

脾病	身体重 空腹感 筋萎縮 歩行困難 足拘攣 膝痛	腹滿 下痢 不消化便	（素問22-11）
肺病	喘咳 逆氣 肩背痛 汗出 尻以下の疼痛	呼吸促迫 聴覚障害 咽乾燥	（素問22-12）
腎病	腹腫脹 脛腫脹 喘咳 身体重 寝汗 風を嫌う	胸中痛 腹痛 四肢末端の冷え 気が晴れない	（素問22-13）

3) 病邪が五藏を侵した場合の症状

病邪が五藏に侵入した際，各藏が呈する症状について，表7.1.4-3に提示する.

表7.1.4-3：病邪が五藏を侵した場合の症状

藏	症状
肺	病皮膚痛．寒熱．上氣喘．汗出．欬動肩背
肝	兩脇中痛．寒中．惡血在内．行善掣節．時脚腫
脾胃	病肌肉痛．陽氣有餘．陰氣不足．則熱中善飢．陽氣不足．陰氣有餘．則寒中腸鳴腹痛．陰陽倶有餘．若倶不足．則有寒有熱
腎	病骨痛陰痺．陰痺者．按之而不得．腹脹腰痛．大便難．肩背頚項痛．時眩
心	病心痛．喜悲．時眩仆

出典：（霊枢20-1）

4) 六府の症候

古代においては，六府の中でも胃の病気を重要視していた．胃気を診るために，胃経と大腸経が重要とした．顔面が熱する場合は足陽明胃経の病気，手の拇指球に鬱血がある場合は手陽明大腸経の病気，足背動脈が堅，実あるいは虚，陥となる場合は足陽経胃経の病気とした．（霊枢4-18）六府における主要症候について，表7.1.4-4に整理した.

表7.1.4-4：六府における症候

府	症候	出典
大腸	腸中切痛，而鳴濯濯，冬日重感于寒，即泄，當臍而痛，不能久立，與胃同候	(霊枢4-19)
胃	腹䐜脹，胃脘當心而痛，上支兩脇，膈咽不通，食飲不下	(霊枢4-20)
小腸	小腹痛，腰脊控睾而痛，時窘之後，當耳前熱，若寒甚，若獨肩上熱甚，及手小指次指之間熱，若脉陷者，此其候也，手太陽病也	(霊枢4-21)
三焦	腹氣滿，小腹尤堅，不得小便，窘急，溢則水，留即爲脹，候在足太陽之外大絡，大絡在太陽少陽之間，亦見于脉	(霊枢4-22)
膀胱	小腹偏腫而痛，以手按之，即欲小便而不得，肩上熱，若脉陷，及足小指外廉及脛踝後皆熱	(霊枢4-23)
膽	善大息，口苦嘔宿汁，心下澹澹，恐人將捕之，嗌中吤吤然數唾，在足少陽之本末	(霊枢4-24)

5) 五藏六府における寒熱が相互に伝変する病変

藏府における寒熱の伝変については，『黄帝内経素問』氣厥論篇（素問37-1）に詳述されている．以下，表7.1.4-5に特徴を整理する．

表7.1.4-5：藏府における寒熱の伝変

寒熱	伝変	症状
寒	腎→脾	壅塞による浮腫・呼吸困難
寒	脾→肝	壅塞による浮腫・痙攣
寒	肝→心	発狂・食直後の嘔吐
寒	心→肺	肺消（消渇のうち上消病）
寒	肺→腎	涌水（浮腫）
熱	脾→肝	驚愕・鼻血
熱	肝→心	死亡
熱	心→肺	鬲消（焦煩・多飲）
熱	肺→腎	柔痓（発熱・発汗して悪寒しない後弓反張となる痙攣性疾患）
熱	腎→脾	虚損・下痢すれば治療不可能
熱	胞→膀胱	癃（排尿困難）・溺血
熱	膀胱→小腸	便秘・口糜（口舌の糜爛）
熱	小腸→大腸	虙瘕（深部の塊状物）・痔
熱	大腸→胃	食亦（食欲があって羸痩するもの）
熱	胃→膽	食亦
熱	膽→脳	鼻腔の疼痛・鼻淵（濁った鼻汁がでるもの）・鼻血・瞑目

註：胞とは，子宮あるいは陰嚢を指す．
出典：（素問37-1）

6) 五藏六府の形態と症状

五藏の形態と症状には関連性があって，藏の容量の小大・位置の高下・器質の堅脆（けんぜい）・形態の端正と偏傾によって異なるとしている（表7.1.4-6）．（霊枢47-2）また，府には，小大・長短・厚薄・結直・緩急があるとしている．（霊枢47-2）府は藏と表裏の関係にあるため，府の症状は藏の症状から類推できる．ただ，胃について，「結」であれば「上管約不利也」，「下」であれば「下管約不利」としている．（霊枢47-17）

表7.1.4-6：五藏の形態と症状

五藏	小	大	高	下	堅	脆	端正	偏傾	出典
心	安．邪弗能傷．易傷以憂	憂不能傷．易傷于邪	滿于肺中．悗而善忘．難開以言	藏外易傷于寒．易恐以言	藏安守固	善病消癉熱中	和利難傷	操持不一．無守司也	（霊枢47-3）
肺	少飲．不病喘喝	多飲．善病胸痺喉痺逆氣	上氣肩息欬	居賁迫肺．善脇下痛	不病欬上氣	苦病消癉易傷	和利難傷	胸偏痛也	（霊枢47-4）
肝	藏安．無脇下之病	逼胃迫咽．迫咽則苦膈中且脇下痛	上支賁切脇．悗爲息賁	逼胃．脇下空．脇下空則易受邪	藏安難傷	善病消癉易傷	和利難傷	脇下痛也	（霊枢47-5）
脾	藏安．難傷于邪也	苦湊次而痛．不能疾行	次引季脇而痛	下加于大腸．下加于大腸．則藏苦受邪	藏安難傷	善病消癉易傷	和利難傷	善滿善脹也	（霊枢47-6）
腎	藏安難傷	善病腰痛．不可以俛仰．易傷以邪	苦背膂痛．不可以俛仰	腰尻痛．不可以俛仰．爲狐疝	不病腰背痛	善病消癉易傷	和利難傷	苦腰尻痛也	（霊枢47-7）
五藏全て	少病．苦憔心．大愁憂	緩于事．難使以憂	好高擧措	好出人下	無病	不離于病	和利得人心	邪心而善盗．不可以爲人平．反覆言語也	（霊枢47-13）

7) 五藏の形態を示唆させる所見

　五藏の形態は，人体の外見から推測できるとしている（表7.1-4-7）．五藏の形態と症状には関連性があることから，外表に現れた所見によって藏の状態が把握できることになる．（霊枢47-20）

表7.1-4-7：五藏の形態を示唆させる所見

五藏	小	大	高	下	堅	脆	端正	偏傾	出典
心	赤色小理	粗理	無臼骬	臼骬小短擧	臼骬長	臼骬弱小以薄	臼骬直下不擧	臼骬倚一方	（霊枢47-8）
肺	白色小理	粗理	巨肩反膺陷喉	合腋張脇	好肩背厚	肩背薄	背膺厚	脇偏疏	（霊枢47-9）
肝	青色小理	粗理	廣胸反骹	合脇兔骹	胸脇好	脇骨弱	膺腹好相得	脇骨偏擧	（霊枢47-10）
脾	黄色小理	粗理	揭脣	脣下縱	脣堅	脣大而不堅	脣上下好	脣偏擧	（霊枢47-11）
腎	黒色小理	粗理	高耳	耳後陷	耳堅	耳薄不堅	耳好前居牙車	耳偏高	（霊枢47-12）

8) 六府の形態を示唆させる所見

　六府の形態は，人体の外見から推測できるとしている（表7.1.4-8）．府の症状は，表裏の関

係にある藏の症状と関連性があることから，外表に現れた所見によって府の状態が把握できる．（霊枢47-20）なお，府の形態と症状について，『黄帝内経霊枢』本藏篇には詳述されていない．

表7.1.4-8：六府の形態を示唆させる所見

府	大腸	小腸	胃	胆	三焦膀胱
小		皮薄而脉沖小			
大	皮緩腹裏大	皮緩・脉緩			
長	皮緩腹裏大	皮緩・脉緩			
短	皮急	皮薄而脉沖小			
薄	皮薄	皮薄・脉薄	肉䐃麽	爪薄色紅	粗理薄皮
厚	皮厚	皮厚・脉厚	肉䐃堅大	爪厚色黄	密理厚皮
不堅			肉䐃小而麽		
緩			肉䐃不堅	爪濡色赤	踈腠理
急	皮急		肉䐃無小裏累	爪堅色青	皮急而無毫毛
結	皮肉不相離	諸陽經脉，皆多紆屈	肉䐃多少裏累	爪惡色黑多紋	稀毫毛
直	皮滑			爪直色白無約	毫毛美而粗
下			肉䐃不稱身		
出典	（霊枢47-15）	（霊枢47-16）	（霊枢47-17）	（霊枢47-18）	（霊枢47-19）

空欄：記載なし

7.1.5　経絡腧穴からみた症候

1)　経脈の気の有余不足・脈状からみた病状

『黄帝内経素問』四時刺逆従論篇（素問64-1）では，経脈における気の有余不足の病態と脈状から病状をとらえている．（表7.1.5-1）

表7.1.5-1：経脈における気の有余不足と脈状からみた病状

経脈	有余	不足	滑	濇
厥陰	陰痺	熱痺	狐疝風	小腹積氣
少陰	皮痺・隱軫	肺痺	肺風疝	積・溲血
太陰	肉痺・寒中	脾痺	脾風疝	積・心腹満
陽明	脉痺・身熱	心痺	心風疝	積・驚
太陽	骨痺・身重	腎痺	腎風疝	積・巓疾
少陽	筋痺・脇満	肝痺	肝風疝	積・筋急目痛

2)　十二経脈の脈気が尽きる病態における症状について

経脈において脈気が尽きる場合の症状は，経脈に応じて異なる．『黄帝内経素問』診要経終論篇（素問16-4）・『黄帝内経素問霊枢』終始篇（霊枢9-10）に詳しく述べられている（表

7.1.5-2). なお,『黄帝内経素問』著至教論篇（素問75-2）には,少陰腎経が途絶えようとする場合には,不安となり外出ができなくなり,人事に対処できなくなると解説されている.

表7.1.5-2：経脈脈気が尽きる場合の症状

経脈	脈気が尽きる場合の症状（要点）	出典の記載（素問16-4）	出典の記載（霊枢9-10）
太陽経	眼球上転・後弓反張・四肢の痙攣・白い顔色	戴眼. 反折瘈瘲. 其色白. 絶汗乃出. 出則死矣	戴眼反折瘈瘲. 其色白. 絶皮乃絶汗. 絶汗則終矣
少陽経	耳聾・関節弛緩・眼球固定・青い顔色	耳聾. 百節皆縦. 目睘絶系. 絶系一日半死. 其死也. 色先青白. 乃死矣	耳聾. 百節盡縱. 目系絶. 目系絶. 一日半則死矣. 其死也. 色青白乃死
陽明経	口目の痙攣・驚悸・妄言・黄色の顔色・麻痺	口目動作. 善驚妄言. 色黄. 其上下經盛不仁. 則終矣	口目動作. 喜驚妄言. 色黄. 其上下之經. 盛而不行. 則終矣
少陰経	歯肉の萎縮・歯垢・腹満・黒い顔色	面黒. 齒長而垢. 腹脹閉. 上下不通而終矣	面黒. 齒長而垢. 腹脹閉塞. 上下不通. 而終矣
太陰経	腹満・腸閉塞・呼吸不全・噫気・嘔吐・赤いあるいは黒い顔色	腹脹閉. 不得息. 善噫. 善嘔. 嘔則逆. 逆則面赤. 不逆則上下不通. 不通則面黒. 皮毛焦. 而終矣	腹脹閉. 不得息. 氣噫善嘔. 嘔則逆. 逆則面赤. 不逆則上下不通. 上下不通. 則面黒. 皮毛燋. 而終矣
厥陰経	咽喉の乾き・頻尿・心煩・舌の巻き上がり・睾丸の挙上	中熱嗌乾. 善溺. 心煩. 甚則舌卷卵上縮. 而終矣	中熱嗌乾. 喜溺. 心煩. 甚則舌卷卵上縮. 而終矣

3）　五藏・六府に関係する経脈の脈気が絶する場合の病状経過

『黄帝内経霊枢』經脉篇において,五藏六府に関する経脈の脈気が絶する病態における病状経過が詳細に述べられている（表7.1.5-3）.

表7.1.5-3：五藏六府に関する経脈の脈気が絶する病態における病状経過

経脈	病状経過	予後	出典
手太陰肺経	皮毛焦→津液去皮節→爪枯毛折	丙篤丁死. 火勝金也	（霊枢10-14）
手少陰心経	脉不通→血不流→髦色不澤→其面黒如漆柴	壬篤癸死. 水勝火也	（霊枢10-15）
足太陰脾経	脉不榮肌肉→肌肉軟→舌萎人中滿→脣反	甲篤乙死. 木勝土也	（霊枢10-16）
足少陰腎経	骨枯→肉不能著. 骨肉不相親→肉軟却→歯長而垢. 髪無澤	戊篤己死. 土勝水也	（霊枢10-17）
足厥陰肝経	筋絶筋急→引舌與卵→脣青舌卷卵縮	庚篤辛死. 金勝木也	（霊枢10-18）
五藏全ての経脈	目系轉→目運→志先死	遠一日半死矣	（霊枢10-19）
六府全ての経脈	陰與陽相離→腠理發泄. 絶汗乃出	旦占夕死. 夕占旦死	（霊枢10-19）

4）　経脈が限局的に障害された病態における病状

『黄帝内経素問』經脉別論篇（素問21-4）には,経脈が限局的に障害された場合の病態と症候が述べられている. 以下の表7.1.5-4に示す.

表7.1.5-4：経脈の限局的障害における病態と病状

経脈の限局的障害	病態	病状
太陽経	陰分不足による陽気有余	厥逆・喘・虚気の上逆
陽明経	太陽・少陽の気の陽明の気への重合（陽気の重并）	
少陽経	一陽之過	厥気
太陰経	五藏の脈気少・胃気不穏	
少陰経	虚陽上昇・四脈（心・肝・肺・脾）競合・邪気帰腎	熱厥
厥陰経	厥気の経脈留薄	心の凝り痛み・白汗

出典：（素問21-4）　　　　　　　　　　　　　　　　　　　　　　　空欄：記載なし

5) 十二経脈に関係する疾患・症状

　陽明経の疾患では，性的能力の低下，大小便の不通，女子では月経停止などがみられ，肺の状態が乱れると死亡する．（素問7-5）特に邪が鬱結した場合には，消という．腸胃に熱が鬱積した消渇の状態といえる．（素問7-12）

　太陽経の疾患では，寒熱，癰腫，足膝の力が入らないこと，四肢が冷え，皮膚乾燥，陰嚢腫脹などが認められる．（素問7-6）特に邪が鬱結した場合には，隔という．上下が通じない状態といえる．（素問7-12）

　少陽経の疾患では，呼吸促迫，下痢，心痛，食物の通過障害などがみられる．（素問7-7）

　陽明および厥陰経の疾患では，精神不穏，背部痛，噫，欠伸などが認められる．（素問7-8）

　少陰および少陽経の疾患では，腹部腫脹，心下部の痞え，嘆息あるいは放屁などがみられる．（素問7-8）

　太陰および太陽経の疾患では，半身不随，四肢の筋力低下などがみられる．（素問7-8）

　一般に陽経に邪が鬱結すると，四肢が腫脹する．（素問7-12）

　一般に陰経に邪が鬱結すると，血便が認められる．（素問7-12）

　陰経，陽経ともに邪が鬱結するが，邪が陰に多い場合を石水といい，下腹部が腫脹する．（素問7-12）

　太陰経に邪が鬱結すると，水という．水腫，膨脹の病態といえる．（素問7-12）

　厥陰・少陽経に邪が鬱結すると，喉痺という．咽喉が腫れて閉塞する病態といえる．（素問7-12）

　十二経脈の拍動が減弱する場合の予後については，太陰経では20日の夜半，少陰経では13日夕方，厥陰経では10日，太陽経では3日，太陰・太陽の両経では心腹の脹満，陽の極限を示し，大小便が出ない場合には5日，陽明経で温病を発症する場合には10日未満で死亡するとしている．（素問7-14）

6) 経脈の合病における病態と症状

　『黄帝内経素問』陰陽類論篇（素問79-4）において，経脈の合病とその病態，症状が述べられている（表7.1.5-6）．

表7.1.5-6：経脈の合病における主病部位と症状

経脈の合病	主な藏府	関連藏府	症状
二陽一陰	肝・胃		九竅が沈滞する
三陽一陰	肝・膀胱	五藏	驚駭
二陰二陽	心・胃	肺・脾	四肢の障害
二陰二陽	腎・胃		罵詈妄言・巔疾・狂
二陰一陽	腎・三焦	心	下半身の不汗あるいは二便不利・四肢の怠さ
一陰一陽	肝・胆	心・脾	失禁・不味・咽喉乾燥
二陽三陰	肺・胃	脾	血痕・膿胕

出典：（素問79-4）　　　　　　　　　　　　　　　　　　　　空欄：記載なし

7)　血絡あるいは血脈（鬱血した絡脈）の特徴

鬱血した絡脈は，盛大で堅く，腫れていて赤く，上にあったり下にあったりして固定した部位が無く，小さい場合は鍼のように細く，大きい場合は箸のような太さである．（霊枢39-1）

8)　経脈の熱と病状

経脈の起始から終末まで全体が熱する場合は，病は継続中である．経脈が熱して衰える場合は，病も消散する．（霊枢71-10）

9)　手足三陽経における血気の状態と外見との関係

経脈において流れる血気に多少があり，その特徴が外見にも現れる．以下の表7.1.5-7に特徴を示す．

表7.1.5-7：手足三陽経における血気の状態と外見との関係

経脈と上下	血気の状態	外見上の特徴	出典
足陽明之上	血氣盛	髯美長	（霊枢64-8）
	血少氣多	髯短	
	氣少血多	髯少	
	血氣皆少	無髯．兩吻多畫	
足陽明之下	血氣盛	下毛美長至胸	（霊枢64-8）
	血多氣少	下毛美短至臍．行則善高擧足．足指少肉．足善寒	
	血少氣多	肉而善瘃	
	血氣皆少	無毛．有則稀枯悴．善痿厥足痺	
足少陽之上	氣血盛	通髯美長	（霊枢64-9）
	血多氣少	通髯美短	
	血少氣多	少髯	
	血氣皆少	無鬚．感於寒濕．則善痺骨痛爪枯也	
足少陽之下	血氣盛	脛毛美長．外踝肥	（霊枢64-9）
	血多氣少	脛毛美短．外踝皮堅而厚	
	血少氣多	胻毛少．外踝皮薄而軟	
	血氣皆少	無毛．外踝瘦無肉	

足太陽之上	血氣盛	美眉，眉有毫毛	（霊枢64-10）
	血多氣少	惡眉，面多少理	
	血少氣多	面多肉	
	血氣和	美色	
足太陽之下	血氣盛	跟肉滿踵堅	（霊枢64-10）
	氣少血多	瘦跟空	
	血氣皆少	喜轉筋，踵下痛	
手陽明之上	血氣盛	髭美	（霊枢64-11）
	血少氣多	髭惡	
	血氣皆少	無髭	
手陽明之下	血氣盛	腋下毛美，手魚肉以温	（霊枢64-11）
	氣血皆少	手瘦以寒	
手少陽之上	血氣盛	眉美以長，耳色美	（霊枢64-12）
	血氣皆少	耳焦惡色	
手少陽之下	血氣盛	手捲多肉以温	（霊枢64-12）
	血氣皆少	寒以瘦	
	氣少血多	瘦以多脉	
手太陽之上	血氣盛	有多鬚，面多肉以平	（霊枢64-13）
	血氣皆少	面瘦惡色	
手太陽之下	血氣盛	掌肉充滿	（霊枢64-13）
	血氣皆少	掌瘦以寒	

10) 陰経脈の病態と症状

『黄帝内経素問』大奇論篇（素問48-1）には，経脈の病態と症状について述べられている（表7.1.5-8）.

表7.1.5-8：経脈の病態と症状

経脈	病態	症状
肝・腎・肺	充満	腫脹
肺	閉塞	両側胸部の脹満
肝	閉塞	両側胸部の脹満・安眠不可・小便不利
腎	閉塞	脇部から下腹部の脹満・下肢の太さに左右差・半身不随

出典：（素問48-1）

11) 足の経脈における根結と発生する障害

足の経脈において，起始と終結，また発生する障害について，『黄帝内経霊枢』根結篇に述べられている（表7.1.5-9）.

表7.1.5-9：足経脈における根結・機能・障害

経脈	根	結	機能	障害	出典
太陽	至陰	命門（睛明）	開	肉節瀆．而暴病起矣．瀆者．皮肉宛膲而弱也	（霊枢5-2）
陽明	厲兌	頏大（頭維）	闔	氣無所止息．而痿疾起矣．無所止息者．眞氣稽留．邪氣居之也	（霊枢5-2）
少陽	竅陰	窓籠（聴宮）	樞	骨繇而不安於地．骨繇者．節緩而不收也．所謂骨繇者．搖故也	（霊枢5-2）
太陰	隠白	大倉（中脘）	開	倉廩無所輸．膈洞．氣不足而生病也	（霊枢5-3）
厥陰	大敦	玉英（玉堂）膻中を絡う	闔	氣絶而喜悲	（霊枢5-3）
少陰	湧泉	廉泉	樞	脉有所結而不通	（霊枢5-3）

12) 太陽経が盛大となる病態と症状

　手足の太陽経が盛大になって病気になると，上部では巓疾，下部では大小便を失禁する病態となる．あるいは，驚，咽乾，喉塞，さらに藏に侵入すると下痢が発症する．（素問75-2）

13) 陽明経の病態と症状

　『黄帝内経素問』陽明脉解篇（素問30-1）には，陽明経の病態と症状について解説されている．以下の通りである．

　木乗土の相乗関係により，木の音を聞いて驚く．

　陽明経は血気が盛んであるため，熱しやすいことにより火を悪む．

　陽明経の経気が厥逆すると，胸満苦となり，人を憎む．また，喘することがあり，邪が藏に波及すれば死亡し，経脈のみの波及ならば生存する．

　陽明経の疾患が重度であると，服を脱ぎ捨て走り回り，高いところに登り，歌を歌い，食欲が低下する．また，悪言雑言，誹謗呪詛し，正常な判断ができなくなる．

14) 四海の虚実と症状

　『黄帝内経霊枢』海論篇では，十二経脈を十二経水に喩えたように，十二経脈が注ぎ込む部位が東西南北の四箇所にあるとして四海とした．（霊枢33-1）四海における虚実と症状は，以下の通りである（表7.1.5-10）．

表7.1.5-10：四海における虚実と症状

四海	部位	実の症状	虚の症状
氣海	膻中（胸中）	氣満胸中．悗息面赤	氣少不足以言
血海	衝脉	常想其身大．怫然不知其所病	常想其身小．狹然不知其所病
水穀之海	胃	腹満	飢不受穀食
髄海	脳	軽勁多力．自過其度	脳轉耳鳴．脛痠眩冒．目無所見．懈怠安臥

出典：（霊枢33-1）

15) 邪が絡に侵入した場合の症状と繆刺

『黄帝内経素問』繆刺論篇には，邪気が絡に侵入する場合の症状と繆刺，さらにその予後について述べられている．一部，奇経への侵入についても含まれる．以下の表7.1.5-11のようにまとめられる．

表7.1.5-11：邪気が絡に侵入する場合の病状

邪侵入部位	症状	鍼刺部位（取穴）	刺法と予後		出典
足少陰之絡	心痛・腹部膨満・胸脇支満	然谷穴	食事の時間で改善，新たな病気では5日		（素問63-3）
手少陽之絡	喉痺・舌巻・心煩・前腕痛・手挙上不可	関衝穴	身体壮健ならすぐに，老年者はしばらくして治る，新病なら数日		（素問63-4）
足厥陰之絡	突然の疝気・疼痛	大敦穴	男子はすぐに，女子はしばらくして治る		（素問63-5）
足太陽之絡	頭項肩痛	至陰穴	食事の時間で改善		（素問63-6）
手陽明之絡	喘息・胸脇支満・胸中熱	商陽穴	食事の時間で改善		（素問63-7）
足陽蹻之脉	内眼角の疼痛	申脈穴	2回鍼刺，1時間くらいで治る		（素問63-9）
手陽明之絡	耳聾	商陽穴	すぐに治る		（素問63-11）
	不治の場合	中衝穴	すぐに治る		
	全く聞こえない場合		鍼刺は禁忌		
	耳鳴り	商陽・中衝穴	耳聾と同様に行う		
足陽明之絡	鼻閉・鼻出血・上歯冷感	厲兌穴	記載なし		（素問63-13）
足少陽之絡	脇痛・呼吸困難・咳・発汗	竅陰穴	すぐに治る，咳は温衣温食により1日で治る		（素問63-14）
	不治の場合	竅陰穴	上記の治療を繰り返す		
足少陰之絡	咽痛・嚥下困難・怒り	湧泉穴	3回鍼刺		（素問63-15）
足太陰之絡	腰痛・季肋下痛・背が曲がる	下髎穴	月の死生を鍼刺の回数とする，すぐに治る		（素問63-16）
足太陽之絡	拘攣背急・脇痛	背骨両側の疼痛部位	3回鍼刺，すぐに治る		（素問63-17）
足少陽之絡	股関節痛・下肢挙上困難	環跳穴	寒が強い場合は鍼を留置，月の死生を鍼刺回数とする，すぐに治る		（素問63-18）
五藏之間	經脉上の不定期の疼痛	井穴	1日おきに瀉血，5日で治る		（素問63-20）
手陽明之絡→足陽経之絡へ繆伝	下歯から繆伝して上歯唇寒痛	手背の血絡	瀉血	左記によりすぐに治る	（素問63-20）
		内庭穴	1回鍼刺		
		商陽穴	1回鍼刺		
手少陰之絡→足少陰之絡へ繆伝	咽中腫痛，嚥下困難	然谷穴	瀉血により，すぐに治る		（素問63-15）
手足少陰之絡 手足太陰之絡 足陽明之絡	左記が同時に虚すると尸厥	隠白穴 湧泉穴 厲兌穴 少商穴 中衝穴 神門穴	左記の順に1回ずつの鍼刺によりすぐに治る		（素問63-21）
	不治の場合		竹筒で耳に息を吹きかけ，左角の髪を焼いて粉として飲ませる		

16) 十五絡脈の気逆・虚・実による症候

　『黄帝内経霊枢』經脉篇には，絡脈において発生した気逆・厥気上逆・虚実の病態におい
て，出現する症状について述べられている（表7.1.5-12）．これら十五絡脈は，実なら肉眼で
異常が確認され，虚なら脈が窪んでおり，確認できないこともある．その場合は，上下にずれ
ることがあることに注意が必要である．（霊枢10-39）

表7.1.5-12：絡脈の気逆・虚・実と症候

絡脈	気逆・厥気上逆	実	虚	出典
手太陰経の別絡：列缺		手鋭掌熱	欠软．小便遺數	（霊枢10-24）
手少陰経の別絡：通里		支膈	不能言	（霊枢10-25）
手厥陰経の別絡：内関		心痛	頭強	（霊枢10-26）
手太陽経の別絡：支正		節弛肘廢	生肬．小者如指痂疥	（霊枢10-27）
手陽明経の別絡：偏歴		齲聾	齒寒痺隔	（霊枢10-28）
手少陽経の別絡：外関		肘攣	不收	（霊枢10-29）
足太陽経の別絡：飛陽		鼽窒頭背痛	鼽衄	（霊枢10-30）
足少陽経の別絡：光明		厥	痿躄．坐不能起	（霊枢10-31）
足陽明経の別絡：豐隆	喉痺瘁瘖	狂顚	足不收脛枯	（霊枢10-32）
足太陰経の別絡：公孫	霍亂	腸中切痛	鼓脹	（霊枢10-33）
足少陰経の別絡：大鍾	煩悶	閉癃	腰痛	（霊枢10-34）
足厥陰経の別絡：蠡溝	睾腫卒疝	挺長	暴癢	（霊枢10-35）
任脉の別絡：尾翳		腹皮痛	癢搔	（霊枢10-36）
督脉の別絡：長強		脊強	頭重．高搖之	（霊枢10-37）
脾の大絡：大包		身盡痛	百節盡皆縱	（霊枢10-38）

空欄：記載なし

17) 経絡における虚実と症候

　『黄帝内経素問』通評虚實論篇（素問28-2）には，経絡における虚実とその症候について述
べられている（表7.1.5-13）．

表7.1.5-13：経絡における虚実と症候

虚実	特徴
重實	大熱病，邪氣激しく熱し，脉象が盛滿
經實・絡實	寸口脉急，尺膚緩
絡虚・經實	寸口脉熱，尺膚寒　秋冬なら逆，春夏なら順
經虚・絡實	寸口脉寒濇，尺膚熱滿　春夏なら死，秋冬なら生
重虚	脉虚，尺膚虚，氣虚　脉滑なら生，脉濇なら死

出典：（素問28-2）

7.1.6 心身全体からみた症候

1) 精神・身体状態に応じた病状の相違

精神・身体の状態が異なることで，病状にも差が発生する．表7.1.6-1の通りである．

表7.1.6-1：精神・身体状態に応じた病状の違い

人体の状態		病気の部位	症状	出典
精神	身体			
苦	楽	經脉		(素問24-4) (霊枢78-14)
楽	楽	肌肉		(素問24-4) (霊枢78-14)
楽	苦	筋膜		(素問24-4) (霊枢78-14)
苦	苦	咽嗌		(素問24-4)
		咽喝		(霊枢78-14)
	驚恐	經絡	不仁	(素問24-4)
		筋脉	不仁	(霊枢78-14)

空欄：記載無し

2) 病邪の存在部位と症候・病態

病邪の存在部位により現れる症候あるいは病態が異なってくることについて，『黄帝内経霊枢』衞氣失常篇（霊枢59-2）に解説されている．表7.1.6-2に詳細を提示する．

表7.1.6-2：病邪の存在部位と症候・病態

病邪の部位	症候・病態
皮	色起兩眉薄澤
肌肉	膚色青黄赤白黒
血氣	營氣濡然
筋	目色青黄赤白黒
骨	耳焦枯受塵垢

出典：(霊枢59-2)

3) 各種症候と虚実からみた予後

『黄帝内経素問』通評虚實論篇では，種々の症状について，虚実を通して予後の判定を行っている．以下の表7.1.6-3に示す．

表7.1.6-3：症候と虚実からみた予後

症候	虚実からみた予後	出典
寒氣出現し，脉満實の病状	脉實滑なら生，實濇で逆象なら死	（素問28–3）
脉實満，手足冷え，頭熱の病状	春秋なら生，冬夏なら死 脉が浮濇あるいは濇で身熱あるものは死	（素問28–3）
身体が腫脹する病状	寸口脉急大堅，尺膚濇，手足温なら生，手足冷なら死	（素問28–3）
産後授乳期の婦人で熱病，脉懸小	手足温なら生，手足冷なら死	（素問28–4）
産後授乳期の婦人で喘鳴，肩息	脉實大，さらに緩なら生，弦急なら死	（素問28–4）
腸澼で便血	身熱すれば死，身冷えれば生	（素問28–5）
腸澼で白沫を下す	脉沈なら生，脉浮なら死	（素問28–5）
腸澼で膿血	脉懸絶なら死，脉滑大なら生	（素問28–5）
腸澼で脉懸絶でない	脉滑大なら生，脉懸濇なら死	（素問28–5）
癲疾	脉大滑なら生，脉小堅急なら死 脉虚なら治療可能，脉實なら死	（素問28–6）
消癉（糖尿病）	脉實大なら治療可能，脉懸小堅なら治療不可能	（素問28–7）

4) 気の変化に伴う疾患の鑑別

『黄帝内経素問』 擧痛論篇（素問39–5）には，気の変化に伴う病状が解説されている．以下の通りである．

怒れば，気は上逆し，激しければ吐血，下痢が発生する．

喜べば，気は和らぎ，精神が安定し，栄衛が疏通する．

悲しめば，心経に関連する部位が引き攣れ，栄衛が行き届かず，気が消沈する．

恐れれば，腎精が損傷され，気の昇降がくずれ，気が巡らなくなる．

寒なれば，腠理が閉じ，気が収斂する．

熱なれば，腠理が開き，汗が漏れて，気が発散する．

驚けば，心神不寧となり，気が混乱する．

過労となれば，内外の気が浮越して，気が消耗する．

思慮すれば，心神が集中しすぎて，気が鬱結する．

5) 肥痩の鑑別

『黄帝内経霊枢』衛氣失常篇では，肥痩の鑑別について解説されている．以下の通りである．

①一般的鑑別

肥痩の判断において，肥（脂）質，膏質，肉質に分類している．

四肢の高く盛り上がった肌肉が堅く，皮膚が張っている者は，肥（脂）質である．

四肢の高く盛り上がった肌肉が堅くなく，皮膚が緩んでいる者は，膏質である．

皮膚と肌肉が固着して一体となっている者は，肉質である．（霊枢59–3）

②寒熱の鑑別

膏質の者は肌肉が柔らかくなっており，そのうち肌理の粗い腠理の者は寒がりであり，肌理の細かい腠理の者は熱がりである．

肥（脂）質の者は肌肉が堅くなっており，肌理の細かい腠理の者は熱がりであり，肌理の粗

い腠理の者は寒がりである.

以上のように，腠理の気密さによって寒熱が決まってくる.（霊枢59-3）

③大小の鑑別

膏質の者は，陽気が多く皮膚が弛緩しているので，腹が緩み，肉が垂れ下がっている.

肉質の者は，身体が大きい.

肥（脂）質の者は，身体が小さい.（霊枢59-4）

④血気との関係

膏質の者は，陽気が多く，身体が熱く，寒に耐えられる.

肉質の者は，血が多いので身体を充実させ，体質が穏やかである.

肥（脂）質の者は，血が清く陽気が滑で少ないので，身体が大きくなれない.

これに対して，平人はバランスが取れているので，大きくも小さくもない.（霊枢59-4）

7.1.7　環境要因による症候

1)　時代による症候の違い

上古の時代（伏羲の頃の時代）には狩や猟を中心としており，気候に順応した生活を送り，社会的身分の上下を気にする必要もなかったため，重大な疾患に罹患しにくかった.また，罹患したとしても祈祷あるいは呪いにより軽快していた.（素問13-1）また，治療のために酒類と考えられている湯液・醪醴（ろうれい）を作っていたが，健康人が多かったため，これらを用いることは通常なかった.（素問14-1）・（素問14-2）

中古の時代（伏羲以降の時代）になると，生活が乱れ，疾患に罹患するものが増加したが，湯液・醪醴により軽快していた.（素問14-2）

さらに時代が下り，黄帝の時代（『黄帝内経』が記載された時代）においては，七情，過労や気候に順応しない生活などのため，疾病が重症化しやすくなってきた.このため，祈祷，呪いでは治癒しない状況となった.（素問13-1）また，湯液・醪醴によっても改善しないため，薬物・鍼灸による治療を要するようになった.内傷による疾患では，陰実陽虚となり，浮腫を呈することがあった.（素問14-5）そして，神気が本来の機能を発揮できない状態にまでなると，回復は困難となった.（素問14-3）

2)　四季による症候の違い

疾患は，春には肝，頭部にあり，鼻閉・鼻出血，夏には心，藏（五藏，特に心）にあり，胸脇部の病，長夏には脾にあり，下痢，秋には肺，肩背にあり，風瘧疾，冬には腎，四肢関節にあり，麻痺・四肢の厥冷である.（素問4-2）

春に肝気を損傷すると，夏に寒の病が発生する.（素問2-1）・（素問2-6）また，春に風邪により損傷を受けると，洞泄（水穀が化せず，下痢すること）となる.（素問3-13）夏に心気を損傷すると，秋に瘧疾が発生する.（素問2-2）・（素問2-6）また，夏に暑邪により損傷を受けると，秋に痎瘧（瘧疾）となる.（素問3-13）・（霊枢79-1）秋に肺気を損傷すると，冬に消

化不良を発生する．（素問2-3）・（素問2-6）また，秋に湿邪を受けると，咳嗽，痿厥（手足が冷えて萎える病証）となる．（素問3-13）冬に腎気を損傷すると，春に手足が軟弱となり冷えてしまう．（素問2-4）・（素問2-6）また，冬に寒邪を受けると，春に温病を発症する．（素問3-13）

剋する対象となる季節（例えば本来春なのに長夏のような気候）であれば病は軽いが，剋される元の季節（ここでは本来春なのに秋の気候）であれば病が重いとされる．（素問9-6）

脈象では，春は微弦，夏は微鉤，長夏は微奕弱，秋は微毛，冬は微石である．（素問18-2）

3) 四季における疾患と合併症による予後

『黄帝内経素問』陰陽類論篇（素問79-5）では，疾患の発症時期と合併症，予後の関係を論じている．以下のその特徴を示す（表7.1.7-1）．

表7.1.7-1：疾患の発症時期に応じた特徴

疾患の生じる時期	合併症	予後
冬の三か月	病症が陽盛	春正月の死徴が出れば春過ぎに死亡
冬の三か月	病症が裏 春に陰陽が絶する	草柳が萌え出でる時期に死亡 正月に死亡
春の三か月（陽殺）	陰陽が絶する	草木が枯れる時期に死亡
夏の三か月	脾病 陰陽が交互に現れる	十日以内に死亡 水が清く澄む時期に死亡
秋の三か月	三陽が全て生じる	自然治癒
秋の三か月	陰陽交合	立てば座れず，座れば立てない
秋の三か月	三陽単独	石水の時期に死亡
秋の三か月	二陰単独	盛水の時期に死亡

出典：（素問79-5）

4) 季節から捉えた経脈の疾患

『黄帝内経素問』脉解篇には，経脈を季節，月に対応させて，症状について詳細に述べている．以下の表7.1.7-2に示す．

表7.1.7-2：季節から捉えた経脈の疾患

経脈	月	月建	症状	出典
太陽膀胱経	正月	寅	腰臀腫痛，半身不随，頭項強痛，耳鳴，狂癲疾，瘡，四肢厥冷	(素問49-1)
太陽小腸経	二月	卯		
少陽胆経	九月	戌	心脇痛，寝返り不能，身瞤動	(素問49-2)
少陽三焦経	十月	亥		
陽明胃経	五月	午	振寒，下肢腫痛弛緩，喘鳴，胸痛，浅表性呼吸，四肢厥冷，精神錯乱，頭痛，鼻閉	(素問49-3)
陽明大腸経	六月	未		
太陰脾経	十一月	子	腹脹，噫，嘔吐	(素問49-4)
太陰肺經	十二月	丑		
少陰腎経	七月	申	腰痛，咳，喘鳴，精神不安，浅表性呼吸，怒，恐，食欲不振，鼻出血，顔色黒	(素問49-5)
少陰心經	八月	酉		
厥陰肝経	三月	辰	癲疝，婦人小腹腫，腰背痛，寝返り不能，癲癃疝，嗌乾	(素問49-6)
厥陰心包経	四月	巳		

空欄：記載なし

5) 1日の時間帯による症状の差

　多くは早朝に病状は軽く意識が冴えており，昼に安静でいられ，夕に病勢が増加して，夜に激しくなる．（霊枢44-1）しかし，ある藏が単独で発症する場合には，五行に基づいて，その藏を剋する関係にある時刻において病状が激しくなり，一方，ある藏が剋する関係にある時刻には軽快することになる．（霊枢44-3）

6) 地域による症候の違い

　東方においては，気候が温和で，住人は魚，鹹味のものを好む．皮膚は黒色で，肌理が粗く，熱を鬱積させやすく，癰瘍という化膿性疾患に罹患しやすい．（素問12-1）

　西方においては，砂漠などが多い地域で，住人は衣服に無頓着で，新鮮な乳製品，肉類を食べ，肥満体のものが多い．外邪に侵入されることは少なく，多くは内傷による疾患である．（素問12-2）

　北方においては，山岳地帯で寒冷が強く，住人は遊牧生活を送り，乳製品を食べる．腹満をきたす疾患に罹患することが多い．（素問12-3）

　南方においては，地形が低く，霧露の発生が多い．住人は酸味のもの，発酵，腐熟したものを好み，皮膚は緻密で赤色である．筋肉の拘急，痺れをきたすことが多い．（素問12-4）

　中央においては，平地で，湿気が多い．住人は種々の食品を食べ，大きな苦労をしないことが多い．筋の萎縮と軟弱，厥逆，寒熱をきたすことが多い．（素問12-5）

　『黄帝内経素問』五常政大論篇では，運気論も駆使して，地域，高低による気候の違い，さらに病気の違いについて説明している．（素問70-20）・（素問70-21）以下のようである．西北の寒涼の地では，腹部膨満，東南の温熱の地では瘡瘍が多い．（素問70-20）また，高い土地では長寿であり，低い土地では夭折としている．高低差が小さければ寿命の差が小さく，高低

差が大きければ寿命の差も大きいとしている．（素問70-21）

7)　自然と人体との関係

『黄帝内経霊枢』邪客篇（霊枢71-4）には，天地あるいは自然現象を人体に対応させている．
以下の表7.1.7-3に詳細を提示する．

表7.1.7-3：自然と人体との関係

自然	人体
天圓地方	人頭圓足方
天有日月	人有兩目
地有九州	人有九竅
天有風雨	人有喜怒
天有雷電	人有音聲
天有四時	人有四肢
天有五音	人有五藏
天有六律	人有六府
天有冬夏	人有寒熱
天有十日	人有手十指
辰有十二	人有足十指莖垂以應之．女子不足二節．以抱人形
天有陰陽	人有夫妻
歲有三百六十五日	人有三百六十節
地有高山	人有肩膝
地有深谷	人有腋膕
地有十二經水	人有十二經脉
地有泉脉	人有衞氣
地有草蕢	人有毫毛
天有晝夜	人有臥起
天有列星	人有牙齒
地有小山	人有小節
地有山石	人有高骨
地有林木	人有募筋
地有聚邑	人有䐃肉
歲有十二月	人有十二節
地有四時不生草	人有無子

出典：（霊枢71-4）

7.1.8　邪気からみた症候

1)　風邪による症候

　風邪の症状は，一般的には振寒，発汗，頭痛，身重，悪寒とし，百病の始めとしている．
（素問60-1）風邪による症候は，大きく寒熱・熱中・寒中・癘風・偏枯（偏風）に分類される．
風邪は，皮膚から侵入し，内部では経脈に通じることができず，体表では発散ができなくな
る．（素問42-1）
　寒熱は，風邪が侵入して腠理が開くとぞくぞく寒気がし，腠理が閉じると発熱するものであ

る.（素問42-1）

熱中は，風邪が陽明経を通って目の内眥に至り，肥満したものでは腠理が緻密なために，邪が発散できずにいて発熱するものである.（素問17-10）・（素問42-1）

寒中は，風邪が陽明経を通って目の内眥に至り，痩せたものでは腠理が粗雑なために，陽気が漏れてしまい凍えるものである.（素問42-1）

偏枯（偏風）は，風邪が太陽経を通って人体に侵入した後，諸経脈を循り肌肉の間に散布され，経脈の流れが阻害されて肌肉が腫脹し，麻痺が生じたものである.（素問42-1）風邪が五藏の兪穴から侵入して，左右どちらかに偏在した場合である.（素問42-3）

癘風は，風邪が経脈に侵入して営気の機能が低下することにより，鼻柱や皮膚の潰瘍が発生するものである.（素問42-1）これは，脈風とも表現されている.（素問17-10）

その他，久風（風邪が長期間留まること）により，飧泄が生じる.（素問17-10）

風邪が侵入する時期によっても，風邪による症候が分類される．春・甲乙（きのえきのと）の時期では肝風，夏・丙丁（ひのえひのと）の時期では心風，季夏（長夏）・戊己（つちのえつちのと）の時期では脾風，秋・庚辛（かのえかのと）の時期では肺風，冬・壬癸（みずのえみずのと）の時期では腎風となる.（素問42-2）また，この場合，各藏府の兪穴に風邪が侵入することになる.（素問42-3）

その他の分類としては，風邪が風府穴から侵入して上行すると脳風，頭中の目系に侵入すると目風，飲酒後であれば漏風（あるいは酒風（素問46-4）），房事過多で発汗後であれば内風，頭部を洗った後であれば首風，長期間であれば腸風，腠理に存在すれば泄風となる．また，風邪は，様々な疾患を発生させる主要原因であることから，百病之長と表現される.（素問42-4）

2)　風邪による疾患の鑑別

『黄帝内経素問』風論篇（素問42-5）では，各種風邪による疾患とその特徴的な症状について述べている（表7.1.8-1）.

表7.1.8-1：各種風邪による疾患とその特徴的症状

各種風邪による疾患	特徴的症状
肺風	多汗，惡風，顔色淡く白，咳，息切れ，昼間症状が軽く夜間重い，眉上が白い
心風	多汗，惡風，口腔乾燥，怒り，顔色赤，饒舌でない，口色が赤
肝風	多汗，惡風，悲しみ，顔色微かに蒼，咽乾，怒り，精力低下，目下が青い
脾風	多汗，惡風，身体疲労，四肢怠さ，顔色微かに黄色，食欲不振，鼻上が黄色
腎風	多汗，惡風，顔面浮腫，背部痛，顔色くすんだ黒，膀胱・性機能低下，皮膚色が黒
胃風	頸の多汗，惡風，痞塞感，腹部膨満，下痢，身体羸痩で腹部のみ大きい
首風	頭部・顔面の多汗，惡風，風邪を受ける前の頭痛，風邪を受けた時の症状の改善
漏風	多汗，寒がり，食後の多汗，呼吸困難，口渇，労働能力低下
泄風	衣服が濡れるほどの多汗，咽乾，労働困難，全身の疼痛

出典：（素問42-5）

3)　虚風の種類と人体への影響

『黄帝内経霊枢』九宮八風篇（霊枢77-7）では，虚風を分類し，風向，人体への影響につい

て述べている．以下の表7.1.8-2に，その特徴を提示する．

表7.1.8-2：虚風の種類と人体への影響

虚風		人体への作用
風名	風向	
大弱風	南方	熱
謀風	西南方	弱
剛風	西方	燥
折風	西北方	脉絶則溢．脉閉則結不通．善暴死
大剛風	北方	寒
凶風	東北方	
嬰兒風	東方	身濕
弱風	東南方	體重

出典：(霊枢77-7)　　　　　　　　　　　　　　　　　　　　　　空欄：記載なし

4) 虚風と付加された状況における症候

『黄帝内経霊枢』九宮八風篇（霊枢77-8）では，虚風に関連した症候について解説されている．以下の通りである．

虚風を受けたうえに，さらに三虚といわれる，虚した年かつ月が欠けた日かつ時令にそぐわない気候の状態が重なって発生すると，突然に病気が発症して突然に死亡する．

三虚のうち一つだけが存在しても，疲困や寒熱病となる．

雨湿の地方に居れば，痿病となる．

三虚があり，さらに左右片側に邪風に侵入されると，突然倒れたり半身不随になったりする．

5) 種々の病邪による症候

癉（熱邪）により，消中（多食しても飢餓感が強い病態）を生じるとしている．（素問17-10）

風邪・寒邪によって，癰腫，筋攣，骨痛が生じる．（素問17-11）

傷寒を病んでもすぐに発病せず，春・夏になって温熱病となる場合には，夏至より以前に発病するものを病温，夏至以降に発病するものを病暑という．このような病態では暑邪が関与しており，暑邪は発汗とともに排除すべきである．（素問31-8）

7.1.9　疾患・病状名からみた症候

本項では，主として『黄帝内経』に記載される古典的疾患症候名に基づいて，五十音順に解説する．ただし，分類上，必要に応じて現代医学用語も併記した．

1) 痿病

痿病は，体内に熱が生じ裏に留まることで，各藏に応じた熱による症状とともに四肢が萎え

て動けなくなる疾患である．（素問44-1）痿病の特徴を表7.1.9-1に示す．

表7.1.9-1：痿病の特徴

五藏	主 （素問44-1）	痿病 （素問44-1）	顔色 （素問44-3）	他の症状 （素問44-1） （素問44-2） （素問44-3）	原因 （素問44-2）
肺	皮毛	痿躄	白	皮毛虚弱，毛髪の痛み	失望，要求が叶えられない
心	血脉	脉痿	赤	血逆，下方脉虚，脛の縦み，子宮出血，血尿，絡脉充満	悲哀
肝	筋膜	筋痿	蒼	口苦，筋拘攣，白淫，爪枯燥	妄想，房中過多
脾	肌肉	肉痿	黄	口渇，筋麻痺，肉蠕動	湿邪
腎	骨髄	骨痿	黒	腰背を伸ばせない，歯の弛み	遠行労倦

2) 壊府

藏府が重大な損傷を受けた状態をいう．具体的には，噦（吃逆）が出た病態であり，病邪が深部に達していることを指す．皮膚・肌肉も障害され，暗黒色で艶がない．（素問25-1）死亡する場合には，必ず噦，噫（おくび）が出現する．（素問20-6）

3) 膈（上膈・下膈）

食後すぐに嘔吐するものを上膈，食後しばらくしてから嘔吐するものを下膈という．（霊枢68-1）

上膈は，噎膈，膈食に相当する．

下膈は，反胃に相当する．『黄帝内経霊枢』上膈篇（霊枢68-1）では，寄生虫によって発生するものとしている．

4) 関格

関格は，陰陽が相互に適合しない病気を指す．（素問17-6）・（霊枢17-2）なお，人迎脈と寸口脈ともに通常の4倍以上の強さの場合についても関格と表現され，天年を尽くすことができないとされている．（素問9-9）

5) 寒熱病

古代においては，寒熱の病において，症状は皮，肌，骨に現れるとした．（霊枢21-1）表7.1.9-2に，各症状を提示する．

表7.1.9-2 寒熱病の症状

部位	症状
皮	不可附席．毛髪焦．鼻槁腊．不得汗
肌	肌痛．毛髪焦．而脣槁腊．不得汗
骨	病無所安．汗注不休

出典：(霊枢 21-1)

　寒熱の疾患の場合は，平旦（朝）に死亡する．（素問20-6）

6) 奇病

　『黄帝内経素問』奇病論篇では，一般的には出現しない疾患を奇病として取り上げている．胞之絡脈絶，息積，伏梁，疹筋，厥逆，脾癉，膽癉，厥，胎病，腎風である．

　以下に奇病の特徴を示す（表7.1.9-3）.

表7.1.9-3：奇病の特徴

奇病	症状・原因	出典
胞之絡脉絶	妊娠9か月で聲が出ない 子宮に分布する絡脉が胎児に圧迫されるため	(素問47-1)
息積	脇下脹満・呼吸困難・二三年不治・食欲通常	(素問47-2)
伏梁	腰部・大腿の腫脹・臍周囲の疼痛 風邪が長期間体内に留まるため	(素問47-2)
疹筋	尺脉數・筋肉の攣急・腹部攣急	(素問47-3)
厥逆	数年不治の頭痛・歯痛 激しい寒邪が骨髄に侵入するため	(素問47-3)
脾癉	口が甘くなる・消渇 美味・濃厚な味を多食するため	(素問47-4)
膽癉	口が苦くなる・陽陵泉の治療で改善しない・決断できない	(素問47-5)
厥	身熱・首胸の詰まり・人迎脉躁盛・喘鳴・氣逆（五有餘） 排尿困難あるいは頻尿・寸口脉微細（二不足）	(素問47-6)
胎病	新生児てんかん 母体の多驚による	(素問47-7)
腎風	浮腫・脉大緊・疼痛なし・食欲不振 食事摂取不可・多驚・心氣痿のものは死亡	(素問47-7)

7) 瘧疾

①一般事項

　瘧疾は，風邪によって発症するもので，症状の出現が間歇的である．まず，鳥肌となり，四肢を伸展させ，欠伸し，悪寒戦慄が出現する．悪寒が終ると発熱，頭痛，口渇などが出現する．（素問35-1）

　瘧疾には，寒瘧・温瘧・癉瘧がある．寒瘧は，大暑に傷められた後に，水邪を受け，秋に風邪が侵入して発症するもので，先に悪寒して，後に発熱する．温瘧は，風邪が侵入して後に水邪に傷められるために，陽気が過剰であり，先に発熱して後に悪寒する．冬に風寒の邪に傷められ，夏に大暑を受けて発症する．癉瘧は，肺の陰気が元々不足して肺熱の状態にあり，陽邪である風邪が心において単独で盛んなために，悪寒せず発熱のみである．（素問35-5）・（素問

35–10)

②藏府の瘧

　藏府における瘧の病状については，『黄帝内経素問』刺瘧篇（素問36-2）に記載がある．特徴は，表7.1.9-4の通りである．

表7.1.9-4：藏府における瘧の症状

藏府	症状
肺瘧	寒強い・興奮
心瘧	煩熱・冷水を欲する・悪寒強い
肝瘧	顔色青・溜息・死んだ者のよう
脾瘧	寒・腹中痛・熱で腹鳴
腎瘧	悪寒・寝返り困難・便秘・目の翳み・手足の冷え
胃瘧	空腹感・食事摂取困難・食後膨満感・食後腹腫大

出典：（素問36-2）

③六経の瘧

　六経における瘧の病状については，『黄帝内経素問』刺瘧篇（素問36-1）に記載がある．特徴は，表7.1.9-5の通りである．

表7.1.9-5：六経における瘧の症状

六経	症状
足太陽経	腰痛・頭重・先寒後熱・熱盛，解熱後発汗
足少陽経	易疲労感・寒熱少・人に会いたくない・恐怖感・熱長い・多汗
足陽明経	悪寒・寒強く長い・解熱後発汗・温めて改善
足太陰経	抑鬱・食欲低下・悪寒発熱が頻発・嘔吐・発汗
足少陰経	嘔吐・悪寒発熱頻発・熱多寒少・家に籠もる
足厥陰経	腰痛・下腹部膨満・排尿困難・頻尿・恐怖感

出典：（素問36-1）

8)　狂

　『黄帝内経霊枢』癲狂篇（霊枢22-4）では，各種狂を挙げて症候を述べている．以下の表7.1.9-6に提示する．

表7.1.9-6：狂の症候

分類	症候
始生	先自悲也.喜忘苦怒善恐者.得之憂飢
始發	少臥不飢.自高賢也.自辯智也.自尊貴也.善罵詈.日夜不休
随伴症状	狂言驚善笑.好歌樂.妄行不休者.得之大恐
随伴症状	狂目妄見.耳妄聞.善呼者.少氣之所生也
随伴症状	狂者多食.善見鬼神.善笑而不發于外者.得之有所大喜

出典：（霊枢22-4）

9) 厥病

①一般事項

　厥病には，熱厥と寒厥がある．熱厥は陰気が下方で衰えることにより，寒厥は陽気が下方で衰えることにより生じる．熱厥は足底に発生し，寒厥は足の五指に始まり膝に達する．寒厥の冷えは，寒邪（外邪）によるのではなく，内部から寒が生じて起こるものである．（素問45-1）なお，厥により癲疾を生じることがある．（素問17-10）

　寒厥は，秋冬，房事過多により腎気が浮越して，下部の陽気が不足することにより生じる．（素問45-2）

　熱厥は，飲酒過多，飽食，さらに房事によって体内に熱が発生することにより起こる．（素問45-3）

　寒厥では人事不省，熱厥では腹満が生じる．（素問45-4）

②六経の厥病

　『黄帝内経素問』厥論篇では，六経に発生する厥病について解説されている．以下に，その特徴を示す（表7.1.9-7・表7.1.9-8）．

表7.1.9-7：六経の脈気の厥逆

六経	脈気の厥逆による症状
足太陽経	首腫頭重，歩行不能，眩暈，卒倒
足陽明経	癲疾，腹満，臥位不能，顔面赤熱，幻視，譫言
足少陽経	聴覚障害，頬部腫脹，脇痛，歩行不能
足太陰経	腹満，便秘，食欲不振，嘔吐，臥位不能
足少陰経	口乾，小便赤色，腹満，心臓部痛
足厥陰経	下腹部腫痛，大小便の便通異常，臥位を好む，膝が伸ばせない，外陰萎縮，脛内側熱感

出典：（素問45-5）

表7.1.9-8：六経と四肢厥逆の随伴症状

関係する六経	四肢厥逆の随伴症状	出典
足太陰経	脛の引き攣れ，心臓部痛	（素問45-6）
足少陰経	腹部虚満，嘔吐，清穀下痢	（素問45-6）
足厥陰経	腰痛，腹部虚満，小便不利，譫言	（素問45-6）
足三陰経	大小便不通，三日で死亡	（素問45-6）
足太陽経	身体強直，昏倒，吐血，鼻出血	（素問45-6）
足少陽経	関節拘縮，腰の屈伸不能，振り返れない，腸癰，驚する者は死亡	（素問45-6）
足陽明経	呼吸困難，欬嗽，身熱，動揺，鼻出血，吐血	（素問45-6）
手太陰経	胸腹虚満，欬嗽，喀痰排出	（素問45-7）
手厥陰経・少陰経	心臓部痛，喉痛，身熱	（素問45-7）
手太陽経	聴覚障害，流涙，振り返れない，腰の屈伸不能	（素問45-7）
手陽明経	喉痺，咽喉腫脹，項頚部強直	（素問45-7）

③風厥

発汗して身熱するものは，風邪によるものである．発汗して煩満して解せないものは厥であり，風厥ともいう．通常，まず太陽経に風邪が侵入して，次に太陽経と表裏の関係にある少陰経が影響を受けると少陰経の気が上逆して厥となる．（素問33-2）

④風逆・厥逆の症候

『黄帝内経霊枢』癲狂篇（霊枢22-5）では，風逆・厥逆を挙げて症候を述べている．以下の表7.1.9-9に提示する．

表7.1.9-9：風逆・厥逆の症候

病名	症候
風逆	暴四肢腫，身漯漯，唏然時寒，飢則煩，飽則善變
厥逆	足暴清，胸若將裂，腸若將以刀切之，煩而不能食，脉大小皆濇
厥逆	腹脹滿，腸鳴，胸滿不得息
厥逆	内閉不得溲
厥逆	氣逆
厥逆	少氣，身漯漯也，言吸吸也，骨痠體重，懈惰不能動
厥逆	短氣，息短不屬，動作氣索

出典：（霊枢22-5）

10)　五虚

五虚とは，心気が不足して生じた脈細，肺気が不足して生じた皮寒，肝気が不足して生じた気少，腎気が不足して生じた大小二便の失禁，脾気が不足して生じた食欲低下を指す．（素問19-11）

11)　五実

五実とは，心が盛んな邪気を受けて生じた脈盛，肺が盛んな邪気を受けて生じた皮熱，脾が盛んな邪気を受けて生じた腹脹，腎が盛んな邪気を受けて生じた大小二便が通じない状態，肝が盛んな邪気を受けて生じた悶瞀（鬱鬱として意識が定まらず，目が翳む状態）を指す．（素問19-11）

12)　五発

五病の発生する場所がある．陰病は骨に発生して，腰痛，足の萎縮などがある．陽病は血に発生して，発狂，癰疔の類がある．陰病は肉に発生して，麻痺，水腫などがある．飲食の五味により脾が障害されると，正気が損傷されて病気となる．陽病は冬に発生して，肺病，咳嗽などがある．陰病は夏に発生して，肝病，霍乱，轉筋などがある．これを五発という．（素問23-7）・（霊枢78-24）

13)　五乱

五乱は，『黄帝内経』の複数個所で述べられている．ただし，『黄帝内経素問』宣明五氣篇（素問23-8）ならびに『黄帝内経霊枢』九鍼論篇（霊枢78-25）における五乱と『黄帝内経霊

枢』五乱篇（霊枢34-1）における五乱は異なることに注意すべきである.

① 『黄帝内経素問』宣明五氣篇ならびに『黄帝内経霊枢』九鍼論篇における五乱

五藏の邪気が撹乱を受けて発病することがある. 邪気が陽に入れば陽邪となり, 邪熱が鬱積するため発狂する. 邪気が陰に入れば陰邪となり, 陰が盛んになると血脈が凝渋するため麻痺となる. 邪気が陽に侵入して打ちかかると, 頭部の疾患が発生する. 邪気が陰に侵入して打ちかかると, 声が出せない疾患が発生する. 邪気が陽に入ってから陰にゆくと, 患者は穏やかである. 邪気が陰を出て陽にゆくと, 患者は怒る. これを五乱という.（素問23-8）・（霊枢78-25）

② 『黄帝内経霊枢』五乱篇における五乱

十二経脈が12か月, 四時に順応すれば体調はよいが, 順応できない場合には脈気が乱れて乱気となる. 症状が生じる部位により, 五種類に分類され, 五乱と称される（表7.1.9-10）. これは, 邪気の有余が発生したり, 正気の不足が発生するものではなく, 正気の一時的な乱れと解釈されている.（霊枢34-1）例えば, 陽にあるべき清気は陰に在り, 陰にあるべき濁気は陽に在り, 一方, 営気は経脈にしたがって運行していても, 衛気は本来の運行から逆行する. このような状況にあると, 清気と濁気は互いにその作用を犯して, 胸中に乱れることになる. これを大悗という. このため, 治療も補瀉によらず, 乱れの補正となる. これを導気, 同精と表現している.（霊枢34-2）

表7.1.9-10：五乱と症状

五乱	症状
氣亂于心	煩心密嘿.俛首靜伏
氣亂于肺	俛仰喘喝.接手以呼
氣亂于腸胃	霍亂
氣亂于臂脛	四厥
氣亂于頭	厥逆頭重眩仆

出典：（霊枢34-1）

14) 積聚

① 基本事項

腫瘤を指す. 積は非移動性で藏病, 聚は移動性で府病とされる.

積の脈状は, 来るときは細で極めて沈のため, 骨に付く感触である. このような脈状が得られる部位により, 積の存在部位が推測される. 寸口ならば胸中, 寸口よりやや末梢側なら喉中, 関上なら臍傍, 関上よりやや末梢側なら心中, 関上よりやや中枢側なら少腹, 尺中なら気衝, 左なら左, 右なら右, 左右両側なら中央である.（『類経』）

② 外邪侵入により発生する積

『黄帝内経霊枢』百病始生篇（霊枢66-3）には, 外邪によって積が発生することについて述べられている. 以下の通りである.

邪気が孫絡に留着して積となる場合は, 積は上下に変動する. 前腕・手の孫絡の状態については, 浮いて緩んでいるので, 積を捉えて止めることができない. このため, 腸胃の間を変動

する．腸胃に水が集まり滲みて注ぐようであれば，じゃぶじゃぶと音がする．冷えると，腹部が脹れて，ごろごろと鳴り，引き攣り痛む．時に切られるように痛む．

邪気が陽明経脈に留着する場合は，積は臍の両側に位置して，飽食すればますます大きくなり，空腹になるとますます小さくなる．

邪気の腹筋に留着する場合は，陽明経脈の積に類似して，飽食すれば痛み，空腹になると改善する．

邪気が腸胃の募原と呼ばれる肓膜に留着する場合は，痛んで腹筋に及び引き攣れる．飽食すれば，内部は満たされ外部が緩むので軽快し，空腹になると，その逆で痛む．

邪気が脊裏にある衝脈に留着する場合は，積を押さえると手に応じて動き，手を積から退けて挙げると熱気が両股に下り，熱湯を掛けたようである．

邪気が脊柱筋に留着して，腸の後側に在る場合は，空腹になると積が明瞭となり，満腹であると積は見えなくなり，按じても触れない．

邪気が経脈上の腧穴に留着する場合は，脈気が積によって閉塞して通じなくなり，津液が流れなくなり，九竅や毛穴が乾き機能しなくなる．

15) 衆痺と周痺

衆痺と周痺について，『黄帝内経霊枢』周痺篇（霊枢27-1）に解説されている．ともに全身の各所に痛みが発生するが，衆痺では，部位が多いので，左右対称性に同時に発生しているようにみえたり，左から右へ，あるいは右から左へと痛みが移動するようにみえたりする．周痺は，経脈に沿って痛みが移動していく．

16) 腫脹

①脹病の症候

脹病について，『黄帝内経霊枢』脹論篇に解説されている．脹病は，大元の病態として血脈外の衛気の異常により，大きく脈脹と膚脹に分類される．（霊枢35-1）これらは，藏府に関係する病態へと細分化される．（霊枢35-2）症候を以下の表7.1.9-11に提示する．

表7.1.9-11：脹病の症候

関係する藏府	症候
心脹	煩心短氣.臥不安
肺脹	虚滿而喘欬
肝脹	脇下滿而痛引小腹
脾脹	善噦.四肢煩悗.體重不能勝衣.臥不安
腎脹	腹滿引背.央央然腰髀痛
胃脹	腹滿.胃脘痛.鼻聞焦臭.妨于食.大便難
大腸脹	腸鳴而痛濯濯.冬日重感于寒.則飧泄不化
小腸脹	少腹䐜脹.引腰而痛
膀胱脹	少腹滿而氣癃
三焦脹	氣滿于皮膚中.輕輕然而不堅
膽脹	脇下痛脹.口中苦.善大息

出典：（霊枢35-2）

②水脹・膚脹・鼓脹・腸覃・石瘕・石水・風水膚脹の病態と症候

『黄帝内経霊枢』水脹篇では水脹・膚脹・鼓脹・腸覃・石瘕・石水について，『黄帝内経霊枢』論疾診尺篇では風水膚脹について述べられている．両篇を合わせて，表7.1.9-12に提示する．

表7.1.9-12：水脹・膚脹・鼓脹・腸覃・石瘕・石水・風水膚脹の病態と症候

	病態	症状	診察所見	出典
水脹		目窠上微腫．如新臥起之狀．其頸脉動．時欬．陰股間寒．足脛瘇．腹乃大	以手按其腹．隨手而起．如裹水之狀	（霊枢57-1）
膚脹	寒氣客于皮膚之間	㔩㔩然不堅．腹大．身盡腫．皮厚	按其腹窅而不起．腹色不變	（霊枢57-2）
鼓脹		腹脹．身皆大．大與膚脹等也	色蒼黃．腹筋起	（霊枢57-2）
腸覃	寒氣客于腸外．與衞氣相搏．氣不得榮．因有所繫．癖而內著．惡氣乃起	其始生也．大如雞卵．稍以益大．至其成．如懷子之狀．久者離歳．月事以時下	按之則堅．推之則移	（霊枢57-3）
石瘕	石瘕生于胞中．寒氣客于子門．子門閉塞．氣不得通．衃以留止	日以益大．狀如懷子．月事不以時下．皆生于女子		（霊枢57-4）
石水				（霊枢57-1）
風水膚脹		視人之目窠上．微癰如新臥起狀．其頸脉動．時欬	按其手足上．窅而不起者	（霊枢74-2）

空欄：記載なし

なお，他篇には石水の記載があり，以下の通りである．

『黄帝内経霊枢』邪氣藏府病形篇（霊枢4-15）には，「腎脉微大．爲石水．起臍已下．至小腹腄腄然．上至胃脘．死不治」とある．

『黄帝内経素問』陰陽別論篇（素問7-12）には，「陰陽結斜．多陰少陽．曰石水．少腹腫」

とある.

『黄帝内経素問』大奇論篇（素問48-2）には,「腎肝并沈. 爲石水」とある.

『黄帝内経素問』陰陽類論篇（素問79-5）には,「陰陽交合者. 立不能坐. 坐不能起. 三陽獨至. 期在石水」とある.

『金匱要略』には,「石水. 其脉自沈. 外證腹滿. 不喘」とある.

③他の記載

水病においては, 下半身では特に脛の浮腫である胕腫, 下腹部の膨満となり, 上半身では呼吸急迫となって平臥できなくなる.（素問61-2）

病水の場合には, 夜半に死亡する.（素問20-6）

17) 酒風

身熱して四肢が怠くなり, 水浴したように多汗となり, 息切れする疾患を酒風という.（素問46-4）

18) 心痛の種類と症候

『黄帝内経霊枢』厥病篇（霊枢24-2）では, 各種心痛を取り上げ, 症候を述べている. 厥心痛は, 五藏の気が上逆して発生する心痛である. 真心痛は, 邪気が直接心に侵入して留まることで発症する心痛である. 以下の表7.1.9-13に, 特徴を提示する.

表7.1.9-13：心痛と症候

分類		症候
厥心痛	腎心痛	與背相控. 善瘈. 如從後觸其心. 傴僂者
	胃心痛	腹脹胸滿. 心尤痛甚
	脾心痛	痛如以錐鍼刺其心. 心痛甚者
	肝心痛	色蒼蒼如死狀. 終日不得大息
	肺心痛	臥若徒居. 心痛間. 動作痛益甚. 色不變
眞心痛		手足清至節. 心痛甚. 旦發夕死. 夕發旦死

出典：（霊枢24-2）

19) 腎風

腎風とは, 顔面・足が腫脹して言語障害をきたすものを指す. 虚証において, 鍼刺は禁忌である. 禁忌であるにもかかわらず鍼刺した場合には, 呼吸困難, 発熱, 発汗, 口渇, 小便黄染, 目下腫脹, 腹鳴, 身体の重怠さ, 煩悶, 食欲不振, 仰臥位の困難がみられる.（素問33-4）

呼吸困難, 発熱, 発汗は, 風邪が腎陰虚の病人に侵入することによる. 小便黄染は, 下腹部の熱による. 仰臥位が困難であることは, 胃中の不和による. 仰臥位により咳が激しいことは, 水気が上逆して肺に侵入することによる. 目下腫脹は, 目下も陰であり, 水の陰であるからである. 腹鳴は, 水気が胃にあるからである. 身体の重怠さは, 胃経が足にあることによる. 煩悶, 食欲不振は, 水気が脾を圧迫するからである. このほか, 月経が停止することは, 水気が肺を圧迫して, 心気が任脈・衝脈に通じないからである.（素問33-5）

20) 頭痛（厥頭痛・真頭痛・頭半寒痛）における症候

『黄帝内経霊枢』厥病篇（霊枢24-1）では，各種頭痛を取り上げ，症候を述べている．厥頭痛は，厥気上逆による頭痛である．真頭痛は，脳中に邪気が侵入して発生する頭痛である．頭半寒痛には詳細な解説はないが，片頭痛と考えられている．以下の表7.1.9-14に，特徴を提示する．

表7.1.9-14：各種頭痛と症候

頭痛	症候
厥頭痛	面若腫起而煩心
厥頭痛	頭脉痛，心悲善泣，視頭動脉反盛者
厥頭痛	貞貞頭重而痛
厥頭痛	意善忘，按之不得
厥頭痛	項先痛，腰脊爲應
厥頭痛	頭痛甚，耳前後脉湧有熱
眞頭痛	頭痛甚，脳盡痛，手足寒至節，死不治
頭半寒痛	

出典：（霊枢24-1）　　　　　　　　　　　　　　　　　　　空欄：記載なし

21) 咳

①五藏の咳

『黄帝内経素問』欬論篇（素問38-1）には，五藏の咳の特徴が記載されている．表7.1.9-15に示す．

表7.1.9-15：五藏の咳の特徴

五藏の咳	特徴
肺欬	呼吸困難，喘鳴，喀血
心欬	心痛，喉中の詰まり，咽喉腫痛
肝欬	両脇下痛，寝返り不能
脾欬	右脇下痛，肩背痛
腎欬	腰背痛，痰涎を吐く

出典：（素問38-1）

②六府の咳

『黄帝内経素問』欬論篇（素問38-2）には，五藏の咳が長引くと邪が六府に移動して府の咳を引き起こすとしている．特徴を表7.1.9-16に示す．

表7.1.9-16：六府の咳の特徴

六府の咳	特徴
胃欬	脾欬から移行，咳による嘔吐，蛔虫吐出
膽欬	肝欬から移行，膽汁を吐く
大腸欬	肺欬から移行，便失禁
小腸欬	心欬から移行，放屁
膀胱欬	腎欬から移行，遺溺
三焦欬	腹脹滿，食欲不振

出典：（素問38-2）

22） 癲疾

『黄帝内経霊枢』癲狂篇では，各種癲疾を挙げて症候を述べている．以下の表7.1.9-17に提示する．

表7.1.9-17：癲疾の症候

病名	症候	出典
癲疾（一般）	始生．先不樂．頭重痛．視擧目赤．甚作極．已而煩心	（霊枢22-2）
癲疾（一般）	始作．而引口．啼呼喘悸	（霊枢22-2）
癲疾（一般）	始作．先反僵．因而脊痛	（霊枢22-2）
骨癲疾	顑齒諸腧分肉皆滿．而骨居．汗出煩悗．嘔多沃沫．氣下泄→死亡	（霊枢22-3）
筋癲疾	身倦攣急大	（霊枢22-3）
筋癲疾	嘔多沃沫．氣下泄→死亡	（霊枢22-3）
脉癲疾	暴仆．四肢之脉．皆脹而縱	（霊枢22-3）
脉癲疾	嘔多沃沫．氣下泄→死亡	（霊枢22-3）
癲疾（一般）	疾發如狂者→死亡	（霊枢22-3）

23） 蟲瘕・蛟蛕

蟲瘕・蛟蛕（寄生虫疾患）では，心，腸が発作的に痛み，体内に腫塊があり，これが移動する．腹部が熱してしばしば口渇，唾液流出が見られる．（霊枢24-3）

24） 疼痛

疼痛を起こす大きな原因は，寒気が経脈の内外に侵入して，気血の循行が停滞することにある．（素問39-1）

疼痛においては，部位，程度，触った場合の疼痛の変化，随伴症状などが様々であり，この鑑別が重要である．（素問39-2）寒気の侵入部位と症状については問診（素問39-3）（表7.1.9-18）により，顔色については望診（素問39-4）（表7.1.9-19）により，脈状については切診（素問39-4）（表7.1.9-20）により鑑別を行う．

表7.1.9-18：問診による鑑別

原因	侵入部位	症状
寒氣	經脉外	經脉が冷え，収縮，拘急して，絡脉にも影響を及ぼす 熱氣を得て回復する
寒氣	經脉内	熱氣と競合して經脉充満 激痛のため触知不能 寒氣が經脉内で稽留すると血氣が乱れ疼痛が激化する
寒氣	腸胃間・募原下	小絡脉の疼痛 触れれば疼痛が軽減する
寒氣	夾脊の脉	疼痛の程度は不明 触れることに治療効果はない
寒氣	衝脉	疼痛部位が跳ね動き，診察者の手にその動きが感じられる
寒氣	背兪の脉	血虚となる 心痛併発 熱氣により軽快
寒氣	厥陰脉	胸肋下痛 腹部痛
寒逆氣	陰股	下腹部から大腿内側の疼痛
寒氣	小腸・膜原	小絡脉の疼痛 腫瘤形成
寒氣	五藏	人事不省
寒氣	腸胃	嘔吐
寒氣	小腸	下痢

出典：（素問39-3）

表7.1.9-19：望診による鑑別

顔面の面色	病状
青黑	疼痛
黄赤	熱
白	寒

出典：（素問39-4）

表7.1.9-20：切診による鑑別

脈状	病状病態
堅	邪の侵入
血滞	絡脈の旺盛
陥下	血虚

出典：（素問39-4）

25) 熱病

①一般的症状

　熱病については，『黄帝内経素問』刺熱篇に記載がある．全身症状（素問32-1）のほか，顔面の発赤部位（素問32-2）について解説されている．表7.1.9-21に特徴をまとめた．

表7.1.9-21：熱病における臨床症状

五藏	初発症状 （素問32-1）	顔発赤部 （素問32-2）	他症状 （素問32-1）	邪正相争 （素問32-1）	悪化時期 （素問32-1）	軽快時期 （素問32-1）
肝	小便黄色	左頬	腹痛・睡眠過多・身熱	狂言・胸肋部脹満・手足煩躁・安眠不能	庚辛	甲乙
心	不樂	額	発熱	心痛・煩悶・嘔吐・頭痛・顔面紅潮	壬癸	丙丁
脾	頭重感	鼻	頬痛・煩心・顔色青・嘔気・身熱	腰痛・仰臥不能・腹満・下痢・顎痛	甲乙	戊己
肺	四肢厥冷	右頬	鳥肌・惡風寒・舌黄色・身熱	喘欬・胸痛・深呼吸不可・頭痛	丙丁	庚辛
腎	腰痛	頤	脛痛・口渇・身熱	項部痛而強・脛痛・足底熱・不言	戊己	壬癸

②熱病（急性熱性疾患）における経絡の伝搬と症状

　寒邪が侵入した場合，足太陽経→足陽明経→足少陽経→足太陰経→足少陰経→足厥陰経の順に伝搬する．各経に伝搬した際の症状は，太陽経では頭項の痛み，腰背の強ばり，陽明経では身熱，鼻乾，安眠できない，少陽経では胸脇痛，耳聾，太陰経では腹満，咽乾，少陰経では口燥，口渇，厥陰経では煩満，陰嚢収縮である．

　寒邪が三陽経に留まれば発汗治療により治癒するが，三陰経にも侵入してしまうと五藏六府が冒され死亡する．（素問31-2）

③熱病における症候と予後

　『黄帝内経霊枢』熱病篇では，熱病の症候と予後について述べている．以下の表7.1.9-22に提示する．

表7.1.9-22：熱病における症候と予後

熱病の時期	症候と予後	出典
熱病七日八日	脉微小．病者溲血．口中乾．一日半而死．脉代者．一日死．喘甚者死	（霊枢23-2）
熱病七日八日	脉不躁．躁不散數．後三日中有汗．三日不汗．四日死	（霊枢23-2）
熱病	不知所痛．耳聾．不能自收．口乾．陽熱甚．陰頗有寒者．熱在髄．死不可治	（霊枢23-3）
熱病	已得汗．而脉尚躁盛．此陰脉之極也．死．其得汗而脉静者生	（霊枢23-3）
熱病	脉尚盛躁．而不得汗者．此陽脉之極也．死．脉盛躁．得汗静者生	（霊枢23-3）

　その他，『黄帝内経素問』玉版論要篇（素問15-2）では，温熱病で正気が虚して甚だしい場合は，重症で死亡するとしている．『黄帝内経素問』三部九候論篇（素問20-6）では，熱病の場合には日中に死亡するとしている．『黄帝内経素問』熱論篇（素問31-1）では，熱病で死亡する場合は発病後6，7日後であり，治癒する場合は発病後10日以上後であるとしている．

④陰陽交

　温病において，発汗してもすぐ再度発熱して，脈が極めて速く，譫語して食欲不振のものを

指す. 死証としている. 再度発熱するのは, 正気が虚して邪気が体内に残っているためである. 食欲が低下することは, 正気不足による. (素問33-1)

26) 反

『黄帝内経素問』刺志論篇では, 気と形体, 穀と気, 脈と血の虚実が逆の対応になったものを反という. (素問53-1) 気が盛んであるが身が冷えることは, 傷寒による. 気が虚して身が熱することは, 傷暑による. 穀を十分摂取するのに気が少ないことは, 脱血があり下半身に湿邪があることによる. 穀を摂取しないのに気が充実することは, 邪気が胃と肺にあることによる. 脈が小で血が多いことは, 溜飲による中焦の熱のためである. 脈が大で血が少ないことは, 風邪のため飲水が低下することによる. (素問53-2)

27) 痺病

痺病は, 風・寒・湿の三邪が合して侵入して発症するもので, 気血が閉阻して痺れ, 麻痺などが生じるものをいう. (素問43-1) 一般的分類, 季節による分類, 藏府による分類がある.
一般的分類では, 三分類される (表7.1.9-23).

表7.1.9-23：痺病の一般的分類

痺病	強い病因	症状	出典
行痺	風邪	怠い痛みが遊走する	(素問43-1)
痛痺	寒邪	一定の部位に激しい痛みが伴う	(素問43-1)
著痺	湿邪	一定の部位に重怠さが生じる	(素問43-1)

なお, 『黄帝内経霊枢』厥病篇 (霊枢24-3) では, 風邪による痺病を風痺と表現している. この風痺の病気では, 痩せて無力化し, 足が冷えたり火照ったりして, 煩悶, 眩暈, 発汗, 感情の乱れ, 呼吸促迫があり, 3年以内に死亡する.
季節によっても症状が異なり, 五分類される (表7.1.9-24).

表7.1.9-24：痺病の季節による分類

痺病	発症時期	症状	出典
骨痺	冬	骨が重怠く痛く, 四肢が挙上できない	(素問43-1)
筋痺	春	筋・関節痛があり, 屈伸できない	(素問43-1)
脉痺	夏	血行不良により, 皮膚色が悪化する	(素問43-1)
肌痺	長夏	皮膚に知覚麻痺が生じる	(素問43-1)
皮痺	秋	軽度の皮膚知覚麻痺が生じる	(素問43-1)

痺病が藏府に侵入した場合には, 各種の症状が生じる. 表7.1.9-25のように分類される.

表7.1.9-25：藏府に及んだ痺病

痺病	症候	出典
肺痺	煩満・喘鳴・嘔吐	（素問43-3）
	呼吸困難	（素問43-4）
心痺	血脉が通じない・煩悶・心悸亢進・喘鳴・噫気・上衝・怒り	（素問43-3）
	憂鬱感	（素問43-4）
肝痺	睡眠時驚き・飲水過多・頻尿・腹部膨満	（素問43-3）
	性欲減退・陰血不足	（素問43-4）
腎痺	腹部腫脹・寝込む・背が丸まる	（素問43-3）
	遺溺	（素問43-4）
脾痺	四肢の怠さ・咳・嘔吐・胸部閉塞感	（素問43-3）
	肌肉羸痩	（素問43-4）
腸痺	飲水過多・小便不利・腹鳴・下痢	（素問43-3）
胞痺	小便渋り・下腹痛・鼻汁	（素問43-3）

28）　痱病

　痱病は，全身に疼痛は全くないが，四肢が弛緩して意識が錯乱する．言語が可能ならば治療可能であるが，会話が不能となれば治療できない．（霊枢23-1）

29）　偏枯

　偏枯は，半身不随となるが，言葉は普通で意識も正常である．病変は，肌肉腠理の間にある．（霊枢23-1）

30）　夢

　陰気が盛んなら，大河を渡って恐れる夢をみる．陽気が盛んなら，大火が燃え盛る夢をみる．陰陽の気がともに盛んなら，お互いに殺し合い，傷付け合う夢を見る．上部が盛んなら，上に飛ぶ夢をみる．下部が盛んなら，下に堕ちる夢をみる．非常に飽食すれば，人に物を与える夢をみる．非常に飢えた状態なら，人から物を奪い取る夢をみる．肝気が盛んなら，怒る夢をみる．肺気が盛んなら，哭く夢をみる．（素問17-7）・（霊枢43-2）短蟲が多ければ，人を集める夢をみる．長蟲が多ければ，互いに喧嘩，損傷する夢をみる．（素問17-7）

　心気が旺盛なら，しばしば笑い，恐れ怯えることを夢みる．脾気が旺盛なら，歌い楽しみ，身体が重く体がもち上がらないことを夢みる．腎気が旺盛なら，腰と脊が二つに分解して離れてしまうことを夢みる．（霊枢43-2）

　正気不足につけ込んで犯す邪気が心に侵入すると，丘山の煙火を夢みる．肺に侵入すれば，飛び上がり，金属製の奇怪な物を夢みる．肝に侵入すれば，山林の樹木を夢みる．脾に侵入すれば，丘陵や大きな湖沼，壊れた家屋にいて風雨に遇うことを夢みる．腎に侵入すれば，深い淵にいたり，沈んで水中にいたりすることを夢みる．膀胱に侵入すれば，旅行することを夢み

る．胃に侵入すれば，飲食することを夢みる．大腸に侵入すれば，田野にいることを夢みる．小腸に侵入すれば，都会にいることを夢みる．胆に侵入すれば，則ち人と殴り合って争って割腹自殺することを夢みる．陰器に侵入すれば，性交することを夢みる．項に侵入すれば，斬首（ざんしゅ）されることを夢みる．脛に侵入すれば，行走しても前進することができず，深き地の穴倉中にいることを夢みる．大腿・前腕に侵入すれば，礼拝することを夢みる．膀胱・直腸に侵入すれば，小便と大便することを夢みる．（霊枢43-3）

　五藏に分類して夢の特徴を挙げると，肺虚では白物，斬血藉藉，兵戦，腎虚では舟船溺人，伏水中，畏恐，肝虚では菌香生草，伏樹下不敢起，心虚では救火陽物，燔灼，脾虚では飲食不足，築垣蓋屋となっている．（素問80-2）

31)　癰疽

①癰疽の症候分類

　『黄帝内経霊枢』癰疽篇（霊枢81-2）では，癰疽を分類し，その症候，予後，治療法について述べている．ここでは，分類と症候について，表7.1.9-26に示す．

表7.1.9-26：癰疽の症候分類

名称	部位	症候
猛疽	嗌中	猛疽不治．化爲膿．膿不寫．塞咽．半日死．其化爲膿者．寫則合豕膏．冷食三日而已
夭疽	頸	其癰大以赤黒．不急治．則熱氣下入淵腋．前傷任脉．内薫肝肺．薫肝肺．十餘日而死矣
腦爍	消腦留項	其色不樂．項痛而如刺以鍼．煩心者．死不可治
疵癰	肩及臑	其狀赤黒．急治之．此令人汗出至足．不害五藏．癰發四五日．逞焫之
米疽	腋下	赤堅者．治之以砭石．欲細而長．疎砭之．塗以豕膏．六日已．勿裹之．其癰堅而不潰者．爲馬刀挾癭．急治之
井疽	胸	其狀如大豆．三四日起．不早治．下入腹．不治．七日死矣
甘疽	膺	色青．其狀如穀實栝樓．常苦寒熱．急治之．去其寒熱．十歳死．死後出膿
敗疵	脇	敗疵者．女子之病也．灸之．其病大癰膿．治之．其中乃有生肉．大如赤小豆．剉㯵翹草根各一升．以水一斗六升．煮之．竭爲取三升．則強飲厚衣坐於釜上．令汗出至足已
股脛疽	股脛	其狀不甚變．而癰膿搏骨．不急治．三十日死矣
鋭疽	尻	其狀赤堅大．急治之．不治．三十日死矣
赤施	股陰	不急治．六十日死．在兩股之内．不治．十日而當死
疵癰	膝	其狀大癰．色不變．寒熱如堅石．勿石．石之者死．須其柔．乃石之者生
	節而相應	不可治也．發於陽者．百日死．發於陰者．三十日死
脛	兎齧	其狀赤至骨．急治之．不治害人也
走緩	内踝	其狀癰也．色不變．數石其輸而止．其寒熱不死
四淫	足上下	其狀大癰．急治之．百日死
厲癰	足傍	其狀不大．初如小指發．急治之．去其黒者．不消輙益．不治．百日死
脱癰	足指	其狀赤黒．死不治．不赤黒．不死．不衰．急斬之．不則死矣

出典：（霊枢81-2）

②身体における重要部位と癰疽

　重要部位として，伏兎，腓（腨），背，五藏之腧，項がある．これらの部位に癰疽が発生す

ると，予後不良である．（霊枢21-5）

③癰疽の悪化要因（逆証）

『黄帝内経霊枢』玉版篇（霊枢60-3）では，癰疽の悪化要因を逆証と表現して解説している．以下の通りである．白眼が青く，黒眼が小さい場合は，第一の逆証である．薬を服用して嘔く場合は，第二の逆証である．腹痛，口渇が激しい場合は，第三の逆証である．肩項が，強ばって動かしづらい場合は，第四の逆証である．声が咽ぶように出にくく，顔の血色がなくなる場合は，第五の逆証である．これら五種類の逆証を除く場合を順証とする．

④癰疽・膿の予後

癰疽・膿は治療が困難で，病状が完成されてしまった場合，10人中9人が死亡する．（霊枢60-2）

32） 腰痛をきたす経脈の疾患

『黄帝内経素問』刺腰痛篇には，腰痛をきたす経脈の疾患とその取穴について述べている．以下の表7.1.9-27に疾患の特徴について示す．

表7.1.9-27：腰痛をきたす経脈の疾患

経脈	腰痛・他の症状	出典
足太陽膀胱経	項から尾骨へ引かれるように痛む・重いものを背負った感じ	（素問41-1）
足少陽胆経	鍼で刺すような痛み・寝返りができない・振り返れない	（素問41-1）
足陽明胃経	振り返れない・悲嘆	（素問41-1）
足少陰腎経	背骨にひびく	（素問41-1）
足厥陰肝経	腰部の緊脹・多弁あるいは寡黙	（素問41-1）
解脉	肩にひびく・視力低下・遺溺 帯で締められたような痛み・腰折のような痛み・恐れ	（素問41-2）
同陰之脉	分銅が入ったような痛み・腰部怒張	（素問41-3）
陽維之脉	腰部怒張	（素問41-3）
衡絡之脉	寝返りができない・重い物を持ち上げて起こりやすい	（素問41-3）
會陰之脉	腰部の汗・発汗後の口渇・行動不穏	（素問41-4）
飛陽之脉	筋絡怒張・悲怒	（素問41-4）
昌陽之脉	胸部にひびく・視力低下・背が反る・発語不能	（素問41-5）
散脉	発熱・煩躁・横木で圧迫された感じ・遺溺	（素問41-6）
肉里之脉	咳が出せない・筋攣縮	（素問41-6）

註：経脈に関して下のように諸説がある．
解脉には，1）足太陽経の分枝，2）帯脈の説がある．
同陰之脉には，足少陽経の別絡の説がある．
衡絡之脉には，帯脈の説がある．
會陰之脉には，1）任脈，2）督脈の説がある．
飛陽之脉には，陰維脈の説がある．
昌陽之脉には，1）足少陰腎経，2）陰蹻脈の説がある．
散脉には，1）足太陰脾経の別絡，2）足陽明胃経の別絡，3）衝脈，4）足少陽足厥陰二経の説がある．
肉里之脉には，陽維脈の説がある．

33） 迷惑

目は，心の使い，すなわち心の指示に従うものである．心は，神の居所である．神が分かれて機能せず精が乱れて目に輸注されないと，突然に普段にはない景色を見て，精・神・魂・魄

が散じて協調できなくなる．これを惑という．情緒的に喜ぶ点があっても気分的に憎む点があるため，突然に相反する感情が合わさると，精と気が乱れ，視覚が低下して惑い，神が本来の状態に戻れば回復する．軽症の場合は迷，重症の場合は惑という．（霊枢80-1）

34）瘰癧・鼠瘻

①基本事項

リンパ節の炎症に関して，瘰癧・鼠瘻がある．瘰癧は，一般的なリンパ節炎である．（霊枢70-1）鼠瘻は，悪寒発熱しており，頸部あるいは腋下にあって，リンパ節炎が破潰したものである．（霊枢70-2）

②鼠瘻の予後

眼瞼を反転させて，眼球結膜を診察する．赤い血管があって，上部より下部に瞳孔を貫いている場合は，予後不良である．

その赤い血管が1本であれば，1年で死亡する．1本半であれば，1年半で死亡する．2本であれば，2年で死亡する．2本半であれば，2年半で死亡する．3本であれば，3年で死亡する．赤い血管が現れていても，瞳孔を下に向かって貫かなければ，治療可能である．（霊枢70-4）

35）労風

労風とは，病邪が肺下にあり，頭項が強ばり，仰臥位になれず，眩暈，粘液様の唾液の吐出，悪寒などを伴うものを指す．（素問33-3）

36）種々の症候

①諸病の逆証

『黄帝内経霊枢』玉版篇（霊枢60-4）は，諸病の逆証について解説している．

（1）急症

腹が脹れ，身体が熱く，脈が大の場合は，表裏の邪がともに旺盛であり，第一の逆証である．

腹が鳴って，いっぱいに詰まり，四肢が冷えて下痢し，脈が大の場合は，脈証が相反するものであり，第二の逆証である．

鼻血が止まらず，脈が大の場合は，陽実陰虚であり，第三の逆証である．

咳と血尿があり，肌肉が𦜝れ，脈が小で強の場合は，正気が邪気に対抗できない状態であり，第四の逆証である．

咳し，肌肉が𦜝れ，身体が熱く，脈が小で速の場合は，邪盛正衰の状態であり，第五の逆証である．

このような者は，15日以内に死亡する．

（2）慢症

腹が非常に脹れ，四肢末端が冷え，肌肉が𦜝れ，下痢が激しい場合は，脾気が障害され，陽気が去った状態であり，第一の逆証である．

腹が脹れ，血便があり，脈が大で時に拍動しない場合は，孤陽がまさに去る状態であり，

第二の逆証である.

　咳し血尿があり，肌肉が蔑れ，脈が胃気のない真藏脈となっている場合は，胃気が傷れた状態であり，第三の逆証である.

　血を嘔き，胸満して背部に及んで，脈が小で速の場合は，真気，元気が虧損した状態であり，第四の逆証である.

　咳し嘔き，腹が脹れ下痢し，脈が拍動しない場合は，邪があるも正気がない状態であり，第五の逆証である.

　このような者は，2時間に至らないで死亡する.

②四肢の諸症状

　『黄帝内経霊枢』寒熱病篇（霊枢21-1）では，四肢に症状が現れる疾患を骨痺・体惰・厥痺に分類している．症状を表7.1.9-28に提示する.

表7.1.9-28：四肢の諸症状

病名	症状
骨痺	攣節不．用而痛．汗注煩心
體惰	身有所傷．血出多．及中風寒．若有所墮墜．四支懈惰不收
厥痺	厥氣上及腹

出典：（霊枢21-1）

③不治となる病気の伝変

　『黄帝内経素問』標本病傳論篇ならびに『黄帝内経霊枢』病傳篇では，相剋の順序で藏府から藏府へ病気が伝変して，五藏が全て障害されるものを相伝と表現している．この場合には，予後が悪く早期に死亡する．また，夏と冬で死亡する時刻も異なる．相伝でなく，相生の順序で伝わったり，五藏全ての疾患が及ばない場合は，治療が可能である.

　以下に伝変とその特徴を示す（表7.1.9-29）.

表表7.1.9-29：相伝の特徴

初発		伝変			予後	死亡時期		出典
藏府	症候	時期	藏府 （霊枢）	症候 （素問）		冬	夏	
心	心痛	一日	肺	欬	三日不已死	夜半	日中	（素問65-4） （霊枢42-4）
		三日	肝	脇支痛				
		五日	脾	閉塞不通．身痛體重				
肺	喘欬	三日	肝	脇支滿痛	十日不已死	日入	日出	（素問65-5） （霊枢42-5）
		一日	脾	身重體痛				
		五日	胃	脹				
肝	頭目眩．脇支滿	三日	脾	體重身痛	三日不已死	日入	早食 （素問65-6） 晏食 （霊枢42-6）	（素問65-6） （霊枢42-6）
		五日	胃	脹				
		三日	腎	腰脊少腹痛．脛痠				

脾	身痛 體重	一日	胃	脹	十日不已死	人定	晏食	（素問65-7） （霊枢42-7）
		二日	腎	少腹腰脊痛．脛痠				
		三日	膂膀胱	背胛筋痛．小便閉				
胃	脹満	五日	腎	少腹腰脊痛．衍痠	六日不已死 （素問65-9） 二日不已死 （霊枢42-8）	夜半後 （素問 65-9） 夜半 （霊枢 42-8）	日昳	（素問65-9） （霊枢42-8）
		三日	膂膀胱	背胛筋痛．小便閉				
		五日	心	身體重				
腎	少腹 腰脊 痛． 衍痠	三日	膂膀胱	背胛筋痛．小便閉	三日不已死	大晨	晏晡	（素問65-8） （霊枢42-9）
		三日	心	腹脹				
		三日	小腸	兩脇支痛				
膀胱	小便 閉	五日	腎	少腹脹．腰脊痛．衍痠	二日不已死	雞鳴	下晡	（素問65-10） （霊枢42-10）
		一日	小腸	腹脹				
		一日	心	身體痛				

註：伝変に関して，藏府は『黄帝内経霊枢』から，症候は『黄帝内経素問』からの引用である．『黄帝内経霊枢』と『黄帝内経素問』からの引用内容が異なる場合には，その旨を記載した．

④『黄帝内経素問』腹中論篇における腹部症状

鼓脹は，心腹が脹満して，朝には食事ができても夕には食事ができなくなる病気である．食生活に節度がないと再発する．（素問40-1）

血枯は，若年時の大出血，房事の過剰により，気虚，肝障害をきたし，月経過少あるいは停止となる病気である．（素問40-2）

伏梁は，下腹部が堅く膨隆する病気である．大量の膿血が貯留している．治療困難である．（素問40-3）また，股から下肢全体が腫脹して，臍周囲の疼痛をきたすものも伏梁という．これは，風寒を受けたことによるものである．同様に治療困難で，無理に瀉下すると排尿困難となる．（素問40-4）

熱中は，多飲多尿の疾患である．（素問40-5）

消中は，多食多尿の疾患である．（素問40-5）

厥逆は，胸部の腫脹，頚部痛，胸部の脹満を症状とするもので，陽気の熱が上逆する病気である．（素問40-6）

妊娠・出産においては，様々な症状があるが，脈状に異常がない．（素問40-7）

熱状と疼痛のある疾患においては，陽脈に病邪が存在しており，人迎脈の強さが寸口脈と同等なら病位は少陽に，2倍なら太陽に，3倍なら陽明に存在する．次には陰脈に入り，頭痛の他，腹痛も出現する．（素問40-8）

⑤肺病と脾病の鑑別

四肢解墮，喘咳，血便は，肺病のようで実は脾病である．肺病であれば，鼻血あるいは吐血となる．（素問76-3）

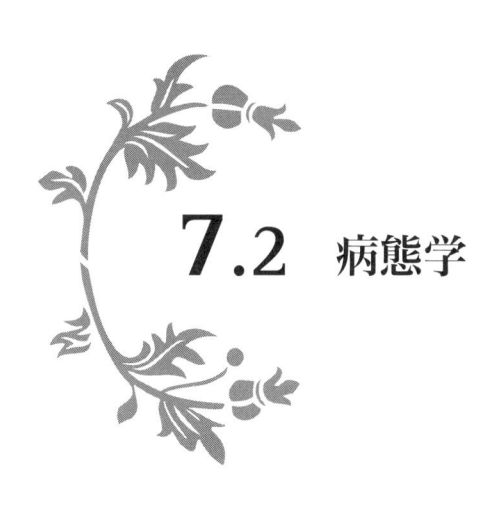

7.2 病態学

7.2.1 病態学序説

　疾患の理解に，病態把握を欠かすことはできない．『黄帝内経素問』疏五過論篇（素問77-1）には，診断・治療において，五過四徳が述べられている．その一つが病態を理解することとしている．（素問77-6）なお五過四徳とは，貴賎貧富の変遷を問わないこと（素問77-2）・飲食居処苦楽の変遷を問わないこと（素問77-3）・脈診が十分できないこと（素問77-4）・診療に厳粛な態度で臨まないこと（素問77-5）・発病原因と経過を理解しないこと（素問77-6）が五過であり，藏の気を重要とすること・気の本来あるべき状態を把握すること・治療原則を守ること・取穴の法則を守ることが四徳（素問77-7）である．古代においても，病態理解を重要視していたことが窺われる．

　病態を把握する場合，その視点を定めることが重要となる．疾病は，邪正闘争，あるいは陰陽失調をもとに発症する．本項では，このような視点とともに，症候・疾患という既に発生した病状の側面，治療を加える側面からも病態を捉えることにする．

　なお，中国伝統医学で用いられる病機は，本項における病態と同様の意味をもつが，古典的名称として，5章に独立させた．また，症候と病態は関連するものであり，必要に応じて病態学にも重複記載する．症候と診察所見の関連性については，主に四診に記載する．

7.2.2 邪正闘争からみた病態

1）邪気

①気の種類
　『黄帝内経霊枢』刺節眞邪篇（霊枢75-18）では，気の種類に真気，正気，邪気があるとしている．

　真気は，正気ともいい，天より受くる所の清気と後天の水穀の気，さらに父母から受ける先天の気が合併して，身を充たしているものである．

　ここでいう正気は，四季の正常な気候であり，正風で季節にふさわしい正常な風を指す．すなわち，春は東風，夏は南風，秋は西風，冬は北風である．これは，一方向から吹いてくるものである．

邪気は，虚風，すなわち季節はずれの風が人を傷害するものである．人に侵入する場合深く，自然に消散することはない．

　正風は，人に侵入する場合浅く，体内の真気と会うと自然に消散する．正気が到来する場合，柔弱であるので真気に勝つことができない．このため，自然に消散するのである．

②虚邪と正邪

　『黄帝内経素問』八正神明論篇（素問26-3）では，以下のように解説されている．虚邪は，八節の時に合った正風に対して賊風がもたらす全く反対の方向から吹いてくる邪風の気である．正邪は，八節の正風が邪となることである．通常では障害されないが，労力により発汗して腠理が開く場合には，正風であっても邪気に当てられるために，発症してしまうことがある．しかし，その損傷は軽微であるため，医師は病状を把握できず，患者もその形跡を残さない．

　『黄帝内経霊枢』邪氣藏府病形篇（霊枢4-6）・官能篇（73-10）では，以下のように解説している．虚邪により，悪寒戦慄を起こす．正邪による場合には，微候は顔色に現れるが，病気による違和感はほとんどなく，外部からは実際に病気に罹患しているのかはっきりしない．

　なお，正気の虚に乗じて侵入する邪気を虚邪，正気が安定している状態で侵入する邪気を正邪とする考え方もある．

2) 邪気の侵入

①『黄帝内経素問』太陰陽明論篇の考え方

　陽経は風邪を受け，陰経は湿邪を受けやすい．（素問29-1）

　陽経に侵入した邪は，上行して頂点に到達してから下行する．（素問29-1）

　陰経に侵入した邪は，下行して最下部に到達してから上行する．（素問29-1）

　風邪は上部に侵入し，湿邪は下部に侵入する．（素問29-1）

②『黄帝内経素問』調經論篇の考え方

　風雨の邪が侵入する場合，順次，皮膚，孫脈，絡脈，経脈へと侵入する．血気と邪気が併合して分肉腠理に侵入すると，脈は堅大であるので実証である．実中の実といえる．外表は堅く充満して，按ずることができない．無理に按ずると痛む．（素問62-11）

　寒湿の邪が侵入する場合，皮膚が緊張を失い，肌肉は反って緊張し，栄血の流れは留滞して，衛気は散失する．実中の虚といえる．皮膚の弛みに対して，按じて衛気を充実させ，さらに温めれば，気持ちよくなり痛まない．（素問62-11）

③『黄帝内経霊枢』邪氣藏府病形篇の考え方

　正気が虚した場合に侵入する．また，肉体労働あるいは食事をして汗が出て腠理が開く場合，邪気が侵入する．（霊枢4-2）

　風・寒・暑などの邪気は，上半身に侵入する．湿の邪気は，下半身に侵入する．邪気が陰経に侵入すると，その陰経に対応する府に流れていく．邪気が陽経に侵入すると，その陽経に留まって流れる．（霊枢4-1）

　邪気が顔面から侵入すれば，陽明経を下降する．邪気が項から侵入すれば，太陽経を下降する．邪気が頬から侵入すれば，少陽経を下降する．邪気が胸背脇から侵入する場合は，流れて

いる陽明・太陽・少陽の各経に侵入する．（霊枢4–2）

　邪気が陰経に侵入する場合，常に前腕・下腿から入る．これは，前腕・下腿の内側の皮膚が薄く，柔軟であるからである．（霊枢4–3）陰経に侵入した邪気は，必ずしも藏を傷害しない．藏気が充実していれば，邪気は府へ移動する．すなわち，邪気が陽経に侵入した場合はその経において発病し，陰経に侵入した場合は府に移動して発病する．（霊枢4–3）しかし，藏気が傷害されている場合には，邪気は五藏に侵入する．（霊枢4–4）

④『黄帝内経霊枢』壽夭剛柔篇の考え方

　風寒の邪は，肉体，特に肌肉や筋脈に侵入する．（霊枢6–2）

⑤『黄帝内経霊枢』論勇篇の考え方

　皮膚肌肉の状態と虚邪賊風を受ける関係が述べられている．（霊枢50–1）

　人は同じ生活環境にいても，疾病に罹患するか否かは異なっており，虚邪賊風の受け方も異なる．

　黄色で皮膚が薄く肌肉が柔弱な者は，脾気が不足しているので春の季節にそぐわない虚邪賊風，すなわち西風に耐えられない．

　白色で皮膚が薄く肌肉が柔弱な者は，肺気が不足しているので夏の季節にそぐわない虚邪賊風，すなわち北風に耐えられない．

　青色で皮膚が薄く肌肉が柔弱な者は，肝気が不足しているので秋の季節にそぐわない虚邪賊風，すなわち東風に耐えられない．

　赤色で皮膚が薄く肌肉が柔弱な者は，心気が不足しているので冬の季節にそぐわない虚邪賊風，すなわち南風に耐えられない．

　黒色で皮膚が厚く肌肉が堅い者は，元々四時の虚邪賊風に障害を受けない．しかし，皮膚が薄く肌肉が堅くなく，黒色が均一でない者は，長夏に虚邪賊風を受ければ病気になる．その皮膚が厚く肌肉が堅い者は，長夏に虚邪賊風にあっても病気にならない．皮膚が厚く肌肉が堅くても，寒い気候による寒邪と摂取する冷たい飲食物により身体の内外が冷えると病気になる．

⑥『黄帝内経霊枢』百病始生篇の考え方

　風雨寒熱といった天地の気も，正常であって病気の原因となる邪気である虚邪でなければ，正常な天地の気だけで人を傷することはできない．突然に疾風暴雨にあっても病気にならない者は，全く身体が壮健で，正気に虚状がない．このため，邪気が単独で人を傷害することはできない．このように，必ず病気の原因となる邪気を運ぶ虚風と人の正気の虚との両者が揃うことによって，邪気は人の身体に侵入する．本来の季節にあった実風と身体が堅固である実形が揃っていれば，庶民の肌肉は堅く，邪気に侵入されない．虚邪に侵入される場合，時令と人の身形のバランスによって，要するに虚実の乱れによって，大病が発生する．（霊枢66–2）

　病気の原因となる邪気である虚邪が人に侵入する場合，皮膚に始まる．皮膚が緩むと腠理が開き，邪気が毛髪から入り，深部に至ると毛髪が逆立ち，ぞくぞくする．そして皮膚が痛む．

　邪気が留まって消散しなければ，絡脈に伝わり，肌肉を痛ませ，その痛みが一時的に治まるようなら，その時だけ一時的に経脈が邪気の侵入部位となって，絡脈と代わる．

　邪気が留まって消散しなければ，経脈に伝わり，ぞくぞくとして悪寒が起こり，しばしば驚き，また恐れる．

邪気が留まって消散しなければ，腧穴に伝わり，六経の気は邪気に阻害されて通じなくなる．腧穴は関節部や谿谷の間にあるので，四肢関節が痛み，腰脊は強ばる．

邪気が留まって消散しなければ，脊裏にある衝脈に伝わり，体が重く身が痛む．

邪気が留まって消散しなければ，腸胃に伝わり，腹鳴，噫気し腹が脹満する．寒邪が多ければ，腸鳴や下痢となり，食物が消化されない．熱邪が多ければ，軟便となり，粘液を排出する．

邪気が留まって消散しなければ，腸胃の外，募原と呼ばれる肓膜の間に伝わり，血脈に留着して消散しなければ，生長して積となる．

このように，侵入した邪気は，孫脈，絡脈，経脈，経脈上の腧穴，脊裏にある衝脈，脊柱筋，腸胃の募原と呼ばれる肓膜に留着し，上って腹筋に連なる．（霊枢66-2）

⑦『黄帝内経霊枢』歳露論篇の考え方

四季あるいは天文学的変化を考慮した解説がなされている．

四季において八風が人にあたって傷害する場合，元々寒暑といった気候の違いがある．寒い時は皮膚が緊張して腠理が閉じ，暑い時は皮膚が緩んで腠理が開く．しかし，賊風邪気は，暑時に腠理が開くことで侵入するわけでもなく，八正の虚風による邪気と相俟って傷害するわけでもない．賊風邪気は，一定の時期に侵入するわけではない．しかしながら，邪の侵入には，必ず腠理が開くことが必要である．腠理が十分開いていると邪気が深く侵入して，重病となり，発症も急激である．腠理が閉じていると邪気の侵入は浅く，病状は緩やかで，発症も遅い．（霊枢79-4）

人が平穏に暮らすといっても，腠理の開閉とその緩急は，元々一定の時間により調節されている．人は，自然界と密接に関係している．日月の運行と常に相応する．（霊枢79-5）

月が満ちて，海水においては西で潮が満ちて盛り上がると，人の血気は集積して，肌肉が充実して，皮膚が緻密となり，毛髪が堅く，腠理が閉じて，皮脂が付着する．このような時には，賊風に侵入されても，その侵入は深くない．（霊枢79-5）

月が欠ける時期には，海水は東で潮が満ちて盛り上がり，人の血気は虚し，衛気が去り身体がただ存在するだけで，肌肉が減り，皮膚が弛緩して，腠理が開き，毛髪が抜けて，皮膚の筋目が薄く，皮脂が剥落する．このような時には，賊風に深く侵入され，急激に発病する．（霊枢79-5）

⑧藏間における邪気の伝搬

『難経』五十三難においては，藏から藏への疾病の伝搬について，相生方向のものを間藏，相剋方向のものを七伝（伝化）と表現している．

『黄帝内経素問』玉機眞藏論篇（素問19-6）では，伝化に関連する伝搬について記載されている．五藏が病的になった場合，自分が生む藏から邪気を受け，自分が剋する藏に邪気を伝える．さらに邪気は，自分を生じさせる元の藏に舎り，自分が剋される元の藏に伝わる．最終的に五藏全てが障害されて，患者は死亡する．このような伝搬は，通常の気の運行に背くものである．例えば，肝においては，邪気がまず心→肝→脾→腎→肺と伝わることになる．1日の時間帯を五藏に配当させ，病的状態にある藏に応じて時間帯により患者の予後が推測されるとしている．このような疾患の治療が有効でない場合には，3か月，6か月，あるいは3日，6日

で死亡するとしている.

　伝化については,『黄帝内経素問』玉機眞藏論篇（素問19-7）において,風寒の邪を例に説明している.風は,最も代表的な邪であるため,百病之長と表現されている.この風寒の邪がまず人に侵入すると,産毛が立ち,皮膚が閉じて発熱する.次に経絡に侵入すると,麻痺,知覚鈍麻,腫脹疼痛が出現する.次には肺に侵入し,肺痺（咳嗽,上気）となる.次には肝に侵入し,肝痺,別名厥（脇痛,嘔吐）となる.次には脾に侵入し,脾風（熱症,煩心,黄疸）となる.次には腎に侵入し,疝瘕,別名蠱（下腹部の熱症,煩悶,尿路感染）となる.次には心に侵入し,瘛（筋脈の痙攣）となる.こうして患者は10日後には死亡するが,病邪が猛烈でない場合には心から肺に伝わり,慢性の寒熱を発する.この場合には,3年で死亡する.

　一方,憂・恐・悲・喜・怒といった情志に関する疾病では,通常の伝化とは異なる.ある藏が虚したことにより,その藏を剋する藏が,その虚した藏に乗じるという伝搬である.（素問19-7）

3) 邪気侵入による病状

①虚邪・虚風による病態

（1）一般的な虚邪による病態

　『黄帝内経霊枢』刺節眞邪篇（霊枢75-19）では,一般的な虚邪による病態について解説している.

　虚邪,すなわち虚風の邪気が人に侵入する場合,ぞくぞくとして身震いして,体毛を逆立てて腠理を開く.

　邪気が侵入する場合に,深く入って骨を傷害すれば,骨痺となる.

　筋を傷害すれば,筋攣となる.

　脈中を傷害すれば,血脈が閉じて流れなくなる状態となり,結果的に癰となる.

　肌肉を傷害すれば,衛気と互いに戦って,もし陽邪が勝つ場合は熱となり,もし陰邪が勝つ場合は寒となる.寒すれば真気が去り,去れば虚し,虚すればさらに寒する.

　皮膚の間を傷害すれば,衛気が邪気を追い出すように外に発散して,腠理が開き,体毛が揺れて,邪気が皮膚と腠理の間を往来するので,痒となる.

　邪気が留まり去らない場合は,痺となる.衛気が巡らないと,感覚麻痺となる.

（2）虚邪が偏在する場合の病態

　『黄帝内経霊枢』刺節眞邪篇（霊枢75-20）では,虚邪が偏在する場合の病態について解説している.

　虚邪,すなわち虚風の邪気が左右どちらか半身に侵入し,その侵入が深く,内部の栄気・衛気が存在する部位に留まると,栄気・衛気が次第に衰えるので,真気が去り,邪気が単独で留まるようになり,半身不随となる.

　もし,邪気の存在部位が浅い場合は,脈が調和せず,半身が痛む.

（3）虚邪が深く侵入する場合の病態

　『黄帝内経霊枢』刺節眞邪篇（霊枢75-21）では,虚邪が深く侵入する場合の病態について解説している.

虚邪，すなわち虚風の邪気が身体深く侵入する場合，寒と熱が互いに衝突して，長く留まって内部に定着する．寒が熱に勝てば，骨が痛み肌肉が萎縮する．熱が寒に勝てば，肌肉を腐乱させ膿が発生する．さらに内部に侵入すると，骨を傷害する．この場合，骨蝕，すなわち骨の腐敗が発生する．

　邪気が筋に侵入すれば，筋が屈曲して伸展できず，邪気が筋間に留まって退かないと，筋溜，すなわち筋の腫瘤を発症する．

　邪気が体内に結集する部位が生じて，正気が邪気の集結部位に向かっていくが，邪気が強力であると，衛気が邪気とともに邪気の集結部位に留まり，衛気が循ることができない．そうすると，津液も長く停滞して，腸溜，すなわち腸の腫瘤となる．形成に時間を要する場合は数年掛かり，手で押さえると柔らかい．一方で，凝結し日々変化しながら悪化していき，連なって積聚を形成する場合は，昔瘤と呼ばれる．これは，期間をかけて形成された腫瘤であり，手で押さえると堅い．

　邪気が体内に結集する部位が生じて深く骨に侵入して邪気が骨に停滞して，骨と邪気が合併して，その部位が増大すれば，骨疽，すなわち骨が腫大した無菌性膿瘍となる．

　邪気が体内に結集する部位が生じて，肌肉に侵入して宗気が邪気の集結部位に向かっていくが，邪気が留まって去らない場合，熱が有れば膿となり，熱が無ければ肉疽，すなわち肌肉が腫大した無菌性膿瘍となる．

　通常，このような病気は，発症する場合に固定部位はないとしても，一定の病名がある．

（4）虚風の種類と発生病態および症候

　『黄帝内経霊枢』九宮八風篇（霊枢77-7）では，虚風を分類し，風向，病態，人体への影響について述べている．以下の表7.2.2-1に，その特徴を提示する．

表7.2.2-1：虚風の種類と発生病態および症候

虚風		人体への作用		
風名	風向	内舎	外在	病
大弱風	南方	心	脉	熱
謀風	西南方	脾	肌	弱
剛風	西方	肺	皮膚	燥
折風	西北方	小腸	手太陽脉	脉絶則溢．脉閉則結不通．善暴死
大剛風	北方	腎	骨・肩背之膂筋	寒
凶風	東北方	大腸	兩脇腋骨下及肢節	
嬰兒風	東方	肝	筋紐	身濕
弱風	東南方	胃	肌肉	體重

出典：（霊枢77-7）　　　　　　　　　　　　　　　　　　　　　　　　　　　空欄：記載なし

（5）自然現象と虚風に伴う病態

　〈1〉各個人の反応

　自然現象と虚風が個人に及ぼす影響について，『黄帝内経霊枢』歳露論篇（霊枢79-6）に解説されている．以下の通りである．

　各個人の反応は，三虚と三実に基づく．

自然環境において三虚の条件を備える者では，その死は突然の発病による．三実の条件を得る者は，邪気に傷害されることはない．

　　三虚とは，年の不及に重なり，月が欠けた日に遭遇し，季節に調和した気候ではないことであり，この三条件が揃うと賊風の傷害を受けることになる．各種理論に通じていても，三虚を理解していない医師は，凡庸にすぎない．

　　三実とは，年の太過に遭遇し，月の満ちた日に遭遇し，季節に調和した気候であることを指し，賊風邪気があっても人を傷害することはできない．

〈2〉 全般的な反応

　　自然現象と虚風に基づく反応が共通して現れる場合について，『黄帝内経霊枢』歳露論篇（霊枢79-7）に解説されている．以下の通りである．

　　1年の中で皆が同じ病気を発症することがあり，全般的な反応として捉えられる．これは，八正の気候による．八正とは，四方と四隅を指し，九宮のうちの八宮に相当するものである．

　　これを判断する場合は，常に冬至の日に行う．冬至の日には，北極星が叶蟄之宮（きょうちつ の）に移り居る．この時には，風雨が発生する．

　　風雨が南方から吹いてくる場合は，虚風である．これは，人を傷害する．その虚風が夜半に吹いてくる場合，人は眠っているので侵害されない．このため，そのような歳には一般的に病気の発生が少ない．虚風が昼間に吹いてくる場合は，人は防衛を緩め怠っているので虚風に侵入される．このため，そのような歳には一般的に病気の発生が多くなる．

　　冬至に虚邪が侵入して，骨に留まって体表に病状を現さず，立春に至り陽気が大いに宣発して腠理が開き，その立春の日に風が西方から吹いてくると，人は虚風に侵入されることになる．この場合，冬至の日に侵入された伏邪と立春の日に侵入してきた新邪が打ち合って，経脈の中で留滞して，経気の流れが結代する．

　　このように，冬至，立春，夏至，立秋において北極星が移動する日に虚風に遭遇して，また雨に遭遇する場合，歳露に遇うという．季節に調和した気候であって賊風が少ない場合は，人に病気は少ない．歳に賊風邪気が多く寒温が適わないと，人に病気が多くなる．

(6) 虚風における強弱の判断

『黄帝内経霊枢』歳露論篇（霊枢79-8）では，虚風における強弱の判断について解説されている．以下の通りである．

　　虚風は，家屋を倒壊し，樹木を折り，砂石を巻き上げ，人においては体毛を逆立て，腠理を開き，防衛力を失わせる．年の始めにおいて風を観察することによって，虚風の強弱が判断できる．

　　元日に北極星が天留之宮に居り，その日に西北風があり，雨が降らなければ，死亡する人が多い．

　　元日の夜明けに北風があれば，春に死亡する人が多い．

　　元日の夜明けに北風が吹けば，10人に3人は発病する．

　　元日の日中に北風があれば，夏に死亡する人が多い．

元日の夕時に北風があれば，秋に死亡する人が多い．

元日終日において北風があれば，大病で死亡する人が10人に6人はいる．

元日に風が南方から吹いてくる場合，旱郷という．風が西方から吹いてくる場合，白骨将という．国に難問題が発生し，人に死亡するものが多い．

元日に風が東方から吹いてきて，家屋を倒壊し，砂石を巻き上げれば，国に大災害が発生する．

元日に風が東南方から吹けば，春に死亡する者が多い．

元日に天候が温和で風が吹かなければ，豊作となって人は病気にならない．天候が寒く風が吹けば，不作となって人に病気が多い．

また，本来あるべき気候でないと，各種疾患が発生する．

本来，陽が盛んで風のある2月の丑の日に風がなければ，人に心腹病が多い．

本来，陽が盛んで温和な3月の戌の日に暖かくなければ，人に寒熱病が多い．

本来，陽が盛んで暑い4月の巳の日に暑くなければ，人に癉病（熱病）が多い．

本来，陰が盛んで寒い10月の申の日に寒くなければ，突然死するものが多い．

②風邪による症候と病態

風邪の症状は，一般的には振寒，発汗，頭痛，身重，悪寒とし，百病の始めとしている．（素問60-1）また，風邪により発症する病気は，邪が肌肉・筋骨に留まって痩せてくる．（素問28-10）

風邪による症候は，大きく寒熱・熱中・寒中・癘風・偏枯（偏風）に分類される．風邪は，皮膚から侵入し，内部では経脈に通じることができず，体表では発散ができなくなる．（素問42-1）

寒熱は，風邪が侵入して腠理が開くとぞくぞく寒気がし，腠理が閉じると発熱するものである．（素問42-1）

熱中は，風邪が陽明経を通って目の内眥に至り，肥満したものでは腠理が緻密なために邪が発散できずにいて発熱するものである．（素問42-1）

寒中は，風邪が陽明経を通って目の内眥に至り，痩せたものでは腠理が粗雑なために陽気が漏れてしまい凍えるものである．（素問42-1）

偏枯（偏風）は，風邪が太陽経を通って人体に侵入した後，諸経脈を巡り肌肉の間に散布されて，経脈の流れが阻害されて，肌肉が腫脹して麻痺が生じたものである．（素問42-1）風邪が五藏の兪穴から侵入して，左右どちらか偏在した場合である．（素問42-3）

癘風は，風邪が経脈に侵入して営気の機能が低下することにより，鼻柱や皮膚の潰瘍が発生するものである．（素問42-1）

風邪が侵入する時期によっても，風邪による症候が分類される．春・甲乙の時期では肝風，夏・丙丁の時期では心風，季夏（長夏）・戊己の時期では脾風，秋・庚辛の時期では肺風，冬・壬癸の時期では腎風となる．（素問42-2）また，この場合，各藏府の兪穴に風邪が侵入することになる．（素問42-3）

その他の分類としては，風邪が風府穴から侵入して上行すると脳風，頭中の目系に侵入すると目風，飲酒後であれば漏風（あるいは酒風（素問46-4）），房事過多で発汗後であれば内風，

頭部を洗った後であれば首風，長期間であれば腸風，腠理に存在すれば泄風となる．また，風邪は様々な疾患を発生させる主要原因であることから，百病之長と表現される．（素問42-4）

③各種邪気による病状

風邪により，寒熱が生じる．（素問17-10）

癉（熱邪）により，消中（多食しても飢餓感が強い病態）を生じる．（素問17-10）

久風（風邪が長期間留まること）により，飧泄が生じる．（素問17-10）

脈風（風寒の邪が脈に入り去らないこと）により，癘が生じる．（素問17-10）

風邪・寒邪によって，癰腫，筋攣，骨痛が生じる．（素問17-11）

関節部は，栄衛を通じさせ，宗気が集まる場所と考えられている．邪が侵入し盛んになると肌肉が熱し腐り，栄衛が通じなくなると膿となり，特に大腿部が悪化する．寒邪の侵入では，筋肉の収縮，関節拘縮，麻痺，痺れをきたす．（素問58-5）

④寒邪により四肢は傷害を受けても頭部は傷害されない理由

頭部には経脈・絡脈の血気が上って，竅（目・耳・口・鼻）に注いでいる．陽気の根元である精陽の気は目に注いで視覚を，精陽の気に傍行する別気は耳に注いで聴覚を，胸中にある宗気は鼻に注いで嗅覚を，食物が消化されて生じた穀気である濁気は胃から口に注いで味覚を安定させる．陽気が生成した津液は，顔面に上って温め，皮膚を強固とする．このため，頭部は寒冷の邪気に打ち勝つことができる．（霊枢4-5）

⑤病変の存在部位と病変の特徴

病変の部位による特徴について，『黄帝内経霊枢』壽夭剛柔篇（霊枢6-1）に解説されている．

病変が表にあるものは，顕在性の症状があって痛みがなく，風という．

病変が裏にあるものは，顕在性の症状がなく痛みがあり，痺という．

表裏ともに病変がある場合は，顕在性の症状が出現したり消失したりして不安定であり，風痺という．患者が煩躁するような場合は，陰の病気が陽の病気より重症な場合で，不表不裏といって予後不良である．

⑥邪が藏府に侵入する場合の病態

邪が藏府に侵入する病態について，『黄帝内経霊枢』淫邪發夢篇（霊枢43-1）に解説されている．

邪気が府を犯せば，正気は身体外表に余裕が有り，内部で不足する．

邪気が藏を犯せば，正気は身体内部に余裕が有り，外表で不足する．

⑦室内にいて四時不正の邪気を避けても発病する病態

以前に湿邪に傷害されたことがある．湿邪が血脈中，肌肉の間に隠れ，長い間留まって去らない．あるいは，高い所から転落して，打撲によって悪血が発生して去らない．突然，喜怒といった感情が常軌を逸する．飲食が不摂生となる．寒温の変化に合わせて環境を調えない．このようなことで，腠理が閉じて通じなくなる．また，腠理が開いたままとなって風寒の邪に遇えば，血気が凝結し，以前からある湿の邪気とともに互いに打ち合って，寒痺が発生する．あるいは熱が有れば汗が出て，風邪を受けると，四時不正の気に遇わなくても必ず古い邪気がもともとあることによって，新たな邪気が加わって発症する．（霊枢58-1）

新たな外邪がなくても，恐怖のような強い精神激動がなくても，古い邪気が残っていて，悪むあるいは慕うといった軽度な感情の変化によって，血気が古い邪気と争って，外見からは判明しない病気が発生することがある．（霊枢58-2）

⑧病邪の存在部位と症候・病態

『黄帝内経霊枢』衛氣失常篇（霊枢59-2）には，病邪の部位に応じて症状，病態が異なることを述べている．以下の表7.2.2-2に詳細を示す．

表7.2.2-2：病邪の存在部位と症候・病態

病邪の部位	症候・病態
皮	色起兩眉薄澤
肌肉	膏色青黄赤白黑
血氣	營氣濡然
筋	目色青黄赤白黑
骨	耳焦枯受塵垢

出典：（霊枢59-2）

⑨外邪侵入による積

（1）積の形成

積の形成について，『黄帝内経霊枢』百病始生篇（霊枢66-2）に解説されている．以下の通りである．

積が発生する場合，寒邪の侵入によって厥逆が生じて積が形成される．厥逆の邪気により，足に重怠さ，疼痛，痺れが生じ，脛が冷え，血脈が凝集し，寒気が上って腸胃に入り，腸胃が脹満し，腸外の津液が圧迫されて集まり消散できなくなり，1日1日と進行して積が形成される．

突然に食飲が増えると腸が満ち，日常生活が不摂生で過度の労働をすると絡脈が損傷される．陽の絡脈が損傷されると，血が外に溢れ鼻血となる．陰の絡脈が損傷されると，血が内に溢れ血便となる．腸胃の絡脈が損傷されると血が腸外に溢れ，腸外に寒邪があり津液と血とが交じり合って凝集すると積が形成される．

突然に外部で寒邪に侵入され，たまたま内部では憂怒などの内傷に傷害されると，気が逆上する．そうなると六経にある腧穴が通じなくなり，陽気が循らず，凝血が深部に集まって消散せず，津液が集まって滲み出し，留着して去らない．こうして積が形成される．

（2）積の病状

積の病状について，『黄帝内経霊枢』百病始生篇（霊枢66-3）に解説されている．以下の通りである．

邪気が孫絡に留着して積となる場合は，積は上下に変動する．前腕・手の孫絡の状態については，浮いて緩んでいるので，積を捉えて止めることができない．このため，腸胃の間を変動する．もし腸胃に水が集まり滲みて注ぐようであれば，じゃぶじゃぶと音がする．もし冷えると，腹部が脹れて，ごろごろと鳴り，引き攣り痛む．時に切られるように痛む．

邪気が陽明経脈に留着する場合は，積は臍の両側に位置して，飽食すればますます大きく

なり，空腹になるとますます小さくなる．

邪気が腹筋に留着する場合は，陽明経脈の積に類似して，飽食すれば痛み，空腹になると改善する．

邪気が腸胃の募原と呼ばれる肓膜に留着する場合は，痛んで腹筋が引き攣れる．飽食すれば内部は満たされ外部が緩むので軽快し，空腹になるとその逆で痛む．

邪気が脊裏にある衝脈に留着する場合は，積を押さえると手に応じて動き，手を積から退けて挙げると熱気が両股に下り，熱湯を掛けたようである．

邪気が脊柱筋に留着して腸の後側に在る場合は，空腹になると積が明瞭となり，満腹であると積は見えなくなり，按じても触れない．

邪気が経脈上の腧穴に留着する場合は，脈気が積によって閉塞して通じなくなり，津液が流れなくなり，九竅や毛穴が乾き機能しなくなる．

7.2.3 陰陽失調からみた病態

1）気血津液精からみた病態

①正気の調和の差異

『黄帝内経霊枢』根結篇（霊枢5-7）では，形気を外見上の正気，病気を病時の正気として，これらの調和の差から病態を説明している．表7.2.3-1に詳細を示す．

表7.2.3-1：正気の調和からみた病態

病態	外見上の正気	病時における正気
邪勝	不足	有餘
緊急補法を要する状態	有餘	不足
陰陽倶不足	不足	不足
陰陽倶有餘	有餘	有餘

出典：（霊枢5-7）

②陰陽調和の乱れ

陰気は内部で盛んとなり，陽気は外に溢れ，肺の精神機能である魄・汗が外に漏れ，四肢が厥冷し，喘鳴が生じる．陽気が過剰になると破損し，陰気もともに消耗する．陰気が過剰になっても陰陽の調和がとれず，経脈の気が絶する．（素問7-10）

③陰陽寒熱

（1）陽虚外寒

陽気は皮膚分肉の間を暖めているが，寒気が強いと陽気が循らなくなり，寒気が単独で外表に留まることによって，陽虚外寒となる．（素問62-13）

（2）陰虚内熱

過労により身体を支える陰液が消耗し，脾胃の機能が低下して上・下焦が通利しないため，胃気が鬱滞し熱気が胸中を熏蒸して，陰虚内熱が生じる．（素問62-13）

(3) 陽盛外熱

上焦が通利しないと気が宣散できず，皮膚は緻密となり，腠理が閉塞して，衛気が外に発散できなくなるために，陽盛外熱が生じる．（素問62-13）

(4) 陰盛内寒

厥逆した気が上逆し，寒気が胸中に鬱積して単独で留まると，血脈が通利しなくなって，陰盛内寒が生じる．（素問62-13）

(5) 陰陽の気の多少による悪寒発熱を繰り返す疾患

瘧に似て悪寒発熱を繰り返すが，1日毎あるいは数日を隔てて発症する疾患がある．これは，勝ったり負けたりする陰陽の気において，寒熱に量的な差があるからである．陰気が強く陽気が弱ければ，発症間隔が長い．陽気が多く陰気が少なければ，発症間隔が短い．瘧の発症機序も同様である．（素問74-31）

④気血の虚実

気血が邪気を併合して陰陽の平衡が失調すると，気血が各々虚あるいは実に偏向する．（素問62-8）

気が偏勝すれば，気実で相対的に血が虚して血虚となる．（素問62-9）

血が偏勝すれば，血実で相対的に気が虚して気虚となる．（素問62-9）

気が偏勝，血が偏勝すれば，気血の相互作用が失調して全体として虚となる．（素問62-9）

気血がともに経絡において偏向すれば，実となる．（素問62-9）

⑤飲食・感情の変調による虚実

怒りに節度がないと，内部の気が上逆して下部が虚した状態となる．これを実という．（素問62-12）

喜ぶと気が下陥し，悲しむと気が消散して，血脈が空虚となる．冷食により内部に寒気が充満すると，血が留滞して気が消耗する．これを虚という．（素問62-12）

⑥『黄帝内経素問』調經論篇にみる気血併合による虚実

血が陰，気が陽に偏向すると，驚狂が出現する．（素問62-8）

血が陽，気が陰に偏向すると，熱中が出現する．（素問62-8）

血が上，気が下に偏向すると，心煩，怒りが出現する．（素問62-8）

血が下，気が上に偏向すると，精神の平静の乱れ，物忘れが出現する．（素問62-8）

血気がともに上に偏向すると，仮死状態（大厥）となる．血気が戻らなければ，死亡する．（素問62-9）

⑦『黄帝内経素問』調經論篇にみる虚実（不足・有余）

『黄帝内経素問』調経論篇では，神・気・血・形・志を取り上げて，有余不足により症状，治療が異なってくることを指摘している．以下に，特徴を整理する（表7.2.3-2）．

表7.2.3-2：神・気・血・形・志における有余不足と症状

神・気・血・形・志	有余不足	症状・病態	出典
神	有餘	笑いが止まらない	（素問62-3）
	不足	悲しむ	
	軽微な虚	ぞくぞくして毫毛が立つ（神之微）	
氣	有餘	気の上逆（上氣）	（素問62-4）
	不足	息が漏れて，浅く速い呼吸（少氣）	
	軽微な虚	軽度の皮膚異常（白氣微泄）	
血	有餘	怒り	（素問62-5）
	不足	恐れる	
	軽微な虚	孫絡に邪氣充実，經脈に留血	
形	有餘	腹脹，小便不利	（素問62-6）
	不足	四肢が働かない	
	軽微な虚	肌肉の蠕動（微風）	
志	有餘	腹脹，下痢	（素問62-7）
	不足	手足厥冷	
	軽微な虚	骨節の振動感	

⑧呼吸による気の消耗

清気と宗気は，呼吸により体の内外を移動する．吸気により1，呼気により3の割合となっている．このため，呼吸からは気が消耗されていることになり，半日食事を摂らないと気の質が低下し，1日食事を摂らないと気が不足することになる．（霊枢56-2）

⑨衛気の循行が滞った病態

脇が支え，胃中が腫満して，呼気が荒く，むせ返る．（霊枢59-1）

⑩津液が五種類に変化する病態

『黄帝内経霊枢』五癃津液別篇（霊枢36-1）では，津液が五種類に変化することについて解説されている．以下の通りである．

津液は，五種類に変化する．すなわち，汗・尿・涙・唾・水脹である．

天候が暑く着衣が薄いと，腠理が開いて汗が出る．このとき，寒邪があって肌肉の分かれ目に停滞して，津液と凝集すると，痛みが発生する．

天候が寒いと，腠理が閉じて皮膚から津液は発散されない．津液は，下部に流れて尿となる．

目には五藏六府の脈が集中しているので，五藏六府の津液も全て上って目に注ぎ込み，心が悲しんで悲しみの気と併合すれば心が緊張し，心が緊張すれば肺が上がり，肺が上がると津液が上り溢れる．心が緊張しても，肺が常に上がることはできず，上がったり下がったりする．こうして咳して涙が出る．

中焦に熱があると，食物が早く消化され，寄生虫が激しく運動する．これにより，胃腸が拡張して，特に胃が弛緩すると，津液が逆流して唾液となる．

経脈の気が交流しないと，四海（髄海・気海・血海・水穀の海）が閉塞して，津液が循らなくなる．津液は下焦に集まり，膀胱にも注がなくなって，水脹が発生する．

このほか，津液が水穀の精微と調合して膏となると，骨髄腔，脳髄に流れ込む．房事が過度になるとこれらが生殖器に下ってきて，消費されてしまうと腰痛，脛痠痛が発生する．

⑪開・樞・闔

『黄帝内経』の中で様々な用いられ方があるが，主には経脈と腠理の作用の関連についてである．病態としては，気の流れに関するものである．以下の表7.2.3-3に記す．

表7.2.3-3：『黄帝内経』各篇における開・樞・闔の意味

	開	樞	闔	出典
気の流れ	気が外に発散	気が表裏間で出入	気が内に蓄積	(霊枢5-1)
腠理	腠理の開散		腠理の閉鎖	(素問3-7) (霊枢5-1)
陽経	太陽	少陽	陽明	(素問6-2) (霊枢5-2)
陰経	太陰	少陰	厥陰	(素問6-3) (霊枢5-3)
戸扉	開く作用	軸の作用	閉じる作用	(霊枢5-2) (霊枢5-3)
その他	禁止	開閉	拍動	(素問6-2) (素問6-3)

空欄：記載なし

2) 藏府からみた病態

①五藏の気の虚実と症候

『黄帝内経霊枢』本神篇（霊枢8-3）では，五藏の虚実とその症候について述べている．以下の表7.2.3-4に詳細を示す．

表7.2.3-4：五藏の気の虚実と症候

五藏	虚の症候	実の症候
肝	恐	怒
脾	四支不用．五藏不安	腹脹．經溲不利
心	悲	笑不休
肺	鼻塞不利．少氣	喘喝．胸盈仰息
腎	厥	脹．五藏不安

出典：(霊枢8-3)

②五藏における精神活動の変化と病態

『黄帝内経霊枢』本神篇（霊枢8-2）では，五藏と精神活動に注目して，その乱れから生じる障害，症候について述べている．以下の表7.2.3-5に詳細を示す．

表 7.2.3-5：五藏における精神活動の変化と病態

五藏	精神活動変化	障害	症候	予後
心	怵惕思慮	神	恐懼自失．破䐃脱肉．毛悴色夭	死于冬
脾	愁憂而不解	意	悗亂．四肢不擧．毛悴色夭	死于春
肝	悲哀動中	魂	狂忘不精．不精則不正當人．陰縮而攣筋．兩脇骨不擧．毛悴色夭	死于秋
肺	喜樂無極	魄	狂．狂者意不存．人皮革焦．毛悴色夭	死于夏
腎	盛怒而不止	志	喜忘其前言．腰脊不可以俛仰屈伸．毛悴色夭	死于季夏

出典：(霊枢 8-2)

③五藏の傷害される機序

五藏の傷害について，『黄帝内経霊枢』邪氣藏府病形篇（霊枢4-4）に解説されている．以下の通りである．

愁憂恐懼などの精神の動揺は，心を傷害する．

身体が寒となり，さらに冷たい飲食を摂れば，肺を傷害する．身体の表裏がともに傷害されて肺気が上逆すると，咳が発生する．

転落打撲で瘀血が体内に溜まる，あるいは非常に怒りが発生して肝気が上昇して降りず脇に溜まると，肝が傷害される．

突然撃たれて倒れる，酔って房事を行う，汗が出て風に当たると，脾が傷害される．

過度の房事で汗が出て，水を浴びると，腎が傷害される．

④内傷による藏の損傷

内傷による藏の傷害は，主に心・肝である．憂思により心が傷害され，忿怒により肝が傷害される．（霊枢66-5）

⑤五行論を用いた病態表現

『黄帝内経素問』陰陽別論篇（素問7-11）に，五行論による病態表現について解説されている．以下の通りである

生陽とは，肝から心に伝わるような相生に相当する病態変化である．

死陰とは，心から肺に伝わるような相剋・相乗に相当する病態変化である．

重陰とは，肺から腎に伝わる相生に相当する陰藏に関する病態変化としているが，肝から腎に伝わる逆に相当する病態変化を指すと考えられる．

辟陰とは，腎から脾に伝わるような相侮の相当する病態変化である．

⑥五実・五虚

『黄帝内経素問』玉機眞藏論篇（素問19-11）に，五実・五虚について解説されている．

五実とは，心が盛んな邪気を受けて生じた脈盛，肺が盛んな邪気を受けて生じた皮熱，脾が盛んな邪気を受けて生じた腹脹，腎が盛んな邪気を受けて生じた大小二便が通じない状態，肝が盛んな邪気を受けて生じた悶瞀（鬱々として意識が定まらず，目が瞀む状態）を指す．

五虚とは，心気が不足して生じた脈細，肺気が不足して生じた皮寒，肝気が不足して生じた気少，腎気が不足して生じた大小二便の失禁，脾気が不足して生じた食欲低下を指す．

⑦五藏六府における寒熱が相互に伝変する病変

藏府における寒熱の伝変については，『黄帝内経素問』氣厥論篇（素問37-1）に詳述されている．以下，表7.2.3-6に特徴を整理する．

表7.2.3-6：藏府における寒熱の伝変

寒熱	伝変	症状
寒	腎→脾	壅塞による浮腫・呼吸困難
寒	脾→肝	壅塞による浮腫・痙攣
寒	肝→心	発狂・食直後の嘔吐
寒	心→肺	肺消（消渇のうち上消病）
寒	肺→腎	涌水（浮腫）
熱	脾→肝	驚愕・鼻血
熱	肝→心	死亡
熱	心→肺	鬲消（焦煩・多飲）
熱	肺→腎	柔痙（発熱・発汗して悪寒しない後弓反張となる痙攣性疾患）
熱	腎→脾	虚損・下痢すれば治療不可能
熱	胞→膀胱	癃（排尿困難）・溺血
熱	膀胱→小腸	便秘・口糜（口舌の糜爛）
熱	小腸→大腸	慮瘕（深部の塊状物）・痔
熱	大腸→胃	食亦（食欲があって羸痩するもの）
熱	胃→膽	食亦
熱	膽→脳	鼻腔の疼痛・鼻淵（濁った鼻汁がでるもの）・鼻血・瞑目

註：胞とは，子宮あるいは陰嚢を指す．
出典：（素問37-1）

⑧藏気の虚

積聚のような腫瘤が体内にあるが，邪気も旺盛でなく，腫瘤も堅固でなく，移動性の場合には，実は積聚ではなく，藏気の虚によるものである．（素問70-32）

⑨諸藏による疾患と一藏による疾患の区別

症状からは複数の藏の障害が考えられても，実は一藏の障害に留まることがある．頭痛・筋攣・骨重・少気・噦・噫・腹満・驚・不眠があった場合，脾・肝・腎の三藏が関連した病態と捉えたりするが，これらの病態がすべて腎の障害によると説明できる．（素問76-2）

⑩病気の藏府間伝変病態

『黄帝内経』では，相剋の順序で藏府から藏府へ病気が伝変して，五藏が全て障害されるものを相伝あるいは淫伝と表現している．この場合には，予後が悪く早期に死亡する．（素問65-11）・（霊枢42-2）・（霊枢42-11）鍼刺の適応ではない．一方，相伝でなく相生の順序で伝わったり，五藏全てに疾患が及ばない場合は，治療が可能である．（霊枢42-11）

⑪消化管の寒熱による病態

胃中が熱い場合は，飲食物をよく消化し，しばしば飢えて，臍より上部の皮膚が熱くなる．腸中が熱い場合は，黄色の便が粥状となり，臍より下部の皮膚が冷える．胃中が冷える場合は，腹が脹る．腸中が冷える場合は，腸が鳴り下痢となる．胃中が冷えて腸中が熱い場合は，腹が脹って下痢する．胃中が熱く腸中が冷える場合は，食事をしてもすぐに飢えて，下腹部が痛んで脹る．（霊枢29-2）

⑫藏府に関する諸病態

五藏が調和しない病態は，六府の閉塞による．（素問28-11）

頭痛，耳鳴，九竅が通じないで感覚低下をきたすものは，腸胃の病変による．（素問28-11）

3) 経絡腧穴からみた病態

①十二経脈の脈気が尽きる病態における症状

経脈において，脈気が尽きる場合の症状は，経脈に応じて異なる．『黄帝内経素問』診要経終論篇（素問16-4），『黄帝内経霊枢』終始篇（霊枢9-10）に詳しく述べられている（表7.2.3-7）．なお，『黄帝内経素問』著至教論篇（素問75-2）には，少陰腎経が途絶えようとする場合には，不安となり外出ができなくなり人事に対処できなくなると解説されている．

表7.2.3-7：経脈の脈気が尽きる場合の症状

経脈	脈気が尽きる場合の症状（要点）	出典の記載（素問16-4）	出典の記載（霊枢9-10）
太陽経	眼球上転・後弓反張・四肢の痙攣・白い顔色	戴眼．反折瘛瘲．其色白．絶汗乃出．出則死矣	戴眼反折瘛瘲．其色白．絶皮乃絶汗．絶汗則終矣
少陽経	耳聾・関節弛緩・眼球固定・青い顔色	耳聾．百節皆縦．目睘絶系．絶系一日半死．其死也．色先青白．乃死矣	耳聾．百節盡縦．目系絶．目系絶一日半則死矣．其死也．色青白乃死
陽明経	口目の痙攣・驚悸・妄言・黄色の顔色・麻痺	口目動作．善驚妄言．色黄．其上下經盛不仁．則終矣	口目動作．喜驚妄言．色黄．其上下之經．盛而不行．則終矣
少陰経	歯肉の萎縮・歯垢・腹満・黒い顔色	面黒．齒長而垢．腹脹閉．上下不通而終矣	面黒．齒長而垢．腹脹閉塞．上下不通．而終矣
太陰経	腹満・腸閉塞・呼吸不全・噫気・嘔吐・赤いあるいは黒い顔色	腹脹閉．不得息．善噫．善嘔．嘔則逆．逆則面赤．不逆則上下不通．不通則面黑．皮毛焦．而終矣	腹脹閉．不得息．氣噫善嘔．嘔則逆．逆則面赤．不逆則上下不通．上下不通．則面黒．皮毛燋．而終矣
厥陰経	咽喉の乾き・頻尿・心煩・舌の巻き上がり・睾丸の挙上	中熱嗌乾．善溺．心煩．甚則舌巻卵上縮．而終矣	中熱嗌乾．喜溺．心煩．甚則舌巻卵上縮．而終矣

②五藏・六府に関係する経脈の脈気が絶する場合の病状経過

『黄帝内経霊枢』經脉篇において，五藏六府に関する経脈の脈気が絶する病態における病状経過が詳細に述べられている（表7.2.3-8）．

表7.2.3-8：五藏六府に関する経脈の脈気が絶する病態における病状経過

経脈	病状経過	予後	出典
手太陰肺経	皮毛焦→津液去皮節→爪枯毛折	丙篤丁死．火勝金也	(霊枢10-14)
手少陰心経	脉不通→血不流→髦色不澤→其面黑如漆柴	壬篤癸死．水勝火也	(霊枢10-15)
足太陰脾経	脉不榮肌肉→肌肉軟→舌萎人中滿→脣反	甲篤乙死．木勝土也	(霊枢10-16)
足少陰腎経	骨枯→肉不能著．骨肉不相親→肉軟却→齒長而垢．髪無澤	戊篤己死．土勝水也	(霊枢10-17)
足厥陰肝経	筋絶筋急→引舌與卵→脣青舌卷卵縮	庚篤辛死．金勝木也	(霊枢10-18)
五藏全ての経脈	目系轉→目運→志先死	遠一日半死矣	(霊枢10-19)
六府全ての経脈	陰與陽相離→腠理發泄．絶汗乃出	旦占夕死．夕占旦死	(霊枢10-19)

③経脈が限局的に傷害された病態における病状

『黄帝内経素問』經脉別論篇（素問21-4）では，経脈が限局的に傷害された病態について解説している．以下の通りである．

太陽経のみが盛んな病態では，厥逆，喘，虚気の上逆が現れる．陰分が不足し，陽気が有余となって発生する．

陽明経のみが盛んな病態は，太陽・少陽の気が陽明の気に重なり合った病態で，陽気の重幷と呼ばれる．

少陽経のみが盛んな病態は，一陽之過であり，厥気が発生する．

太陰経のみが盛んな病態では，五藏の脈気が弱く胃気が穏やかでない．真藏脈の可能性に注意が必要である．

少陰経のみが盛んな病態は，虚陽が上昇し，四脈（心・肝・肺・脾）が競合するため，邪気が腎に集中したものである．熱厥を呈する．

厥陰経のみが盛んな病態は，厥気が経脈に留薄したものであり，心が凝り痛み，白汗が出る．

④経脈の気の有余不足・脈状からみた病状

『黄帝内経素問』四時刺逆従論篇（素問64-1）では，経脈の気の有余不足の病態と脈状から病状をとらえている（表7.2.3-9）．

表7.2.3-9：経脈の気の有余不足と脈状からみた病状

経脈	有余	不足	滑	濇
厥陰	陰痺	熱痺	狐疝風	小腹積氣
少陰	皮痺・隱軫	肺痺	肺風疝	積・溲血
太陰	肉痺・寒中	脾痺	脾風疝	積・心腹滿
陽明	脉痺・身熱	心痺	心風疝	積・驚
太陽	骨痺・身重	腎痺	腎風疝	積・巓疾
少陽	筋痺・脇滿	肝痺	肝風疝	積・筋急目痛

出典：(素問64-1)

⑤経脈の病態と症状

『黄帝内経素問』大奇論篇（素問48-1）には，経脈の病態と症状について述べられている（表7.2.3-10）．

表7.2.3-10：経脈の病態と症状

経脈	病態	症状
肝・腎・肺	充満	腫脹
肺	閉塞	両側胸部の脹満
肝	閉塞	両側胸部の脹満・安眠不可・小便不利
腎	閉塞	脇部から下腹部の脹満・下肢の太さに左右差・半身不随

出典：（素問48-1）

⑥経脈の合病における病態と症状

『黄帝内経素問』陰陽類論篇（素問79-4）において，経脈の合病とその病態，症状が述べられている（表7.2.3-11）．

表7.2.3-11：経脈の合病における主病部位と症状

経脈の合病	主な藏府	関連藏府	症状
二陽一陰	肝・胃		九竅が沈滞する
三陽一陰	肝・膀胱	五蔵	驚駭
二陰二陽	心・胃	肺・脾	四肢の障害
二陰二陽	腎・胃		罵詈妄言・巓疾・狂
二陰一陽	腎・三焦	心	下半身の不汗あるいは二便不利・四肢の怠さ
一陰一陽	汗・膽	心・脾	失禁・不味・咽喉乾燥
二陽三陰	肺・胃	脾	血瘀・膿胕

出典：（素問79-4）　　　　　　　　　　　　　　　　　　　　　　　　空欄：記載なし

⑦六経の脈気の厥逆

『黄帝内経素問』厥論篇（素問45-5）には，経脈に厥逆をきたした病態において，出現する症状を詳述している．以下の表7.2.3-12に示す．

表7.2.3-12：経脈の厥逆による症状

六経	脈気の厥逆による症状
足太陽経	首腫頭重，歩行不能，眩暈，卒倒
足陽明経	癲疾，腹満，卧位不能，顔面赤熱，幻視，譫言
足少陽経	聴覚障害，頬部腫脹，脇痛，歩行不能
足太陰経	腹満，便秘，食欲不振，嘔吐，卧位不能
足少陰経	口乾，小便赤色，腹満，心臓部痛
足厥陰経	下腹部腫痛，大小便の便通異常，卧位を好む，膝が伸ばせない，外陰萎縮，脛内側熱感

出典：（素問45-5）

また，同篇において，四肢厥逆と関連する症状についても，解説されている（表7.2.3-13）．

表7.2.3-13：六経と四肢厥逆の関連症状

関係する六経	四肢厥逆の随伴症状	出典
足太陰経	脛の引き攣れ，心臓部痛	(素問45-6)
足少陰経	腹部虚満，嘔吐，清穀下痢	(素問45-6)
足厥陰経	腰痛，腹部虚満，小便不利，譫言	(素問45-6)
足三陰経	大小便不通，三日で死亡	(素問45-6)
足太陽経	身体強直，昏倒，吐血，鼻出血	(素問45-6)
足少陽経	関節拘縮，腰の屈伸不能，振り返れない，腸癰，驚する者は死亡	(素問45-6)
足陽明経	呼吸困難，咳嗽，身熱，動揺，鼻出血，吐血	(素問45-6)
手太陰経	胸腹虚満，咳嗽，喀痰排出	(素問45-7)
手厥陰経・少陰経	心臓部痛，喉痛，身熱	(素問45-7)
手太陽経	聴覚障害，流涙，振り返れない，腰の屈伸不能	(素問45-7)
手陽明経・少陽経	喉痺，咽喉腫脹，項頚部強直	(素問45-7)

⑧手足三陽経における血気の状態と外見との関係

経脈において流れる血気に多少があり，その特徴が外見にも現れる．以下の表7.2.3-14に特徴を示す．

表7.2.3-14：手足三陽経における血気の状態と外見との関係

経脈と上下	血気の状態	外見上の特徴	出典
足陽明之上	血氣盛	髯美長	(霊枢64-8)
	血少氣多	髯短	
	氣少血多	髯少	
	血氣皆少	無髯.兩吻多畫	
足陽明之下	血氣盛	下毛美長至胸	(霊枢64-8)
	血多氣少	下毛美短至臍.行則善高擧足.足指少肉.足善寒	
	血少氣多	肉而善瘃	
	血氣皆少	無毛.有則稀枯悴.善痿厥足痺	
足少陽之上	氣血盛	通髯美長	(霊枢64-9)
	血多氣少	通髯美短	
	血少氣多	少髯	
	血氣皆少	無鬚.感於寒濕.則善痺骨痛爪枯也	
足少陽之下	血氣盛	脛毛美長.外踝肥	(霊枢64-9)
	血多氣少	脛毛美短.外踝皮堅而厚	
	血少氣多	胻毛少.外踝皮薄而軟	
	血氣皆少	無毛.外踝瘦無肉	
足太陽之上	血氣盛	美眉.眉有毫毛	(霊枢64-10)
	血多氣少	惡眉.面多少理	
	血少氣多	面多肉	
	血氣和	美色	
足太陽之下	血氣盛	跟肉滿踵堅	(霊枢64-10)
	氣少血多	瘦跟空	
	血氣皆少	喜轉筋.踵下痛	

手陽明之上	血氣盛	髭美	（霊枢64-11）
	血少氣多	髭惡	
	血氣皆少	無髭	
手陽明之下	血氣盛	腋下毛美.手魚肉以温	（霊枢64-11）
	氣血皆少	手痩以寒	
手少陽之上	血氣盛	眉美以長.耳色美	（霊枢64-12）
	血氣皆少	耳焦惡色	
手少陽之下	血氣盛	手捲多肉以温	（霊枢64-12）
	血氣皆少	寒以痩	
	氣少血多	痩以多脉	
手太陽之上	血氣盛	有多鬚.面多肉以平	（霊枢64-13）
	血氣皆少	面痩惡色	
手太陽之下	血氣盛	掌肉充滿	（霊枢64-13）
	血氣皆少	掌痩以寒	

⑨太陽経が盛大となる病態と症状

　手足の太陽経が盛大になって病気になると，上部では巓疾，下部では大小便を失禁する病態となる．あるいは驚，咽乾，喉塞，さらに藏に侵入すると，下痢が発症する．（素問75-2）

⑩陽明経の病態と症状

　『黄帝内経素問』陽明脉解篇（素問30-1）では，陽明経の病態と症状について解説されている．以下の通りである．

　木乗土の相乗関係により，木の音を聞いて驚く．

　陽明経は血気が盛んであるため，熱しやすいことにより火を悪む．

　陽明経の経気が厥逆すると，胸満苦となり，人を憎む．また，喘することがあり，邪が藏に波及すれば死亡し，経脈のみの波及ならば生存する．

　陽明経の疾患が重度であると，服を脱ぎ捨て走り回り，高いところに登り，歌を歌い，食欲が低下する．また，悪言雑言，誹謗呪詛し，正常な判断ができなくなる．

⑪経脈の脈象による疼痛の鑑別

　脈の堅は邪の侵入を，血滞は脈の旺盛な状態を，陥下した状態は血虚を示唆する．（素問39-4）

⑫症状と経脈における病位

　頭痛，癲疾の病位は，足少陰腎経・太陽膀胱経にある．（素問10-6）

　眩暈，視力聴力障害の病位は，足少陽胆経・厥陰肝経にある．（素問10-6）

　腹満，胸脇の痞えの病位は，足太陰脾経・陽明胃経にある．（素問10-6）

　咳嗽喘急の病位は，手陽明大腸経・太陰肺経にある．（素問10-6）

　心煩頭痛の病位は，手太陽小腸経・少陰心経にある．（素問10-6）

　仰臥できず，呼吸困難のある者は，陽明経の気が上逆するからである．（素問34-5）

　眼が上方を向いた者は，太陽経の経気が不足した病態である．（素問20-7）

　眼球が上転して無動の者は，太陽経の経気が絶えた病態である．（素問20-7）

⑬熱病（急性熱性疾患）

（1）経脈への伝搬

足太陽経は，諸陽を統率するものである．この経脈は，風府穴に連なっている．寒邪により陽経・陰経ともに冒される場合には，死亡する．（素問31-1）

寒邪が侵入した場合，足太陽経→足陽明経→足少陽経→足太陰経→足少陰経→足厥陰経の順に伝搬する．各経に伝搬した際の症状は，太陽経では頭項の痛み，腰背の強ばり，陽明経では身熱，鼻乾，安眠できない，少陽経では胸脇痛，耳聾，太陰経では腹満，咽乾，少陰経では口燥，口渇，厥陰経では煩満，陰嚢収縮である．寒邪が三陽経に留まれば発汗治療により治癒するが，三陰経にも侵入してしまうと五藏六府が冒され死亡する．（素問31-2）

陽経・陰経がともに冒されるような病態でなければ，徐々に回復することができる．この場合には，足太陽経→足陽明経→足少陽経→足太陰経→足少陰経→足厥陰経の順に症状が軽快していく．（素問31-3）

熱病の治療においては，寒邪が侵入した経に対応して行うことが重要である．一般的に発症して3日以内なら発汗，3日以降なら瀉下の治療を用いる．（素問31-4）

寒邪が陽経・陰経ともに冒す場合には，まず足の太陽経と少陰経が冒され，頭痛，口乾，煩満が起こる．次に足の陽明経と太陰経が冒され，腹満，身熱，食欲不振，譫言が起こる．次に足の少陽経と厥陰経が冒され，耳聾，陰嚢収縮，四肢厥冷が起こる．さらに飲水できず意識が昏迷すると，死亡する．（素問31-6）

五藏六府が冒され営衛が循らない病態になっても，陽明経は十二経脈の長であるため，この経が旺盛であれば3日くらいは生命を保つことができるが，以後は経気が尽きて死亡する．（素問31-7）

（2）経脈に応じた特徴

『黄帝内経素問』刺熱篇（素問32-5）には，熱病における経脈に応じた特例について解説されている．以下の通りである．

太陽経の疾患で顴骨が発赤する場合は，熱病である．発赤の色調が悪化していなければ太陽経が旺盛な時期に汗が出て治癒するが，太陽経と少陰経の疾患が同時に出現する場合には3日以内に死亡する．

少陽経の疾患で頬前が発赤する場合は，熱病である．発赤の色調が悪化していなければ少陽経が旺盛な時期に汗が出て治癒するが，少陽経と厥陰経の疾患が同時に出現する場合には3日以内に死亡する．

⑭十五絡脈の気逆・虚・実による症候

『黄帝内経霊枢』經脈篇（霊枢10-39）には，絡脈で発生した気逆・厥気上逆・虚実の病態において出現する症状について述べられている（表7.2.3-15）．これら十五絡脈は，実なら肉眼で異常が確認され，虚なら脈が窪んでおり，確認できないこともある．その場合は，上下にずれることがあることに注意が必要である．

表7.2.3-15：絡脈の気逆・虚・実と症候

絡脈	気逆・厥気上逆	実	虚	出典
手太陰経の別絡：列欠		手鋭掌熱	欠籇，小便遺數	（霊枢10-24）
手少陰経の別絡：通里		支膈	不能言	（霊枢10-25）
手厥陰経の別絡：内関		心痛	頭強	（霊枢10-26）
手太陽経の別絡：支正		節弛肘廢	生肬，小者如指痂疥	（霊枢10-27）
手陽明経の別絡：偏歴		齲聾	齒寒痺隔	（霊枢10-28）
手少陽経の別絡：外関		肘攣	不收	（霊枢10-29）
足太陽経の別絡：飛陽		軌窒頭背痛	軌衄	（霊枢10-30）
足少陽経の別絡：光明		厥	痿躄，坐不能起	（霊枢10-31）
足陽明経の別絡：豊隆	喉痺瘁瘖	狂顛	足不收脛枯	（霊枢10-32）
足太陰経の別絡：公孫	霍亂	腸中切痛	鼓脹	（霊枢10-33）
足少陰経の別絡：大鍾	煩悶	閉癃	腰痛	（霊枢10-34）
足厥陰経の別絡：蠡溝	睪腫卒疝	挺長	暴癢	（霊枢10-35）
任脉の別絡：尾翳		腹皮痛	癢搔	（霊枢10-36）
督脉の別絡：長強		脊強	頭重，高搖之	（霊枢10-37）
脾の大絡：大包		身盡痛	百節盡皆縦	（霊枢10-38）

空欄：記載なし

⑮絡脈の変化

飲酒した場合には，まず絡脈が旺盛になり，次いで経脈が満たされる．飲酒もしないで絡脈が旺盛になる場合には，邪気が経脈にも絡脈にも侵入したことを意味する．（霊枢10-20）

⑯絡脈の異常と呼吸困難

生活は平常通りであるが，呼吸困難がある者は，肺の絡脈の気が上逆したからである．（素問34-5）

⑰経絡における虚実と症候

『黄帝内経素問』通評虚實論篇（素問28-2）には，経絡における虚実とその症候について述べられている（表7.2.3-16）．

表7.2.3-16：経絡における虚実と症候

虚実	特徴
重實	大熱病，邪氣激しく熱し，脉象が盛満
經實・絡實	寸口脉急，尺膚緩
絡虚・經實	寸口脉熱，尺膚寒　秋冬なら逆，春夏なら順
經虚・絡實	寸口脉寒濇，尺膚熱満　春夏なら死，秋冬なら生
重虚	脉虚，尺膚虚，氣虚　脉滑なら生，脉濇なら死

出典：（素問28-2）

⑱四海の虚実と症状

『黄帝内経霊枢』海論篇（霊枢33-1）では，十二経脈を十二経水に喩えたように，十二経脈が注ぎ込む部位が東西南北の四箇所にあるとして四海とした．四海における虚実と症状は，以下の通りである（表7.2.3-17）．

表7.2.3-17：四海における虚実と症状

四海	部位	実の症状	虚の症状
氣海	胸中	氣滿胸中. 悗息面赤	氣少不足以言
血海	衝脈	常想其身大. 怫然不知其所病	常想其身小. 狹然不知其所病
水穀之海	胃	腹滿	飢不受穀食
髓海	腦	輕勁多力. 自過其度	腦轉耳鳴. 脛痠眩冒. 目無所見. 懈怠安臥

出典：（霊枢33-2）

⑲経穴における標本の虚実

『黄帝内経霊枢』衞氣篇（霊枢52-2）では，経穴における標本の虚実について解説されている．以下の通りである．

下部にある本が虚であれば手足の厥冷となり，下部にある本が旺盛な場合は熱である．

上部にある標が虚であれば眩暈となり，上部にある標が旺盛な場合は熱痛となる．

なお，経穴における標本については，3-4-2. 腧穴の類別3）経穴の標本に詳述されている．

4） 心身全体からみた病態

①標本

標本については，数種類の考え方がある．

一つは，本は疾患の根本病因，標はそこから派生する症候とする考えである．

一つは，本は先病，標は後病である．

一つは，本は正気，標は邪気である．

一つは，本は病位が内・下，標は病位が外・上である．

一つは，経絡では本は四肢（相対的に身体下部），標は顔面，躯幹（相対的に身体上部）である．（霊枢52-2）

一つは，運気論における六気の標本で，標は三陰三陽，すなわち厥陰・少陽・少陰・陽明・少陽・太陽を指し，本は風・寒・火・湿・燥・熱あるいは風・寒・暑・湿・燥・火を指すとされる．（素問74-25）

病態の正確な把握において，標本を区別することは重要である．（霊枢52-1）

②年齢による病変部の違い

『黄帝内経素問』示従容論篇（素問76-2）では，年齢による病変部の差異について解説されている．以下の通りである．

年長者では飲食過剰で厚味を好むため，病変部は府にあることが多い．

年少者では身体労倦，六淫により発症するため，病変部は経絡にあることが多い．

壮年者では七情六慾から発症して精気を損傷するため，病変部は藏にあることが多い．

③身体の均衡と寿命

『黄帝内経霊枢』壽夭剛柔篇（霊枢6-3）では，身体の均衡と寿命について解説されている．以下の通りである．

肉体と正気が釣り合っている場合は，寿命が長い．そうでなければ短い．

皮膚と肌肉が釣り合っている場合は，寿命が長い．そうでなければ短い．

血気経絡が肉体より強健であれば，寿命が長い．そうでなければ短い．

病気でない人において，正気が肉体より強健である場合は，寿命が長い．

病人で肌肉が痩せ衰えていれば，正気が保たれていても死亡する．この場合は，肉体が正気に勝っていても，正気の衰弱が著しいから死亡してしまう．

④王侯貴族と一般人の差異

『黄帝内経霊枢』根結篇（霊枢5-6）では，富裕層と一般庶民の差異について，生活状況，人体の面から述べている．表7.2.3-18に詳細を示す．

表7.2.3-18：王侯貴族と一般人の差異

	食事	身体	肌肉	血気
王侯貴族	膏粱（贅沢な肉食）	柔脆	軟弱	慓悍滑利
一般人	荻藿（粗末な菜食）	剛堅	硬強	遅濇

出典：（霊枢5-6）

5) 環境要因からみた病態

①季節による疾病の特徴の違い

『黄帝内経霊枢』根結篇（霊枢5-1）では，季節により疾病が異なることについて解説されている．以下の通りである．

春夏に発症する疾患では，陰気が少なく陽気が多い．

秋冬に発症する疾患では，陽気が少なく陰気が多い．

②1日の時間帯による症状の差に関する病態

『黄帝内経霊枢』順氣一日爲四時篇（霊枢44-2）では，1日の時間帯により症状が異なることについて解説されている．以下の通りである．

多くは早朝に病状は軽く意識が冴えており，昼に安静でいられ，夕に病勢が増加して，夜に激しくなる．

春は万物を発生させ，夏は万物を旺盛として，秋は万物を収斂させ，冬は万物を閉蔵する．これは，天の気の正常な機能であり，人体の気の変化もこれに対応する．

1日は，四季と同様に分類して四時とする．朝は春，日中は夏，日入は秋，夜半は冬である．朝は人の正気が初めて発生し，邪気は衰えるので，早朝に意識が冴えている．日中は人の正気が旺盛となり，邪気に勝つので，安静でいられる．夕は人の正気が初めて衰え，邪気が初めて発生するので，病勢が増加する．夜半は人の正気が藏に入り，邪気が単独で身体を占拠するので，病状が激しくなる．

7.2.4　症候・疾患からみた病態

　内容が多岐にわたるため，平人の特徴を初めに述べ，次に全身症状，頭部から下部に向けた局所症状，筋骨格系症状，精神神経症状，『黄帝内経』における稀有表現による病状の順に従って，病態を記載する．

1)　平人

　陰経と陽経には血気が注いだり，会合する腧穴があり，陽経の気血が陰経に注ぎ，陰経の気血は溢れて陽経脈へ出て行く．このようにして陰陽経は平衡を保っており，このような場合に平人という．（素問62-10）

　人迎の脈と寸口の脈が呼応して縄を引くように大きさが等しい場合は，平人の脈としている．（素問74-6）

2)　外感病の種々病態

　傷寒を病んでもすぐに発病せず，春・夏になって温熱病となる場合には，夏至より以前に発病するものを病温，夏至以降に発病するものを病暑という．このような病態では暑邪が関与しており，暑邪は発汗とともに排除すべきである．（素問31-8）

　熱病が治っても余熱が残ることは，多食により穀気の熱と熱病の熱が相結合するからである．多食・肉食を控えることが大切である．（素問31-5）

　一般的でない温邪・熱邪による疾患では，煩悶する．これは，陰気が少なく，陽気が勝つからである．（素問34-1）

　元々四肢が熱していて，さらに風寒の邪を受けた場合には，その熱が非常に激しくなり，肌肉が痩せ衰える．このような患者は，元々陰気が少なく，陽気が盛んである．風寒の邪を受けることで，陰気がさらに虚し，陽気が亢進するために発症する．（素問34-2）

　温熱病で正気が虚して甚だしい場合は，重症で死亡する．（素問15-2）

　悪寒戦慄の病態としては，以下の通りである．寒気が皮膚に侵入し，陰分の気が旺盛になり，陽気が虚す．このために悪寒戦慄となる．（霊枢28-5）

3)　熱い食事摂取による発汗過多の機序

　熱い食事は，熱の力で腠理を開く．これによって，衛気はすばやく循る機能が抑制できず，腠理から漏れ出ることになる．このため，食事してすぐに発汗が多くなる．（霊枢18-2）

4)　瘧疾の病態

①瘧疾の特徴

　一般に夏に暑に傷られると，暑邪が皮膚，皮下に留まっており，秋に腠理の機能を低下させる．さらに，水浴などにより腠理機能がさらに低下して，風邪が侵入する．風邪と衛気が相争うことで，瘧が発病する．衛気は身体の内外を循行しているため，日に1回発作が出現する．

（素問35-2）暑邪に冒されて秋に発症する場合が典型例であるが，他の季節の邪に冒されることもあり，この場合は症状が異なってくる．冬に発病する場合には寒が少なく，春に発病する場合には悪風がみられ，夏に発病する場合には多汗となる．（素問35-9）

風邪が陰分深く侵入すると，衛気が内部を循らなくなり，風邪も外に出にくくなるため，邪と衛気が毎日相争うことがない状況もある．（素問35-3）瘧の邪が体内に侵入する深さ，邪の強さが異なると，発作間隔，口渇の強さなどが異なる．（素問35-9）

風邪が陰分まで侵入すると陽経の気が虚し，陽明経では悪寒戦慄，太陽経では腰背頭項痛，三陽経全てにおいては骨節の冷え，疼痛が出現する．風邪が裏で実すると，発熱，喘鳴，口渇が出現する．（素問35-2）

②瘧疾の発作時刻が日毎に変わる病態

『黄帝内経素問』瘧論篇（素問35-3），『黄帝内経霊枢』歳露論（霊枢79-1）には，瘧疾について，ほぼ同様の機序が説明されている．

瘧疾の邪気が風府穴に侵入すると，脊柱両側の肉を循って徐々に下る．衛気は，1昼夜して常に風府穴に戻ってくる．そして，発病時に邪気と相交え争う．邪気は，翌日には移動して，1日経つと椎骨1節分を下に移動する．邪気が下降する分，風府穴に戻った衛気が邪気の存在部位まで移動する時間が徐々に長くなり，邪気と相争う時期が遅くなる．このため，瘧疾は日毎に発作が遅れて起こる．（素問35-3）・（霊枢79-1）

衛気が風府に行き邪気と争う場合，その邪気は日毎に1節を下り，発作を起こして，21日（素問では25日）にして下って尾骶骨に至り，22日（素問では26日）にして，また脊柱両側の肉内に入り，背脊を伏行する衝脈に注ぎ，上方へ行くこと9日にして，欠盆の中に達する．このように，邪気が上に移動していくため，風府穴へ戻った衛気が邪気の存在部位へ移動する時間が徐々に短くなり，衛気と邪気が争う時期が早くなり，瘧疾の発作が日毎に早くなる．（素問35-3）・（霊枢79-1）

邪気が侵入して五藏を傷害して膈募の原系である募原に接触する場合は，風府への経路が遠く，邪気が深く，邪気の循行が遅いので，衛気と邪気が毎日争うことができず，発作が連日起こることはない．日を空けて散らばっていた邪気が集積して，ようやく発作が起こる．（素問35-3）・（霊枢79-1）

なお，ここで単に風府といった場合は風府穴ではなく，邪気が宿る部位を指す．このため，風府に一定部位は無く，衛気と邪気とが会合する部位では，必ず腠理が開くことになる．（素問35-4）・（霊枢79-2）

③瘧疾と風病における病態の相違

『黄帝内経素問』瘧論篇（素問35-5）・（素問35-8），『黄帝内経霊枢』歳露論（霊枢79-3）には，風病と瘧疾の鑑別について，ほぼ同内容で述べられている．

風病の邪は侵入部位に留まって，症状が持続的である．一方，瘧の邪は経絡に従って移動し，また体内深く侵入して，表に現れて衛気と相争う時に症状が出現するため，症状が間歇的である．瘧は衛気と邪気が相争うことで発症するが，お互いが離れることで発作は一旦消失する．

5)　壊府の病態

　藏府が重大な損傷を受けた状態をいう．具体的には，噦（吃逆）が出た病態であり，病邪が深部に達していることを指す．皮膚・肌肉も障害され，暗黒色で艶がない．（素問25-1）

6)　陰陽交の病態

　温病において，発汗してもすぐ再度発熱して，脈が極めて速く，譫語して，食欲不振のものを指す．死証としている．再度発熱することは，正気が虚して邪気が体内に残っているためである．食欲が低下することは，正気不足による．（素問33-1）

7)　風厥の病態

　発汗して身熱するものは，風邪によるものである．発汗して煩満して解せないものは，厥であり，風厥ともいう．通常，まず太陽経に風邪が侵入して，次に太陽経と表裏の関係にある少陰経が影響を受けると，少陰経の気が上逆して厥となる．（素問33-2）

8)　労風の病態

　労風とは，病邪が肺下にあり，頭項が強ばり，仰臥位になれず，眩暈，粘液様の唾液の吐出，悪寒などを伴うものを指す．（素問33-3）

9)　腎風の病態

　腎風とは，顔面，足が腫脹して，言語障害をきたすものを指す．虚証において，鍼刺は禁忌である．（素問33-4）

10)　高梁之疾の病態

　消癉（糖尿病），仆撃（脳卒中），偏枯（半身不随），痿厥（四肢拘縮），気満発逆（呼吸困難・喘鳴）は，肥満した人なら高梁之疾（美食・飽食による疾患）である．（素問28-10）

11)　脹病の病態

①基本病態

　血脈・藏・府の三者は，脹病の発生に関係するが，脹病が存在する部位ではない．脹病は，藏府の外部にあって，藏府を圧排して，胸脇部を充満させ，皮膚を腫脹させる．（霊枢35-1）

　根本的な病態は，血脈の内外における営気と衛気，特に衛気の運行の異常にある．これにより，大きく二つの病態がある．一つは脈脹であり，営気の運行は保たれているが，衛気が本来の運行と逆行することで発症する．もう一つは膚脹であり，衛気が本来と異なり，肌肉の分かれ目に循行することによって発症する．（霊枢35-1）・（霊枢35-3）

　特に，末梢に侵入した寒邪が下部にあって営衛の運行を阻止して寒邪が逆上すると，真気と寒邪が争って脹病が発生する．（霊枢35-3）

②水脹・膚脹・鼓脹・腸覃・石瘕・石水の病態・症候

『黄帝内経霊枢』水脹篇では，各種腫脹をきたす疾患が記載されている．以下の表7.2.4-1に詳細を示す．ただ石水については，疾患名のみとなっている．

表7.2.4-1：水脹・膚脹・鼓脹・腸覃・石瘕・石水の病態・症候

	病態	症状	出典
水脹		目窠上微腫．如新臥起之狀．其頸脉動．時欬．陰股間寒．足脛瘇．腹乃大	(霊枢57-1)
膚脹	寒氣客于皮膚之間	㘃㘃然不堅．腹大．身盡腫．皮厚	(霊枢57-2)
鼓脹		腹脹．身皆大．大與膚脹等也	(霊枢57-2)
腸覃	寒氣客于腸外．與衞氣相搏．氣不得榮．因有所繫．癖而内著．惡氣乃起	其始生也．大如雞卵．稍以益大．至其成．如懷子之狀．久者離歲．月事以時下	(霊枢57-3)
石瘕	石瘕生于胞中．寒氣客于子門．子門閉塞．氣不得通．衃以留止	日以益大．狀如懷子．月事不以時下．皆生于女子	(霊枢57-4)
石水			(霊枢57-1)

空欄：記載なし

12) 癰・疽・膿の病態

①基本病態

『黄帝内経霊枢』玉版篇（霊枢60-2）では，以下のように説明されている．

喜怒が計り知れないほど激しく，飲食が不摂生で，陰分にある気が不足して，陽分にある邪気が余り有る状態があって，営気が循らないと，癰疽が発生する．

陰分にある気と陽分にある邪気が疎通せず，陽分の邪気が過剰な実熱と陰分の気が減少して陰液不足をきたしたことによる虚熱が互いに撃ち合って，膿が発生する．

癰疽・膿の発生には，長年の不摂生の積み重ねが大きな要因となっている．

『黄帝内経霊枢』癰疽篇（霊枢81-1）では，以下のように説明されている．

血脈・営衛は，周流して止まることがなく，上は天の二十八星宿（しゅう）に対応し，下は地の十二経水に対応する．寒邪が経絡に侵入すれば，血の運行が渋滞し，衛気も流れが阻害されて患部に集まり元の経路に戻ることができなくなる．こうして，癰が発生する．

寒邪が変化して熱となり，熱が旺盛になると，肌肉が腐り，膿となる．膿が排泄されないと，筋を腐爛させ，骨を傷害し，骨髄が消耗され，骨腔が髄で満たされなくなる．癰を切開しても膿を排泄しないと，血が損耗して機能しなくなり，筋骨・肌肉が営養されず，経脈が損傷漏洩し，異常な熱気が五藏を薫蒸すると，藏が傷害されて死亡する．

②癰と疽の鑑別

癰においては，営衛の気が経脈に停滞して，血が渋滞して巡らず，衛気が通じず，鬱滞させられて循ることができない．このために，熱する．大熱が止まず熱が旺盛であると，肌肉が腐り，膿となる．しなしながら内部に侵入することができないので，骨髄は消耗させられることにならず，五藏も傷害されない．皮膚は薄いが，光沢は保たれる．（霊枢81-3）

疽においては，熱気が癰より非常に旺盛で，内部に侵入して肌膚に入れば，肌筋骨髄は消

耗する．熱気が侵入して五藏に影響が及ぶと，血気が枯渇して，癰の発生した部位より深部では，筋骨・肌肉が消失してしまう．皮膚は，怪しげな色艶で堅く，牛背の瘤のようである．（霊枢81-3）

③頚部の癰

気滞により生じたり，鬱血により生じたりする．気滞であれば鍼刺により気滞を去ることで，鬱血であれば砭石により鬱血を瀉することで軽快する．このように，病名が同じでも治療法が異なることを同病異治という．（素問46-2）

④胃脘の癰

胃脈は，沈細となる．この場合，胃気が上逆して，人迎脈が盛んとなる．こうなると，熱が胃に結集して癰が形成される．（素問46-1）

13) 視覚が低下する病態

衛気が陰分に留まり，陽分に行くことができないからである．衛気が陰分に留まると，陰分の気が盛んになって，陰蹻脈が充満して，陽分に入ることができなければ，陽気が虚して，目が閉じてしまう．（霊枢80-2）

14) 高所に上って目が眩む病態

『黄帝内経霊枢』大惑論篇（霊枢80-1）では，高所で目が眩む病態について説明している．以下の通りである．

五藏六府の精や気は，目に注いで目を機能させる．五藏六府の精が集まった窩穴が眼であり，そのうち骨，すなわち腎の精を瞳とし，筋，すなわち肝の精を黒眼とし，血，すなわち心の精を血絡とし，窩穴の気，すなわち肺の精を白眼とし，肌肉，すなわち脾の精を眼瞼とする．筋・骨・血・気の精を包括し脈と合併して，目と脳を結ぶ絡脈である目系となり，脳に属し，後に項中に浮き出す．瞳・黒眼は陰に属し，白眼・血絡は陽に属する．陰陽が合し交わって，明瞭な視覚機能が発揮される．

邪気が項に侵入し，身体が虚していると，邪気の侵入が深くなり，目系に沿って脳に侵入する．これにより，脳が動揺し，目系を引き攣らせ，目が眩むことになる．邪気が目に集まった五藏六府の精に侵入し，その精が協調できなくなると複視が発生する．

目は，五藏六府の精の集まった部位であり，営衛・魂魄が常に活動し，視覚に関する心の精神活動である神気が発生する部位である．このため，心の精神活動である神が疲労すれば，肝の精神活動である魂，肺の精神活動である魄が散ってしまい，腎の精神活動である志，脾の精神活動である意が混乱する．

目は，心の使い，すなわち心の指示に従うものである．心は，神の居所である．神が分かれて機能せず，精が乱れて目に輸注されないと，突然に普段にはない景色を見て，精・神・魂・魄が散じて協調できなくなる．これを惑という．情緒的に喜ぶ点があっても，気分的に憎む点があるため，突然に相反する感情が合わさると，精と気が乱れ，視覚が低下して惑い，神が本来の状態に戻れば回復する．軽症の場合は迷，重症の場合は惑という．

15) 耳鳴の病態

耳は，諸脈の集まる部位である．このために胃中が空であると，水穀の気や精微が不足して諸脈が虚す．虚すると脈気が上っても耳に到達することはなく下り，耳は脈気が流れている経脈が欠如した部位になってしまう．このために，耳鳴となる．（霊枢28-12）

16) 泣涕の病態

泣は涙，涕は鼻水である．『黄帝内経』の二篇に解説されている．

『黄帝内経素問』解精微論篇での解説は，以下の通りである．

涙と涕は，心の感情を主る神と腎の感情を主る志の制御が不能となって生じる．心は，涙の分泌量を調節している．腎は，涙の元である水を保持している．心神・腎志が共に悲しむことで，腎に保持していた水が逆上し，心の涙分泌の制御が破綻して涙が溢れ出ることになる．涕は，脳髄から滲みだして現れる．腎志は，骨の主であり脳に関係する．腎志の乱れは，脳髄に波及して涕となって出現する．（素問81-2）

心神と腎志が共に悲しむ状況にならなければ，涙は出ない．厥が発症した場合には，上熱下寒の病状を呈し，目盲の状態となることがある．このような状態で風邪に遇うと，涙が出現することがある．（素問81-3）

『黄帝内経霊枢』口問篇（霊枢28-9）での解説は，以下の通りである．

心は，五藏六府の主となる地位にある．目は，諸脈の集まる部位であり，顔面の孔を潤す体液の道である．口鼻は，気の出入りする門戸である．このために悲哀愁憂など感情が変化すれば心が動揺し，心が動揺すれば五藏六府全てが動揺して，諸脈も影響を受け，液道が開き，このために涙，鼻水が出る．液は，精微物質を注いで人体の孔竅を潤す作用をもつ．このために，顔面の孔を潤す体液の道が開くと泣き，泣いて止まらないと液が枯渇する．液が枯渇すれば，精微物質が注がなくなる．精微物質が注がないと，目が見えなくなる．これを奪精という．

17) 嚏の病態

邪気を発散させるために陽気が調和しながら循ってくると，心に充満して，鼻から噴出する．このために，くしゃみとなる．（霊枢28-7）

18) 自齧舌の病態

厥逆の気が上部に向かい，脈気が影響を受けて上逆して，舌に到達する．少陰の気が上逆して到達すると，この経脈は舌根に連なっているので，舌の動きが障害されて舌を噛む．少陽の気が上逆して到達すると，この経脈は頬に連なっているので，頬の動きが障害されて頬を噛む．陽明の気が上逆して到達すると，この経脈は口唇に連なっているので，口唇の動きが障害されて唇を噛む．（霊枢28-13）

19) 鬚の有無に関する病態

①婦人には鬚がない機序

　衝脈と任脈は，婦人では子宮から発生して，上行して脊柱の裏側を循り，経絡之海となる．このうち，体表部の外側を循るものは，腹右側を上行し，咽喉部に集まり，分かれて口唇に連絡する．血気が旺盛ならば皮膚が充満して肌肉が熱し，血だけが旺盛ならば皮膚に滲み注いで毫毛を生やす．婦人の生理的特長として気が有余で血が不足することは，月経によって血を失うことに基づく．このため，衝任脈が口唇を養わないことになり，これが原因となって鬚が発生しない．（霊枢65-5）

②陰部の損傷では鬚が生じ，宦官には生じない機序

　宦官は睾丸とともに陰茎を切除されるので，衝脈が障害される．その際，血が失われて回復しない．衝脈の循行が皮膚内に留まって，口唇が養われない．このため，鬚は生えない．（霊枢65-5）

　陰部の障害では，通常睾丸の機能が維持され，衝脈が障害されない．このため，陰茎の障害が発生するとしても，鬚が保たれる．（霊枢65-5）

③天宦で鬚が発生しない機序

　天宦（先天性男性機能不全）は，陰部に傷を受けるわけでもなく，月経で血を失うわけでもないが，鬚は生えない．これは，先天の精が不足するためである．任衝脈は旺盛でないので，睾丸も陰茎も発育せず，気が有余でも血が不足して，口唇が養われない．このため，鬚が生えない．（霊枢65-5）

20) 顔色・眉・ひげに関する病態

　『黄帝内経霊枢』五音五味篇（霊枢65-6）では，顔面の特徴から病態を推測している．以下の通りである．

　顔色が黄赤の場合は，熱（血）気が多い．

　顔色が青白の場合は，熱（血）気が少ない．

　顔色が黒色の場合は，血が多く気が少ない．

　立派な眉の場合は，太陽経に血が多い．

　頬に生える髯が耳傍の鬢までつながったもの・顎に生える鬚が非常に長くなったものでは，少陽経に血が多い．

　立派な顎ひげがある場合には，陽明経に血が多い．

　なお，髭は口ひげに相当する．

21) 発声障害に関する病態

　『黄帝内経霊枢』憂恚無言篇（霊枢69-1）では，発声障害について解説している．以下の通りである．

　咽頭部は，水穀の通路である．喉頭気管部は，呼吸の気息が上下出入する際に関わる部位である．喉頭蓋は，音声の門戸である．口唇は，音声の門扉である．舌は，音声の器機である．

口蓋垂は，咽喉の要所にあるので，音声の関である．後鼻道は，口側と鼻側に分かれる呼吸の気息の出る部位である．舌骨は，神気の支配を受ける部位で，舌を動かし発声させる．

　鼻腔に鼻汁が出て垂れてくる場合は，後鼻道が開かず，口側と鼻側に分かれて流れる呼吸の気息が障害されるからである．

　喉頭蓋が小さく非常に薄ければ，呼吸の気息の発生が暢やかで，開閉が滑らかで，呼吸の気息を呼出することが容易である．

　喉頭蓋が大きく厚ければ，開閉が困難で，呼吸の気息が呼出されることが遅く，吃音となる．

　突然に発声できなくなる場合は，寒邪が喉頭蓋に侵入することで，喉頭蓋が開くことができず，たとえ開いても今度は閉じることができなくなり，開閉が機能不全となることに基づく．

22）　瘰癧・鼠瘻の病態

　悪寒発熱する瘰癧（るいれき）（リンパ節炎）において，頚部や腋下に在る場合は，鼠瘻（そろう）（リンパ節炎で破潰したもの）に進展する病態でもあり，寒熱の毒気によるものであって，経脈に留まって去らないために発生する．（霊枢70-1）

　鼠瘻の病根は藏に在って，標証は身体上部では頚部腋下に現れる．毒気が脈中に浮いて，まだ内部の肌肉に留着して外部に膿血を形成していない場合は，治療しやすい．（霊枢70-2）

23）　咳の病態

　『黄帝内経素問』欬論篇（素問38-1）には，肺ばかりでなく，他の藏府の疾患によっても咳が発生すると述べている．「五藏六府．皆令人欬．非獨肺也」とある．通常は寒邪が肺と関連する皮毛に侵入したり，冷たい飲食物の摂取により，その寒邪が胃から肺に上り，肺が冷えて，咳が起こると考えていた．五藏は各々関連する四季があり，それに応じて病気が発症する．このため，秋に邪気が侵入すれば，まず肺が影響を受ける．春なら肝，夏なら心，長夏なら脾，冬なら腎となるが，その後は肺に到達して咳を発症させることになる．

24）　噦の病態

　飲食物が胃に入って，消化吸収された水穀の気が上って肺に注ぐ．そして，肺から全身に散布される．元々ある寒気と新しく産生された水穀の気があって，寒気が移動しようとしても移動できず，穀気も肺に注ごうとしても注がれず，ともに胃に戻ってくる．穀気と寒気が互いに撹乱して，真気である穀気と邪気である寒気が互いに争い，真気と邪気が合わさって互いに反発して，また胃から出る．このために，吃逆となる．（霊枢28-3）

25）　噫の病態

　寒気が胃に侵入し，厥逆の気が下部から上り散じて，また胃から出る．このために，おくびとなる．（霊枢28-6）

26) 涎下の病態

　飲食物は，皆胃に入る．もし胃中に熱が有ると，蟲が動く．蟲が動くと，胃が弛緩して廉泉（舌下の孔で，涎の通り道）が開く．このために，涎が垂れる．（霊枢28-11）

27)　五味の過食による病態

　『黄帝内経素問』五藏生成論篇（素問10-2）では，過食により，各味に相当する藏に剋される藏が障害を受けるとされる．

　『黄帝内経霊枢』五味論（霊枢63-1）では，五味の影響する部位，五味の過食による障害とその病態について述べている．五味，五走，過食による障害については，表7.2.4-2に示す．

表7.2.4-2：五味の過食による病状

五味	五走	過食による障害
酸	筋	癃
苦	骨	變嘔
甘	肉	悗心
辛	氣	洞心
鹹	血	渇

出典：（霊枢63-1）

①酸味の過食

　酸味が胃に入ると，その気味は渋く収斂性があるので，上焦と中焦に行っても出入りすることができない．出ることもできないので，胃中に留まる．胃中の機能が正常であれば，酸味は下って膀胱に注ぐ．膀胱の皮は，薄く軟らかいので，酸味によって収縮して，気が縮こまって通じない．水便の排泄もできないため，小便不通となって癃となる．陰部は，諸筋が集まる所である．このため，酸味は筋に親和性がある．（霊枢63-2）

②鹹味の過食

　鹹味が胃に入ると，その気味は上って中焦に行き，脈中に入ると脈中の血気は鹹味に行き，血と鹹味とが結合する．そうすると，血が凝集して脈中の陰分が不足するので，胃中の津液が脈中に注ぐ．そうして胃中の津液が枯渇すると，咽が乾いてくる．舌根部も乾いて，しばしば口渇となる．血脈は，中焦からの水穀の精微を運搬するための道である．このため，鹹味は中焦に入ると血に親和性がある．（霊枢63-2）

③辛味の過食

　辛味が胃に入ると，気味は上焦に行く．上焦は，中焦の気を受けて衛気を発して，腠理などの諸陽を運営している．生姜・韭の気味は上焦を薫蒸するので，営衛の気はしばしば薫蒸の熱を受け，長く心下に留まる．このために，洞心する（心内の空虚感が起こる）．辛味と陽気は，ともに温性であるので一緒に運行する．このために，辛味が胃に入ると腠理を開いて汗と一緒に出ることになる．（霊枢63-3）

④苦味の過食

　苦味が胃に入ると，五穀の気は全て苦味に勝つことができない．苦味は胃の下部に入ると，三焦の道が全て閉じて通過できなくなる．三焦が閉じることで，胃に入った飲食物が消化，吸収，輸送ができなくなるので，変嘔する（嘔吐する）．歯は，骨の終末である．このため，苦味が入ると骨に親和性がある．苦味が一旦胃に入って，また嘔吐して口中に戻って出てくるので，苦味が骨に行ったことを知るのである．（霊枢63-3）

⑤甘味の過食

　甘味は，胃に入っても気味が弱小なので，上って上焦に行くことができない．そうして，食物とともに胃中に留まって，胃を柔潤とさせることになる．胃が柔らかいと緩み，そうすると寄生虫が活動して，人が悗心する（煩悶する）．甘味は，身体外部に向かって肌肉に通じる．このために，甘味は肉に親和性がある．（霊枢63-3）

28）　空腹になっても食べられない病態

　飲食物から消化吸収された水穀の精微が脾に集まってくると熱気が胃に留まり，胃が熱すると食物をよく消化するため，しばしば空腹になる．胃の熱気が過剰となり胃気が逆上すれば，胃脘が塞がるため食べたがらない．（霊枢80-2）

29）　絶食により死亡にいたる病態

　通常の成人は，消化管に貯めることができる飲食物を7日で全て便として排出してしまう．7日で体内には何も水穀がないことになり，水穀の気・水穀の精微を生成できなくなるため，死亡する．（霊枢32-1）

30）　『黄帝内経素問』腹中論篇における腹部症状と病態

①鼓脹

　心腹が脹満して，朝食事ができても夕には食事ができなくなる病気である．食生活に節度がないと，再発する．（素問40-1）

②血枯

　若年時の大出血，房事の過剰により，気虚，肝障害をきたし，月経過少あるいは停止となる病気である．（素問40-2）

③伏梁

　下腹部が堅く膨隆する病気である．大量の膿血が貯留している．治療困難である．（素問40-3）また，股から下肢全体が腫脹して，臍周囲の疼痛をきたすものも伏梁という．これは，風寒を受けたことによるものである．同様に治療困難で，無理に瀉下すると排尿困難となる．（素問40-4）

④厥逆

　胸部の腫脹，頸部痛，胸部の脹満を症状とするもので，陽気の熱が上逆する病気である．（素問40-6）

⑤熱状と疼痛のある疾患

　陽脈に病邪がおり，人迎脈の強さが寸口脈と同等なら病位は少陽に，2倍なら太陽に，3倍なら陽明に在る．次には陰脈に入り，頭痛の他，腹痛も出現する．（素問40-8）

31) 下膈の病態

　『黄帝内経霊枢』上膈篇（霊枢68-1）では，下膈の病態について解説されている．以下の通りである．

　喜怒などの感情が安定せず，食事が不摂生で，寒温の気候が時令に一致しない，あるいは寒温に適した服装をしないと，脾胃の機能が障害され，寒湿が発生し，胃腸の冷えた液が腸中に流れ，寄生虫が冷えて参集し，下脘に巣くってしまう．こうなると，腸胃が塞がれて腹部が充満して衛気が機能しなくなり，邪気が留まることになる．

　人が食事をすると寄生虫が消化管を上って食べようとすることで下部腸管が空虚となり，邪気が下部腸管に参集して留まり，癰が形成され，下部腸管の機能が制約される．

　癰が腸管内に在る場合は，痛みが深部で発生する．癰が胃腸の外部に在る場合は，癰が浅いので痛みも浮き，癰上部の皮膚が熱する．

32) 飲酒による尿生成促進の機構

　酒は穀類を発酵醸成した液体であり，その性質は荒々しく素早い．よって，その消化吸収も迅速であるため，食物より先に余分の水分として排泄される．（霊枢18-4）

33) 軃の病態

　軃とは，疲労困憊による全身の脱力を指す．胃気が実していないと栄養の補給が衰えるので，諸経脈が虚する．諸経脈が虚すると，筋も疲れて力が入らない．筋が疲れて力が入らない場合に房事を行って体力を消耗すると，正気は回復することができない．このために，軃となる．（霊枢28-8）

34) 衆痺と周痺における病態の差異

　衆痺と周痺は，ともに全身の各所に痛みが発生するが，その病態は異なる．

　衆痺では，部位が多いので，左右対称に同時に発生しているようにみえたり，左から右へ，あるいは右から左へと痛みが移動するようにみえたりする．これは，身体各所に固有の痺症が発生して，各部位において疼痛が発生したり，消退したりしているのである．（霊枢27-1）

　周痺は，経脈に沿って痛みが移動していく．経脈内を邪気が移動し，ある部位で経脈から分肉に邪気が移動し，そこで風・寒・湿の外邪と共同して津液を凝集するために，その部位で疼痛が発生する．そこに衛気が到来すると津液の凝集を分散させて，疼痛が改善する．しかし，また他の部位で，同様の機序で疼痛が順次発生していく．このように，真気が順調に全身を周く循ることができないので，周痺と呼ばれている．（霊枢27-1）

35) 痹病の病態

　飲食不摂生による胃腸障害が根底にある．また，風邪によるものが，その他の寒邪・湿邪によるものより治癒しやすい．（素問43-4）

　各種の痹病が治癒しないと，病邪が痹病の発生する各部位の合に相当する藏に侵入していく．その侵入経路は，骨→腎，筋→肝，脈→心，肌→脾，皮→肺である．（素問43-2）

　予後について，痹病が藏に侵入した場合には死亡し，筋骨に留まる場合には疼痛が激しく長引き，皮膚の間に留まる場合には治癒しやすい．（素問43-5）

　六府に病邪が侵入する場合にも飲食不摂生が根本原因であり，六府各種の兪穴から邪が侵入する．（素問43-5）

　営気・衛気は熱気が強いので，営衛の気に乱れがなければ風・寒・湿の邪と相合することがなく，痹病は発生しない．（素問43-6）

　症状別にみてみると，疼痛は寒邪による．不仁（麻痺）は，経過が長く，深く邪が侵入して，営衛の循行が阻害され，皮膚の栄養が失調して生じる．寒は，陰気が強く，病邪と相同して発症する．熱は，陽気が強い場合に発症する．湿潤は，湿邪が強く，陰気も盛んな場合に発症する．（素問43-7）

　痛まない場合としては，痹病が脈にあれば血滞となり，筋にあれば屈して伸展できず，肉にあれば麻痺となり，皮にあれば凍える．以上のように，邪が身体のみにある場合には痛みはないが，気が侵されると痛みが生じる．（素問43-8）

36) 痿病の病態

　痿病は，体内に熱が生じ裏に留まることで，各藏に応じた熱による症状とともに四肢が萎えて動けなくなる疾患である．（素問44-1）痿病の特徴を表7.2.4-3に示す．

表7.2.4-3：痿病の特徴

五藏	主 （素問44-1）	痿病 （素問44-1）	顔色 （素問44-3）	他の症状 （素問44-1） （素問44-2） （素問44-3）	原因 （素問44-2）
肺	皮毛	痿躄	白	皮毛虚弱，毛髪の痛み	失望，要求が叶えられない
心	血脈	脈痿	赤	血逆，下方脈虚，脛の縦み，子宮出血，血尿，絡脈充満	悲哀
肝	筋膜	筋痿	蒼	口苦，筋拘攣，白淫，爪枯燥	妄想，房中過多
脾	肌肉	肉痿	黄	口渇，筋麻痺，肉蠕動	湿邪
腎	骨髄	骨痿	黒	腰背を伸ばせない，歯弛む	遠行勞倦

37) 厥病の病態

　厥病には，寒厥と熱厥がある．寒厥は陽気が下方で衰えることにより，熱厥は陰気が下方で衰えることにより生じる．（素問45-1）寒厥は，秋冬，房事過多により腎気が浮越して下部の

陽気が不足することにより生じる．（素問45-2）寒厥の冷えは，寒邪（外邪）によるのではなく，内部から寒が生じて起こるものである．（素問45-1）熱厥は，飲酒過多，飽食，さらに房事によって体内に熱が発生することにより起こる．（素問45-3）

寒厥は，足の五指に始まり膝に達する．熱厥は，足底に発生する．（素問45-1）

38） 仰臥不能の病態

肺の邪気が盛んになることで発症する．肺は各藏の蓋の役割をしており，肺の邪気が盛んになると脈絡が大となる．これにより，仰臥が不能となる．（素問46-1）

39） 厥の病態

右寸口が沈緊，左寸口が浮遅となる．右寸口が沈緊であることは，本来腎としてあるべき脈を呈していると判断される．左寸口が浮遅であることは，四季に応じていないことと判断される．この四季に応じない脈とは，この場合は肺脈が現れたことになる．少陰腎経は，腎を貫き肺に絡している．肺の病変は，腎に関連して腰痛を引き起こすことになる．（素問46-2）

気の多少，逆従が崩れた場合，通常，逆になれば，不足・有余にかかわらず，厥が発症する．（素問80-1）

三陽が絶し，三陰が微となると，少気の厥という病態がある．（素問80-2）

厥により，癲疾を生じる．（素問17-10）

40） 関節の屈曲・伸展の病態

手が屈曲して伸びない，すなわち屈曲拘縮の場合は，病源は筋にある．（霊枢9-5）

手が伸びて曲げられない，すなわち伸展拘縮の場合には，病源は骨にある．（霊枢9-5）

41） 麻痺に関する諸病態

麻痺のある者は，栄気が虚し衛気が実している．衛気も虚せば肢体が動かなくなる．（素問34-4）

仰臥できず，無理に仰臥すると喘鳴が生じる者は，水気が邪となった病気である．（素問34-5）

偏枯は半身不随となるが，言葉は普通で意識も正常である．病変は，肌肉腠理の間にある．（霊枢23-1）

蹇跛（跛行・片麻痺）は，寒湿之病である．（素問28-10）

睡眠中，夜具から露出して風邪に侵襲された場合には，睡眠中は衛気が体内部に移動して体表の衛気が不足して自らを防備することが困難なため，血の凝滞が起こりやすい．皮膚に生じたものを痺，経絡に生じたものを泣，足に生じたものを厥という．これら三者を総称して痺厥という．（素問10-5）

42) 疼痛の病態

①虚実

諸痛は，一般に実証である．（霊枢9-6）

②疼痛に耐える病態

『黄帝内経霊枢』の二篇に解説がある．

論勇篇（霊枢50-2）における解説は，以下の通りである．

疼痛に耐えるか否かは，勇敢と臆病によって区別できない．勇敢であるが疼痛を我慢できない者は，災難に遭えば勇敢に対処するが，疼痛には尻込みする．臆病であるが疼痛を我慢できる者は，災難に遭えば恐れるが，疼痛にはびくともしない．勇敢で疼痛を我慢できる者は，災難に遭っても恐れず，疼痛にもびくともしない．臆病で疼痛を我慢できない者は，災難と疼痛に目を回して驚き，目が眩むようにして顔面が斜めに向いて引き攣り，恐れて話すことができない．気を失って驚き，顔色が変化し，死んだようになり，また息を吹き返す．

疼痛を我慢できるか否かは，皮膚の薄厚，肌肉の堅脆，ゆったりしているか引き締まっているかの違いによる．勇敢か臆病の違いではない．

論痛篇（霊枢53-1）における解説は，以下の通りである．

人において骨が強く，筋が弱く，肌肉が緩く，皮膚が厚い者は，一般に痛みに耐えやすい．これは，鍼・砭石治療による疼痛においても，灸治療においても同様である．灸による火の熱さに耐えられる者は，上記の骨・筋・肉・皮膚の条件を満たすとともに，さらに皮膚の色が黒く，骨格がしっかりしている．

鍼・砭石治療による疼痛に耐えられない者は，肉が堅く，皮膚が薄い．灸による火の熱さに耐えられないことも同様である．

③疼痛の鑑別

疼痛を起こす大きな原因は，寒気が経脈の内外に侵入して，気血の循行が停滞することにある．（素問39-1）

疼痛の鑑別について，表7.2.4-4に示す．

表7.2.4-4：寒気の侵入部位と症状（経絡以外も含む）

原因	侵入部位	症状
寒氣	經脉外	經脉が冷え，収縮，拘急して，絡脉にも影響を及ぼす．熱氣を得て回復する．
寒氣	經脉内	熱氣と競合して經脉充満，激痛のため触知不能，寒氣が經脉内で稽留すると血氣が乱れ疼痛激化する．
寒氣	腸胃間・募原下	小絡脉の疼痛，触れれば疼痛軽減
寒氣	侠脊之脉	程度は不明，触れることに治療効果はない
寒氣	衝脉	疼痛部位がはね動き，診察者の手にその動きが感じられる
寒氣	背兪之脉	血虚となる．心痛併発，熱氣により軽快
寒氣	厥陰脉	胸肋と下腹部痛
寒逆氣	陰股	下腹部から大腿内側の疼痛

寒氣	小腸・募原	小絡脉の疼痛，腫瘤形成
寒氣	五藏	人事不省
寒氣	腸胃	嘔吐
寒氣	小腸	下痢

出典：（素問39-3）

43）　気分情緒障害の病態

①唏の病態

　唏とは，悲しみ嘆くことである．陰分の気が旺盛で陽気が虚し，陰分の気が迅速で陽気が緩慢であって，陰分の気が旺盛で陽気が衰微して発散されない．このために，唏となる．（霊枢28-4）

②怒狂の病態

　陽気が突然の刺激により障害され，解決する力が低下することにより生じる．陽厥ともいう．陽明経脈の拍動が盛んである．治療は，陽気を抑制すればよい．食事禁止あるいは生鐵洛（煆鉄の際に飛び散る鉄屑を水に浸して飲用としたもの）により治療する．（素問46-3）

③狂生の病態

　経脈の流れが1昼夜で50回巡るべきところ，障害を受けた場合，生命に危険がおよぶとして，狂生とした．（霊枢5-5）これは，寸口の拍動を診察することで確認できる．50回の拍動で一度も休止しない場合は五藏が等しく正気を受けており正常であるが，40回で1回休止する場合は一藏が，30回で1回休止する場合は二藏が，20回で1回休止する場合は三藏が，10回で1回休止する場合は四藏が，10回に満たないで休止する場合は五藏が障害されている．（霊枢5-5）

④感情の乱れの影響

　憂恐忿怒といった感情の乱れは，正気に障害を与える．正気の障害は，五藏に及ぶことがある．（霊枢6-2）

⑤大息の病態

　大息とは，溜息である．憂思すると心に関係する大きな血脈が引き攣り，その血脈が引き攣れば気道が圧迫される．圧迫されると呼吸がうまくできない．このために，溜息が出て気道を広げようとする．（霊枢28-10）

⑥暴憂之病の病態

　気が鬱滞して閉絶するものは，暴憂之病である．（素問28-10）

⑦精神活動の変化と病態

　『黄帝内経霊枢』本神篇（霊枢8-2）では，精神活動に生じる変化とその病態について解説されている．以下の通りである．

　恐れ思慮することは神を障害し，神が障害されれば恐れ慄き，腎精が漏れ出て止まらない．五藏は精を蔵しており，精が漏出すれば陰分の消失を招き，気の産生も障害されて死に至る．

　悲哀によって藏に影響を及ぼす場合，正気を尽きさせて生命を失う．

喜楽する場合，神気が発散して固守されない．

愁憂する場合，気が閉塞して通じない．

盛怒する場合，精神が昏迷恐惑して乱れる．

恐れ慄く場合，神気が消耗して散失する．

44） 認知障害の病態

　五藏六府の気において，上部にある気が足らず，下部にある気に余りある場合には，腸胃が実して心肺が虚することが病態である．虚すると営衛の気が下部に留まり，長期間そのままにしていると，必要な時期において上部に移動できなくなる．このために，物忘れが発生する．（霊枢80-2）

45） 睡眠障害関連の病態

①夢の機序

　夢は，五藏の陰気が不足して，相対的に陽気が過剰となって発生するとしている．（素問80-2）

　春なら東風，夏は南風，秋は西風，冬は北風という各季節の正風として侵入する邪気が外から身体内部に侵入して，一定の留まる部位がなく，反って藏を犯し，藏においても一定の留まる部位がなく，営気と衛気が邪気と循って，魂と魄が邪気の循りと一緒になって浮遊し本来の機能が果たせず，精神状態が不安定となる．こうして，人が安眠することができなくなり，しばしば夢をみる．（霊枢43-1）

②不眠の病態

　『黄帝内経』において，数篇に解説がみられる．

　『黄帝内経素問』病能論篇（素問46-1）では，以下の通り解説されている．

　五藏の精が情志不安定などにより損傷されて生じる．五藏に宿るべき精が存在しないと安眠できないが，藏が回復すると必要な精を蔵することができるようになり，安眠が可能となる．

　『黄帝内経霊枢』邪客篇（霊枢71-1）では，以下の通り解説されている．

　厥逆を起す邪気が五藏六府に侵入すると，衛気はただ外部を守り陽分を循り陰分に入ることができない．陽分を循ると陽気が旺盛となり，次いで陽蹻脈が活発となる．衛気が陰分に入ることができないと，陰分が虚すことになる．こうして，目を閉じて眠れなくなる．

　『黄帝内経霊枢』大惑論篇（霊枢80-2）では，以下の通り解説されている．

　衛気が陰分に入ることができず，常に陽分に留まるためである．衛気が陽分に留まると陽気が充満し，陽蹻脈が盛んになって陰分に入ることができないと，陰分の気が虚すことになり，入眠できない．

③老化による不眠の病態

　青年では衛気・営気の循行が正常であるので，昼間覚醒して夜眠る．一方，老人では気血が衰え，脈中の流れが渋る．五藏の気が反発して，営気が衰弱しやすくなる．衛気が内部で過剰になるため，昼間に覚醒せず夜間に目が冴えてしまう．（霊枢18-1）

④欠伸の病態

『黄帝内経霊枢』口問篇（霊枢28-2）では，欠伸の病態について解説されている．以下の通りである．

衛気は，日中は陽を循り，夜間は陰を循る．陰は夜を主り，夜の時期は眠ることが主体となる．陽は上部あるいは上昇，さらには外部を主り，陰は下部あるいは下降，さらには内部を主る．このため，夜になると陰分にある気は下部に集まり，陽気も下部・内部に移動するが，上部・外部の陽気は残っており，陽気は陰分の気を引いて上り，陰分の気は陽気を引いて下り，陰陽の気が互いに引っ張り合う．このため，しばしばあくびをする．

上部・外部の陽気が尽きて全て陰分に入り，陰分にある気が充実すると，安眠する．朝になり陰分にある気が弱まると陽気が充実して上部・外部に集まってくる．そうして，目が覚める．

⑤睡眠過多となる病態

『黄帝内経霊枢』大惑論篇（霊枢80-2）では，睡眠過多の病態について解説されている．以下の通りである．

腸胃が大きく皮膚が渋り，そうして肌肉の間で血気が通利しないからである．腸胃が大きければ衛気が長く留まり，皮膚が渋れば肌肉の間で血気が通利しなくなる．衛気の運行が，遅くなる．

通常，衛気は昼間常に陽分を運行し，夜は陰分を運行する．陽気が尽きれば眠り，陰分の気が尽きれば目が覚める．腸胃が大きいと衛気が運行して長く留まり，皮膚が渋り，肌肉の間で血気が通利しなければ運行が遅くなる．陰分に長く留まる場合に，衛気が清くなければ，目を閉じようとして，眠ることが多くなる．腸胃が小さく，皮膚が滑らかでかつ緩やかで，肌肉の間で血気が通利すれば，衛気が陽分に留まる時間が長く，目を閉じることも少なくなる．

⑥睡眠発作の病態

邪気が上焦に留まり，上焦が閉じて通じなくなった状態において，充分に食べておきながら，さらに湯を飲むと，衛気が陰分に長く留まって運行しない．このため，突然に眠ることが多くなる．（霊枢80-2）

46）　不治となる病気の病態

病邪は，声を発せず漠然としていて形も無く，身体に侵入して毛を抜けさせ腠理を開いたままにする．そうなると正気は衰退し，偏って旺盛な病邪は拡散，蔓延し，血脈は邪気を伝え溜めて，深刻なほど巨大になった邪気は藏に入り，腹が痛み大小便が不調となり，死を招くことになる．（霊枢42-3）

47）　突然死の病態

正気が太虚の状態にあって，さらに異常に強烈な外邪の気が藏府に入る場合は，病状を現さないで突然に死亡する．（霊枢49-5）

48) 勇敢と臆病の相違

『黄帝内経霊枢』論勇篇（霊枢50-3）では，勇敢と臆病の相違について解説されている．

勇敢な人は，目が窪んで眼力が鋭く，眉毛が長く真直ぐ吊り上がっている．皮膚腠理の肌理は横縞で，心は端正である．肝は大きく堅く，胆は充満して旺盛である．怒った場合は，怒気が旺盛で胸が張り，肝は上がり，胆は横になり，眼裂が大きくなり，目が吊り上がり，毛髪は起きて，顔面は青くなる．

臆病な人は，目が大きく開き，瞬きをしないので小さくならない．血気が調和を失い，皮膚腠理の肌理は縦縞で，胸骨剣状突起は短小で，心は端正でなく，肝は柔らかく，胆は胆汁が充満せず，締まりがない．腸胃は真直ぐで湾曲がないので，強健でなく，脇下は緊張感がない．怒ったとしても，怒気は胸中を充満することができない．怒りによって肝肺が上がるとしても，怒気はすぐに衰えて，上がった肝肺もすぐ下る．このため，長く怒ることができない．

49) 飲酒による臆病から勇敢の状態への変化

飲酒により，臆病者でも怒ると勇敢な状態に変化する．酒は，水穀の精華であり，穀物の発酵により生じる液である．酒の作用は，迅速で激猛である．飲酒により胃が拡張して，胃気が上逆して胸中に充満して，肝気が亢進して胆気が旺盛になって据わった状態になる．ここにおいて，ほとんど勇敢な人と同じような精神状態になる．しかし，酒気が醒めるとその言動を後悔する．（霊枢50-4）

酒気を帯びて言動が勇敢な人と同様となっても，その言動を抑えるができない．これを酒悖_{はい}という．（霊枢50-4）

50) 予後が異なる理由

全く同じ病気に罹患しながら，経過が異なることはよくある．これは，一般に熱が多い者は治りやすく，寒が多い者は治り難いとされる．（霊枢53-2）

51) 薬物副作用に耐えやすい状態

胃壁が厚く，皮膚色が黒く，骨格が大きく肉付きがよい者は，峻烈な薬物に耐えられる．一方，体が痩で胃壁が薄い者は，峻烈な薬物に耐えられない．（霊枢53-2）

52) 寿命

五藏が丈夫で，血脈の流れが調和し，肌肉において気の循りが開放され滞りがなく，皮膚が致密で，営気・衛気の運行が常度を保ち，呼吸が密やかでゆっくりとしており，全身の気が常度を保って循り，六府が飲食物を消化し，津液が全身に散布し，身体各所の機能が正常であれば，長寿となる．（霊枢54-2）

鼻の穴が深く長く，顔の骨格では彫が深く四角で，営気・衛気が順調に循り，身体上部・中部・下部の三箇所が調和して，骨格が隆起して肌肉が充実していれば，100歳までの寿命となる．（霊枢54-3）

五藏の機能が全て堅固でなく，鼻の穴が長くなく，外側が広がって張り出していると，呼吸が荒く呼吸が頻回となる．顔の骨格では彫が浅く，薄く弱い脈管で，流れる血が少ない状態で，肌肉が堅く締まっていない．しばしば風寒の邪気に侵入され，血気が虚して，脈が順調に流れない．真気と邪気が互いに攻めたり，乱れて互いに後ずさりして，そうして邪気を追い払うことができない．これでは，寿命を全うする途中で命が尽きる．（霊枢54-5）

53） 諸病の逆証

『黄帝内経霊枢』玉版篇（霊枢60-4）では，諸病の逆証について解説されている．急症と慢症に分けて記載する．

①急症

腹が脹れ，身体が熱く，脈が大の場合は，表裏の邪がともに旺盛であり，第一の逆証である．

腹が鳴って，一杯に詰まり，四肢が冷えて下痢し，脈が大の場合は，脈証が相反するものであり，第二の逆証である．

鼻血が止まらず，脈が大の場合は，陽実陰虚であり，第三の逆証である．

咳と血尿があり，肌肉が羸（やつ）れ，脈が小で強の場合は，正気が邪気に対抗できない状態であり，第四の逆証である．

咳し，肌肉が羸れ，身体が熱く，脈が小で速の場合は，邪盛正衰の状態であり，第五の逆証である．

このような者は，15日以内に死亡する．

②慢症

腹が非常に脹れ，四肢末端が冷え，肌肉が羸れ，下痢が激しい場合は，脾気が障害され，陽気が去った状態であり，第一の逆証である．

腹が脹れ，血便があり，脈が大で時に拍動しない場合は，孤陽がまさに去る状態であり，第二の逆証である．

咳し，血尿があり，肌肉が羸れ，脈が胃気のない真藏脈となっている場合は，胃気が傷れた状態であり，第三の逆証である．

血を嘔き，胸満して背部に及んで，脈が小で速の場合は，真気，元気が虧損した状態であり，第四の逆証である．

咳し，嘔き，腹が脹れ下痢し，脈が拍動しない場合は，邪があるも正気がない状態であり，第五の逆証である．

このような者は，2時間に至らないで死亡する．

54） 種々の病態

黄疸・暴痛・癲疾・厥狂は，長期間気逆が生じることによる．（素問28-11）

寒邪を受けるわけでなく，元々体内に冷えがあるわけでもないのに，体内に寒が発生する場合は，気機閉阻による．（素問34-1）

体が冷えていて，熱湯や衣服で温めることもできないが，悪寒戦慄することがない者がある．このような病人は，元々腎気が偏勝しており，腎気を過度に損傷する行為により，腎精が

消耗し生長できない。骨髄を充満することができず，冷えが生じる。腎が虚すことで肝・心の二陽を制することができないために，悪寒戦慄することがない。（素問34-3）

55）『黄帝内経』にみられる特殊病態

①三虚の病態

人の真気が不足し，さらに天の気が虚していると，邪気が侵入して夭折する。このように，人の虚・天の虚・邪気によって生じる虚を三虚とした。（素問73-35）人の虚は，五藏の虚によって五種類に分かれる。五藏の虚は，汗が陰液として各藏から流出することで発生する。この状態でさらに虚した五藏に相当する蔵が不及であると，尸鬼により疫癘が発生し，突然人を死亡させる。これを尸厥と呼んだ。（素問73-39）詳細については，10-2.運気論に記述する。

②五発

五病の発生する部位がある。陰病は骨に発生して，腰痛，足の萎縮などがある。陽病は血に発生して，発狂，癲疔の類がある。陰病は肉に発生して，麻痺，水腫などがある。飲食の五味により脾を障害すると，正気を損傷して病気となる。陽病は冬に発生して，肺病，咳嗽などがある。陰病は夏に発生して，肝病，霍乱，轉筋などがある。これを五発という。（素問23-7）・（霊枢78-24）

③五乱

五乱は，『黄帝内経』の複数個所で述べられている。ただし，『黄帝内経素問』宣明五氣篇（素問23-8）ならびに『黄帝内経霊枢』九鍼論篇（霊枢78-25）における五乱と『黄帝内経霊枢』五乱篇（霊枢34-1）における五乱は異なることに注意すべきである。

（1）『黄帝内経素問』宣明五氣篇ならびに『黄帝内経霊枢』九鍼論篇における五乱

五藏の邪気が撹乱を受けて発病することがある。邪気が陽に入れば陽邪となり，邪熱が鬱積するため発狂する。邪気が陰に入れば陰邪となり，陰が盛んになると血脈が凝渋するため麻痺となる。邪気が陽に侵入して打ちかかると，頭部の疾患が発生する。邪気が陰に侵入して打ちかかると，声が出せない疾患が発生する。邪気が陽に入ってから陰にゆくと，患者は穏やかである。邪気が陰を出て陽にゆくと，患者は怒る。これを五乱という。（素問23-8）・（霊枢78-25）

（2）『黄帝内経霊枢』五乱篇における五乱

十二経脈は12か月，四時に順応すれば体調はよいが，順応できない場合には脈気が乱れて乱気となる。症状が生じる部位により，五種類に分類され，五乱と称される。これは，邪気の有余が発生したり，正気の不足が発生するものではなく，正気の一時的な乱れと解釈されている。（霊枢34-1）例えば，陽にあるべき清気は陰に在り，陰にあるべき濁気は陽に在り，一方，営気は経脈にしたがって運行していても，衛気は本来の運行から逆行する。このような状況にあると，清気と濁気は互いにその作用を犯して胸中に乱れることになる。これを大悗という。このため，治療も補瀉によらず，乱れの補正となる。これを導気，同精と表現している。（霊枢34-2）

症状が生じる部位により，五種類に分類され，五乱と称される（表7.2.4-5）。

表7.2.4-5：五乱と症状

五乱	症状
氣亂于心	煩心密嘿．俛首静伏
氣亂于肺	俛仰喘喝．接手以呼
氣亂于腸胃	霍亂
氣亂于臂脛	四厥
氣亂于頭	厥逆頭重眩仆

出典：(霊枢34-1)

④五変

『黄帝内経霊枢』五変篇（霊枢46-1）には，病因が同じであっても病態が異なり，結果呈する病状も異なってくることが五変（風厥・消癉・寒熱・留痺・積聚）を代表として挙げ，病態について自然の木を例として述べられている．

（1）風厥

風厥は，風邪によって手足が冷える病気であり，汗が出て止まない．これは，肌肉が脆弱で，腠理の締まりが悪いからである．このことは，肩・肘・髀・膝などの盛り上がった肌肉の部位が脆弱で，肉の分かれ目の模様がないことで判断される．こういう者は，腠理の締まりが悪い．（霊枢46-2）

（2）消癉

消癉は，消渇熱中病であり，五藏全てが柔弱な者に発症する．五藏が柔弱な者は，気性が激しく，怒ることが多く，傷つきやすいとされる．このような人は，皮膚が薄く，視線が鋭く，目が窪んでいて，長い眉毛が吊り上がっている．怒ると気が上逆し，胸中に蓄積し，血気の運行が乱れ滞留して，皮膚に拡がり肌肉に充満して，血脈が滑らかに流れず，そこから鬱熱が発生して，肌膚を消耗させる．（霊枢46-2）

（3）寒熱

寒熱病は，骨格が細く，肌肉が脆弱で，顔色が一定でない者に発症する．頬骨は骨格の規準となるので，同部位を観察すると判断しやすい．頬骨が大であれば骨格も大であり，頬骨が小であれば骨格も小である．皮膚が薄く，肌肉の隆起がなく，前腕が軟弱で，顎の部分の色は暗く濁って，額の部分の色と一致せず，汚れて不潔な感じとなっている．臂部と前腕の肌肉が薄いと骨髄が満たされないので，寒熱病が発生しやすいとされる．（霊枢46-2）

（4）留痺

肉の分かれ目の模様が粗雑で肌肉が軟弱な者は，しばしば痺を病む．発症部位を判断するためには，その脆弱な部位を観察する必要がある．（霊枢46-2）

（5）積聚

皮膚が薄く艶がなく，肌肉が軟弱で締まりがない場合には，腸胃の状態が悪く，邪気が停留しやすい．食事や衣服が適切ではなくて，寒温の状態が正常に保たれないと，邪気が少しずつ侵入し，蓄積停留して積聚が発生する．（霊枢46-2）

⑤五態之人の病態

『黄帝内経霊枢』通天篇では，五態之人について解説されている．以下の表7.2.4-6に五態

之人の病態を示す.

五態之人	病態	出典
太陰之人	多陰而無陽. 其陰血濁. 其衛氣濇. 陰陽不和. 緩筋而厚皮	(霊枢72-9)
少陰之人	多陰少陽. 小胃而大腸. 六府不調. 其陽明脉小. 而太陽脉大	(霊枢72-10)
太陽之人	多陽而少陰. 陽重脱者易狂. 陰陽皆脱者. 暴死不知人也	(霊枢72-11)
少陽之人	多陽少陰. 經小而絡大. 血在中而氣外	(霊枢72-12)
陰陽和平之人	其陰陽之氣和. 血脉調	(霊枢72-13)

⑥八虚の病態

『黄帝内経霊枢』邪客篇（霊枢71-13）では，八虚の病態について解説されている.

八虚とは，邪気が正気の虚に乗じて両肘・両腋・両髀・両膕に流注することである. 診断のためには，五藏の状態を診察する.

肺心に邪気が有れば，その邪気は両側の肘に至る.

肝に邪気が有れば，その邪気は両側の腋に至る.

脾に邪気が有れば，その邪気は両側の股間部に至る.

腎に邪気が有れば，その邪気は両側の膕（ひかがみ）に至る.

八虚は全て運動の要の部位，真気の通行する部位，血絡が経脈と連絡する部位に発生するので，邪気や血は本来停滞することはできない. もし停滞すれば，筋絡，関節が傷害されて，屈伸することができなくなり拘攣する.

⑦十二奇邪の特徴

十二奇邪は，欠伸・噦（吃逆）・唏（悲しみ嘆くこと）・悪寒戦慄・噫（おくび）・嚔（くしゃみ）・軃（疲労困憊による全身の脱力）・泣（涙）涕（鼻水）・大息（溜息）・涎下・耳鳴・自齧舌を引き起こす. このような奇邪（一般的な病邪とは異なった邪気）は，孔竅に侵入する. 邪が存在する部位では，皆正気が不足する. 身体上部の正気が不足すると，脳は充たされず，耳鳴し，頭が傾き，目は眩（くら）む. 身体中部の正気が不足すると，大小便は異常となり，腸鳴が起こる. 身体下部の正気が不足すると，手足が萎えて冷え，心が煩悶する.（霊枢28-14）

⑧奇病

通常の邪の伝搬は皮毛→孫脈→絡脈→経脈→五藏であるが，邪が皮毛から孫絡に侵入し，そこに留まって絡脈が閉塞して，邪気が大絡に充満することがあり，これを奇病という. 奇病においては，邪が侵入した部位から左右反対の方向に移動していき，経穴に入ることがない.（素問63-1）

⑨反

『黄帝内経素問』刺志論篇（素問53-1）では，気と形体，穀と気，脈と血の虚実が逆の対応になったものを反という. 気が盛んであっても身が冷えることは，傷寒による. 気が虚して身が熱することは，傷暑による. 穀を十分摂取するのに気が少ない場合は脱血があり，下半身に湿邪があることによる. 穀を摂取しなくても気が充実することは，邪気が胃と肺にあることによる. 脈が小で血が多いことは，溜飲による中焦の熱のためである. 脈が大で血が少ないこと

は，風邪のために飲水が低下することによる．（素問53-2）

7.2.5 加療に伴う病態変化

1) 鍼治療における六種類の反応とその病態

『黄帝内経霊枢』行鍼篇（霊枢67-1）では，鍼治療における六種類の反応を述べている．①神経過敏で，気が鍼治療に先立って動く，②気の変化が鍼治療にすぐさま連動して起こる，③治療を終えて鍼が抜けた後で気だけが動く，④何回か鍼を刺して初めて反応が現れる，⑤鍼で治療して卒倒するような悪反応が出る，⑥何回か鍼を刺して病状がますます悪化する場合に分類される．

各々の反応とその病態を表7.2.5-1に示す．

表7.2.5-1：鍼治療における六種類の反応とその病態

反応	病態	出典
神経過敏で，気が鍼治療に先立って動く	重陽之人は，情熱的，高慢で，話し方は流暢で早口であり，歩き方は足を非常に高く挙げ，心肺の藏氣が有餘で，陽氣は滑らかで旺盛で発揚的である． 重陽之人でも神経過敏でない者もあり，偏って陰も，また余りが有る者である．陽が多いと喜びが多く，陰が多いと怒りが多く，よく怒る者であってもすぐに機嫌をなおす．その陰陽の離合は困難であり，神経過敏にならない．	（霊枢67-2）
気の変化が鍼治療にすぐさま連動して起こる	陰陽が和調し，そうして血氣が潤沢で滑らかであるので，鍼が刺入されて，氣が動く場合，素早い．	（霊枢67-3）
治療を終えて鍼が抜けた後で気だけが動く	陰氣が多く陽氣が少ない．多い陰氣が沈んで，少ない陽氣が浮き，全体としての氣は内に収蔵されることになる．	（霊枢67-3）
何回か鍼を刺して初めて反応が現れる	人の陰が多くして陽が少なく，氣が沈んで収蔵されるので，氣の動きが困難となっている．	（霊枢67-3）
鍼で治療して卒倒するような悪反応が出る	陰陽の氣の偏性や，浮沈の勢が原因ではない．これは下手な医師の失敗，一般的な医師の過失が原因であって，病人の身体・性質に問題はない．	（霊枢67-3）
何回か鍼を刺して病状がますます悪化する	陰陽の氣の偏性や，浮沈の勢が原因ではない．これは下手な医師の失敗，一般的な医師の過失が原因であって，病人の身体・性質に問題はない．	（霊枢67-3）

2) 補瀉の誤治による病態

『黄帝内経霊枢』根結篇（霊枢5-7）では，補瀉の誤治による病態について解説されている．以下の通りである．

邪勝において補法を行うと，邪気が広く蔓延して，胃腸が充満し，肝肺が血気で充満する．

正気が虚して瀉法を行うと，経脈が空虚となり，血気が尽きて枯れ，胃腸が萎縮し，皮膚が痩せて弾力がなくなり，皮毛や腠理が憔悴して枯れる．

3) 病状の悪化に関わる要因

　見かけ上の旺盛な気の治療を行うことで病状が悪化するが，それ以外にも五味の属性を無視して気味が偏って蓄積すると，対応する藏気が過剰となり全体の調和が崩れることが一因として挙げられる．（素問74-32）

4) 刺の三変に基づく営病・衛病・寒痺病における病態

　『黄帝内経霊枢』壽夭剛柔篇（霊枢6-4）には，刺法に三変があると述べている．これは，営病・衛病・寒痺病の三種類に対する刺法で，各々の病態について解説がある．以下の表7.2.5-2に示す．

表7.5.2-2：営病・衛病・寒痺病における病態

病変	病態
營之病	寒熱少氣．血上下行
衛之病	氣痛時來時去．怫慣賁響.風寒客于腸胃之中
寒痺之病	寒痺之留經 留而不去．時痛而皮不仁

出典：（霊枢6-4）

5) 血絡の治療とその反応に関する病態

　『黄帝内経霊枢』血絡篇（霊枢39-1）では，血絡の治療とその反応について解説されている．以下の通りである．

　脈気が旺盛で血虚の場合には，鍼刺により正気が失われるため卒倒する．

　血気がともに旺盛で陰液中の気が多い場合には，血は滑らかであるので鍼刺により血が噴き出す．

　陽気が絡脈に蓄積し長期間留まって外に排泄できない場合には，血が黒く濁る．このため，血は噴き出すことはない．

　新たに水分を摂取すると，水分が絡脈に浸み込む．飲んだばかりであると水分が血に混じり合わないため，瀉血すると水分と血が分かれて出る．

　このようになる場合で，新たに水分を摂取していないと，身中に水分の停滞があり，長期間となれば鍼刺により水腫となる．

　陰液中の気が旺盛で体表部に蓄積すると，その気は絡脈に浸み込む．鍼刺によって血が出ないで気が先に漏れるので，局部が腫れる．

　陰液中と陰液外の気が接触しても，まだ融和していない場合には，鍼治療で瀉すと，陰液中と陰液外の気が喪失して，表裏の機能が分断される．このため，顔色が蒼白となる．

　鍼刺により出血が多くても顔色が変わらないで心が苦悶する場合は，絡脈を刺して経気を虚させてしまったからである．

　虚した陰経脈では，陰液の気が喪失するため心が苦悶する．

陰液中と陰液外の邪気が接触して合わさって痺病となる場合は，邪気が内部で経脈に溢れ，外部では絡脈に注ぐ．このような状態では，陰液中と陰液外の邪気が余剰となり，多く出血させても虚してしまうことはない．

6）　鍼が肉と密着する病態

　病人の熱気が鍼に感応すると，鍼が熱をもつ．鍼が熱すると，肉が鍼に密着し堅く締まる．（霊枢39-1）

7）　腎風に対する誤治の病態

　腎風とは，顔面，足が腫脹して言語障害をきたすものを指す．虚証において，鍼刺は禁忌である．禁忌であるにもかかわらず鍼刺した場合には，呼吸困難，発熱，発汗，口渇，小便黄染，目下腫脹，腹鳴，身体の重怠さ，煩悶，食欲不振，仰臥位の困難がみられる．（素問33-4）

　呼吸困難，発熱，発汗は，風邪が腎陰虚の病人に侵入することによる．小便黄染は，下腹部の熱による．仰臥位が困難であることは，胃中の不和による．仰臥位により咳が激しくなることは，水気が上逆して肺に侵入するためである．目下腫脹は，目下も陰であり，水の陰であるからである．腹鳴は，水気が胃にあるからである．身体の重怠さは，胃経が足にあることによる．煩悶，食欲不振は，水気が脾を圧迫するからである．このほか，月経が停止することは，水気が肺を圧迫して心気が任脈・衝脈に通じないからである．（素問33-5）

8

治療養生学

Therapeutics & Regimen

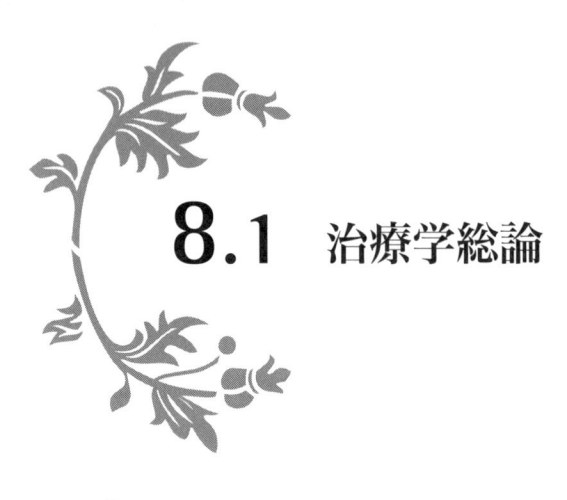

8.1 治療学総論

8.1.1 治療学総論序説

　東洋医学では，疾病は邪正闘争あるいは陰陽失調により発生すると考えるから，治療原則は扶正袪邪，陰陽盛衰の調節にあるといえる．その根本は，患者の証を診断し，その証に随って治療することである．このため，随証治療と表現される．

　日本の伝統医学である漢方医学において，証とは，個々の病人にどのような治療を施すべき確証があるかという意味の証である．例えば，病人の現す各種症状を東洋医学的診察によってその病人に葛根湯で治る確証があれば，その病人に葛根湯の証があると診断するわけである．この日本における随証治療は，患者の証と治療に用いる方剤を結びつける意味で，方証相対といわれている．

　随証治療の相手は，病気一般ではなく，病める個人である．個人には個人差が存在する．よって，東洋医学的治療においては，西洋医学的には同じ疾患でも個人個人の体質に応じて用いる治療方法が異なる（同病異治）．（素問46-2）・（素問70-21）一方，異なった疾患であっても，体質が同じであれば，用いる治療方法が同じになることもある（異病同治）．西洋医学が個人はもとより集団にも目を向けて予防医学にも取り組むのに対し，東洋医学は目前の個人のみの治療に集中するのである．そして，患者個々の希望に沿うように治療に専念することが重要である．（霊枢29-1）・（霊枢29-2）このように，治療に取り組む姿勢は，東洋医学と西洋医学とでは大きく異なっている．

　治療法としては，鍼灸，按摩，導引，薬物など様々であるが，各患者に適した治療法を選択すべきであり，全ての治療法を行うことがよいわけではない．（霊枢42-1）

8.1.2 治療に対する基本姿勢

1) 五過四徳

　『黄帝内経素問』疏五過論篇には，診断・治療において，五過四徳が述べられている．（素問77-1）その一つとして，治療に臨んでは厳粛な態度，男女の差を踏まえることが重要としている．（素問77-5）・（素問77-6）なお五過四徳とは，貴賤貧富の変遷を問わないこと（素問77-2），飲食居処苦楽の変遷を問わないこと（素問77-3），脈診が十分できないこと（素問

77-4），診療に厳粛な態度で臨まないこと（素問77-5），発病原因と経過を理解しないこと（素問77-6）が五過であり，藏府の気を重要とすること，気の本来あるべき状態を把握すること，治療原則を守ること，取穴の法則を守ることが四徳（素問77-7）である．

2）　四失

『黄帝内経素問』微四失論篇（素問78-1）には，治療における四種類の失敗について述べられている．陰陽逆従を理解しないこと，修行を最後まで終えないで未熟な治療を行うこと，十分な問診を行わないこと，すぐに脈診を行って診断を確定しようとすることを挙げている．

3）　諸事項

五行論に基づいて，四季あるいは五藏の脈状の変化を把握することが重要としている．（素問22-1）・（素問75-2）

津液の循環は，生命維持に非常に重要であり，治療においても考慮すべき要点である．（素問76-1）

太陽・星・月の軌道から四季を判別し，その変化を人体の生理に当てはめて，治療に応用することが重要と考えていた．（素問75-1）・（素問75-2）天・地・人においては，全て，陰陽・表裏・上下・雌雄が互いに交流して，調和しあうことが大原則とされていた．（素問75-1）

8.1.3　治法の分類

1）　標治・本治

病気には，本病と標病がある．（素問65-1）標本について，①標は本来の原因により本来あるべき症状とは逆の症状を呈する病態，本は本来の原因により本来あるべき症状を呈する病態とするもの，②標は後に生じた病で，本は先に生じた病とするもの，③発源部を本，病状が現れる部を標とするもの，④体表部を標，五藏六府を本とするもの，⑤発源部を本，伝変したものを標とするもの，⑥本は風寒熱湿燥火の六気から生じるもの，標は三陰三陽から発症するものなど，種々の考え方がある．（素問65-1）・（素問74-23）

本病に対して本治法，標病に対して標治法，両者を同時に治療する兼治法がある．標本の区別を行って，治療を立てることが重要である．症状の現れ方により，治療すべき病気が標本でみて入れ替わることもある．（素問65-1）・（素問65-2）基本的には，本病の治療が優先されるが，腹満，大小便の不通に関しては，標病であっても先に治療すべきである．（素問65-3）・（霊枢25-1）急病（標病）を先に治し緩病（本病）を後で治す，外感（標病）を先に治し雑病（本病）を後で治すということが一般的法則であるが，特殊な状況においては臨機応変に構えることが重要である．春夏は標治を先に本治を後に行い，秋冬は本治を先に標治を後に行う．（霊枢29-2）

2) 正治・反治

邪気の性質に逆らう治療を正治，邪気の性質に従う治療を反治という．（素問74-30）正治では熱証に対して寒薬を，寒証に対して熱薬を用いるが，反治では熱証に対して熱薬を，寒証に対して寒薬を用いることになる．反治における証は見かけ上のものであり，本質は正治と同じである．すなわち，見かけ上熱証でも本質は寒証であるから熱薬を用いるのである．見かけ上の旺盛な気の治療を行うことで病状が悪化するが，それ以外にも五味の属性を無視して気味が偏って蓄積すると，対応する藏気が過剰となり全体の調和が崩れることが一因として挙げられる．（素問74-32）

3) 逆・従

治療には逆・従があり，逆は反する治療，従は適切な治療を指す．（素問65-3）

4) 八法

治法として，八法が一つの基本形となる．八法は，清代の程鍾齢が『医学心悟』で提唱したもので，「病の本質は内傷・外感の四字で，病状は寒熱・虚実・表裏・陰陽の八字で概括できる．それゆえ治法は，汗・吐・下・和・温・清・消・補の八法で概括できる」と記されている．

①汗法

『黄帝内経素問』陰陽應象大論篇（素問5-22）の「其在皮者.汗而發之」という見解に基づいて，肺気を宣散する，営衛を調節する，腠理を開くなどの作用を通して，肌表にある邪気を汗とともに追い出す治療方法である．汗法には，発汗させるだけでなく，発汗によって腠理を開き，肺気を宣発し，営衛を調和させる効能がある．そのため，汗法は外感六淫による表証に用いるだけでなく，すべての腠理，営衛の詰まりによる寒熱，皮毛・汗の異常などの病症の治療にも用いることができる．

②吐法

『黄帝内経素問』陰陽應象大論篇（素問5-22）には，「其高者因而越之」という原則がある．すなわち，嘔吐させることによって，上焦部位の咽喉，胸膈，胃脘などに停留している痰涎，宿食や，誤食した毒物などを口から排出させるという治法である．

③下法

『黄帝内経素問』陰陽應象大論篇（素問5-22）には，「其下者引而竭之」という原則がある．すなわち，胃腸を洗浄して，宿食，燥屎，停水，瘀血，結痰などを下の竅から排出することによって病変を除く治法である．燥屎内結，熱結便秘，停痰留飲，瘀血内蓄など，病位が腸胃にあるときに使用する．

④和法

和法は，和解と調和の作用によって病邪を除く治法である．和解とは，和裏解表のことで，半表半裏証にのみ使用する治療方法である．

⑤温法

温法は，温中散寒，回陽，通絡等の効能によって，寒邪を追い出し，陽気を回復させ，経絡を通じさせ，血脈を調和し，裏寒証を解消する治法である．『黄帝内経素問』至眞要大論篇の「治寒以熱」（素問74-21），「寒者熱之」（素問74-30）に基づく治療方法である．

⑥清法

清法は，清熱瀉火で，火熱の邪気を除くことにより，裏熱証を治療する方法である．『黄帝内経素問』至眞要大論篇の「治熱以寒」（素問74-21），「熱者寒之」（素問74-30）の原則に基づいて，寒涼性質の薬で火熱邪を清解除去するのである．

⑦消法

消法は，消食導滞，消堅散結することによって，気，血，痰，湿，虫などが積聚したことによって形成された有形の結滞を徐々に消散させる治法である．『黄帝内経素問』至眞要大論篇（素問74-30）には，「堅者削之」，「結者散之」という記載がある．

⑧補法

補法は，気・血・陰・陽あるいは藏府の虚損を補養する治法である．『黄帝内経素問』三部九候論篇（素問20-3）には「虚則補之」，『黄帝内経素問』陰陽應象大論篇（素問5-22）には「精不足者．補之以味」と記載している．

8.1.4 治療指針総論

1) 基本指針

『黄帝内経素問』至眞要大論篇（素問74-33）には，治療における気の調和を総括して，「調氣の方は，必ず陰陽を別かちて，その中外を定め，各々その郷を守る．内なる者は内治し，外なる者は外治す．微なる者は之を調え，その次は之を平にし，盛んなる者は之を奪い，汗する者は之を下し，寒熱温涼は，之を衰えしむるに屬を以てし，その利とするところに随う．道を謹みて法の如くすれば，萬擧して萬全なり．氣血　正平たりて，長く天命を有さん」と述べている．

『黄帝内経素問』陰陽應象大論篇（素問5-19）では，一般的に疾患に罹患していることが判明したら，すぐに治療を開始することが重要としている．早期の治療は，疾患の予後を改善する可能性がある．外邪が侵入してくる場合，皮毛，肌膚，筋脈，府，藏へと徐々に進行し，深部に入るほど疾患はより重篤になると考えていた．そして，邪がより浅い部位に留まるうちに治療をする医師が優秀と判断していた．また，同篇（素問5-22）において，病邪の強さと部位，患者の状態などにより治療内容は異なるが，基本的には血実には決，気虚には掣引としている．

『黄帝内経霊枢』五色篇（霊枢49-4）では，病変部位の深浅あるいは表裏について，裏の病はまず裏の治療を行ってから，表に症状があれば次に表の治療を行うことが重要であり，反した治療を行うと病状が悪化するとしている．同様に，表の病はまず表の治療を行ってから，裏に症状があれば次に裏の治療を行うことが重要であり，反した治療を行うと病状が悪化する．

『黄帝内経霊枢』大惑論篇（霊枢80-2）には，先に五藏を調えて，邪気を除き，さらに営衛の状態を調え，実証には瀉法，虚証には補法を行い，患者の身体的精神的病状をよく把握した

うえで，治療を開始することが重要としている．

『黄帝内経素問』調經論篇（素問62-2）では，五藏の機能は血気が経脈を順調に流れることによって成立しており，この機能を維持することが重要としている．

『黄帝内経霊枢』百病始生篇（霊枢66-5）では，疼痛の部位から病変の存在を把握し，虚実，四時の時令を考慮した治療を行うことを至治と表現している．

2) 虚実補瀉

虚実に対して，補瀉の治療を行うことが原則である．『黄帝内経素問』調經論篇（素問62-1）には，「有餘寫之．不足補之」とある．『黄帝内経素問』至眞要大論篇（素問74-28）には，「盛者寫之．虚者補之」とある．『黄帝内経霊枢』大惑論篇（霊枢80-2）には，「盛者寫之．虚者補之」とある．

『黄帝内経素問』三部九候論篇（素問20-3）では，診察においては，まず肥痩から正気の虚実を判断する．実証なら瀉法を，虚証なら補法を行う．「實則寫之．虚則補之」と記載されている．通常，瀉法の後に補法を行う．

3) 王公・貴族への対応

王公，貴族のように，驕り高ぶり傲慢な場合には，ただ厳しく指導しても，よけい病状を悪化させることがある．病気を憎まない者はいないのであって，「告之以其敗．語之以其善．導之以其所便．開之以其所苦」の姿勢で諭すことで，治療者と患者のよい関係が築けるとしている．（霊枢29-2）

4) 顔面の色調・左右・男女の違いを考慮した治療

『黄帝内経霊枢』五色篇（霊枢49-6）では，顔面の色調，左右，男女の違いを考慮した治療について解説されている．

発症した部分が有れば，陰の不足には陰を補って陽を和し，陽の不足には陽を補って陰を和し，顔面に現れた異常が取れれば，発症した部分が判明するので，この望診法を把握して実施すれば，その効果は百発百中である．

顔面左は陽，右は陰といったように，左右を弁別することが重要である．これを大道という．

男女は，男が陽，女が陰であるので，左右の位が異なる．これを陰陽という．

詳細に顔面の発色の艶，暗さといった良し悪しを判断することが実行できる者を良工という．

5) 病気の内外の別による治療

『黄帝内経素問』至眞要大論篇（素問74-30）では，病気の内外の別による治療について解説されている．以下の通りである．

内部の病気が外部に影響を及ぼす場合は，内部の病気を治療する．

外部の病気が内部に影響を及ぼす場合は，外部の病気を治療する．

内部の病気が外部に影響を及ぼして外部の症状が重くなった場合は，まず内部の病気を治療して後に外部の病気を治療する．

外部の病気が内部に影響を及ぼして内部の症状が重くなった場合は，まず外部の病気を治療して後に内部の病気を治療する．

　内部と外部の病気が互いに影響を及ぼさない場合は，内外どちらかの本病を治療する．

6）　寒熱が複雑に入り混じった病態における治療

　通常，寒の病態に対しては熱の治療を，熱の病態には寒の治療を行うが，両者が入り混じった場合には，注意が必要である．飲食衣服も，寒温のバランスを合わせることが必要である．寒い状況といっても冷え冷えとすることがなく，暑い状況といっても汗を出すほど暑過ぎることがないようにする．飲食物は，熱い食事といっても口を火傷するほど熱くせず，冷たい食事といっても冷え冷えとすることがないようにする．このような配慮が必要である．（霊枢29-2）

7）　1日の時間帯による症状の差に応じた治療

　ある藏が単独で発症する場合には，五行による，その藏を剋する関係にある時刻において病状が激しくなり，一方，ある藏が剋する関係にある時刻には軽快することになる．このような場合には，ある藏が剋される時刻において，剋する側の藏を瀉し，剋される藏を補う治療を行う．例えば，脾病では木剋土とならないように，木性の時刻である寅，卯の刻に肝を瀉し，脾を補う治療を行う．（霊枢44-3）

8）　顔色からみた治療

　経脈中の邪気が藏に入れば，藏特有の色が病的に発現する．この場合には，必ず裏である藏を治療すべきである．（霊枢37-1）

9）　精神療法

　古代の巫医は，様々な疾患に対する精神療法の有効性を知っていた．病気の発症原因を理解していたので，祈祷などで精神的に治すことができた．『黄帝内経』の時代には，祝由という巫医の祈祷とは異なった，精神的指導などによる精神療法を確立していた．（霊枢58-2）

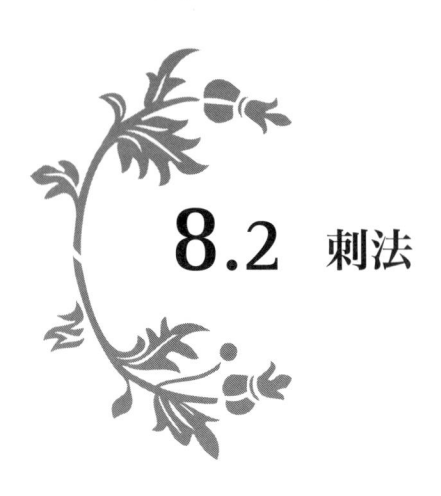

8.2 刺法

8.2.1 刺法序説

刺法とは，鍼具を利用して疾病を治療する一種の操作方法である．体表にある腧穴上に鍼刺，叩撃，放血などの処置を施して，治療目的を達成する一切の医療行為のことである．刺法において，各種鍼具の運用，適合する鍼刺手法の選定が重要な二面である．

8.2.2 鍼

1）『黄帝内経』における九鍼

①東洋医学における九鍼

『黄帝内経霊枢』九鍼十二原篇・官鍼篇・九鍼論篇，『黄帝内経素問』鍼解篇では，鍼を九種類に分類している．すなわち，鑱鍼・員鍼・鍉鍼・鋒鍼・鈹鍼・員利鍼・毫鍼・長鍼・大鍼である．九鍼と天地，四時，陰陽などとの関係が『黄帝内経霊枢』九鍼論篇（霊枢78-1）に述べられている（表8.2.2-1）．

表8.2.2-1：東洋医学における九鍼

数	一	二	三	四	五	六	七	八	九
全体	天	地	人	時	音	律	星	風	野
人	皮	肉	脉	筋	聲	陰陽合氣	齒面目	出入氣	九竅 三百六十五絡
鍼	鑱鍼	員鍼	鍉鍼	鋒鍼	鈹鍼	員利鍼	毫鍼	長鍼	大鍼

出典：（霊枢78-1）

九鍼のように「九」を規準としたことについて，『黄帝内経霊枢』九鍼論篇（霊枢78-2）に以下のように述べられている．聖人が天地の原理を創設した時に，一に始まり，終りを九にするものであり，大地を九州の区域に分けて九野を創設した．基本となる九に，基本となる九を掛けることで，九九八十一となり，規準の数として創設した．このように，鍼は九という数に対応している．

②九鍼の特徴

九鍼の形態について，図8.2.2-1に示す．

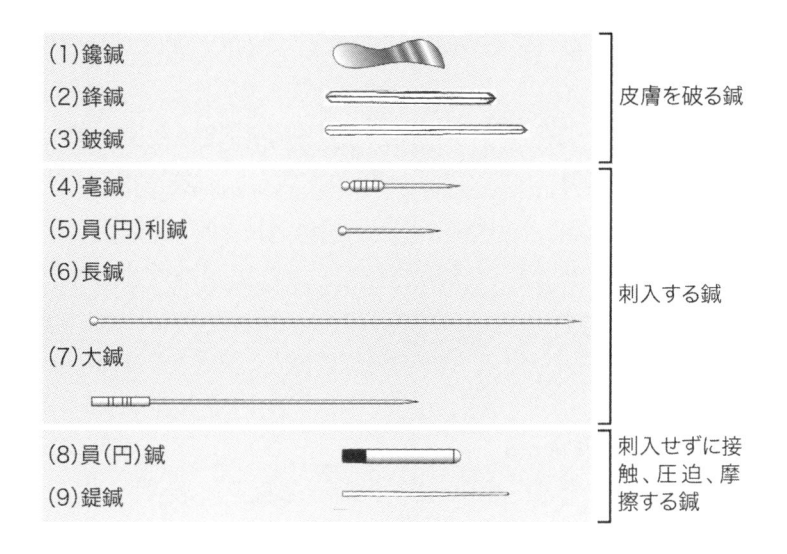

図8.2.2-1：『黄帝内経』における九鍼

鑱鍼は，鍼頭が大きく鏃に似て，体表の邪熱を瀉す場合に用いられる．（霊枢1-4）また，病邪が皮膚にあって，病変部が一定でない場合にもよいが，皮膚が白い場合は禁忌である．（素問54-3）・（霊枢7-1）鍼頭を大にして鍼尖を鋭くし，鍼を深く入れることがないようにして浅刺を行い，体表に邪気が存在する病気を対象として，表に存在する邪気を排出させる．（霊枢78-3）

員鍼は，卵形で，肌肉が会合する部分である分肉を丸い鍼先で按摩するように用いられる．分肉の邪気を瀉す効果がある．（素問54-3）・（霊枢1-4）・（霊枢7-1）鍼身を円筒形にして鍼尖を円くし，肉分（肌肉）を傷害することがないようにするべきであり，もし傷害すれば肌肉の気が尽きてしまうことになる．（霊枢78-4）

鍉鍼は，鍼先が黍や粟のように円くなっているが，少し先鋭であり，経脈を按ずるようにして，気血を流通させるように用いられる．（素問54-3）（霊枢1-4）経気が虚した場合にその経脈の五兪穴に治療する．（霊枢7-1）鍼身を大にして鍼尖を円くして，経脈，絡脈を按ずるだけでよく，鍼を刺し入れることがないようにして，正気を導き充実させることで，邪気のみを排出させる．（霊枢78-5）

鋒鍼は，鋭利な刃が三面にあり，痼疾を治療する場合に用いられる．（霊枢1-4）病変が経絡にあって，痼痺を治療する，あるいは五藏にあって慢性化したものを五兪穴に取って治療する．（霊枢7-1）病邪が筋にある場合によい．（素問54-3）鍼身を円筒形にして鍼尖を鋒のように鋭い形にして，熱を瀉し血を出すようにさせれば，痼病（頑固で長引く病）は消退する．（霊枢78-6）

鈹鍼は，鍼先が剣鋒のようで，切開排膿に用いられる．（霊枢1-4）大きな膿腫を治療する．（霊枢7-1）鍼尖を剣の鋒先のようにさせて，大膿を切開して排除することができる．（霊枢

78-7)

　員利鍼は，馬尾の毛のような太さで，鍼先は円く鋭く，中間部分はわずかに太く，急性の邪気を除く場合に用いられる．（霊枢1-4）急性の痺病を治療する．（霊枢7-1）鍼尖を馬毛のように細く強靭にして，かつ円くかつ鋭く，鍼身をやや大きくさせて，暴痺の邪気を除去する．（霊枢78-8）

　毫鍼は，鍼先が非常に細く，真気を養い，痛みのある痺病を治療する場合に用いられる．（霊枢1-4）・（霊枢7-1）鍼尖を細くして，静かにゆっくり刺入し，浅い部位に長く留鍼すれば，正気は導かれ，正気も邪気もともに動く，すなわち，正気は充実して回復し，一方で邪気は消散することになり，正気を導いたうえで鍼を抜いて，こうして正気を養うのである．（霊枢78-9）

　長鍼は，鍼先は鋭く，中間部分は薄く，深部の慢性の痺病を治療する場合に用いられる．（霊枢1-4）・（霊枢7-1）鍼身を長くし，鍼尖を鉾先のように鋭くし，深部の邪気による慢性の痺症を除くことができる．（霊枢78-10）

　大鍼は，鍼先は杖のようで，先端は微かに丸く，関節の過剰な水分を除く場合に用いられる．（霊枢1-4，霊枢7-1）鍼尖を杖のようにして，鉾先をやや円くさせて，正気が関節を通過できない状態を解除することが重要である．（霊枢78-11）偏枯に対しては大鍼を用いる．（霊枢23-1）

　このような『黄帝内経』の記載に基づき整理すると，以下の通りである（表8.2.2-2）．なお，出典を最右蘭に示したが，項目が限定される場合には，その蘭内に出典を明記した．

表8.2.2-2：九鍼の特徴

数	一	二	三	四	五	六	七	八	九	出典
鍼	鑱鍼	員鍼	鍉鍼	鋒鍼	鈹鍼	員利鍼	毫鍼	長鍼	大鍼	
様式	巾鍼	絮鍼	黍粟之鋭	絮鍼	劍鋒	氂鍼	毫毛	綦鍼	鋒鍼	(霊枢78-12)
形状	頭大末鋭	鍼如卵形	鋒如黍粟之鋭	刃三隅	末如劍鋒	大如氂，且員且鋭，中身微大	尖如蚊虻喙	鋒利身薄	尖如挺，其鋒微員	(霊枢1-4)
形状	去末寸半，卒鋭之	箭其身而卵其鋒		箭其身，鋒其末	廣二分半	微大其末，反小其身令可深内也			其鋒微員	(霊枢78-12)
大きさ	長一寸六分	長一寸六分	長三寸半	長一寸六分	長四寸，廣二分半	長一寸六分	長一寸六分	長七寸	長四寸	(霊枢1-4)
長さ	長一寸六分	長一寸六分	長三寸半	長一寸六分	長四寸	長一寸六分	長一寸六分	長七寸	長四寸	(霊枢78-12)
主治と方法	去寫陽氣	揩摩分間，不得傷肌肉，以寫分氣	主按脉，勿陷以致其氣	以發痼疾	以取大膿	以取暴氣	靜以徐往，微以久留之，而養，以取痛痺	可以取遠痺	以寫機關之水也	(霊枢1-4)
主治と方法	病在皮膚，無常處者，取以鑱鍼于病所，膚白勿取	病在分肉間，取以員鍼于病所	病在脉氣少，當補之者，取之鍉鍼于井滎分輸	病在經絡痼痺者，取以鋒鍼，病在五藏固居者，取以鋒鍼，寫于井滎分輸，取以四時	病爲大膿者，取以鈹鍼	病痺氣暴發者，取以員利鍼	病痺氣痛而不去者，取以毫鍼	病在中者，取以長鍼	病水腫不能通關節者，取以大鍼	(霊枢7-1)
主治	熱在頭身	分間氣	按脉取氣，令邪出	癰熱出血	大癰膿兩熱爭者	取癰痺者	寒熱痛痺在絡者	取深邪遠痺者	取大氣不出關節者	(霊枢78-12)
主治	皮	肉	脉	筋	骨	調陰陽	益精	除風	通九竅，除三百六十五節氣	(素問54-3)
主治と方法（主治）	一者天也，天者陽也，五藏之應天者肺，肺者五藏六府之蓋也，皮者肺之合也，人之陽也（霊枢78-3）	二者地也，人之所以應土者肉也（霊枢78-4）	三者人也，人之所以成生者血脉也（霊枢78-5）	四者時也，時者，四時八風之客於經絡之中，爲瘤病者也（霊枢78-6）	五者音也，音者，冬夏之分，分於子午，陰與陽別，寒與熱爭，兩氣相搏，合爲癰膿者也（霊枢78-7）	六者律也，律者，調陰陽四時，而合十二經脉，虚邪客於經絡，而爲暴痺者也（霊枢78-8）	七者星也，星者，人之七竅，邪之所客於經，而爲痛痺，舍於經絡者也（霊枢78-9）	八者風也，風者，人之股肱八節也，八正之虚風，八風傷人，内舍於骨解腰脊節腠理之間，爲深痺也（霊枢78-10）	九者野也，野者，人之節解皮膚之間也，淫邪流溢於身，如身水之状，而溜不能過於機關大節者也（霊枢78-11）	
主治と方法（方法）	必以大其頭而鋭其末，令無得深入，而陽氣出（霊枢78-3）	必箭其身而員其末，令無得傷肉分，傷則氣得竭（霊枢78-4）	必大其身而員其末，令可以按脉勿陷，以致其氣，令邪氣獨出（霊枢78-5）	必箭其身而鋒其末，令可以寫熱出血，而痼病竭（霊枢78-6）	必令其末如劍鋒，可以取大膿（霊枢78-7）・	必令尖如氂，且圓且鋭，中身微大，以取暴氣（霊枢78-8）	令尖如蚊虻喙，靜以徐往，微以久留，正氣因之，眞邪俱往，出鍼而養者也（霊枢78-9）	必長其身，鋒其末，可以取深邪遠痺（霊枢78-10）	令尖如挺，其鋒微員，以取大氣之不能過於關節者也（霊枢78-11）	

空欄：記載なし

2) 現行における標準鍼

①毫鍼

『黄帝内経』における毫鍼を基本としている．その原型を現代まで留めて用いられている鍼である．構造上，鍼柄，鍼根，鍼体，鍼尖に分類される（図8.2.2-2）．

鍼柄は，鍼の弾入時に叩く部位であり，刺入時に把持する部分である．軸あるいは竜頭とも表現される．

鍼根は，鍼体が鍼柄に組み込まれている部分である．鍼脚とも表現される．

鍼体は，身体に刺入される部分である．鍼尖から鍼根までの部分に相当する．穂とも表現される．

鍼尖は，鍼を弾入する際に皮膚を切る部分である．穂先とも表現される．

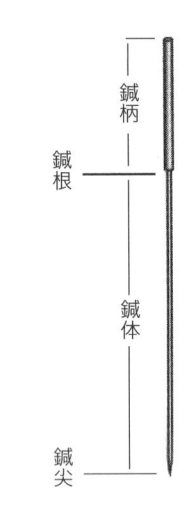

図8.2.2-2：毫鍼の構造

②三稜鍼

『黄帝内経』における鋒鍼が発展してできたものである．鍼尖が三角錐の形状となっており，鋭く太いことから三稜鍼と表現されている．切開排膿のため，あるいは出血を促すために用いられる．瀉法に限定されることになる．

③火鍼

古代の焠鍼である．痺症あるいは癰疽などの治療に用いられる．

④温鍼

刺鍼のうえ，鍼柄にもぐさを燃やす手法を結合させて，火力で経脈を温通させ，気血を巡らせる．一切の経絡不通の疾病を治療するものである．毫鍼刺法の補助的手法ともいえる．決して灸法に含ませることはできない．

⑤皮膚鍼

『黄帝内経霊枢』官鍼篇（霊枢7−2）中の毛刺から発展したものである．手首をリズミカルに上下動させて，鍼先を皮膚に軽く接触させたり，あるいは皮膚をごく浅く刺したりする治療に用いられる．成人にも用いられるが，わが国での対象は，主に乳幼児である．このため，小児鍼とも表現される．摩擦鍼，接触鍼，集毛鍼などに分類されることがある（図8.2.2-3）．

乳幼児では，摩擦鍼，接触鍼が用いられる．成人では，集毛鍼が用いられる．中国では，蓮の実の頭のような形をした鍼体に数枚の小鍼を取り付けたものを使用する．5枚取り付けたものを梅花鍼，7枚取り付けたものを七星鍼という．

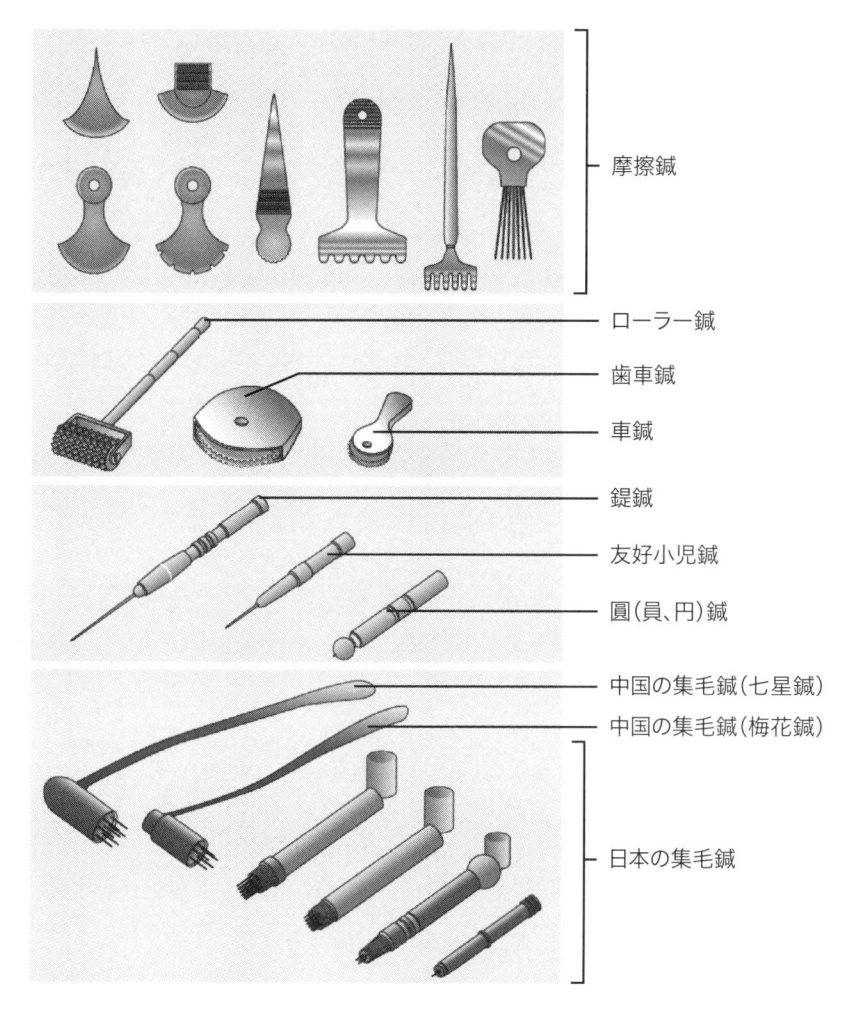

摩擦鍼

ローラー鍼

歯車鍼

車鍼

鍉鍼

友好小児鍼

圓(員、円)鍼

中国の集毛鍼(七星鍼)

中国の集毛鍼(梅花鍼)

日本の集毛鍼

図8.2.2-3：皮膚鍼

⑥皮内鍼

浅刺臥鍼に用いる小型の鍼具で，顆粒式（日本で創作）とピン式（中国で改良）がある．

8.2.3 体位

1）仰靠

頭をもたげて椅子にかける体位である．頸，顔，頸前部の腧穴に適応される．

2）側伏

横向きにうつ伏せになる体位である．側頭部，頸項側部の腧穴に適応される．

3）托頭

頬づえをつく体位である．前頭部の腧穴に適応される．

4）俯伏

前に屈む体位である．背，腰，項部の腧穴に適応される．伏臥式を採用してもよい．

5）屈肘仰掌

手掌を上に向け両手を出す体位である．手の三陰経の腧穴に適応される．

6) 横肱

肘を曲げ左右の上腕を真っ直ぐ揃える体位である．上肢外側の腧穴に適応される．手の陽明経では拳を立てて取り，手の少陽経，手の太陽経では手掌を下にして取り，養老，神門などの腧穴には手を回して取る．

7) 側臥

横向きに臥する体位である．下肢外側，胸脇部などの腧穴に適応される．居髎（窌），環跳穴では上腿を曲げたり，下腿を伸ばしたりして取り，章門，大包穴では手で頭を抱えて取る．

8) 仰臥屈膝

仰臥して両膝を曲げた体位である．全ての顔，頸，胸，腹，下肢の前方と内側などにある腧穴に適応される．

9) 伏臥

うつ伏せの体位である．頭，項，背，腰尻，下肢後側部などにある腧穴に適応される．

10) 開口

口を開けた状態で鍼刺するものである．上関穴に適応される．（霊枢2-13）

11) 閉口

口を閉じた状態で鍼刺するものである．下関穴に適応される．（霊枢2-13）

12) 屈膝

膝を屈曲して鍼刺するものである．犢鼻穴に適応される．（霊枢2-13）

13) 手首伸展

手関節を伸展させて鍼刺するものである．両関穴（内関とする説・内関と外関とする説・髀関と陰関（承扶）とする説がある）に適応される．（霊枢2-13）

14) 立位

こむらがえり（轉筋）には，患者を立たせて鍼刺する．（霊枢2-16）

15) 四肢伸展

麻痺して冷える者（痿厥）には，四肢を伸ばせて鍼刺する．（霊枢2-16）

8.2.4　角度

1) 直刺

一般的な鍼刺方向であり，90度の垂直をもって刺す場合である．毫鍼による補瀉手法，三稜鍼による点刺，火鍼での速刺速出，皮膚鍼による叩打などの場合，筋肉の充実した部位の腧穴に対して適応される．

2) 斜刺

45度に傾斜して刺し入れる方法である．毫鍼による順逆の補瀉，風池，鳩尾などの腧穴に対して適応される．

3) 横刺

鍼身を15~25度横にして刺し入れる方法である．一般に頭部の肌肉の浅い腧穴（百会，陽

白，攢竹など），皮下鍼を用いる場合などに適応される．

8.2.5 鍼刺の順序

1) 上下

上実下虚の場合には，上から下に鍼刺を行い，血気の下行を導く必要がある．逆に上虚下実の場合には，下から上に施鍼し，気血の上昇を図る必要がある．

2) 陰陽

陽虚陰盛の場合には，まず温陽の腧穴を取って鍼刺し，次に瀉陰の腧穴を取る．陰虚陽盛の場合には，まず滋陰の穴位に鍼刺し，次に瀉陽の穴位に刺す必要がある．

3) 同一経脈

同一経脈上の複数の腧穴に鍼刺する場合，補瀉により異なる．補法においては，経脈の流れに応じながら鍼刺する．瀉法においては，経脈の流れと逆方向に鍼刺しなければならない．

8.2.6 鍼刺の深さ

1) 一般的基準

『黄帝内経素問』寶命全形論篇（素問25-5）では，刺入の深浅は，病の深さを把握して行うとしている．一般的な基準は，以下の通りである．

①部位

四肢内側は，筋肉が厚い．深く刺す．

四肢外側は，皮肉が薄い．浅く刺す．

胸背部は，心肺が存在する．浅く刺す．

腰腹部は，腸腑が存在する．深く刺す．

頭，顔は，諸陽が会する所で，皮膚が薄く骨が多い．浅く刺す．

②体質

年齢でみると，老人と嬰児には浅く，青年と壮年には深く刺す．

性別では，婦人には浅く，男子には深く刺す．

体形では，痩型には浅く，肥満型には深く刺す．

気血では，気虚および血虚には浅く，気血充実には深く刺す．

③病状

病型としては，虚証および熱証には浅く，実証および寒証には深く刺す．

病位としては，病邪のある部位（皮→肉→筋→骨の順に深くなる）に的確に鍼刺しなければ効果が期待できないとされる．浅すぎても深すぎてもいけない．

2) 『黄帝内経素問』刺要論篇の記載

『黄帝内経素問』刺要論篇（素問50-1）には，鍼刺において適切な深さがあり，深すぎれば

藏府を損傷し，浅すぎれば表面に壅滞を生じるとしている．例えば，毫毛，腠理に鍼刺すべき場合に，深すぎれば皮膚を損傷し，肺が乱れ，温瘧となり，悪寒戦慄する．皮膚を鍼刺すべき場合に，深すぎれば肌肉を損傷し，脾が乱れ，腹部脹満，食欲不振をきたす．肌肉を鍼刺すべき場合に，深すぎれば脈を損傷し，心が乱れ，夏に心痛となる．脈を刺すべき場合に，深すぎれば筋を損傷し，肝が乱れ，春に熱病となり，筋が弛緩する．筋を刺すべき場合に，深すぎれば骨を損傷し，腎が乱れ，冬に腹満，腰痛となる．骨を刺すべき場合に，深すぎれば髄を損傷し，脛が痺れ，歩行不能となる．

3) 『黄帝内経素問』刺齊論篇の記載

『黄帝内経素問』刺齊論篇（素問51-1）にも，鍼刺における浅刺深刺の考え方が述べられている．深刺を行う場合に，十分な深さが得られないと目的とする部位の治療ができないばかりか，より浅い部位の損傷をきたすこと，浅刺の場合，誤って深く刺してしまうと，目的とする部位より深い部位の損傷を起こすとしている．

4) 『黄帝内経霊枢』終始篇の記載

『黄帝内経霊枢』終始篇（霊枢9-7）にも，種々の条件により，鍼刺の深さを変更する必要があると述べている．

季節によって，鍼刺の深さは変わる．春には春の脈気のある皮毛に，夏には夏の脈気のある皮膚に，秋には秋の脈気のある分肉に，冬には冬の脈気のある筋骨に合わせる．

肥痩に応じて変える．肥満の人には深く，痩せた人には浅く刺す．

疼痛があり，按じても部位が不明の場合は，病変が深く，鍼刺も深くする．

瘙痒感のある場合は，浅く刺す．

8.2.7 刺法の適応

次第に，適応範囲が拡大してきている．

内科では，各種痛症，麻痺症，胃腸病，喘息，痿症（半身不随），癲癇症（中風），不眠症，肝陽病，遺尿などである．

小児科では，驚癇（小児のてんかん発作），疳積（幼児の貧血症），小児麻痺などである．

婦人科では，月経痛，病的月経閉鎖，帯下，陰挺（陰核肥大および子宮下垂）などである．

五官科では，顔面麻痺，歯痛，聾唖，赤眼，喉痺（喉頭結核・喉頭梅毒）などである．

逆に，梅毒，急性高熱症，外傷出血，骨折，寄生虫病などのある種の伝染病などに対しては効果を持たない．

『黄帝内経霊枢』五禁篇（霊枢61-1）では，九鍼の論を理解して適した刺法を行うことを九宜と称しているが，具体的な記載がない．

8.2.8 刺法の禁忌

1) 部位の禁忌

重要な臓器のある場所，重要な血管のある場所が挙げられる.

『黄帝内経素問』診要經終論篇（素問16-3）では，胸腹に鍼刺する場合には五藏を避ける必要があるとしている. このために，患部に布をあて慎重に刺入することが大切である. 五藏に刺入した場合には，疾患が改善することなく，数日以内に死亡する. 鬲に刺入した場合には疾患が軽快することがあっても，1年以内に死亡する. 刺禁論篇（素問52-1）にも，同様の記載があり，肝・肺・心・腎・脾・胃・心包への鍼刺は避けなければならないとしている. さらに，鍼刺してしまった場合，心では1日で，肝では5日で，腎では6日で，肺では3日で，脾では10日で，胆では1日半で死亡するとしている.（素問52-2）なお，診要經終論篇（素問16-3）では，「中心者. 環死. 中脾者. 五日死. 中腎者. 七日死. 中肺者. 五日死. 中鬲者. 皆爲傷中」としている. また，『黄帝内経素問』四時刺逆從論篇（素問64-4）では，「中心一日死. 其動爲噫. 中肝五日死. 其動爲語. 中肺三日死. 其動爲欬. 中腎六日死. 其動爲嚔欠. 中脾十日死. 其動爲呑」としている.

『黄帝内経霊枢』背腧篇（霊枢51-1）では，俞穴には不可としている.

『黄帝内経霊枢』邪氣藏府病形篇（霊枢4-2）では，経穴に刺して，肉や関節に刺してはならないと指摘している.

『黄帝内経素問』刺禁論篇では，顔面，足底，背骨間，欠盆（素問52-2），大腿内側，客主人（上関），膝蓋骨，腕の太陰肺経脈，足少陰腎経脈（素問52-3），胸中，肘窩，腋脇下，下腹部，腓腸（ふくらはぎ），瞼上，関節（素問52-4）には注意が必要としている.

2) 腧穴の禁忌

実際には，部位の禁忌の基礎上に生じるものである. 古代文献に禁忌穴が経験的教訓として記載されているが，近年，鍼具の改善，解剖学的知識が向上することにより，以前より危険性が低下したといえる. すなわち，禁鍼の腧穴は絶対的なものとみる必要はない. なお，「禁」は禁止ではなく，極秘として封じていたことを指すことから，秘伝穴を意味する可能性を指摘するものがある.

禁鍼穴としては，神庭，脳戸，顖会，玉枕，絡却，承霊，顱息，角孫，承泣，神道，霊台，膻中，手五里，青霊，神闕，横骨，箕門，承筋，水分，会陰，乳中，三陽絡，急脈がある.

妊婦の禁鍼穴としては，合谷，三陰交，欠盆，腹部および腰尻などの腧穴がある.

その他，女子の石門がある.

『黄帝内経素問』刺禁論篇（素問52-2）・（素問52-3）では，足背（衝陽穴），頭部（脳戸穴），舌下（廉泉穴），郄中（委中穴），気街（気衝），乳上（乳中穴），拇指球（魚際穴），客主人（上関），手太陰肺経脈，足少陰腎経脈には注意が必要としている.

『黄帝内経霊枢』本輸篇（霊枢2-14）では，五俞穴が内通する部位で，誤刺により五藏の気

を尽きさせる危険がある場合は，鍼刺を禁忌とすると述べている．「足陽明．挾喉之動脉也．其腧在膺中」として人迎穴，「手陽明次．在其腧外．不至曲頬一寸」として扶突穴，「手太陽．當曲頬」として天窓穴，「足少陽．在耳下曲頬之後」として天容穴あるいは天衝穴，「手少陽．出耳後．上加完骨之上」として天牖穴，「足太陽．挾項大筋之中髪際」として天柱穴，「陰尺動脉．在五里」として手五里穴がある．以上を五臟之禁という．

3) 臨時状況の禁忌

性交の前後，酒酔の前後，怒りの前後，疲労の前後，飽食の前後，空腹，口渇，驚き（素問52-3）・（霊枢9-9）恐れ，乗車後，遠路歩行後（霊枢9-9）などが挙げられる．驚いた人には，落ち着いてから治療を行う．その他，車に乗って揺られてきた人には，1回の食事時間分空けてから治療する．歩いてきた人には，10里程度歩く時間分休ませてから治療する．（霊枢9-9）これは，脈気が乱れて，適切な診断ができないからであって，粗雑な医師は十分な診察ができないので誤治することになり，これを伐身といい，これにより正気が消失することを失気という．（霊枢9-9）

『黄帝内経霊枢』本神篇（霊枢8-2）では，恐れ慄いて精を消耗する場合，五藏は精を蔵するため，五藏が傷害された状態といえる．このような場合には鍼治療を行ってはならないとしている．

また，『黄帝内経霊枢』逆順篇（霊枢55-2）では，邪気が非常に旺盛な状態，高熱，多汗，病状と脈状の不一致の場合を鍼治療の禁忌としている．

4) 特殊病理上の禁忌

①五奪
一奪は形肉を奪われること，二奪は大奪血，三奪は大発汗，四奪は大泄，五奪は初産および大出血である．（霊枢61-2）

②五逆
一逆は腹脹，身熱，脈大，二逆は腹鳴満腹，四肢清泄，脈大，三逆は鼻血が止まらず，脈大，四逆は咳で漏血（小便に血が混じる），脱形（羸痩で体形が変わる），脈小で力がある，五逆は咳で脱形，身熱，脈小である．（霊枢61-2）

③五禁
甲乙の日には，甲乙は頭と対応しているので頭に刺してはいけない．耳内に発矇法をしてはいけない．丙丁の日には，丙丁は肩，喉と対応しているので，肩，喉，廉泉穴に振埃法をしてはいけない．戊己の日で，さらに辰，戌，丑，未の刻であれば，戊己は手足四肢と対応しているので，腹に刺し，去爪法により水を瀉してはいけない．庚辛の日には，庚辛は膝，股と対応しているので，関節として股膝の穴位に刺してはいけない．壬癸の日には，壬癸は足，脛と対応しているので，足，脛の穴位に刺してはいけない．（霊枢61-2）

④五過
補法と瀉法において，過度であってはいけない．（霊枢61-1）

⑤**大禁**

刺法上の禁忌の日である．四立，二分，二至の八節において，太一（たいいつ）の所在する日，及び種々の戊己（ぼき）の日に相当する．通常，身体における九箇所の治療においては，しっかりと八方の正位の方角を判断するべきである．九宮や八風が担当する所である左右上下の各種身体部位に癰腫が発生した場合，治療においては，太一所在の日あるいは戊己の日に当たる日において切開して破潰してはいけない．これが，時令と節気によって定められた刺鍼の禁忌の日である（天文気象を参照）．（霊枢78-13）

『黄帝内経霊枢』厥病篇（霊枢24-2）では，心痛で鍼治療すべきでない場合について述べている．この場合には，体内に大きな積聚がある．治療において，腧穴に取ってはいけない．

8.2.9 『黄帝内経』における刺法

1) 九刺

『黄帝内経霊枢』官鍼篇（霊枢7-2）に記載されている．輸刺・遠道刺・経刺・絡刺・分刺・大写刺・毛刺・巨刺・焠刺がある．

輸刺は，十二経脈の井，滎，兪，経，合の五兪穴・藏府の背兪穴を刺す．

遠道刺は，病が上部にあれば下部に刺し，府の属する足の三陽経の経穴を刺す．

経刺は，経脈上の経と絡の接合部の血気が鬱積した部位を刺す．

絡刺は，小さい絡脈の鬱血した部分を刺す．

分刺は，肌肉の分かれ目の間を刺す．

大寫刺は，大きな膿腫を刺す場合で鈹鍼（ひしん）によって切開する．

毛刺は，浅表性の痺病のある部位の皮膚を刺す．

巨刺は，左側の病気は右側に刺し，右側の病気は左側に刺す．

焠刺は，燔鍼（はんしん）（鍼を焼いた火鍼）を刺して，痺病を治療する．

2) 十二節

『黄帝内経霊枢』官鍼篇（霊枢7-3）に記載されている．偶刺・報刺・恢刺（かい）・齊刺（せい）・揚刺・直鍼刺・輸刺・短刺・浮刺・陰刺・傍鍼刺・賛刺がある．

偶刺は，手を胸部あるいは背部の痛所に当て，一刺は胸部にし一刺は背部にして，心気が循らずに痛みが生じる心痺を治療する．この場合，傍らから斜刺して，藏を刺傷しないよう注意する．

報刺は，痛みに一定の部位が無く，上下に移動する病気を刺し，痛む部位を直に刺して鍼を抜かずに，左手で病所に従って痛む部位を按じ，移動した痛む部位を確認したら，鍼を抜いて，新たに確認した痛所を刺す．

恢刺は，直に刺して痛む部位の周辺に刺し，鍼を持ち上げて前後に刺し，筋の硬直する部位を広く鍼刺して筋痺を治療する．

齊刺は，直に刺すこと1回，周囲左右あるいは前後に刺すこと1回ずつ計2回によって，寒

気は軽度でも部位が深い痺病を治療する．三刺ともいう．

揚刺は，痛む部位の中心に刺すこと1回，周囲四箇所に刺すこと1回ずつ計4回として，病邪を浮かし去って，寒気が広く停滞する病気を治療する．

直鍼刺は，皮膚を摘み上げて皮を刺し肌肉に刺さないようにして，寒気の浅い部位にある病気を治療する．

輸刺は，直に刺し直に抜き，軽快に行い，配穴を少なくして鍼を深く刺して，邪気が盛んで熱する病気を治療する．

短刺は，骨痺を刺し，少し鍼を揺すって深くし，鍼を骨所に到達させ，鍼を上下に抜き刺しして骨を撫でるようにする．

浮刺は，患部の周辺に刺して，斜刺によって患部の邪気を浮かし去って，以て肌の引き攣る寒病を治療する．

陰刺は，左右両方を刺し，寒気による厥冷を治療する．足内踝の後の少陰経の穴をとる．

傍鍼刺は，直に刺すこと，周辺に刺すこと各1回として，移動しない痺病が慢性化したものを治療する．

贊刺は，直に刺し直に抜き，軽快に行い，回数多く鍼を浅く刺して出血させる．癰腫を治療する方法である．

3）　五刺

『黄帝内経霊枢』官鍼篇（霊枢7-5）に記載されている．半刺・豹文刺・関刺・合谷刺・輸刺がある．

半刺は，鍼を浅く刺して素早く鍼を抜く．肌肉を損傷しないようにする．毫毛を抜くようにして，皮膚表面の邪気を除く．肺に対応する．

豹文刺は，豹の斑点のように数多く鍼刺するもので，病変部の左右前後に鍼し，絡脈に当てることを法則とし，経絡の鬱血を瀉血する．心に対応する．

関刺は，直に左右の関節部の筋上を刺し，筋痺を除く．出血させないようにする．肝に対応する．淵刺，あるいは豈刺ともいう．

合谷刺は，左右の方向に雞足のように放射状に斜刺し，部位としては肌肉の分かれ目の間に鍼し，皮膚肌肉の痺病を除く．脾に対応する．

輸刺は，直に刺し直に抜き，深く鍼を刺して骨に至るようにして，骨痺を除く．腎に対応する．

4）　繆刺

『黄帝内経素問』繆刺論篇に記載されている．通常の邪の伝搬は，皮毛→孫脈→絡脈→経脈→五藏であるが，邪が皮毛から孫絡に侵入して，そこに留まって絡脈が閉塞して，邪気が大絡に充満することがあり，これを奇病という．（素問63-1）奇病においては，邪が侵入した部位から，左右反対の方向に移動していき，経穴に入ることがない．（素問63-1）このため，症状が経脈上にあるわけではない．（素問63-2）このような場合には，本来の病変部位とは反対側に鍼刺することになり，血絡を十分に瀉血することが重要で，この刺法を繆刺という．（素問

63-1)・（素問63-19）・（素問63-22）

8.2.10 刺鍼法

1) 毫鍼

①刺鍼姿勢

通常，右手が刺手，左手が押手となる．（霊枢1-7）・（霊枢3-4）

刺手については，まず，拇指と示指で鍼柄を持ち，雀啄，捻転など必要に応じて力を入れやすくする．中指と薬指で鍼体を押さえて刺鍼時に力が入りやすくする．

押手については，四つの重要な機能がある．以下の通りである．①穴位を固定して，進鍼時に場所が移動しないようにする．②進鍼時の鍼力を助け，鍼が曲がらないようにする．③進鍼時に生じる患者の疼痛を緩和する．④刺鍼の作用を強化し，治療効果を高める．

手法としては，切指押手法，扶植押手法，騈指押手法，舒張押手法，挟持押手法がある．

切指押手法は，最もよく用いられる方法である．左手拇指の爪で穴位を強く押さえ，右手に持った鍼で爪で押さえた部位のすぐ傍の刺鍼するものである．短鍼に利用される．

扶植押手法は，左手の拇指と示指で鍼体の下端を挟み，鍼尖を腧穴に固定し，右手で鍼柄を持って鍼体と腧穴面が垂直となるように皮膚に刺入する方法である．両手に同時に力を入れることができるもので，長鍼に利用される．

騈指押手法は，左手の示指と中指を揃えた状態で手掌を穴位上に置き，鍼を示指と中指の間から刺入する方法である．鍼体の下端を固定しやすく，鍼を真っ直ぐ刺入する場合に有効である．腧穴が深い位置にある場合，長鍼に利用される．

舒張押手法は，左手の拇指と示指あるいは示指と中指で穴位上の皮膚を両側に引っ張り緊張させた状態で鍼を刺入する方法である．老人などで皮膚に皺があり，緊張が低下している場合に利用される．

挟持押手法は，左手の拇指と示指で穴位の表皮を摘み上げ，その部分に横刺する方法である．顔面，頭部など，横刺する場合に利用される．

『黄帝内経霊枢』九鍼十二原篇（霊枢1-3）には，刺法の基本が述べられている．鍼はしっかりと保持して，左右にぶれてはいけない．血管に刺さないよう注意深く皮膚を観察する．

『黄帝内経霊枢』邪客篇（霊枢71-12）には，扞皮開腠理について述べられている．肌肉の分かれ目に従って，左手にて皮膚を探り分け，微かに鍼を刺してゆっくりと鍼を垂直に進めれば，正気は消散せず，邪気のみが除去することが可能であるとしている．

②基本的手法

（1）進鍼

動作を敏速に行い，過度の捻転を行わず，一突きで表皮を刺すことが必要である．

（2）捻転

一定の深さまで鍼を刺した後に行う運鍼の一種である．拇指と示指で鍼を捻りながら一進一退させ，鍼を180度近く回転させるものである．一方向にのみ鍼を回転させてはならず，

交互に回転の向きを替える必要がある．回転させる時の指力の強弱により，補瀉の作用を起こすことが可能である．

（3）雀啄

運鍼の一種である．鍼を持ち上げたり，刺し込んだりする動作を繰り返す．上げ下げの幅は3〜5分くらいが適当である．上下させる時の指力の強弱により，補瀉の作用を起こすことが可能である．

（4）留鍼

鍼を留めて動かさずにおくものである．時間の長短に応じて，様々な補瀉作用を起こすことが可能である．

『黄帝内経霊枢』寒熱病篇（霊枢21-6）では，邪気にあてても，そのまま置鍼すると正気を漏らすことになるとしている．

（5）退鍼

鍼を抜き出すことである．補瀉の要求に応じて，速度を加減する．この場合，補瀉に関わらず，皮下まで鍼を抜き出した後，少し時間をおいてから抜き取るようにする．出血と抜去後の疼痛を軽減するためである．

『黄帝内経霊枢』九鍼十二原篇（霊枢1-5）・（霊枢1-7），小鍼解篇（霊枢3-4）では，経気の到来を確認することは非常に重要で，治療の回数に拘る必要はなく，また，経気が到来すれば，速やかに抜鍼すべきであるとしている．

『黄帝内経霊枢』寒熱病篇（霊枢21-6）では，邪気にあてないまま抜鍼すると邪気が留まることになるとしている．

③補助的手法

（1）循法

鍼を打った後も経気が至らず，鍼下に反応がない時に，気を催すために用いる方法である．この際，経脈の循行方向を見極めて，その方向に沿って軽く上下に押すように操作する．経脈中の気血の流通を促し，刺鍼が気を得るのを早める効果をもつ．

（2）摂法

刺鍼時に鍼下に渋滞を覚え，退鍼が困難な場合に，気血を盛んにし，病邪を駆逐するために用いる．刺鍼した腧穴が含まれる経絡付近で，経に逆らって強く圧し，気血を散じさせ，邪気をも同時に散じさせれば，鍼下が軟らかくなり，容易に抜き取ることができる．

（3）弾法

留鍼における補法である．指で軽く鍼尾を弾き，鍼尖を微かに振動させると，補法の補助になる．

（4）揺法

二つの異なる作用がある．一つは，開閉補瀉法の中の瀉法と結合して用い，退鍼時に鍼孔を揺らせて邪気を排泄することである．二つ目には，気血を盛んにすることにあり，留鍼時によく用いられる．

④候気手法

刺鍼は，気を得てこそ効果を生む．気を得た手応えとして，患者側としては怠さ，痺れ，腫

れぼったい感じ，重たい感じを覚えることであり，医療者側としては鍼下に重く引き締まった感じを覚える．この気を得ない時に，しかるべき手法を用いて経気を催さなければならない．これを候気あるいは催気手法という．経気が至らない原因としては，取穴が不正確で腧穴に鍼が刺されていない，経気が不足していることが考えられる．各々，適切に取穴する，あるいは雀啄，捻転などを用いて候気する．

⑤補瀉手法

『黄帝内経霊枢』邪氣藏府病形篇（霊枢4-2）では，補瀉の法則に反すると病気が重篤になると指摘している．

（1）徐疾補瀉

『黄帝内経霊枢』小鍼解篇（霊枢3-1）では，虚実に応じて用鍼の徐疾に注意が必要と述べている．補法では進鍼時に徐，退鍼時に疾，瀉法では進鍼時に疾，退鍼時に徐とする．（霊枢1-3）・（霊枢3-2）・（霊枢9-6）なお，短時間の鍼治療は瀉法，留置する場合には補法とする解説がある．（霊枢81-1）

（2）雀啄補瀉

雀啄時の補瀉の区別である．補法では力を入れて速く刺しこみ，軽くゆっくり持ち上げる．瀉法では力を入れずゆっくり刺しこみ，力を入れてかつ速く持ち上げる．

（3）捻転補瀉

左右に回転させる場合の力の軽重で補瀉を区別する．手三陽経，足三陰経，任脈では，補法なら右回転に力を入れ，瀉法なら左回転に力を入れる．手三陰経，足三陽経，督脈では，補法なら左回転に力を入れ，瀉法なら右回転に力を入れる．

（4）迎随補瀉

経脈の走行方向の順逆により，補瀉を行うものである．迎随とは，迎えて之を奪うを瀉となし，随って之を済うを補となすの原則によっている．『黄帝内経霊枢』終始篇（霊枢9-1）・寒熱病篇（霊枢21-3）にも，邪気の到来に逆らって刺すものを瀉法，脈気が去る方向に刺すのものを補法としている．

方法は，二つある．鍼芒（鍼尖）の順逆では，鍼を斜刺あるいは横刺することにより，経脈と同方向に鍼を進める場合が補，逆に経脈の方向と反対方向に鍼を進める場合が瀉である．取穴の順逆では，経脈の走る方向に穴位を取って鍼を進める場合が補，経脈の方向と逆に穴位を取って鍼を進める場合が瀉である．

『黄帝内経霊枢』邪客篇（霊枢71-11）は，持鍼縦舎について述べている．持鍼は用鍼を，縦舎は補瀉迎随を意味する．用鍼の道理については，運鍼に関しては端正にして沈穏，心構えとしては精神安定にして平静なることが求められる．先に患者の虚実を把握し，そうして疾徐による補瀉を行い，左手は骨格を探り，右手は経脈にしたがって腧穴を取り，無理な刺法で筋を収縮させて，筋肉が鍼を包む状態にして，鍼が抜けなくなるような事態になってはならない．瀉法は鍼の保持が端正にして垂直刺法とし，補法は必ず抜鍼後に鍼孔を押さえて皮膚を閉じ，運鍼を補助するようにして正気を導けば，邪気は消散し，正気は正常に機能する．

(5) 開閉補瀉

『黄帝内経素問』調經論篇（素問62-14）によれば，鍼を引き抜いた後，揉むか否か，鍼穴を開けたままにするか否かにより補瀉を行うものである．

『黄帝内経素問』刺志論篇（素問53-2）・鍼解篇（素問54-1）には，邪実がある場合には鍼孔を開いて邪を排出させ，虚の場合には鍼孔を閉じて正気の体外への漏れを防ぐとしている．『黄帝内経霊枢』終始篇（霊枢9-6）にも，同様の記載がある．瀉法においては，揺すぶりながら引き出す揺法を併用し，鍼穴を大きく開けたままにする．補法においては，鍼を速やかに引き抜き，鍼が皮膚の表面を離れるやいなや手で鍼穴を塞ぎ，数回揉んで穴をつぶし，気が外に出ないようにする．雀啄，徐疾などと併用される．

(6) 納支補瀉

経脈の納支の時刻により，補瀉を分けるものである．経気が大いに盛んで気を迎えて鍼を入れるものが瀉法である．経気が既に衰え，気が去るのに乗じて鍼を入れるものが補法である．『黄帝内経霊枢』九鍼十二原篇（霊枢1-2）・小鍼解篇（霊枢3-1）にも，経気の流れに注意することも大切であり，経気が到来して邪気も充実した状態を順，経気が去っていって経気が衰えた状態を逆として，順には瀉法，逆には補法を行うと解説されている．納支の時刻は経脈の原気の盛衰に応じて生じるため，本法は雀啄，徐疾などと併用して，経絡藏府の気の虚実に応じて用いる．

(7) 呼吸補瀉

『黄帝内経素問』調經論篇（素問62-14）によれば，鍼の抜き刺しの時間と患者の呼吸を結びつけることによって補瀉を分けるものである．吸気時に鍼を刺し，呼気時に鍼を引き呼気終末時に鍼を抜き取るものが瀉である．呼気終末時に鍼を刺し，吸気時に鍼を抜くものが補である．『黄帝内経素問』八正神明論篇（素問26-4）には，瀉法では吸気時に鍼を刺し，また捻り廻し，呼気時に鍼を抜き，補法では榮穴に刺し，吸気時に鍼を抜くとしている．

(8) 留鍼補瀉

置鍼時間の長短によって，補瀉を分けるものである．補法では，刺鍼後気の至るのを待ち，長時間の捻転を行わずにすぐ引き抜く．置鍼時に弾法を併用することもある．瀉法では，気が既に至っても久しく留めて抜出さず，気が散ずるのを待ち，置鍼時に繰り返し捻転を行う．徐疾，雀啄あるいは捻転，迎随などを併用するのもよい．

(9) 九六補瀉

鍼を入れる際の雀啄および捻転の回数によって，補瀉を区別するものである．補法においては，9の数あるいは3x9=27に従う．瀉法においては，6の数あるいは3x6=18に従う．病状が重い場合には，少陽あるいは少陰の数を行う．少陽では，毎回の鍼を7の数で行い，連続7回で49の数になるようにする．少陰では，毎回の鍼を6の数で行い，連続6回で36の数になるようにする．病状がさらに重い場合には，老陽あるいは老陰の数を行う．老陽では，毎回の鍼を27の数を行い，3回で81の数になるようにする．老陰では，毎回の鍼を8の数で行い，連続8回で合計64の数になるようにする．この方法では，奇数が陽に属するもので補となし，偶数が陰に属するもので瀉となすのが原則である．経絡藏府の真気の虚実を調補するばかりか，営衛循環を疏調する場合にも応用できる．

（10）深浅補瀉

『黄帝内経霊枢』終始篇（霊枢9-6）に解説されている．瀉法では深く，補法では浅く刺す．

⑥複式補瀉手法

（1）焼火山法

天・人・地の三部に分けて鍼を入れる．刺鍼後，まず天部で強く刺し，軽く引き上げる方法で鍼を9回上下させ，次に鍼を人部に刺し，同方法で9回上下させ，最後に地部に深く刺して同様に鍼を上下させる．この後，鍼を天部まで一挙に引き戻す．これを一過程とする．これは"三進一退・緊按慢提"（3回鍼を入れて一挙に引き抜き，きつく刺してゆっくり引き抜く）の方法である．「三進一退」は徐疾法における徐進疾出の補法であり，「緊按慢提」は雀啄法における補法を取り入れたものである．この他，9の数は陽とし，抜鍼後の穴を塞ぐこと，呼吸補瀉の補法などを加えたりする．全くの複式補法といえる．

（2）透天涼法

刺鍼後，1回で地部まで刺し込み，まず地部で"軽挿重提"（軽く刺し込み重く引き上げる）方法により6回鍼を上下させる．次に人部まで鍼を引き出して同様に6回鍼を上下させ，最後に天部まで引き上げて同様に鍼を上下させる．これを一過程として，"一進三退．慢按緊提"の手法である．この「一進三退」は徐疾法における疾進徐出と同一で，一種の瀉法であり，「慢按緊提」は雀啄法の瀉法である．これに6の数は陰とし，抜鍼後に穴を塞がないこと，呼吸補瀉の瀉法などを加えたりする．全くの複式瀉法である．

（3）陽中隠陰法

まず，5分ほど鍼を入れ（空位の深浅に応じてまず1/2ほど刺し込む意），雀啄法の補法を用い，9の陽数を繰り返して行い，鍼下に熱感を覚えたら，鍼を1寸の深さ（穴位の規定の深さ）まで刺し入れ，雀啄法の瀉法を用いて6の陰数を行い，瀉して虚，鍼下に清涼感が現れたところで抜鍼する．補瀉兼用の手法であり，先寒後熱，虚中に実を含む諸病に適応される．

（4）陰中隠陽法

刺鍼時にまず1寸の深さまで入れ，雀啄法の瀉法を用いて6の陰数を繰り返し，鍼下に清涼感が現れたら，鍼を5分の所まで引き上げ雀啄法の補法を用いて9の陽数を行い，補にして実，鍼下に熱感が生じたところで抜鍼する．補瀉兼用の複式補瀉法である．先熱後寒，実中に虚のある諸病に適応される．

（5）竜虎交戦法

手三陽経，足三陰経，任脈においては，まず鍼を9回左回転させて補法を行い（竜），続いて鍼を右に6回転させ瀉法を行う（虎）．一方，手三陰経，足三陽経，督脈の場合では，回転の方向を変え，先に右回転，後で左回転させる．このように補瀉を交互に用いる方法であり，営衛の通行を改善し，経気を疏通させ止痛させる作用がある．

（6）蒼竜揺尾法

鍼を刺して気を得た後，拇指および示指で鍼尾を反転させ，鍼尖を病の位置に向け，進退あるいは回転を行わず，左右にゆっくりと揺り動かし，船の舵を支えるように9回ないし

3x9=27回繰り返す．これは，補助方法の揺法と九六法を混合応用したもので，疾病の箇所に気を至らしめ，治療効果を高める，いわゆる通経接気法中，最もよく利用される手法の一つである．

(7) 白虎揺頭法

鍼を入れ，気を得た後，拇指および示指で鍼尾を持ち，ゆっくりと揺り動かす．その速度は蒼竜揺尾法よりやや速くし，船の櫓もしくは鈴を揺り動かすような状態で6回ないし3x6＝18回揺り動かす．経気を前行させる場合には左手で後ろの経脈を押さえ，後行させる場合には前の経脈を押さえる．これは，補助手法の揺法，摂法，九六法を混合した複式手法であり，経気を促す作用がある．

2) 三稜鍼

絡脈が塞がって悪血が通じない，陰陽の気が塞がって邪気が偏盛している場合などに利用される．主に二種の方法がある．

点刺は，血を出す必要のある部位あるいは絡脈にすばやく1/2あるいは1分ほど刺し込み，直ちに引き抜いて出血する程度に止めるものである．鍼穴を塞ぐ必要はなく，黒色の血が流れ出るままにまかせ，刺部近くを軽く圧迫して悪血の排除を助ける．悪血が出尽くした後，消毒綿で鍼穴を押さえ数回揉めば止血する．

散刺は，癰腫あるいは流火（下腿部の丹毒）などに用いられる．発赤腫脹した部位に左右数箇所を刺し，手で上下に揉んで悪血を押し出し，紅腫をすばやく消失させる．虚証には禁忌である．

3) 火鍼

主に二種類の方法がある．

深刺法は，癰疽，瘰癧，大脚風などの疾患の治療に適する．すばやく刺し入れ，すばやく抜き出し，すぐに綿で鍼穴を押さえる．動作は機敏でなければならない．

浅刺法は，麻痺症に用いることが最も多いが，若干頑癬（白癬）などの皮膚病にも応用される．軽く皮膚の表面に叩刺（たたいて刺し込む）する．一般の痺痛症あるいは皮膚の痺れなどでは単鍼でよいが，頑癬では多鍼がよい．

4) 温鍼

艾（もぐさ）が鍼から落下することによる火傷に注意が必要である．現代では，図8.2.11-1のような事故防止策が採られている．

適応範囲としては，経絡不通による中風痿痛，関節疼痛，冷麻不仁，腫脹腹満などの癱（半身不随），瘓（麻痺），瘻（運動麻痺），痺（痺れ）などがある．

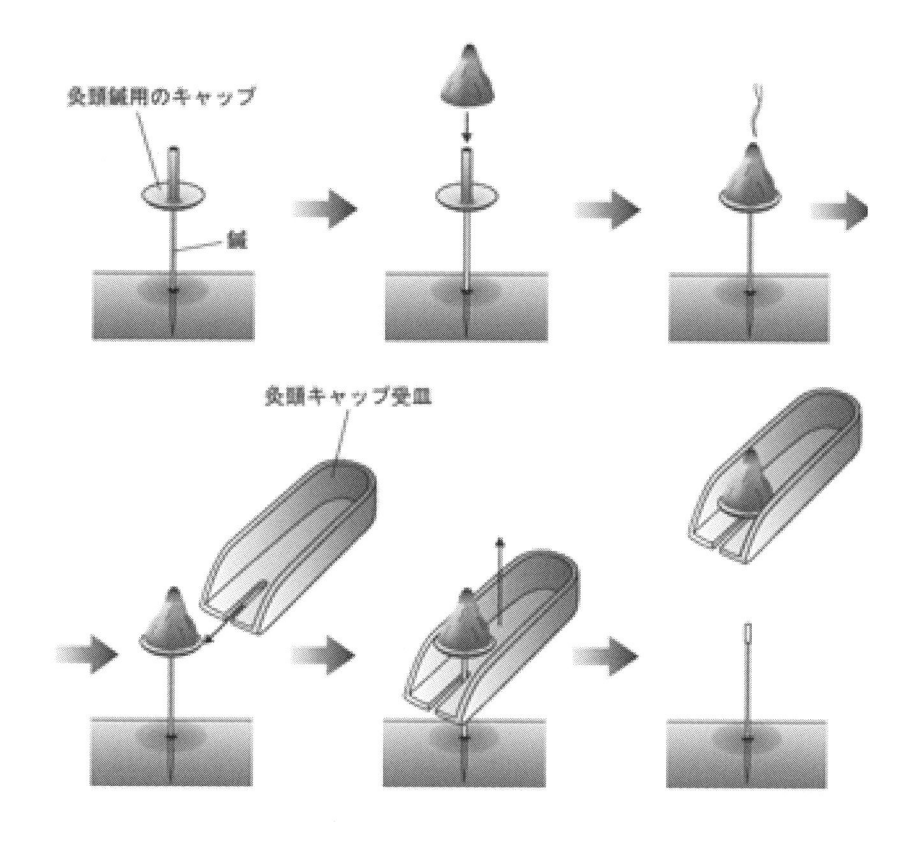

図8.2.11-1：温鍼

5)　皮膚鍼

　乳幼児では，摩擦鍼，接触鍼が用いられる．最初は，肩背部の擦過，接触から始めて，次に頭部，頸部，四肢，胸腹部へと移動していく．皮膚，絡脈，経脈，藏府の相関関係があるため，皮膚表面に限らず藏府の疾患に関しても効果を期待できる．適応は，自律神経系の未発達や精神的不安定による夜驚症，睡眠障害，チック，行動異常，夜尿症などである．成人では，集毛鍼が用いられる．適応は，頭痛，眩暈，肝陽，健忘症，胃痛，腹痛，嘔吐，吃逆，痺れ，月経困難，経痛，湿疹，頑癬（白癬）などの若干の皮膚病などである．

　藏府の疾患については，一般に足太陽膀胱経に属する五藏六府の腧穴を主とし，さらに四肢膝肘より末梢の各藏府の経脈も合わせて加療する．表面局部の疾患については，患部付近に施術する．

　叩打の幅と軽重は，一定でなければならない．鍼は，皮膚面に垂直でなければならない．順序としては，上から下，内から外である．

6)　皮内鍼

　施術に先立って，左右の経絡の生理機能が対称か否か確認する必要がある．井穴あるいは背腧穴測定法を用いて検査する．

　補法では，埋鍼時に軽く行い，埋鍼期間を比較的短くする．瀉法では，埋鍼時にやや重く行

い，埋鍼期間をやや長めにする．埋鍼期間は，通常1〜2日，長くても4〜5日である．適応は，痺痛，頭痛，腰痛，胃痛，月経不順，遺精，頻尿などである．

皮内鍼に似た刺法としては，皮下留鍼法と芒鍼刺法がある．皮下留鍼法とは，比較的細い毫鍼で穴位に刺し込み，気を得た後，皮下まで引き戻し，皮に沿って2〜5分ほど刺し込み，外側を絆創膏で固定し，3〜5日または1〜2週間留置するものである．頭痛，喘息，痺症に効果がある．芒鍼刺法とは，長鍼を基礎として発展した芒鍼（5〜6寸から1〜2尺）を用いたものである．癲癇（精神疾患），半身不随，胃腸病，月経病などあらゆる疼痛性疾患に効果が期待できる．

8.2.11 耳鍼療法

古典には，耳と体全体とは密接な関係があると記載されている．経絡でみると，手足の三陽経は全て耳につながり，陰経は別の経絡を通って陽経に合し，耳部と気を通ずる．手の厥陰経の別支は，耳後に出て手の少陽と合する．経脈の細い分支は，絡脈となる．このように，経絡の関係を通じて，内部の病痛は外耳に反応が現れる．このため，そのような部位に鍼を刺せば，内部の病痛を治することができる．また，支絡の分布は左右に交差しているため，耳部を検査する場合には交差して現れる反応に注意が必要である．

1) 耳鍼穴位

上肢の病痛は，多くは耳輪と対輪の間の舟状窩に反応する．

下肢の病痛は，多くは対耳輪の上下脚と三角窩領域に反応する．

胴体（腰・背・胸・腹）の病痛は，多くは対耳輪の縁および高く盛り上がった部分に反応する．それらは，上前部から下に向かって彎曲しながら，腰椎，胸椎，頸椎，腹，胸の順に並んでいる．

頭と顔の病痛の多くは，対珠・耳垂および耳珠の外面に反応する．

腹腔内臓の病症の多くは，耳輪脚の上の耳甲介艇部に反応する．

胸腔内臓の病症の多くは，耳輪脚の下の耳甲介腔部に反応する．

その他の全身に重要な影響を与える器官は，多くは対珠と耳屏の縁およびその内側に反応する．

舟状窩は上肢に，三角窩は下肢に，対輪は胴体に，対珠と耳垂は頭部に，耳甲介艇は腹腔に，耳甲介腔は胸腔に，耳輪脚は横隔に，対珠と耳珠の縁は内分泌腺に相当する．低部にある器官の多くは耳の高い部位に反応し，高部にある器官の多くは耳の低い部位に反応する．

2) 耳鍼の適応症

急性あるいは慢性の風湿痿痛，外傷あるいは炎症による疼痛，神経痛，気管支喘息，胃潰瘍，月経不順，不眠症，てんかん，皮膚炎，他が適応となる．

3) 位の決定

一般に按圧の反応によって確定する．按圧測定に用いるものとしては，専用の円頭探鍼，棒に打ちつけた普通の大頭別鍼の頭部，毫鍼の鍼尾などがある．

4) 刺鍼方法

鍼具は，28〜30号の0.5〜1寸の毫鍼とする．1分余りの深さまで刺し込むと，通常反応が現れる．実証には捻転を行う．置鍼時間は，一般に20〜40分である．慢性疾患においては，螺旋形皮内鍼を用いて置鍼期間を1〜3日に延長してもよい．

8.3 灸法

8.3.1 灸法序説

灸法とは，艾を利用して疾病を治療する一種の操作方法である．体表にある腧穴上に，艾を置く，あるいは艾を近づけて，治療目的を達成する一切の医療行為である．灸法において，各種艾の選定，施術による瘢痕形成の有無について充分な配慮が必要である．

8.3.2 意義と作用

気・血を循らせ，陰寒を除く．陽を温め，脈を復し，危を扶え，脱を固くする．疾病を予防し，健康体を保つ．

8.3.3 分類

1) 艾炷灸

直接皮膚上に灸を施す直接灸と皮膚上に他の薬物などを置き，その上に灸を施す間接灸とがある．間接灸に用いるものとしては，生姜，塩，大蒜，附子，豆豉，胡椒などがある．

2) 艾巻灸

艾条灸，太乙鍼，雷火鍼がある.

3) 温筒灸

皮膚から離れた位置で，灸の熱を伝えるものである．間接灸のような薬物を一切使用しない．

4) 天灸

薬物を灸の代わりとして用いるものである.

5) その他の分類

灸を据えた後，瘡（かさ）を爛れさせ，永久性の傷跡を残す瘢痕灸と，灸を据える際に皮膚が赤くなる程度で中止し，爛れをつくらず，傷跡を残さない無瘢痕灸とに分類することも可能である.

8.3.4 艾の製法と貯蔵

古方では，5月の上旬，中旬に艾葉を摘み取り，日光でよく乾燥させてから，石臼で搗いて糸状にし，太い茎を取り除き，篩いにかけて挟雑物を去り，肌理の細かい綿毛状のものを取る．これを艾絨と呼ぶ．もぐさは，時を経たものがよい．そのため，一定期間貯蔵してから用いることが望ましい．保存の際には，腐蝕，虫食い，湿気に注意が必要である．その他，青黄色のもの，綿毛のように十分に柔らかいもの，よく乾き途中で火が消えないものがよい.

8.3.5 適応

陰証を主体として，その他に以下の症候を伴うものが適応となる．傷寒の三陰病のように寒化に属するもの，陽気の衰退，慢性疾患，痰飲，厥冷，瘰癧，痿痺などである.

中風，自汗，亡陽などのあらゆる虚脱症にも適用される.

8.3.6 禁忌

1) 病理状況

灸は陰を傷つけるので，陰虚陽亢あるいは邪熱が体内で盛んな場合，陰虚の労瘵（肺病），喀血，吐血，動悸，多夢，遺精，肝陽頭痛，中風閉症，発熱紅腫などでは禁忌である.

2) 部位

瘢痕灸は，顔面には適さない．眼球，乳頭，陰器などの知覚が敏感な部位，妊婦の下腹部・

腰部・尻部，重要な筋腱および血管のある部位も禁忌である．

3) 腧穴

『黄帝内経』には18，『鍼灸甲乙経』には24の禁忌穴の記載がある．『明堂経』には記載がない．清代の『鍼灸集成』には，53の記載がある．これは参考にすべきではあるが，経験的には効果が認められるものもある．

8.3.7 施術

1) 補瀉法

補法では，火を吹かず，自然に火が消えるのを待つ．瀉法では，素早く火を吹いて艾に伝えてその穴を開ける．（霊枢51-1）

2) 施灸の基準

円錐形のもぐさの塊を艾炷（がいちゅう）といい，艾炷一つを一壮という．施灸量は，艾炷の大きさと灸壮の多少に関係する．

3) 施灸の順序

一般的には，刺法と同じく上から下へ，背から腹へ，頭身から四肢への順序である．

4) 艾炷灸

艾炷は，大（そら豆），中（大豆），小（麦粒）に分けられる．直接灸には，小あるいは中炷がよい．間接灸には，中あるいは大炷がよい．

直接灸は，無瘢痕灸と瘢痕灸に分類される．無瘢痕灸では，患者が皮膚に熱感を覚えたら，すぐに艾炷を取り除く．皮膚に赤い紅暈ができたら終了する．瘢痕灸では，艾炷が燃え尽きてから新しい艾炷に取替えて，再度灸を据える．予定の壮数になれば終了する．

間接灸においては，塩，大蒜，生姜，附子，豆豉，胡椒などを用いる．

隔塩灸（塩灸）は，臍に塩を埋めて，その上に艾炷を置いて灸を据えるものである．腹痛，下痢，虚脱時の四肢の冷えなどに効果がある．改善するまで灸をそのまま続ける必要がある．

隔蒜灸では，1分くらいの厚さに大蒜を切り，針でいくつかの小さい穴をあけて用いる．4〜5回灸を据える度に大蒜片を取り替える．各腧穴に5〜7壮据える．虚労，瘡毒，瘰癧などに効果がある．

隔姜灸では，生姜を1分ぐらいの厚さに切って，針でいくつか穴をあけ，穴位の上において施灸し，患者が灼痛を感じたら，取り除き，少しして再度灸を据える．灸所の皮膚が汗湿紅潤の状態になれば終了する．中虚，腹満，胃痛，疝痛，下痢，嘔吐，風寒痺痛，傷風感冒，陽虚などに効果がある．

附子灸では，附子を細かく切ってすりつぶし，黄酒で練り，1分ほどの厚さにして，針で穴

をあけ，その上に艾炷を置いて灸を据える．陽痿，早漏，命門火衰などに効果がある．

豆豉灸では，豆豉を粉末にして黄酒で練って，餅状にして1ないし2分の厚さにして患部に置き，針でいくつかの穴を開け，炷灸を置き，灸を据える．餅状豆豉が乾燥すれば，取り替える．背部の癰疽で，まだ潰れない状態の場合に効果がある．

胡椒灸では，白胡椒を少々小麦粉で練って餅状にして，5厘の厚さにして，中央に窪みをつけ，その中に薬粉（丁子，肉桂，麝香などを混ぜたもの）を入れ，その上に艾炷を置いて施灸する．リウマチ性の疼痛，局部の痺れ感に効果がある．

5）　艾巻灸

純粋な艾絨約24gに，必要ならば薬末（肉桂，干姜，丁子，木香，独活，細辛，白芷，雄黄，蒼朮，没薬，乳香，川椒を各等分研いて粉末にしたもの）6gを加え，よく混ぜて綿皮紙の上に平らに広げ，下から上へ巻き上げ，ゴム糊で固め，長さ6寸，直径3分5厘の太さの艾条をつくる．操作法としては，温和灸法と雀啄灸法がある．温和灸法では，皮膚から五分くらい離れたところで，患者が快適に感じられる位置で艾条を燃やし，5～10分間薫灸し，局部が赤くなったら終了する．関節リウマチ，痺痛などによい．雀啄灸法では，艾条の一端を燃やし，皮膚上の孔穴で上下させ，雀が餌を啄ばむように揺り動かす．火力が強くなるため，皮膚を焼かないように注意しなければならない．陽を温めるため，救急において用いることができる．

6）　太乙鍼

薬末（人参4両，参三7～8両，山羊血2両，千年健1斤，鑽地風1斤，肉桂1斤，川椒1斤，乳香1斤，没薬1斤，穿山甲8両，茴香1斤，蒼朮1斤，蘄艾4斤，甘草2斤，麝香4両，防風4斤）7～8銭を綿皮紙1枚，高方紙2枚を重ねたもの（幅1尺2寸5分，長さ1尺2寸）に置いて爆竹のように巻き，外面を6～7枚の桑皮紙で糊付けし，陰干しして用いる．アルコールランプで一端に点火し，粗布で幾層かに包み，腧穴もしくは患部に按熨法を行う．風寒湿痺，各種痛症に効果がある．

7）　雷火鍼

もぐさ3両，沈香，木香，乳香，茵蔯，羌活，干姜，穿山甲各3銭を研いて粉末とし，篩にかけて麝香を少し加える．綿皮紙2枚のうち，1枚を卓上に平らに置き，もう1枚を二つ折りにしてその上に重ね，その上に純粋なもぐさを敷き，物差しなどで表面をならし，薬末をその上に敷いて爆竹の形に巻く．外面に卵白を塗り，6～7枚の桑皮紙で糊付けし，陰干しする．太乙鍼と同様に用いる．

8）　温筒灸

温灸器あるいは灸療器と呼ばれる特殊な金属灸具が必要である．大抵，底部に数十の小孔があり，内側にもぐさと薬物を装填する小さな筒がある．面灸用，点灸用，点面両用がある．もぐさと薬物を小筒に入れて燃やし，灸を施す腧穴あるいは部位の上を熨燙し，局部が赤くなっ

たら停止する.

9) 天灸

　別名，自灸という．薬物を貼った後，発泡して灸瘡のようになるために，この名がある．毛茛灸とは，山とりかぶとの若い苗の葉を取って揉みつぶし，寸口部に貼るものである．マラリアに効果がある．斑蝥灸とは，甲虫の一種の斑蝥を酢に浸して患部に貼るものである．癬痒に効果がある．旱蓮灸とは，旱蓮草を叩いてつぶし，寸口部（男は左，女は右）に置いて発泡させるものである．マラリアに効果がある．蒜泥灸とは，大蒜を泥状にして手太陰経の魚際穴に置き発泡させるものである．喉痺に効果がある．

8.3.8　有害事象への対応

　施灸後，局部に赤い暈（かさ）ができても，灸を停止すれば自然に治ることから，特別な処置は必要ない．水疱ができた場合には，軽いものなら自然に吸収されて痂皮化して治る．比較的大きいものの場合には，消毒した針で水疱を刺し，浸出液を出した後，消炎軟膏を塗布する．過度に焼き，化膿した場合には，疱皮を切り取ってから，玉紅膏を塗布し，ガーゼで保護する．

　玉紅膏の処方は，以下の通りである．当帰2両，紫草2銭，白芷5銭，甘草1両2銭をゴマ油に浸し煮詰めて，滓を取り去り，血竭（麒麟血）4銭，白醋2両，甘汞（カロメル）4銭を加えて軟膏とする．

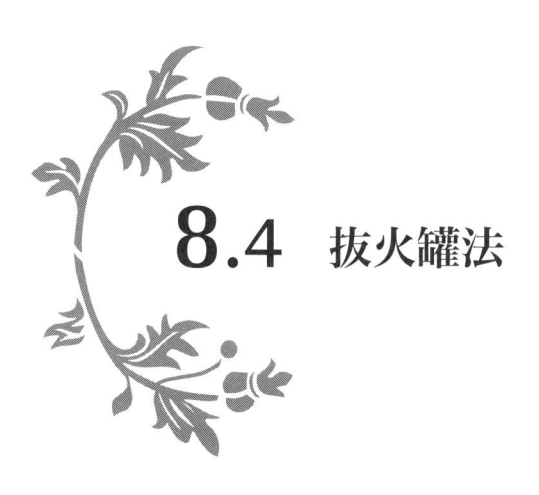

8.4　抜火罐法

8.4.1　抜火罐法序説

　抜火罐は，杯罐を用い，熱力で罐内の空気を出して一定の部位に吸着させ，鬱血を発生させる療法である．抜罐，吸玉，吸覚とも呼ばれる．紀元281～361年晋代の葛洪による『肘後備急方』，紀元8世紀唐代の王燾による『外台秘要方』などにおいて記載が認められる．

8.4.2　抜火罐法の実際

　火または熱湯を用いて，まず罐内の空気を熱し膨膨させて排出させ，罐口を皮膚に密着させる．罐内の温度が下がると空気が薄くなり，陰圧が高まり，罐内が真空に近い状態となる．近年では，ポンプを利用して罐内の空気を吸引する方法も用いられている．これにより吸引力はさらに高まり，皮膚が吸引されて盛り上がり，毛細血管が開き局部が高度に充血し，その結果，皮下に鬱血による紫斑が発生する．

　一般に，皮肉が豊かで，張りがあって，毛の少ない部位，特に腰，背，肩，腹，大腿部に多く用いられる．鍼灸では，まず鍼を刺してから抜火罐を用いることが多い．主にリウマチなどの疼痛性疾患に用いられる．抜火罐の皮膚接触部に麺餅（水で練った小麦粉）を塗布することで，吸着力を高め，また適応部位も拡大することができる．局部に麺餅を塗ることにより，粘着力を高めることができる．吸着後10〜15分で抜き取る．この際，一方の手で罐のそばの皮膚を押さえ，もう一方の手で罐底を横に引っ張れば，空気が抜けて，容易に罐を抜き取ることができる．抜罐後局部の鬱血が消えない間に，同じ部位に抜罐してはならない．局部に火傷が発生した場合には，火傷処置を行う．

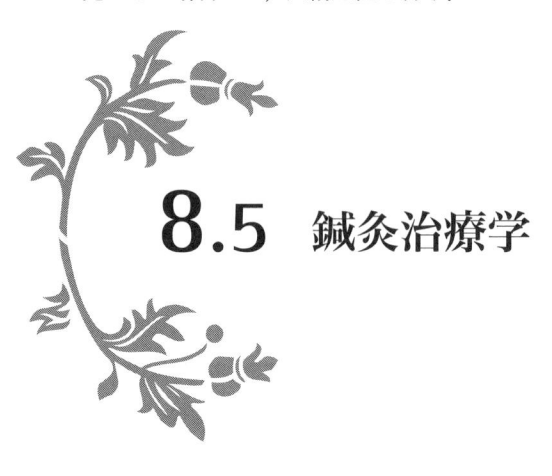

8.5　鍼灸治療学

8.5.1　鍼灸治療学序説

　鍼灸が疾患を治癒させる根拠として，陰陽の調和と扶正祛邪が挙げられる．人体内の陰陽が平衡状態にあれば健康状況は正常であり，逆にその平衡が破られると疾病もそれに応じて発生する．鍼灸では，腧穴に刺鍼することの影響を通して経絡と気血の滞りを疎通させ，全身に栄養を与え，藏府を順調にさせ，陰陽を平衡状態にすることによって疾病を治癒させる．（霊枢10-1）人体の生理機能が正常な場合には，正気は旺盛で，調節機能は健全で，抵抗力は強く，藏府は穏やかに保持され，気血の循環通行は順調で，身体は健康状態を保つことができる．もし，内傷七情（喜・怒・憂・思・悲・恐・驚）と外感六淫（風・寒・暑・湿・燥・火）などの邪気が正気を犯し攪乱すれば，気血不和，血行不良となり，経絡と藏府は正常な機能を失い，人体は疾病を発生する．すなわち，疾病は全て正気と邪気の闘争の現象であり，正気が勝てば

病は退き，邪気が勝てば病が侵入し，正気が回復すれば病は癒え，邪気が猖獗すれば病は危うくなる．鍼灸には正気を支え，邪気を除く作用があるため，経穴に刺鍼することにより疾病に対する抵抗力を生み出し，気血を調和させ，疾病を治癒させることができる．

『黄帝内経霊枢』では，薬物や砭石ではなく，鍼治療により早期に治療することの重要性が述べられている．（霊枢1-1）また，鍼治療理論の深遠崇高なことが述べられている．（霊枢45-1）・（霊枢48-1）・（霊枢48-2）・（霊枢60-1）

8.5.4までは，鍼灸治療総論である．『黄帝内経』の記載については，篇別に要点を8.5.4に解説する．8.5.5以降は，鍼灸治療各論である．ここでは，『黄帝内経』の記載を系統的に分類して説明することとする．

8.5.2 鍼灸治療の原則

1) 偏勝の調節

疾病は，陰陽平衡状態の破綻に基づく．よって，鍼灸治療においては，陰陽の偏盛偏衰を調節して，平衡状態に回復させることが重要である．補虚瀉実の原則に立って，各種の異なった方法を運用して，陰陽の偏勝を調節することになる．

2) 八法

補瀉は，総合的な綱領である．これは，さらに汗・下・温・清・補・泄・和・散の八法に分類される．これら八種の法則は，全て邪気を除き正気を補佐するもので，陰陽の偏りに対する補偏救弊の方法である．八法については，治療学総論も参照してほしい．

3) 標本の弁別

治本法，治標法，兼治法がある．急病を先に治し緩病を後で治す，外感を先に治し雑病を後で治すということが一般的法則であるが，特殊な状況においては臨機応変に構えることが重要である．また，臨床上，標と本が混在する場合もあるが，病状も緩急軽重を判断し，先治後治あるいは兼治の別を決定する必要がある．標本について，①本は本来の原因により本来あるべき症状を呈する病態，標は本来の原因により本来あるべき症状とは逆の症状を呈する病態とするもの，②本は風寒熱湿燥火の六気から生じるもの，標は三陰三陽から発症するものとする考え方もある．（素問74-23）

4) 主次の掌握

治療時には広い視野から全面的に考えることが必要であるが，疾病の軽重と主客を区別しなければならず，両者を同じ比重でみてはならない．治療には，主要部分と補佐部分がある，各々主要，次要と表現することがある．この主次をよく判別することが重要となるのである．また，兼顧と併行とを混同してはならない．兼顧とは，兼治であり標本の治療を兼ねることで

ある．併行とは，異なる病状に対して同時に各々の治療を行うことである．似て非なるもので
あることに注意が必要である．

8.5.3　鍼灸治療の順序

具体的方法は，定方，取穴，配穴，施術の4種である．

1)　定方

全体的な鍼灸治療の概略を示したものである．

①大方

取穴を多く，鍼を太く，手法を重くし，重い疾患に適応するものである．中風，高熱，痙病
などに適する．

②小方

取穴を少なく，鍼を細く，手法を軽くしたものである．後病，軽病，虚体等に適する．

③緩方

治療時間を長く，手法を軽く，置鍼を長く，治療間隔を長く，取穴を少なくしたものであ
る．慢性疾患に適する．

④急方

手法を重く，要所に取穴するものである．厥症，驚搐，霍乱などに適する．

⑤奇方

ただ一穴のみを取り，手法をかなり重くし，置鍼を比較的長くし，簡明直裁に病苦を取り除
くものである．

⑥偶方

各穴位について，左右を同時に用いるものである．中風，風痺などに適する．

⑦複方

取穴法の近取と遠取を同時に用いる，あるいは配穴法の兪募配穴法と表裏配穴法を同時に用
いるものである．比較的複雑な疾患，あるいは頑固で難治の疾患に適する．

2)　取穴

取穴は，治療のために必要な一穴を選び決めることである．ある腧穴を探し求める方法を指
す場合もあることに注意が必要である．『黄帝内経素問』實命全形論篇（素問25-5）では，取
穴が異なったとしても，気を正すという意味では目的は同じであるとしている．

取穴は，三種類に分類される．

①近取法

病変のある部位の経脈の腧穴，すなわち病変部またはその付近に取穴するものである．一般
に，四肢体表の疾患に用いられる．

②遠取法

病変のある部位が属する経脈あるいは藏府を判別し，その経脈の循行する遠隔部位に取穴す

るものである．

③随症取穴法

疾患に対して臨床経験的に顕著な治療効果を現す腧穴をとるものである．

ある腧穴を探し求める方法としての取穴について，『黄帝内経霊枢』邪氣藏府病形篇（霊枢4-17）に具体例が示されている．以下の表8.5.3-1の通りである．

表8.5.3-1：『黄帝内経霊枢』邪氣藏府病形篇にみる具体的取穴法

腧穴	取穴法
三里	足背を低くして取る
巨虚	足を挙げて取る
委陽	足を曲げ，後から伸ばして取る
委中	膝を屈曲して取る
陽陵泉	体を起こして立て膝をして，両膝を揃えて，下方に向かい，委陽の外側に取る
足三陽の滎穴・兪穴	四肢を伸ばして取る

出典：（霊枢4-17）

3）　配穴

配穴は，治療のために有効な複数の穴を配合することである．漢方薬を複数の生薬から配合することに類似する．必ず複数個あることになる．

主な配穴法は，以下の通りである．

①兪募配穴法

五藏六府には，兪穴と募穴がある．兪穴は，背部にあって，藏府の経気が転注される所である．募穴は，腹部にあって，藏府の経気が集まる所である．兪穴は陽に，募穴は陰に属する．兪募相配は，陰陽調和であり，藏府の疾患を治療する場合に適しており，兪穴または募穴のいずれか一方，あるいは両者に取る．この配穴法は，直接関与する藏府ばかりでなく，藏府と関係する器官の疾患にも効果が期待できる．

②表裏配穴法

五藏六府が属する手足の三陰三陽経脈は，全て表裏に配列されており，この表裏関係に基づいて作り出された配穴法である．他には，本経の原穴と相表裏する経脈の絡穴とを配合して用いる原絡配穴法がある．これは，本経の原穴を治療の主穴となし，表裏経の経穴を客穴となすので，主客配穴法ともいう．

③五兪配穴法

十二経は，四肢の膝あるいは肘より末梢側に井・滎・兪・経・合の五穴，十二経で計60穴を有する．患者の症状から疾患が十二経脈のいずれに属するか総合的に判別し，次に主なる病状に関する治療として，その経脈の五兪穴を選択する．心下満なら井穴，身熱なら滎穴，体重節痛なら兪穴，咳嗽，寒熱なら経穴，逆気して泄する場合なら合穴を選択する．この他，五兪穴を五行に配当させ，『難経』六十九難による「虚なればその母を補し，実なればその子を瀉す」の原則に当てはめると，子母補瀉の配穴法になる．ここにおける子母とは，疾患が属する本経における子母の穴と本経に対して子母に相当する経脈の中での子母に相当する穴の二つが候補となる．

④八脈配穴法

　四肢にある以下の八穴は，各々奇経八脈に通じている．また，八脈中，二組ごとに会合部を持つ．（表8.5.3-2）

表8.5.3-2：八脈配穴法

八穴	通ずる八脈	会合部
脾経の公孫 心包経の内関	衝脈 陰維脈	心・胸・胃
小腸経の後渓 膀胱経の申脈	督脈 陽蹻脈	目内眥（目頭）・頸項・耳・肩膊・小腸・膀胱
胆経の臨泣 三焦経の外関	帯脈 陽維脈	目鋭眥（目尻）・耳後・頬・頸・肩
肺経の列欠 腎経の照海	任脈 陰蹻脈	肺系・咽喉・胸膈

　これらの会合部での病症には，八穴中で奇経と交会している穴位と配合して応用することができる．

⑤郄会配穴法

　全身に16穴あり，人体の気血が深集する郄穴，藏・府・骨・血・脈・気・髄の八つの部分を指す会穴は，経穴中の要穴である．急性疾患に対して有効な郄穴と，古典的には熱病に対して，近年では熱病に拘らずに病症に対して有効と考えている会穴を組み合わせて用いる配穴法である．

4）処方

　処方は，取穴，配穴によって，実際の患者に施術するために最終的に決定された腧穴である．取穴のみによって1個の腧穴のこともあれば，配穴によって複数個の腧穴で構成されることもある．処方を決定するために，腧穴を選ぶことを選穴と呼ぶことがある．

①補瀉による選穴

　『難経』六十九難による「虚するものは其の母を補い，実するものは其の子を瀉す」をもとにした方法である．（表8.5.3-3）

表8.5.3-3：補瀉による選穴

	補法	瀉法
木：肝経	曲泉（木経の水穴）・陰谷（水経の水穴）	行間（木経の火穴）・少府（火経の火穴）
火：心経	少衝（火経の木穴）・大敦（木経の木穴）	神門（火経の土穴）・太白（土経の土穴）
土：脾経	大都（土経の火穴）・少府（火経の火穴）	商丘（土経の金穴）・経渠（金経の金穴）
金：肺経	太淵（金経の土穴）・太白（土経の土穴）	尺沢（金経の水穴）・陰谷（水経の水穴）
水：腎経	復留（水経の金穴）・経渠（金経の金穴）	湧泉（水経の木穴）・大敦（木経の木穴）

②一経脈による選穴

　疾患の初期あるいは単純な疾患に利用される．

（1）一穴を選択するもの

原穴は，五藏の疾患に対して用いられる．

下合穴は，六府の疾患に対して用いられる．

手足末梢部の刺絡は，邪気が絡脈にある場合に対して用いられる．

絡穴の補瀉は，十五別絡の虚実に対して用いられる．

郄穴の補瀉は，急性劇症の疾患に対して用いられる．

（2）二穴を選択するもの

経脈の気血が滞る場合に，経脈の始点と終点の経穴をとる．

③二経脈による選穴

慢性疾患，複雑な病態を示す疾患に利用される．

藏府の疾患，経絡の疾患の場合には，表裏の経脈を用いる．

経絡の流注と病変部が関係する場合には，手足の同陰，同陽の経脈を用いる．

補瀉による選穴においては，五行の母子関係の経脈を用いる．

④その他の選穴

邪気が奇経八脈にある場合には，八脈交会穴を用いる．

藏府の疾患の場合には，背兪穴，募穴を用いる．

疾患が二経以上にある場合には，交会穴を用いる．

八会穴，四総穴，特効穴については，適宜利用される．

5） 施術の要点

表裏・寒熱・虚実の証に分類して，概略を提示する．

①表証

浅刺，少灸がよい．表熱には浅刺，疾出，表寒には浅刺，置鍼とする．

②裏証

深く刺してよい．裏熱には瀉法，忌灸，裏寒には補法，施灸とする．

③虚証

虚寒には少鍼，多灸，補法，虚熱には多鍼，少灸，補法とする．

④実証

表実には浅刺，瀉法，少灸，裏実には深刺，瀉法，少灸とする．

⑤寒証

深刺，久置とする．多灸としてもよい．

⑥熱証

浅刺，疾出，忌灸とする．刺絡もよい．

8.5.4 『黄帝内経』にみる治療原則

1) 『黄帝内経素問』陰陽應象大論篇にみる原則

『黄帝内経素問』陰陽應象大論篇（素問5-20）では、「善く鍼を用うる者は、陰より陽を引き、陽より陰を引き、右を以て左を治し、左を以て右を治し、我を以て彼を知り、表を以て裏を知り、以て過と不及との理を觀、微を見て過を得れば、之を用いて殆うからず」としている。

また、同篇（素問5-22）においては、病邪の強さと位置、患者の虚の状態などにより治療内容は異なるが、実には決、虚には掣引としている。

2) 『黄帝内経素問』五藏生成論篇にみる原則

『黄帝内経素問』五藏生成論篇（素問10-5）には、腧穴は衛気が停滞しやすく、邪気も侵入しやすいため、このような場所には鍼石を用いて加療するとよいと述べられている。

3) 『黄帝内経素問』三部九候論篇にみる原則

『黄帝内経素問』三部九候論篇（素問20-7）では、病邪が経脈あるいは孫絡にある場合は各々の部位を刺し、大絡にある場合には繆刺するとしている。

4) 『黄帝内経素問』寶命全形論篇にみる原則

鍼治療における五つの要道が『黄帝内経素問』寶命全形論篇（素問25-3）に説明されていて、①精神を集中する、②体調を弁える、③薬物の正しい性能を熟知する、④砭石を適切に選択する、⑤府藏血気の診断方法を会得するとしている。さらに同篇（素問25-4）では、五藏の虚実、三部九候の変化、患者の肉体のみでなく血気の往来を把握したうえで、適時を逃さずに施治することが大切だとしている。

5) 『黄帝内経素問』鍼解篇にみる原則

『黄帝内経素問』鍼解篇（素問54-2）にも、慎重な態度、鍼を持つ指の強さ、刺入する角度、深浅の把握について述べられている。

また、補法においては鍼下の皮膚に熱感が生じ、瀉法においては鍼下に寒が生じる。（素問54-1）・（素問54-2）

瘀血がある場合には、陳久、鬱滞した悪血を出血させる必要がある。（素問54-1）

6) 『黄帝内経素問』調經論篇にみる原則

『黄帝内経素問』調經論篇（素問62-1）では、病が有余である場合には瀉し、不足の場合には補うとしている。

また同篇（素問62-14）には、血気が併合して疾病が生じる場合、通常、大絡に取穴するが、

邪が営分にあり血の治療を行う場合には営分に，衛分にあって気の治療を行う場合には衛分に刺すべきであり，患者の個人差，季節や天候の違い，鍼刺する数の多少，取穴部位の高下に注意が必要と述べている．

7) 『黄帝内経霊枢』經水篇にみる原則

『黄帝内経霊枢』經水篇（霊枢12-3）では，体格の違いも考慮すべきとしている．特に，皮膚の厚さ，肉の堅脆などから，経脈の大小，血気の多少を考慮して，中肉中贅の者を標準とすることが大切である．（霊枢12-4）

8) 『黄帝内経霊枢』小鍼解篇にみる原則

「所謂虚なれば則ち之を實すとは，氣口虚にして當に之を補うべき也．満なれば則ち之を泄すとは，氣口盛んにして當に之を寫すべき也」とある．（霊枢3-2）
邪気の存在部位に注意して鍼刺を行うことが重要で，方法を誤ると病状が悪化する．病が内部にあって陰経脈の経穴を瀉すると死亡し，陽経脈を瀉すると経気を損傷し，回復できなくなる．（霊枢3-3）

9) 『黄帝内経霊枢』終始篇にみる原則

補瀉においては，自覚症状の改善よりも，その後の脈状が回復するように変化していることを捉えることが重要である．（霊枢9-3）すなわち，脈において正気の到来を確認することである．（霊枢9-4）正気が到来すると，脈は緩徐で柔和になる．一方，邪気の到来では，脈は緊で速い．（霊枢9-6）
陰経脈と陽経脈が各々虚・実，あるいは実・虚となる病態では，先補後瀉の治療を行う．（霊枢9-5）
虚証に対して，さらに瀉法を行うと病気は重篤になり，これを重虚という．（霊枢9-5）

10) 『黄帝内経霊枢』九鍼十二原篇にみる原則

「虚なれば則ち之を實し，満つれば則ち之を泄し，宛陳なれば則ち之を除き，邪勝れば則ち之を虚す」と述べられている．（霊枢1-3）
虚実の判断の誤りにより，虚に対し瀉法を行うと重竭という重態に陥らせることになる．邪実を増強，真気を衰弱させることになり，癰瘍を発生させる．（霊枢1-8）
治療は，時期が遅れて行えないということはなく，諦めてはならない．（霊枢1-11）
虚実を整えること，気の到来を確認するまで治療を行うこと，気が到来すれば治療を終了することが重要である．藏気が衰えた者の陰経脈の経穴を瀉すると死亡し，府気の衰えた者の陽経脈を瀉すると衰弱する．（霊枢1-5）

11) 『黄帝内経霊枢』根結篇にみる原則

『黄帝内経霊枢』根結篇（霊枢5-1）では，鍼灸治療において経脈の始まりと終りについて十分把握することが重要としている．

12) 『黄帝内経霊枢』官鍼篇にみる原則

『黄帝内経霊枢』官鍼篇（霊枢7-4）には，三刺による穀気の導き方が解説されている．

まず，皮膚を刺して血気を流通させて，陽邪（表面の邪気）を排除する．次に，さらに深く肌肉に到達させると，陰邪（裏の邪気）を排除できる．さらに，肌肉の分かれ目の間にまで鍼を刺すと，穀気（正気，神気）を通導することができる．これは，『黄帝内経霊枢』終始篇（霊枢9-4）にも記載がある．

穀気を導くとは，虚証には補法によって正気を実にさせ，実証には瀉法によって邪気を虚にすることである．邪気のみを除くことができれば，体内の気と体表の気が調和していなくとも次第に治癒していく．

13) 『黄帝内経霊枢』終始篇にみる原則

『黄帝内経霊枢』終始篇（霊枢9-4）には，三刺による穀気の導き方が解説されている．

同篇（霊枢9-5）には，補瀉における三脈の利用が解説されている．以下の通りである．

足陽明胃経・足厥陰肝経・足少陰腎経を用いるものである．これらは，足拇趾側に脈が触知され，各々，衝陽・太衝・太谿（太渓）である．その脈状から虚実を判断して，治療を行う．脈が実で速いものは素早く瀉し，脈が虚で遅いものは補う．

その他，病変部が筋にあれば筋への治療，病変部が骨にあれば骨への治療を行う．（霊枢9-5）

14) 『黄帝内経霊枢』經脉篇にみる原則

『黄帝内経霊枢』經脉篇（霊枢10-2）・（霊枢10-3）・（霊枢10-4）・（霊枢10-5）・（霊枢10-6）・（霊枢10-7）・（霊枢10-8）・（霊枢10-9）・（霊枢10-10）・（霊枢10-11）・（霊枢10-12）・（霊枢10-13）では，実には瀉を，虚には補を，熱には抜鍼を疾く，寒には鍼を留め，陥下部位には灸，実でも虚でもない場合には経脈上に治療穴を取るとしている．特に少陰腎経においては，「灸すれば則ち強いて生肉を食らわしめ，帯を緩め髪を被き，大杖もて重き履にて歩ましむ」と注意を促している．（霊枢10-9）

15) 『黄帝内経霊枢』外揣篇にみる原則

鍼刺においては，ある一定の反応が現れる．これを『黄帝内経霊枢』外揣篇（霊枢45-2）では，日と月，水と鏡，鼓と響の関係に喩えて，「日月の明は，その影を失わず，水鏡の察は，その形を失わず，鼓響の應は，その聲に後れず．動揺すれば則ち應和し，盡くその情を得」と述べている．

16) 『黄帝内経霊枢』衞氣篇にみる原則

実証には瀉して邪気の勢いを止め，虚証には正気を助けて正気を増やすことが重要としている．（霊枢52-2）

17）　『黄帝内経霊枢』逆順篇にみる原則

　『黄帝内経霊枢』逆順篇（霊枢55-1）では，鍼治療の基本として，まず治療すべきか否かの判断が重要としている．また，同篇（霊枢55-3）では，鍼灸治療技術の優劣について，上工では未病を治し，次は病状が軽度なうちに治し，次は病状が軽快してくる時に治し，下工は邪気が旺盛な時，病状が重篤な時，病状と脈状が不一致の時に治すと述べ，病勢が旺盛な状態で治療して正気を損なうことを戒め，邪気が衰えてくると治療効果が高いことを示している．

18）　『黄帝内経霊枢』玉版篇にみる原則

　病状をしっかり把握せず，鍼治療を行うことを逆治という．（霊枢60-4）

19）　『黄帝内経霊枢』邪客篇にみる原則

　鍼灸治療において，必ず先に明らかに十二経脈の起始と終末，皮膚の寒熱，脈の盛衰と滑濇を知ることが重要である．（霊枢71-10）

20）　『黄帝内経霊枢』行鍼篇にみる原則

　『黄帝内経霊枢』行鍼篇（霊枢67-1）には，鍼治療に伴う六種類の反応について解説されている．①神経過敏で，気が鍼治療に先立って動く，②気の変化が鍼治療にすぐさま連動して起こる，③治療を終えて鍼が抜けた後で気だけが動く，④何回か鍼を刺して初めて反応が現れる，⑤鍼で治療して卒倒するような悪反応が出る，⑥何回か鍼を刺して病状がますます悪化する場合に分類される．

21）　『黄帝内経霊枢』通天篇にみる原則

　鍼灸治療において，五態の確認のうえで，虚実補瀉を考慮することが重要である．（霊枢72-8）

22）　『黄帝内経霊枢』官能篇にみる原則

①鍼灸治療は，九鍼に要約される．（霊枢73-1）
②鍼を用いる道理は，必ず身体における正気の存在部位について，左右上下，内外，表裏に偏在していないか，血気の多少，運行の逆順，出入の会合部位を知ることである．異常がある場合は，それを調整あるいは消滅させるべきである．（霊枢73-2）
③血気の鬱結した部位を解きほぐし，血気の流通を改善することを理解すべきである．虚する正気を補い，実する邪気を瀉し，身体上下の腧穴の位置を理解すべきである．人・血・気・水穀は，髄海・血海・気海・水穀海の四海，すなわち，各々，脳・衝脈・膻中・胃に対応することを明確にすべきである．邪気の在る所，寒熱，淋雨，露風などの病因を理解して，疾患によって，治療すべき腧穴の部位が異なることを明確にすべきである．異常となった気を調える方法を明確にすべきである．経脈，左右の支絡を明らかにし，全て会合する部位を理解すべきである．（霊枢73-3）

④寒と熱が争えば，陰陽の不調をきたすので，陰陽の不調を調える．虚と実が隣り合わせで，区別がはっきりしない場合には，区別を明確にして虚実の乱れを修正する．左右が不調の場合には，異常部位を把握して運行を修正する．経脈の循行の逆順を明確にすれば，治療可能か否かを判断できる．藏府の陰陽が調和すれば，病気が治る時期を予測できる．病気の本と標を明確にし，寒熱を観察して邪の部位を特定すれば，どのような治療においても心配がない．九鍼に種々の運用法があることを知れば，刺法の道理は完璧である．（霊枢73-4）

⑤五兪穴の主治，鍼の出入には，緩りとする徐と速くする疾との違いがあること，患者の体位における屈伸，鍼の出入に関する方式に，全て法則があることを明確にすべきである．陰と陽は五行に対応し，五藏六府についても，五藏は精や気を蔵する所があり，六府は水穀を伝化する．四季，八節の吹く風にも，全て陰陽がある．四時八風は，それぞれ陰陽の特徴を持って，その色沢が鼻に現れる．顔面各所の色調，五藏六府の状態，痛む部位について，その左右上下を観察すれば，寒温，邪気がどの経脈に影響を及ぼしているかを診断できる．（霊枢73-5）

⑥尺膚診によって，皮膚の寒温滑濇を明確にすれば，陰陽実虚を診断でき，病変部位を知ることができる．藏の存在部位は，横隔膜を境に上下に異なっており，心・肝は上部に，脾・肝・腎は下部にあるので，横隔膜の上下を詳しく診察することで，邪気の部位を知ることができる．（霊枢73-6）

⑦鍼治療においては，先に経脈循行の法則を理解して，刺鍼の数を少なくして，鍼を緩やかに，やや深く刺入して鍼を留置する．このように，緩りと鍼を刺入する．熱病が上部にあれば，抑制する治法によって熱病を下半身へ移動させる．熱病が下部から上る場合は，抜き去る治法によって除去する．先に痛むところがある者では，常に先に生じた痛みを除去する．寒病が外部にあれば，留める治法によって陽気を補う．寒病が内部に侵入する場合は，合穴を取穴することにより寒邪を瀉す治療を行う．（霊枢73-6）

⑧鍼治療が適さない場合は，灸治療がよい場合である．上部の気が不足すれば，押し上げる治法によって不足して正気を旺盛にする．下部の気が不足すれば，積んで重ねる治法にしたがって下部を実する．陰陽がともに虚せば鍼治療ができないので，灸で治療にあたる．厥冷して冷えが激しく，骨上の肌肉が落ち窪んで冷えが膝を越えれば，足三里穴に灸を施す．（霊枢73-7）

⑨陰経の絡脈の通過する部位に寒邪が侵入して，寒邪が絡脈へ侵入して絡脈に留まって，さらに寒邪が経脈に侵入すれば，鍼による押し出す治法によって寒邪を移行させ散去させる．経脈上の肌肉が落ち窪んでいる場合は，灸で治療する．結滞した絡脈が堅緊の場合にも，灸治療の適応となる．（霊枢73-8）

⑩病変部を明確にできない場合には，男は陽蹻脈の申脈，女は陰蹻脈の照海を取穴する．男の陰蹻脈に取穴すること・女の陽蹻脈に取穴することは，禁忌である．（霊枢73-8）

⑪鍼を用いる治療においては，必ず法則がある．上方では天光をみて天の気を察し，下方では八節において正しい方向から風が吹いているかを観察して，四時不正の邪気の侵入を除き，庶民に注意を与えて，虚実を明確にし，邪気に侵入されることがないようにさせる．庶民が，かりに時節はずれの風雨を受けたり，歳気が不及における異常気象に遭遇した場合，自然の変化を理解していない医師が治療すると改善することはなく，却って病状が悪化する．必ず天時に

関する忌むべきことを知り，鍼治療の真意を理解しなければならない．古代の法則，今日に至る経験に照らして，微妙で見難い変化をみれば，不滅の真理に通暁できる．粗末な医師が注意しない点は，優秀な医師が重要視する点である．診察において，身体の微妙で見難い変化を知ることがなければ，その病気は捉え難く本質が理解されない．（霊枢73-9）

⑫虚風の邪気が人に侵入する場合，悪寒戦慄して身体を振動させる．一方，正風の邪気が人に侵入する場合，異常が微かに先に顔色に現れ，身体に異常な感覚を感じない．邪気があるようで，また，ないような，正気がないようで，また，あるようで，身体所見があるようで，また，ないようで，病状を把握することができない．（霊枢73-10）

⑬したがって，優秀な医師は，邪気を除く場合，初期の病状を救う．粗雑な医師は，病形が完成されてから治療を行うので，治療に難渋して患者の身体を損傷させる．

　優秀な医師が治療する場合，邪気の存在部位を知り，邪気の侵入する部位を守り，正気を調え，補瀉の行うべき部位，鍼刺における徐疾の意義，取穴すべき部位を明らかにする．

　瀉する場合には，必ず円滑流利な刺法を行う．切皮して捻転すると経気が循り，素早く刺入してゆっくり鍼を抜けば邪気は出て行く．刺入のときは皮膚を伸ばして張らせて，鍼尖を経気の流れを迎えるように，すなわち，経気の流れと反対方向に向け，抜鍼のときは鍼を揺らして鍼穴を大きくすれば，邪気は速やかに出て行く．

　補う場合には，必ず端正で穏やかな刺法を行う．刺入部位の外側より皮膚を引き寄せて，皮膚の緊張を緩め，治療すべき穴位に集中する．左手は刺入部位を引き，右手は付近の皮膚を固定して，微かに捻転して緩り鍼を進め，必ず端的正確に安定冷静にし，心を堅にして緊張を解くことなく少し鍼を留置する．経気が至って流通すれば，素早く鍼を抜く．皮膚を押さえ鍼孔を閉じれば，正気は保持される．用鍼の要点として，神気の動きを見極め調整し，養うことが重要となることを忘れてはならない．（霊枢73-11）

⑭相応しい人を得れば鍼治療の道理を伝え，相応しい人でなければ伝授すべきではない．様々な分野において，相応しい人を得たとして，各人の仕事を各人の能力に応じて任せてみる．そうすることで，伝えるべき人か否かを明らかにする．（霊枢73-12）

⑮視力がよい者は，色沢を望診させるべきである．聴力がよい者は，音声を聞診させるべきである．流暢に語る者は，議論した内容を伝達させるべきである．発語が緩慢でゆったりとしていて，手先が器用で手技が正確で慎重な者は，鍼艾による治療を行い，血気の状態を把握して様々な異常を調え，陰陽の盛衰を診察して様々な治療法を兼用させるべきである．緩やかな関節，柔らかな筋肉で，心の調和する者は，按摩して血気を循らせる治療をさせるべきである．汚らわしい言語で，他人を軽視する者は，癰腫に唾を吐きかけ，病を呪術で治療させるべきである．爪が粗悪で手荒れがひどく，何か事を行うと物を壊す者は，積聚を按摩して，痺痛を抑えさせるべきである．手荒れがひどい者は，亀を按ずることを試させるべきである．亀を器の下に置いて器の上を按ずれば，50日にして死ぬ．手荒れのない者は，亀が元のまま生きている．（霊枢73-13）

23）『黄帝内経霊枢』刺節眞邪篇にみる原則

　『黄帝内経霊枢』刺節眞邪篇では，用鍼之類として鍼治療の要点が解説されている．

鍼治療の要点は，気を調えることにある．気は，まずは穀気として胃に蓄積され，営気衛気に変化して，各々循るべき道を循る．宗気は，胸中の気海，すなわち膻中に留まり，そのうち下降するものは足陽明胃経の気街（気衝）穴に注ぎ，上行するものは気道に走る．このため，厥逆が足にあれば，宗気は下降せず，脈中の血が冷えて凝結して留止する．このような場合の治療においては，火灸温熨の方法で気血の不調を調和させなければ，穴位を取る治療はできない．（霊枢75-15）

鍼治療を行う者は，必ず先に経絡の実虚を観察して，擦り撫でて経脈を診て，揉んで経脈を弾き，反応して動く状態を診て，その後に穴位を取って鍼を刺入する．手足の六経脈が調和する者は，健康である．たとえ病気となっても，自然と治癒する．もし，ある一経脈の上部が実し下部が虚して，経脈が通じない場合は，必ず横絡脈が旺盛となった状態があり，正経に影響を及ぼして，通じなくさせている．この場合，病変部を診断して瀉す．これが，解結の刺法である．（霊枢75-15）

身体上部が冷え下部が熱する場合は，先に項の足太陽経の部位を刺し，長く置鍼する．刺し終われば，項と肩胛部を温熨し，上部に与えた熱を下行させ，下部の熱と合わせれば，治療を終了する．これが，推して之を上ぐる治法である．上部が熱し下部が冷える場合は，経気が衰えた経脈において陥凹した部位を観察して，そこに穴位を取り補法を行い，陽気が下れば治療を終了する．これが，引きて之を下す治法である．（霊枢75-16）

体表の熱が全身に充満して，狂って幻視，幻聴，妄言がある場合は，足の陽明経と絡脈を観察して，穴位を取り，虚する者は補い，血絡があり実する者は瀉す．また，患者を仰臥位にさせて，診察者は患者の頭部の前に位置して，両手の拇指，次指の計四指で頚動脈を挟み押さえ，長く保持し，ひねって触り推して，そのまま下って欠盆中に至り再度止めて，前述のように繰り返し，熱が去れば治療を終了する．これが，推して之を散らす治法である．（霊枢75-17）

24)　『黄帝内経霊枢』衞氣行篇にみる原則

『黄帝内経霊枢』衞氣行篇（霊枢76-4）では，鍼灸治療において衛気の循行を考慮して治療を行うことが重要で，天の運行，四季の変化にも注意を要し，夜明けを起点として衛気の状態を把握して，虚実を間違えず，病気が陽経にあるか陰経にあるかを弁別して，治療すべきとしている．

8.5.5　陰陽五行論からみた鍼灸治療

1)　正気の有余不足に応じた治療

『黄帝内経霊枢』根結篇（霊枢5-7）には，正気の有余不足の相違による治療について述べられている．表8.5.5-1のようにまとめられる．

表8.5.5-1：正気の有余不足の相違による治療

病態	外見上の正気	病時における正気	治療
邪勝	不足	有餘	寫
記載なし	有餘	不足	補
陰陽倶不足	不足	不足	鍼治療禁忌
陰陽倶有餘	有餘	有餘	寫

出典：（霊枢5-7）

2)　陰陽二十五人の類型別鍼治療

『黄帝内経霊枢』陰陽二十五人篇（霊枢64-14）では，人を陰陽二十五人に分類して，各々に対する治療法を解説している．

まず，外見上の特徴から，手足の三陽経とその上下の血気の状態を把握する．必ず経脈の異常を把握すれば，適切な治療を維持できる．

次に，肥痩色艶から，血気の状態を把握する．すなわち，肥えて潤沢な者は血気に余りがあり，肥えて潤沢でない者は気に余りがあり血は不足し，痩せて潤沢でない者は気血ともに不足する，などである．

寸口と人迎の脈を按じて，陰陽の不調を調えることが肝要である．具体的には，まず寸口と人迎の脈状から病的な経絡を判別して，問題となる経絡の気血の凝集を触診する．気血が翔塞して通じない者は痛痺となり，重篤であると気血が凝集する．この場合には，陽気を循らして気を至らせて温め，血が循るようになり，調和すれば治療を終了する．絡脈で気血が不通となった者で，脈が運行不順となり，血の運行が不調となった場合は，滞った瘀血を瀉血して排除すれば，気血は循るようになる．

気が身体上部で過剰にある者は，導いて上部の病邪を下す．気が身体上部で不足する者は，気を押し上げて上部の気虚を補う．気が凝滞して到来しない者は，病所を刺激して気の到来を迎えるようにする．

寒と熱とが偏在して乱れる者は，導いて寒と熱を循らせる．寒熱が鬱滞しても血が凝集していない者は，寒熱の治療原則に従って，寒・熱の病態に各々熱・寒を付与する．

必ずまず明らかに二十五種類の類型の人の特徴を理解すれば，血気の経脈上の存在部位，すなわち，その左右上下を判別でき，さらには刺法の一般原則についても了解したことになる．

3)　陰陽二十五人の五音類型別鍼治療

『黄帝内経霊枢』五音五味篇（霊枢65-1）・（霊枢65-3）の二節において，陰陽二十五人について五音類型別の鍼治療が解説されている．その内容については，錯簡があるとの解説，不備があるとの解説，誤りがあるとの解説など，種々の指摘がある．以下の表8.5.5-2・表8.5.5-3に『黄帝内経霊枢』の記載通りに示す．

表8.5.5-2：陰陽二十五人の五音類型別鍼治療1

五音類型	治療すべき経脈
火形之人（右徴）・火形之人（少徴）	右手太陽小腸経上部
金形之人（左商）・火形之人（左徴）	左手陽明大腸経上部
火形之人（少徴）・土形之人（大宮）	左手陽明大腸経上部
木形之人（右角）・木形之人（大角）	右足少陽胆経下部
火形之人（大徴）・火形之人（少徴）	左手太陽小腸経上部
水形之人（衆羽）・水形之人（少羽）	右足太陽膀胱経下部
金形之人（少商）・金形之人（右商）	右手太陽小腸経下部
水形之人（桎羽）・水形之人（衆羽）	右足太陽膀胱経下部
土形之人（少宮）・土形之人（太宮）	右足陽明胃経下部
木形之人（判角）・木形之人（少角）	右足少陽胆経下部
金形之人（釱商）・金形之人（上商）	右足陽明胃経下部
金形之人（釱商）・木形之人（上角）	左足太陽膀胱経下部

出典：（霊枢65-1）

表8.5.5-3：陰陽二十五人の五音類型別鍼治療2

五音類型	治療すべき経脈
土形之人（大宮）・木形之人（上角）	右足陽明胃経上部
木形之人（左角）・木形之人（大角）	左足陽明胃経上部
水形之人（少羽）・水形之人（大羽）	右足太陽膀胱経下部
金形之人（左商）・金形之人（右商）	左手陽明大腸経上部
土形之人（加宮）・土形之人（大宮）	左足少陽胆経上部
火形之人（質判）・土形之人（大宮）	左手太陽小腸経下部
木形之人（判角）・木形之人（大角）	左足少陽胆経下部
水形之人（大羽）・木形之人（大角）	右足太陽膀胱経上部
木形之人（大角）・土形之人（大宮）	右足少陽胆経上部

出典：（霊枢65-3）

4) 五態之人の病態と治療

『黄帝内経霊枢』通天篇では，五態之人の病態と治療について解説されている．表8.5.5-4の通りである．

表8.5.5-4：五態之人の病態と治療

五態之人	病態	治療	出典
太陰之人	多陰而無陽．其陰血濁．其衛氣濇．陰陽不和．緩筋而厚皮	不之疾寫．不能移之	（霊枢72-9）
少陰之人	多陰少陽．小胃而大腸．六府不調．其陽明脈小．而太陽脈大	必審調之．其血易脱．其氣易敗也	（霊枢72-10）
太陽之人	多陽而少陰．陽重脱者易狂．陰陽皆脱者．暴死不知人也	必謹調之．無脱其陰．而寫其陽	（霊枢72-11）
少陽之人	多陽少陰．經小而絡大．血在中而氣外	實陰而虚陽．獨寫其絡脈則強．氣脱而疾．中氣不足．病不起也	（霊枢72-12）
陰陽和平之人	其陰陽之氣和．血脉調	謹診其陰陽．視其邪正．安容儀．審有餘不足．盛則寫之．虚則補之．不盛不虚．以經取之	（霊枢72-13）

8.5.6 気血津液精からみた鍼灸治療

1) 『黄帝内経素問』調經論篇にみる虚実（不足・有余）に対する治療

『黄帝内経素問』調經論篇では，神・気・血・形・志を取り上げて，有余不足により症状，治療が異なってくることを指摘している．以下に特徴を整理する（表8.5.6-1）.

表8.5.6-1：神・気・血・形・志における有余不足と症状

神・気・血・形・志	有余不足	症状・病態	治療	出典
神	有餘	笑いが止まらない	孫絡の寫血，經脉の損傷を避ける	（素問62-3）
	不足	悲しむ	虚の絡脉を刺し，血氣を通利させる，寫血しない	
	軽微な虚	ぞくぞくして毫毛が立つ（神之微）	按摩して，軽く鍼刺	
氣	有餘	上氣（気の上逆）	經隧（大絡）を寫す，經脉の損傷を避ける	（素問62-4）
	不足	息が漏れて少氣（浅く速い呼吸）	經隧（大絡）を補す	
	軽微な虚	軽度の皮膚異常（白気微泄）	按摩して，軽く鍼刺	
血	有餘	怒り	經脉の寫血	（素問62-5）
	不足	恐れる	經脉に鍼を留置，脉氣が大となれば抜鍼，寫血しない	
	軽微な虚	孫絡に邪氣充實，經脉に留血	絡脉の寫血，惡血が經脉に流入しないようにする	
形	有餘	腹脹，小便不利	足陽明經を寫す	（素問62-6）
	不足	四肢が働かない	足陽明經の絡脉を補す	
	軽微な虚	肌肉の蠕動（微風）	分肉の間に刺し，經脉を損傷しない	
志	有餘	腹脹，下痢	然谷穴を寫血	（素問62-7）
	不足	手足厥冷	復留穴を補す	
	軽微な虚	骨節の振動感	患部に刺し，經脉を損傷しない	

2) 脈状が示す血気の病態と治療

『黄帝内経霊枢』邪氣藏府病形篇（霊枢4-16）では，脈状と病態の関係，その治療について述べている．以下の表8.5.6-2に特徴を示す.

表8.5.6-2：脈状が示す病態と治療

脈状	病態	治療
急	多寒	刺急者．深内而久留之
緩	多熱	刺緩者．淺内而疾發鍼．以去其熱
大	多氣少血	刺大者．微寫其氣．無出其血
小	血氣皆少．陰陽形氣倶不足	勿取以鍼．而調以甘藥也
滑	陽氣盛．微有熱	刺滑者．疾發鍼而淺内之．以寫其陽氣．而去其熱
濇	多血少氣．微有寒	刺濇者．必中其脉．隨其逆順而久留之．必先按而循之．已發鍼．疾按其痏．無令其血出．以和其脉

出典：（霊枢4–16）

3） 人迎脈と寸口脈がともに虚した場合の治療

鍼灸による治療は適さず，甘薬の投与が望ましい．（霊枢9–1）

4） 気血の状態による鍼刺とその結果

『黄帝内経霊枢』逆順肥痩篇（霊枢38–2）では，気血の状態に応じた鍼治療を解説している．以下の表8.5.6-3に示す．

表8.5.6-3：気血の状態に応じた鍼治療

気血の状態	自然の譬え	治療とその結果
血清氣濁	臨深決水	疾寫之則氣竭焉
血濁氣濇	循掘決衝	疾寫之則經可通也

出典：（霊枢38–2）

5） 血気の清濁による治療の相違

清であれば，滑らかであるので浅く刺し，素早く抜く．濁であれば，濇るので深く刺し，置鍼する．（霊枢40–1）

6） 衛気の循行が停滞する場合の鍼刺

『黄帝内経霊枢』衞氣失常篇（霊枢59–1）では，衛気循行が停滞する場合の治療について解説されている．以下の通りである．

衛気が胸中に鬱積する場合は，上部に治療すべき腧穴を取る．足陽明胃経の人迎，任脈の天突，廉泉を瀉す．

腹中に鬱積する場合は，下部に治療すべき腧穴を取る．足陽明胃経の三里と気衝を瀉す．上部下部がともに腫満する場合は，側面に治療すべき腧穴を取る．人迎，天突，廉泉，三里，気衝の全てを取り，さらに季脇の下1寸にある足厥陰肝経の章門を取って瀉す．重症な者は，雞足法（真直ぐに1本鍼を入れ，その左右に斜めに2本入れる）を用いて治療する．合谷刺ともいう．脈が大，弦急，拍動しない場合，及び腹皮が強ばって引き攣ることが激しい場合は，治

療してはいけない．

8.5.7 藏府からみた鍼灸治療

1） 五藏の病の虚実の病状と取穴

『黄帝内経素問』藏氣法時論篇には，五藏の病における虚実の病状とその取穴について解説されている．以下の表8.5.7-1に示す．

表8.5.7-1：五藏の病における虚実の病状と取穴

病	実証	虚証	取穴	出典
肝病	脇下～下腹痛 易怒	目の翳み 聴力障害 易恐	足厥陰肝経 足少陽胆経	（素問22-9）
心病	胸中痛 心下部膨満 脇下痛 胸背肩甲間痛 腕内側痛	胸腹腫脹 脇下痛 腰痛	手少陰心経 手太陽小腸経	（素問22-10）
脾病	身体重 空腹感 筋萎縮 歩行困難 足拘攣 膝痛	腹満 下痢 不消化便	足太陰脾経 足陽明胃経	（素問22-11）
肺病	喘咳 逆氣 肩背痛 汗出 尻以下の疼痛	呼吸促迫 聴覚障害 咽乾燥	手太陰肺経 足少陰腎経付近	（素問22-12）
腎病	腹腫脹 脛腫脹 喘咳 身体重 寝汗 風を嫌う	胸中痛 腹痛 四肢末端の冷え 気が晴れない	足少陰腎経 足太陽膀胱経	（素問22-13）

2） 五藏の旺盛な時期と主治

『黄帝内経素問』藏氣法時論篇（素問22-2）には，五藏の旺盛な時期における主治について述べられている．以下の表8.5.7-2の通りである．

表 8.5.7-2：五藏の旺盛な時期と主治

五藏	盛んな時期	主治
肝	春・甲乙	足厥陰肝経・足少陽胆経
心	夏・丙丁	手少陰心経・手太陽小腸経
脾	長夏・戊己	足太陰脾経・足陽明胃経
肺	秋・庚辛	手太陰肺経・手陽明大腸経
腎	冬・壬癸	足少陰腎経・足太陽膀胱経

出典：（素問 22-2）

3)　五藏を損傷した場合の鍼刺

病邪が深く侵入して五藏に達する場合には，藏に対して鍼刺する．背兪を用いる．また，抜鍼する際に少し瀉血することが有用である．（素問 55-1）

4)　病邪が五藏を侵した場合の症状と治療

『黄帝内経霊枢』五邪篇（霊枢 20-1）は，府に病邪がある場合の治療について解説している．表 8.5.7-3 のようにまとめられる．

表 8.5.7-3：病邪が五藏を侵した場合の症状と治療

藏	症状	治療
肺	病皮膚痛．寒熱．上氣喘．汗出．欬動肩背	取之膺中外腧．背三節五藏之傍．以手疾按之快然．乃刺之．取之缺盆中．以越之
肝	兩脇中痛．寒中．惡血在内．行善掣節．時脚腫	取之行間．以引脇下．補三里．以温胃中．取血脉以散惡血．取耳間青脉．以去其掣
脾胃	病肌肉痛．陽氣有餘．陰氣不足．則熱中善飢．陽氣不足．陰氣有餘．則寒中腸鳴腹痛．陰陽倶有餘．若倶不足．則有寒有熱	皆調于三里
腎	病骨痛陰痺．陰痺者．按之而不得．腹脹腰痛．大便難．肩背頚項痛．時眩	取之湧泉崑崙．視有血者．盡取之
心	病心痛．喜悲．時眩仆	視有餘不足．而調之其輸也

出典：（霊枢 20-1）

5)　六府の症候と配穴

『黄帝内経霊枢』邪氣藏府病形篇には，六府において，種々の症状とそれに対する配穴が示されている．表 8.5.3-4 のようにまとめられる．

表8.5.3-4：六府の症候と配穴

府	症候	配穴	出典
大腸	腸中切痛，而鳴濯濯，冬日重感于寒，即泄，當臍而痛，不能久立，與胃同候	巨虚上廉	（霊枢4-19）
胃	腹䐜脹，胃脘當心而痛，上支兩脇，膈咽不通，食飲不下	三里	（霊枢4-20）
小腸	小腹痛，腰脊控睾而痛，時窘之後，當耳前熱，若寒甚，若獨肩上熱甚，及手小指次指之間熱，若脉陷者，此其候也，手太陽病也	巨虚下廉	（霊枢4-21）
三焦	腹氣滿，小腹尤堅，不得小便，窘急，溢則水，留即爲脹，候在足太陽之外大絡，大絡在太陽少陽之間，亦見于脉	委陽	（霊枢4-22）
膀胱	小腹偏腫而痛，以手按之，即欲小便而不得，肩上熱，若脉陷，及足小指外廉及脛踝後皆熱	若脉陷，取委中央	（霊枢4-23）
膽	善大息，口苦嘔宿汁，心下澹澹，恐人將捕之，嗌中吤吤然數唾，在足少陽之本末	亦視其脉之陷下者灸之，其寒熱者，取陽陵泉	（霊枢4-24）

6) 府に病邪がある場合の治療

『黄帝内経霊枢』四時氣篇（霊枢19-3）は，府に病邪がある場合の治療について解説している．表8.5.3-5のようにまとめられる．

表8.5.3-5：府に病邪がある場合の治療

邪の部位	病状	治療
大腸	腹中常鳴，氣上衝胸，喘不能久立	刺肓之原，巨虚上廉，三里
小腸	小腹控睾，引腰脊，上衝心，氣盛則厥逆，上衝腸胃，燻肝，散于肓，結于臍	取之肓原以散之，刺太陰以予之，取厥陰以下之，取巨虚下廉以去之，按其所過之經以調之
膽	善嘔，嘔有苦，長大息，心中憺憺，恐人將捕之，邪在膽，逆在胃，膽液泄則口苦，胃氣逆則嘔苦，故曰嘔膽	取三里，以下胃氣逆，則刺少陽血絡，以閉膽逆，却調其虚實，以去其邪
胃脘	飲食不下，膈塞不通	在上脘，則刺抑而下之，在下脘，則散而去之
三焦	小腹痛腫，不得小便	取之太陽大絡，視其絡脉，與厥陰小絡，結而血者，腫上及胃脘，取三里

出典：（霊枢19-3）

7) 病気の伝変と鍼刺

『黄帝内経』では，相剋の順序で藏府から藏府へ病気が伝変して，五藏が全て障害されるものを相伝あるいは淫伝と表現している．この場合には，予後が悪く早期に死亡する．（素問65-11）・（霊枢42-2）・（霊枢42-11）鍼刺の適応ではない．一方，相伝でなく，相生の順序で伝わったり，五藏全てに疾患が及ばない場合は治療が可能である．（霊枢42-11）

8.5.8 経絡腧穴からみた鍼灸治療

1) 一経のみ旺盛な病態における取穴

『黄帝内経素問』經脉別論篇（素問21-4）には，一経のみ旺盛な病態における取穴について解説されている．通常，足の経脈の腧穴を選択する．

太陽経のみ旺盛の場合，太陽経脈の束骨穴，少陰経脈の太谿（太渓）穴をともに瀉す．

陽明経のみ旺盛の場合，陽明経の陥谷穴を瀉し，太陰経の太白穴を補う．

少陽経のみ旺盛の場合，少陽経の臨泣穴を取穴する．

太陰経のみ旺盛の場合，陽明経の陥谷穴を補い，太陰経の太白穴を瀉す．

少陰経のみ旺盛の場合，太陽の経穴の崑崙・絡穴の飛揚を瀉し，少陰の経穴の復溜・絡穴の大鍾を補う．

厥陰経のみ旺盛の場合，厥陰経の太衝穴を取穴する．

2) 五腧穴の用い方

① 『黄帝内経霊枢』邪氣藏府病形篇における記載

陽経の滎穴と兪穴は陽経の経脈上の病変を，合穴は内部の府の病変の治療に用いられる．（霊枢4-17）

② 『黄帝内経霊枢』順氣一日分爲四時篇における記載

『黄帝内経霊枢』順氣一日分爲四時篇（霊枢44-5）には「藏は冬を主り，冬は井を刺す．色は春を主り，春は滎を刺す．時は夏を主り，夏は輸を刺す．音は長夏を主り，長夏は經を刺す．味は秋を主り，秋は合を刺す」としている．

また，同篇（霊枢44-7）には，病状を四時に適応させた治療が述べられている．病が藏に在る場合は，邪気は深く，冬の蟄藏に応じているので井穴に取る．病が顔色を変化させる場合は，病初期であり，春の発生に応じているので滎穴に取る．病が軽快したり重篤になったりする場合は，夏の盛長に応じているので兪穴に取る．病が音声を変化させる場合は，長夏の化成に応じているので経穴に取る．経脈が満ちて鬱血がある場合，病が胃経に在る場合，飲食が不摂生となって病気が発生する場合は，秋の収斂に応じているので合穴に取る．秋は穀物が成熟して食となり，五味を発揮するので，味は合穴を主るという．

3) 膺兪と背兪

『黄帝内経霊枢』終始篇（霊枢9-5）では，膺兪と背兪について解説されている．

膺兪は，胸中にある陰経の重要な穴で，陰経の病気に用いられる．背兪は，背中にある陽経の重要な穴で，陽経の病気に用いられる．肩腕部が虚する場合には，陰経，陽経の鑑別を行って，上肢の経脈に通じる胸あるいは背中の穴を取る．

4) 天牖五部と主治

『黄帝内経霊枢』寒熱病篇（霊枢21-2）では，天牖五部の穴位と主治について解説している．表8.5.8-1のようにまとめられる．

表8.5.1-1：天牖五部と主治

穴名	主治
人迎	陽迎頭痛．胸滿不得息．取之人迎
扶突	暴瘖氣鞕．取扶突與舌本出血
天牖	暴聾氣蒙．耳目不明．取天牖
天柱	暴攣癎眩．足不任身．取天柱
天府	暴癉内逆．肝肺相搏．血溢鼻口．取天府

出典：（霊枢21-2）

5) 顔面部の経穴と主治

『黄帝内経霊枢』寒熱病篇（霊枢21-3）では，顔面部の経穴と主治について解説している．表8.5.8-2のようにまとめられる．

表8.5.8-2：顔面部の経穴と主治

穴名	主治
大迎	下齒齲．取之臂．惡寒補之．不惡寒寫之
角孫	上齒齲．取之在鼻與頄前．方病之時．其脉盛．盛則寫之．虚則補之．一曰取之出鼻外（禾膠・迎香）
懸顱	視有過者取之．損有餘．益不足．反者益甚

出典：（霊枢21-3）

6) 気街を考慮した治療

『黄帝内経霊枢』衛氣篇（霊枢52-3）では，気街を考慮した治療について解説している．

六府の気の通路として気街がある．主な経路は，胸，腹，頭，脛である．

邪気が頭にある場合は，脳に留めて瀉す．邪気が胸にある場合は，胸部両側と背兪に留めて瀉す．邪気が腹にある場合は，背兪と肓兪穴に留めて瀉す．邪気の脛にある場合は，気衝穴と承山穴，さらに踝の上下の部位に留めて瀉す．

この場合，毫鍼を用い，必ずまずゆっくり時間をかけて患部を按じて，邪気が手に反応することを確認してから瀉法を行う．

治療対象は，頭痛，眩暈卒倒，腹痛，腹満，腹部の突然の膨満，新しい腫瘤が固定している積病である．

疼痛が移動する場合は，治りやすい．積病で痛まない場合は，治りにくい．

7) 経脈中の血気の多少と鍼刺

『黄帝内経』は，経脈中の血気の量には相違があり，それに応じた治療があることを示している．以下の表8.5.8-3の通りである．

表8.5.8-3：経脈中の血気の量と治療内容

六経脈	『素問』血氣形志篇 （素問24-1）	『霊枢』五音五味篇 （霊枢65-6）	『霊枢』九鍼論篇 （霊枢78-28）	鍼刺法 （素問24-5）
太陽経	多血・少氣	多血・少氣	多血・少氣	寫血
少陽経	少血・多氣	少血・多氣	少血・多氣	氣排出
陽明経	多血・多氣	多血・多氣	多血・多氣	寫血かつ氣排出
少陰経	少血・多氣	多血・少氣	少血・多氣	氣排出
厥陰経	多血・少氣	少血・多氣	多血・少氣	寫血
太陰経	少血・多氣	多血・少氣	多血・少氣	氣排出

8) 経脈走行の深浅による鍼刺

『黄帝内経霊枢』官鍼篇（霊枢7-4）には，経脈走行の深浅に応じて鍼刺の方法が異なることについて解説されている．

経脈が深く走行する場合は，そっと鍼を刺して長く留めて，孔穴に脈気が導き通じるようにする．

経脈が浅く走行する場合は，刺すべきではない．もし刺す場合には，脈を押さえて脈気を抑えてから行う．出血させてはいけない．邪気のみを排除するようにする．

9) 陰陽の経脈で病変の発生時期が異なる場合の治療

『黄帝内経霊枢』終始篇（霊枢9-7）では，陰陽経脈で発症時期が異なる場合の治療について解説されている．

陰経脈から病気が発生し，次に陽経脈に派生する場合には，まず陰経脈の治療を行ってから陽経脈の治療を行う．

陽経脈から病気が発生し，次に陰経脈に派生する場合には，まず陽経脈の治療を行ってから陰経脈の治療を行う．

10) 十二経脈の鍼刺の深さと留置の時間

『黄帝内経霊枢』經水篇（霊枢12-3）では，各経脈における治療の差異について解説されている．

経脈は各々，深さ，気血の流れる量が異なり，鍼刺においても，刺す深さ，留置する時間を考慮しなければならない．経脈の深さと鍼刺の深さが一致しなければ効果が得られない．気血量が多いと邪気も旺盛となり，留置時間も長くしないと邪気を瀉すことはできない．各経脈における鍼刺の深さ，留置の時間については，表8.5.8-4の通りである．

表8.5.8-4：十二経脈の鍼刺の深さと留置の時間

経脈	鍼刺の深さ	留置の時間
足陽明胃経	六分	十呼
足太陽膀胱経	五分	七呼
足少陽胆経	四分	五呼
足太陰脾経	三分	四呼
足少陰腎経	二分	三呼
足厥陰肝経	一分	二呼
手之三陰三陽経	二分以下	一呼以下

出典：（霊枢12-3）

11) 足の経脈における根結と発生障害に対する治療

『黄帝内経霊枢』根結篇（霊枢5-2）・（霊枢5-3）では，足の経脈における根結，特徴的な症状，それに対する治療について述べられている．表8.5.8-5のようにまとめられる．

表8.5.8-5：足経脈における根結と発生障害に対する治療

経脈	根	結	機能	障害	治療部位	出典
太陽	至陰	命門（睛明）	開	肉節瀆．而暴病起矣．瀆者，皮肉宛膲而弱也	取之太陽	（霊枢5-2）
陽明	厲兌	顙大（頭維）	闔	氣無所止息．而痿疾起矣．無所止息者．眞氣稽留．邪氣居之也	取之陽明	（霊枢5-2）
少陽	竅陰	窓籠（聴宮）	樞	骨繇而不安於地．骨繇者．節緩而不收也．所謂骨繇者．搖故也	取之少陽	（霊枢5-2）
太陰	隠白	大倉（中脘）	開	倉廩無所輸．膈洞．氣不足而生病也	取之太陰	（霊枢5-3）
厥陰	大敦	玉英（玉堂）膻中を絡う	闔	氣絶而喜悲	取之厥陰	（霊枢5-3）
少陰	湧泉	廉泉	樞	脉有所結而不通	取之少陰	（霊枢5-3）

12) 手少陰心経の治療

『黄帝内経霊枢』邪客篇（霊枢71-9）では，手少陰心経の治療について解説されている．

外部にある手少陰心経は病むことはあっても，内部にある心の藏は病まない．心経の病気の場合には，ただ少陰心経を掌後にある豆状骨端にある神門穴に取る．神門は，手少陰心経の邪気・正気の虚実，経気運行の緩急に基づいて取穴する．邪気が盛んである場合には瀉し，正気が衰える場合には補う．このようにすれば，邪気が去り，正気が堅固となる．（霊枢71-9）

13) 経絡における虚実と治療

『黄帝内経素問』通評虚實論篇（素問28-2）には，経絡の虚実とその治療について述べられ

ている．以下の表8.5.8-6に示す．

表8.5.8-6：経絡の虚実とその治療

虚実	特徴	治療
重實	大熱病，邪氣激しく熱し，脉象が盛滿	治療すべき
經實・絡實	寸口脉急，尺膚緩	陰經に鍼刺，陽經に灸
絡虚・經實	寸口脉熱，尺膚寒　秋冬なら逆，春夏なら順	陰經に灸，陽經に鍼刺
經虚・絡實	寸口脉寒濇，尺膚熱滿　春夏なら死，秋冬なら生	
重虚	脉虚，尺膚虚，氣虚　脉滑なら生，脉濇なら死	

出典：（素問28-2）　　　　　　　　　　　　　　　　　　　　　　空欄：記載なし

14) 繆刺

①基本事項

　通常の邪の伝搬は皮毛→孫脈→絡脈→経脈→五藏であるが，邪が皮毛から孫絡に侵入して，そこに留まって絡脈が閉塞して，邪気が大絡に充満することがあり，これを奇病という．（素問63-1）奇病においては，邪が侵入した部位から，左右反対の方向に移動していき，経穴に入ることがない．（素問63-1）このため，症状が経脈上にあるわけではない．（素問63-2）このような場合には，本来の病変部位とは反対側に鍼刺することになり，血絡を十分に瀉血することが重要で，この刺法を繆刺という．（素問63-1）・（素問63-19）・（素問63-22）各種病状に対する繆刺と予後について，表8.5.8-7に示す．なお，邪気が経脈に侵入して，侵入部位と症状発現部位が左右異なる場合には，巨刺を行う．（素問63-2）

②各種病状に対する繆刺と予後

　『黄帝内経素問』繆刺論篇には，各種病状に対する繆刺による治療法が解説されている．表8.5.8-7の通りである．

表8.5.8-7：各種病状に対する繆刺と予後

邪侵入部位	症状	鍼刺部位（取穴）	刺法と予後	出典
足少陰之絡	心痛・腹部膨満・胸脇支満	然谷穴	食事の時間で改善，新たな病気では5日	（素問63-3）
手少陽之絡	喉痺・舌巻・心煩・前腕痛・手挙上不可	関衝穴	身体壮健ならすぐに，老年者はしばらくして治る，新病なら数日	（素問63-4）
足厥陰之絡	突然の疝気・疼痛	大敦穴	男子はすぐに，女子はしばらくして治る	（素問63-5）
足太陽之絡	頭項肩痛	至陰穴	食事の時間で改善	（素問63-6）
手陽明之絡	喘息・胸脇支満・胸中熱	商陽穴	食事の時間で改善	（素問63-7）
前腕と手掌の間	疼痛で手関節の屈曲不可	疼痛部位	月の死生を鍼刺の回数とする	（素問63-8）
足陽蹻之脉	内眼角の疼痛	申脉穴	2回鍼刺，1時間くらいで治る	（素問63-9）
	墜落打撲による悪血で，腹満・二便不利　然谷・衝陽穴不治の場合	大敦穴	すぐに治る	（素問63-10）
手陽明之絡	耳聾 不治の場合 全く聞こえない場合 耳鳴	商陽穴 中衝穴 商陽・中衝穴	すぐに治る すぐに治る 鍼刺は禁忌 耳聾と同様に行う	（素問63-11）
	痺症	疼痛部位	月の死生を鍼刺の回数とする	（素問63-12）
足陽明之絡	鼻閉・鼻出血・上歯冷感	厲兌穴		（素問63-13）
足少陽之絡	脇痛・呼吸困難・欬・発汗 不治の場合	竅陰穴	すぐに治る，咳は温衣温食で1日で治る 上記の治療を繰り返す	（素問63-14）
足少陰之絡	咽痛・嚥下困難・怒り	湧泉穴	3回鍼刺	（素問63-15）
足太陰之絡	腰痛・季肋下痛・背が曲がる	下髎穴	月の死生を鍼刺の回数とする，すぐに治る	（素問63-16）
足太陽之絡	拘攣背急・脇痛	背骨両側の疼痛部位	3回鍼刺，すぐに治る	（素問63-17）
足少陽之絡	股関節痛・下肢挙上困難	環跳穴	寒が強い場合は鍼を留置，月の死生を鍼刺回数とする，すぐに治る	（素問63-18）
	耳聾 不治の場合	商陽穴 聴宮・聴会・阿是穴		（素問63-19）
	齲歯 不治の場合	商陽穴 手陽明の他穴		（素問63-19）
五蔵之間	經脉上の不定期の疼痛	井穴	1日おきに瀉血，5日で治る	（素問63-20）
	繆伝して上歯唇寒痛	手背の血絡 内庭穴 商陽穴	寫血 1回鍼刺 1回鍼刺　以上によりすぐに治る	（素問63-20）
足少陰之絡	咽中腫痛，嚥下困難	然谷穴	寫血により，すぐに治る	（『太素』）
手足少陰之絡 手足太陰之絡 足陽明之絡	左記が同時に虚すと尸厥 不治の場合	隠白穴 湧泉穴 厲兌穴 少商穴 中衝穴 神門穴	 左記の順に1回ずつの鍼刺によりすぐに治る 竹筒で耳に息を吹きかけ，左角の髪を焼いて粉として飲ませる	（素問63-21）

註：『太素』において『黄帝内経素問』に記載されている事項を追記した．　　　空欄：記載なし，あるいは特記すべき記載なし

③躁厥に対する繆刺

　『黄帝内経霊枢』終始篇（霊枢9-8）では，脈が躁で手足が冷えあがる病態を躁厥と呼び，繆刺が必要としている．これは，体型は痩せていなくとも，正気が衰え脈気が騒がしい病態に相当する．散じた正気は集めて，凝集した邪気は散じるようにする．治療者は，落ち着いて精神を集中させる．邪気の侵入を防ぎ，正気を散逸させないようにする．基本的に深く刺さない．男の体表の気を内部へ，女の体内の気を体表へ向かわせて，気の調和をとる．治療により，正常な脈気が感じられれば，これを得気といって，治療を終了する．

15) 血絡に対する治療

血絡に対する鍼治療は，基本的に瀉法である．この原則を無視すれば，病状が悪化する．病状の程度に応じて治療する．（霊枢39-1）

16) 孫絡の鍼刺

孫絡は，365気穴と対応しており，栄衛を通じさせ，また邪気が侵入する部位である．邪気が侵入し孫絡の局所が鬱血すれば，その部位を鍼刺すべきである．（素問58-4）・（素問58-6）

17) 十二経筋の異常に対する治療

一般に治療は，燔鍼劫刺といって，焼鍼である燔鍼を用いて速刺速抜する刺法をとる．（霊枢13-1）・（霊枢13-2）・（霊枢13-3）・（霊枢13-4）・（霊枢13-5）・（霊枢13-6）・（霊枢13-7）・（霊枢13-8）・（霊枢13-9）・（霊枢13-10）・（霊枢13-11）・（霊枢13-12）効果を認めた段階で刺鍼数の限度として，痛む部位を治療すべき輸穴，すなわち阿是穴とするのである．

ただし，足陽明之筋については，馬脂を寒によって拘急した頬に塗り，桂皮を浸した白酒を熱によって弛緩した頬に塗り，桑の木で作った鉤で弛緩した口を引っ掛けて引っ張る．また同時に生桑の木の炭火を壺型の小さな酒樽中に置き，高さを患者の坐した時の頬部の位置として，馬脂を塗った引き攣る頬を温罨し，さらに上等の酒を飲ませ，美味の炙肉を食べさせ，酒を飲めない者も無理に飲ませる．このようにして，3回患部を撫でる．（霊枢13-3）

足厥陰之筋については，水を循らせて肝経の経気を調えることが大切としている．（霊枢13-6）

手太陽之筋については，腫脹が改善しなければ，鋭利な鍼で切開することが必要である．（霊枢13-7）

手少陰之筋については，心積（伏梁）を起こして膿血を吐く場合には，治療不可能としている．（霊枢13-12）

経筋の異常の治療は，一般に寒に基づいて燔鍼劫刺を行うが，熱の場合には筋が弛緩している状態であり，燔鍼を用いてはならない．（霊枢13-12）

8.5.9 心身全体からみた鍼灸治療

1) 病変部位と治療対象

『黄帝内経素問』調經論篇（素問62-15）には，各種病変部位と対応する治療について述べられている．表8.5.9-1の通りである．

表8.5.9-1：『黄帝内経素問』調經論篇における各種病変部位と対応する治療

病変	治療対象・方法
脉	血
血	絡
氣	衞
肌肉	分肉
筋・筋痺	筋・燔鍼劫刺
骨	骨・焠鍼藥熨
疼痛不覚	陽蹻脉・陰蹻脉
疼痛あり，脉象異常	繆刺
疼痛と脉象異常が対側	巨刺

出典：（素問62-15）

2) 身体上部の疾患の治療

『黄帝内経霊枢』九鍼十二原篇（霊枢1-12）では，身体上部の疾患の治療について解説されている．以下の通りである．

疾病が身体上部にあり，藏が侵された場合には，足太陰経合穴の陰陵泉に取る．

疾病が身体上部にあり，府が侵された場合には，足少陽経合穴の陽陵泉に取る．

3) 王侯貴族と一般人の違いとその治療

『黄帝内経霊枢』根結篇（霊枢5-6）では，王侯貴族と一般人の違いとその治療について述べられている．表8.5.9-2のようにまとめられる．

表8.5.9-2：王侯貴族と一般人の違いとその治療

	食事	身体	肌肉	血気	治療
王侯貴族	膏粱（贅沢な肉食）	柔脆	軟弱	慓悍滑利	浅く刺入，速く抜鍼
一般人	菽藿（粗末な菜食）	剛堅	硬強	遅濇	深く刺入，留置，遅く抜鍼

出典：（霊枢5-6）

4) 藏府筋骨皮膚の陰陽関係と治療穴

『黄帝内経霊枢』壽天剛柔篇（霊枢6-1）には，藏府筋骨皮膚の陰陽関係と治療穴について述べられている．以下の表8.5.9-3のようにまとめられる．

表8.5.9-3：藏府筋骨皮膚の陰陽関係と治療穴

部位	陰陽	治療穴
五藏	陰中の陰	手足の陰経の榮穴・俞穴
皮膚	陽中の陽	手足の陽経の合穴
筋骨	陽中の陰	手足の陰経の經穴
六府	陰中の陽	絡穴

出典：（霊枢6-1）

5) 病変の存在部位と病変の特徴と治療

病変が表にあるものは，顕在性の症状があって痛みがなく，風という．表の治療はするが，裏の治療をしてはならない．病変が裏にあるものは，顕在性の症状がなく痛みがあり，痺という．裏の治療はするが，表の治療をしてはならない．表裏ともに病変がある場合は，顕在性の症状が出現したり消失したりして不安定であり，風痺という．患者が煩躁するような場合は，陰の病気が陽の病気より重症な場合で，不表不裏といって予後不良である．（霊枢6-1）

6) 罹病期間，病変部位と鍼刺の方法

一般的に，罹病期間3日に対して鍼刺の回数を1回に相当させる．病状の重篤度，期間の長短を考慮して調整する．五藏まで病気が進展していない場合は，鍼刺の回数を半分程度とする．五藏が先に障害されてから肉体に病変が及ぶ場合には，鍼刺の回数を2倍にする．（霊枢6-2）

7) 刺の三変

『黄帝内経霊枢』壽夭剛柔篇（霊枢6-4）では，刺の三変を取り上げ，その特徴と治療について解説されている．刺の三変とは，営の病，衛の病，寒痺が経脈に留まる病に対する鍼治療のことである．病態，治療について，以下の表8.5.9-4のようにまとめられる．

表8.5.9-4：刺の三変

病変	病態	治療
營	寒熱少氣，血上下行	出血
衛	氣痛時來時去，怫愾賁響，風寒客于腸胃之中	出氣
寒痺之留經	留而不去，時痛而皮不仁	内熱 労働者は火鍼 貴族は薬熨（湿布）

出典：（霊枢6-4）

8) 部位別の鍼治療

『黄帝内経霊枢』終始篇（霊枢9-6）では，部位別鍼治療について解説している．以下の通りである．

腰より上部の病気には，手太陰・陽明経を用いる．

腰より下部の病気には，足太陰・陽明経を用いる．

上部にある病気には，治療部位を下部に取る．

下部にある病気には，治療部位を上部に取る．

頭部にある病気には，治療部位を足に取る．

腰部にある病気には，治療部位を膕に取る．

9) 体格による鍼刺

『黄帝内経霊枢』逆順肥痩篇（霊枢38-2）では，体格に応じた鍼治療を解説している．以下の表8.5.9-5に示す．

表8.5.9-5：体格に応じた鍼治療

体格	特徴	治療
年質壮大（肥人）	血氣充盈．膚革堅固．因加以邪	深而留之
廣肩腋．項肉薄．厚皮而黒色．脣臨臨然	其血黒以濁．其氣濇以遅．其爲人也．貪于取與	深而留之．多益其數也
痩人者．皮薄色少．肉廉廉然．薄脣輕言	其血清氣滑．易脱于氣．易損于血	淺而疾之
常人	其端正敦厚者．其血氣和調	視其白黒．各爲調之．無失常數也
刺壯士眞骨者．堅肉緩節．監監然	此人重則氣濇血濁	深而留之．多益其數
	勁則氣滑血清	淺而疾之
嬰兒者	其肉脆血少氣弱	以豪刺．淺刺而疾發鍼．日再可也

出典：（霊枢38-2）

10) 皮肉血気筋骨の病邪の部位別鍼灸治療

『黄帝内経霊枢』衛氣失常篇（霊枢59-2）には，皮肉血気筋骨において病邪の部位別に鍼灸治療が異なることが解説されている．

　皮には部と称する属するべき決まった部位があり，肉には柱と称する四肢の高く盛り上がった肌肉があり，血気には輸と称する腧穴があり，骨には属と称する関節部がある．

　皮の部は，四肢末端に導かれる．

　肉の柱は，前腕と脛の諸陽経脈の肌肉の間と，足少陰経の肌肉の間にある．

　血気の通過する輸は，諸絡穴に導かれ，気血が停滞すると絡脈が鬱血してその部位が高く隆起する．

　筋の属するべき決まった部位はなく，病の部位を診察する．

　骨の属は，骨髄の養分を受けて脳髄を栄養する機能をもつ．

　病の変化は様々で，病位には浮沈，鍼刺には深浅の区別があり，全てを取り上げて究めることはできないが，各々関係する部位があり，その部位に取穴する．病状が軽症な場合は浅く刺し，重症の場合は深く刺し，軽症の場合は少なく刺し，重症の場合は多く刺し，病状の変化に応じて正気を調える．

11) 肥・膏・肉質に対する鍼治療の原則

　必ず最初に三種の体型を判別して，血の多少，陽気の清濁，すなわち営気と衛気を判別して，その後に体調の乱れを調和させれば，治療内容が常規の治法から逸脱することはない．（霊枢59-4）

12) 鍼治療としての五節

『黄帝内経霊枢』刺節眞邪篇には，鍼治療としての五節について解説されている．表8.5.9-6 の通りである．

表8.5.9-6：鍼治療における五節

五節	特徴	病態	刺法
振埃	刺外經去陽病也 (霊枢75-1) (霊枢75-2)	陽氣大逆．上滿於胸中．憤坂肩息．大氣逆上．喘喝坐伏．病惡埃煙．餉不得息．請言振埃．尚疾於振埃 (霊枢75-2)	取之天容 取天容者．無過一里 (霊枢75-2)
		其欬上氣．窮詘胸痛者 (霊枢75-2)	取之廉泉 取廉泉者．血變而止 (霊枢75-2)
發矇	刺府輸．去府病也 (霊枢75-1) (霊枢75-3)		夫發矇者．耳無所聞．目無所見 此刺之大約．鍼之極也．神明之類也．口説書卷．猶不能及也．請言發矇耳．尚疾於發矇也 刺此者．必於日中．刺其聽宮．中其眸子．聲聞於耳．此其輸也 刺邪．以手堅按其兩鼻竅．而疾偃其聲．必應於鍼也 此所謂弗見爲之．而無目視．見而取之．神明相得者也 (霊枢75-3)
去爪	刺關節肢絡也 (霊枢75-1) (霊枢75-4)	腰脊者．身之大關節也．肢脛者．人之管以趨翔也．莖垂者．身中之機．陰精之候．津液之道也．故飲食不節．喜怒不時．津液內溢．乃下留於睪．血道不通．日大不休．俛仰不便．趨翔不能．此病滎然有水．不上不下．形不可匿．常不得蔽 (霊枢75-4)	鈹石所取 (霊枢75-4)
徹衣	盡刺諸陽之奇輸也 (霊枢75-1) (霊枢75-5)	是陽氣有餘．而陰氣不足．陰氣不足．則內熱．陽氣有餘．則外熱．內熱相搏．熱於懷炭．外畏綿帛近．不可近身．又不可近席．腠理閉塞．則汗不出．舌焦脣槁腊．乾嗌燥．飲食不讓美惡 (霊枢75-5)	或之於其天府大杼．三痏．又刺中膂．以去其熱．補足手太陰．以去其汗．熱去汗稀．疾於徹衣 (霊枢75-5)
解惑	盡知調陰陽補寫有餘不足．相傾移也 (霊枢75-1) (霊枢75-6)	大風在身．血脉偏虛．虛者不足．實者有餘．輕重不得．傾側宛伏．不知東西．不知南北．乍上乍下．乍反乍覆．顚倒無常．甚於迷惑 (霊枢75-6)	寫其有餘．補其不足．陰陽平復．用鍼若此．疾於解惑 (霊枢75-6)

8.5.10 環境要因からみた鍼灸治療

1) 四季における取穴

『黄帝内経素問』通評虛實論篇（素問28-9）における四季に応じた取穴は，以下の通りである．

春には，経脈の絡穴を用いる．

夏には，経脈の兪穴を用いる．

秋には，六府の合穴を用いる．

冬には，鍼石をあまり用いない．薬物治療が中心となる．

2)　四季に応じた配穴

『黄帝内経素問』診要經終論篇（素問16–1）には，四季により刺鍼する部位が異なると指摘されている．春は散兪（経脈の腧穴）と分理（分肉の膝理）を，夏は絡兪（孫絡の腧穴）を，秋は皮膚と循理（肌肉の分理）を，冬は兪竅（孔穴の深いもの）を選定する．

3)　四時に留意した鍼刺

四時の気の所在に留意して鍼刺すべきである．（素問26–2）・（素問64–2）邪は四時における気の存在部位から侵入しやすいが，病状の変化は多彩である．（素問64–2）

①四時における気の所在

四時における気の所在を把握することは重要である．『黄帝内経素問』四時刺逆従論篇（素問64–2）には，四時における気の所在について解説されている（表8.5.10-1）．

表8.5.10-1：四時における気の所在

四時	気の所在
春	經脉
夏	孫絡
長夏	肌肉
秋	皮膚
冬	骨髄

出典：（素問64–2）

②四時に応じた鍼刺部位

四時に応じて鍼刺すべき部位が定められているが，出典部位により記載内容が異なる．また，一部では病態についても記載されている．以下の表8.5.10-2から表8.5.10-4に示す．

表8.5.10-2：『黄帝内経素問』水熱穴論篇・『黄帝内経霊枢』四時氣篇における四時に応じた鍼刺部位と病態

四時	鍼刺部位	病態	出典
春	經脉・絡脉の分肉	肝氣あるいは風邪は經脈に入らず，淺い部分にある．	（素問 61-3） （霊枢 19-1）
夏	盛經の分腠・孫絡	心氣あるいは熱邪は体表近くにある．	（素問 61-4） （霊枢 19-1）
秋	經穴・兪穴・合穴	陽氣が衰え，陰氣が生じる時期である． 兪穴をとって，藏に入る陰邪を寫す． 合穴をとって，府に入る陽邪を寫す．	（素問 61-5） （霊枢 19-1）
冬	井穴・榮穴	井穴をとって，陰邪を抑制する． 榮穴をとって，不足した陽氣を充實させる．	（素問 61-6） （霊枢 19-1）

表8.5.10-3：『黄帝内経霊枢』寒熱病篇における四時に応じた鍼刺部位と治療部位

四時	鍼刺部位	治療部位
春	絡脉	皮膚
夏	分腠	肌肉
秋	氣口	筋脉
冬	經輸（經穴）	骨髓（＋五藏）

出典：（霊枢 21-4）

表8.5.10-4：『黄帝内経霊枢』本輸篇における四時に応じた鍼刺部位

四時	鍼刺部位	方法
春	絡脉・各経の榮穴・経脈上の肌肉が会合する部分の間に取る	重症の者は深く取り，軽症の者は淺く取る
夏	各経の兪穴・孫絡・肌肉皮膚の上に取る	重症の者は深く取り，軽症の者は淺く取る
秋	各経の合穴に取る	重症の者は深く取り，軽症の者は淺く取る
冬	各経の井穴・藏府の兪穴に取る	深く鍼を刺して留めるようにする

出典：（霊枢 2-16）

4) 八正に留意した鍼刺

『黄帝内経素問』八正神明論篇（素問 26-2）には，虚邪（人に邪気をもたらす風）を避けて鍼刺すべきであるとしている．正風と虚邪について，表8.5.10-5に示す．

表8.5.10-5：八正における正風と虚邪

八正	正風	八風の虚邪
立春	東北	西南
春分	東	西
立夏	東南	西北
夏至	南	北
立秋	西南	東北
秋分	西	東
立冬	西北	東南
冬至	北	南

出典：（素問26-2）

5） 十二月における鍼刺の不要

『黄帝内経霊枢』陰陽繫日月篇（霊枢41-6）では，一年各月における鍼刺の不要について解説されている．

正月・2月・3月は，各々左足の少陽経・太陽経・陽明経が正気を主宰しており，人体の正気が左に偏在しているので，各月に各々対応する左足の陽経を刺してはいけない．

4月・5月・6月は，各々右足の陽明経・太陽経・少陽経が正気を主宰しており，人体の正気が右に偏在しているので，各月に各々対応する右足の陽経を刺してはいけない．

7月・8月・9月は，各々右足の少陰経・太陰経・厥陰経が正気を主宰しており，人体の正気が右に偏在しているので，各月に各々対応する右足の陰経を刺してはいけない．

10月・11月・12月は，各々右足の厥陰経・太陰経・少陰経が正気を主宰しており，人体の正気が左に偏在しているので，各月に各々対応する左足の陰経を刺してはいけない．

6） 自然現象，日月星の運行と鍼刺

『黄帝内経素問』八正神明論篇（素問26-1）には，自然の状態に対する病態とそれに対する治療上の禁忌，禁忌を無視した治療による病状について述べてある．以下の表8.5.10-6の通りまとめられる．

表8.5.10-6：自然現象，日月星の運行に伴う病態と鍼刺

自然状態	病態	禁忌	禁忌を無視した治療
天候が温か	血流がよい，衞氣が体表にあり循行しやすい．	逡巡すること	
天候が寒い	血流悪く，衞氣が体内に沈む．	鍼刺自体	
新月	血流がよくなりだし，衞氣が伸びやかとなる．	寫法	藏虚
満月	血が充實，肌肉が引き締まる．	補法	重實
闇夜	肌肉がやせ，經絡が虚し，衞氣が減退する．	鍼刺自体	亂經

出典：（素問26-1）　　　　　　　　　　　　　　　　　　　　　空欄：記載なし

7)　天候・体調に応じた瀉法

　瀉法は，満月，天候が暖かい時期，身体が安定している時期に行うべきである．（素問26-4）

8.5.11　邪気からみた鍼灸治療

1)　外邪が経脈に侵入した場合の瀉法と補法

　邪気が経脈に侵入した場合，寒邪なら血脈に渋滞し，熱邪なら流れはよい．経脈の拍動を寸口で判断すると，大きく拍動する場合には邪気が盛んであり，小さく拍動する場合には邪気が平静になっている．ただ，邪気は一箇所に留まるわけではないので，寸口のみで判断することは困難であり，三部九候診を用いるべきである．鍼法においては，邪気を除くためには，吸気に刺入し呼気に抜鍼する．（素問27-1）

　一方，補法においては，目標とする穴位の周囲を撫でながら経気の滞りを散じ，さらに押したり，摘んだりして穴位の経気の流れを改善させ，また，穴位の部分を引っ張って経気を洩らさないようにする．次に呼気に刺入し，十分に時間をかけて経気が充実するのを確認してから吸気に抜鍼する．（素問27-2）

　邪気が経脈から経脈に入ってきた場合，邪気が非常に盛んな場合には瀉法を行ってはいけない．このような場合には，真気・経気が虚しているためである．ここで瀉法を行うと，真気がさらに弱くなって，回復不能となる．瀉法を行うにはタイミングが大切であり，遅れても早すぎてもいけない．（素問27-3）

　瀉法は，邪気が血脈において盛り上がった状態を断ち切ることにより，真気を回復させることである．邪気が絡脈にある場合には，瀉法を行うことですぐに治療が終了する．真気と邪気が合わさってしまった場合には，脈気の変化が把握しにくいので，三部九候診が重要となる．邪気が充実していないのに瀉法を行うことを大惑といい，真気を回復させることはできない．鍼法においては，三部九候診に加えて，四時五行の配当，相勝の道理を理解することが大切である．（素問27-4）

2)　関節への邪気侵入と治療

　関節部は，栄衛を通じさせ，宗気が集まる場所と考えられている．邪が侵入し，盛んになると肌肉が熱し腐り，栄衛が通じなくなると膿となり，特に大腿部が悪化する．寒邪の侵入では，筋肉の収縮，関節拘縮，麻痺，痺れをきたす．このような場合には，孫絡への鍼刺と同様の対応を行う．（素問58-5）

3)　邪気の部位に応じた治療

　『黄帝内経霊枢』小鍼解篇（霊枢3-3）には，邪気の部位を上中下の三箇所に分けて解説している．邪気は上に在るとは，外邪が侵入する場合，侵入する部位が身体の高い部位であるこ

とを指す．濁気は中に在るとは，飲食物は全て胃に入り消化されて，水穀の気あるいは精微は上って肺に注ぎ，残った糟である濁は腸胃に溜まることであり，身体の寒温が適切に調節されず，飲食に節制がないと，病が腸胃に発生することを指す．清気は下に在るとは，清冷湿である地にある邪気が侵入する場合，必ず足から始まることを指す．

『黄帝内経霊枢』九鍼十二原篇（霊枢1-5）・小鍼解篇（霊枢3-3）には，これらの邪気に対する治療が述べられている（表8.5.11-1）．この場合，浅刺すべきである．深すぎる場合には，邪気が体内に沈み，症状は悪化する．

表8.5.11-1：身体部位に応じた邪気への治療

邪気の種類	部位	治療
邪氣（風熱の邪気）	上部	上部経脈の腧穴・浅刺
濁氣（飲食が滞った邪気）	中部	陽明胃経の合穴（三里）・浅刺
清氣（寒冷湿の邪気）	下部	

出典：（霊枢1-5）・（霊枢3-3）　　　　　　　　　　　　　　　　　　　　　空欄：記載なし

4）　十二あるいは十四奇邪による疾患の治療

『黄帝内経霊枢』口問篇（霊枢28-2）・（霊枢28-3）・（霊枢28-4）・（霊枢28-5）・（霊枢28-6）・（霊枢28-7）・（霊枢28-8）・（霊枢28-9）・（霊枢28-10）・（霊枢28-11）・（霊枢28-12）・（霊枢28-13）には，十二種類の奇邪により発生する症候とその治療が示されている．しかし，後節（霊枢28-15）には十四種類の奇邪とその治療が解説されている．以上について，表8.5.11-2に示す．

表8.5.11-2：奇邪による疾患と治療

症候	治療	出典
欠伸	足の少陰腎経を寫し，足の太陽膀胱経を補う．	(霊枢28-2) (霊枢28-15)
噦（吃逆）	手の太陰肺経を補い，足の少陰腎経を寫す．	(霊枢28-3) (霊枢28-15)
唏（悲しみ嘆くこと）	足の太陽膀胱経を補い，足の少陰腎経を寫す．	(霊枢28-4) (霊枢28-15)
悪寒戦慄	諸陽経を補う．	(霊枢28-5) (霊枢28-15)
噫（おくび）	足の太陰脾経・陽明胃経を補う（一説には，眉の根元にある攅竹穴を補う）．	(霊枢28-6) (霊枢28-15)
嚏（くしゃみ）	足の太陽膀胱経の榮穴である通谷穴，眉の根元にある攅竹穴を補う（一説には，治療部位は眉の上部にある，とある）．	(霊枢28-7) (霊枢28-15)
軃（疲労困憊による全身の脱力）	病変部位について，肌肉の分かれ目の間を補う．	(霊枢28-8) (霊枢28-15)
泣（涙）涕（鼻水）	天柱穴を取り補う．	(霊枢28-9) (霊枢28-15)
大息（ため息）	手の少陰心経・厥陰心包経・足の少陽胆経を補って，置鍼する．	(霊枢28-10) (霊枢28-15)
涎下	足の少陰腎経を補う．	(霊枢28-11) (霊枢28-15)
耳鳴	足少陽胆経の客主人（上関），手の拇指の爪甲の上の手太陰肺経の少商を補う．	(霊枢28-12) (霊枢28-15)
自齧舌	関係する経脈の部位を補う．	(霊枢28-13) (霊枢28-15)
目眩頭傾	足の外踝の下部にある足太陽膀胱経の崑崙を補い，置鍼する．	(霊枢28-15)
痿厥心悗	足の拇指趾の第二趾との間から中枢則へ二寸の部位を刺して，置鍼する（一説には，足の外踝の下部にある足太陽膀胱経の崑崙を補い，置鍼する）．	(霊枢28-15)

5)　十二奇邪の特徴と共通治療

『黄帝内経霊枢』口問篇（霊枢28-14）では，十二奇邪の特徴と共通治療について解説されている．以下の通りである．

奇邪（一般的な病邪とは異なった邪気）は，孔竅に侵入する．邪が存在する部位では，皆正気が不足する．身体上部の正気が不足すると，脳は充たされず，耳鳴し，頭が傾き，目は眩む．身体中部の正気が不足すると，大小便は異常となり，腸鳴が起こる．身体下部の正気が不足すると，手足が萎えて冷え，心が煩悶する．

十二種類の奇邪による病気の場合には，共通の治療として，足の外踝の下部にある陰蹻脈の申脈穴を補い，置鍼する．

6)　五邪に対する鍼治療

『黄帝内経霊枢』刺節眞邪篇には，五邪に対する鍼治療について解説されている．表8.5.11-3の通りである．

表8.5.11-3：五邪に対する鍼治療

五邪	要点 （霊枢75-7）	刺法	鍼 （霊枢75-13）
癰邪	腫聚散亡	無迎隴，易俗移性，不得膿，脆道更行，去其郷，不安處所，乃散亡．諸陰陽癰過癰者，取之其輸寫之 （霊枢75-8）	鈹鍼
大邪	大者必去	日以小，泄奪其有餘，乃益虚，剽其通，鍼其邪，肌肉親視之，毋有反其眞．刺諸陽分肉間 （霊枢75-9）	鋒鍼
小邪	小者益陽	日以大，補其不足，乃無害，視其所在，迎之界，遠近盡至，其不得外侵而行之，乃自費．刺分肉間 （霊枢75-10）	員利鍼
熱邪	痺熱消滅	越而蒼，出遊不歸，乃無病，爲開通，辟門戸，使邪得出，病乃已 （霊枢75-11）	鑱鍼
寒邪	寒痺益温	日以温，徐往徐來，致其神，門戸已閉，氣不分，虚實得調，其氣存也 （霊枢75-12）	毫鍼

8.5.12　疾患・病状名別鍼灸治療

1)　痿病

①痿病における取穴

　痿病の治療において，陽明経に取穴することが大切である．陽明経は，五藏六府の海で，宗筋の営養を主るからである．陽明経と関連して衝脈，帯脈，督脈も重要である．（素問44-4）

②痿病における鍼刺

　痿病の治療において，陽明経が虚した場合には痿病に関係する滎穴を補い，邪実がある場合には兪穴を通利して邪を瀉すことが重要である．各痿病に関係する五藏が盛んな時期に治療することで，痿病は治癒する．（素問44-5）

2)　霍乱

　『黄帝内経素問』通評虚實論篇（素問28-9）において，霍乱に対する取穴は胃兪，足陽明経としている．

3)　寒熱病

①陰刺

　寒熱を治す方法である．鍼刺すべき中央に一度，傍ら四箇所に行うものである．（素問55-1）

②寒熱病における灸法

　『黄帝内経素問』骨空論篇（素問60-7）では，寒熱病における灸治療について解説されてい

る．以下の通りである．

　患者の年齢を灸艾の壮数とするものとしては，大椎，尾閭（長強）を用いる．

　通常三壮とするものとしては，背兪の窪む部分，肩髃，京門，陽輔，侠谿（侠渓），承山，崑崙，欠盆上の堅く痛む部分，天突，大陵（陽池），関元，気衝，三里，衝陽，百会，犬が嚙んだ部位を用いる．

　これらは，傷食における寒熱にも利用できる．治らない場合は陽邪が盛んであり，鍼刺を行い，さらに服薬させる．

③寒熱病における鍼刺

　病人には，血が停滞した浮絡，すなわち血絡が多く，2日に1回鍼治療を行い瀉血する．悪血が全てなくなってから治療を終了する．（霊枢10-23）

④寒熱病の部位別症状と治療

　『黄帝内経霊枢』寒熱病篇（霊枢21-1）は，寒熱病の症状と治療について解説している．表8.5.12-1のようにまとめられる．

表8.5.12-1：寒熱病の症状と治療

部位	症状	治療
皮	不可附席．毛髪焦．鼻槁腊．不得汗	取三陽之絡．以補手太陰
肌	肌痛．毛髪焦．而脣槁腊．不得汗	取三陽于下．以去其血者．補足太陰．以出其汗
骨	病無所安．汗注不休	歯未槁．取其少陰于陰股之絡．歯已槁．死不治．骨厥亦然

出典：（霊枢21-1）

4）　癇驚

　『黄帝内経素問』通評虚實論篇（素問28-9）において，癇驚に対する取穴は，手太陰経，手太陽経，手少陰経，足陽明経，足少陰経としている．

5）　寒病

　深く長く刺入する．（霊枢1-12）

6）　瘧疾

①基本事項

　通常，邪気が盛んなら瀉し，正気が虚すれば補う治療を行うが，瘧疾においては，悪寒の状態においても発熱時においても，邪が盛んな場合に鍼刺して瀉すと正気を損なうために，鍼刺は禁忌である．発作間歇時に行うべきである．（素問35-6）実際の治療においては，発作前に四肢末端を堅く縛り，邪気と正気の交通を遮断して，邪気が存在している部位を示す孫絡の膨隆部位を瀉血する．（素問35-7）

②六経の瘧における鍼刺

　六経における瘧の病状と治療については，『黄帝内経素問』刺瘧篇（素問36-1）に記載がある．特徴は，表8.5.12.2の通りである．

表8.5.12-2：六経における瘧の症状と治療

六経	症状	治療（穴）	予後
足太陽経	腰痛・頭重・先寒後熱・熱盛，解熱後発汗	委中	治癒困難
足少陽経	易疲労感・寒熱少・人に会いたくない・恐怖感・熱長い・多汗	足少陽経	
足陽明経	悪寒・寒強く長い・解熱後発汗・温めて改善	衝陽	
足太陰経	抑鬱・食欲低下・悪寒発熱が頻発・嘔吐・発汗	足太陰経	
足少陰経	嘔吐・悪寒発熱頻発・熱多寒少・家に籠もる		治療困難
足厥陰経	腰痛・下腹部膨満・排尿困難・頻尿・恐怖感	足厥陰経	

出典：（素問36-1）　　　　　　　　　　　　　　　　　　　　　　　　　　　空欄：記載なし

③藏府の瘧における鍼刺

藏府における瘧の病状と治療については，『黄帝内経素問』刺瘧篇（素問36-2）に記載がある．特徴は，表8.5-12-3の通りである．

表8.5.12-3：藏府における瘧の症状と治療

藏府	症状	治療
肺瘧	寒強い・興奮	列欠（手太陰）・合谷（手陽明）
心瘧	煩熱・冷水を欲する・悪寒強い	神門・少海（手少陰）
肝瘧	顔色青・溜息・死んだ者のよう	中封（足厥陰）
脾瘧	寒・腹中痛・熱で腹鳴	足太陰経
腎瘧	悪寒・寝返り困難・便秘・目の翳み・手足の冷え	委中（足太陽）・大鍾（足少陰）
胃瘧	空腹感・食事摂取困難・食後膨満感・食後腹腫大	足陽明・太陰経

出典：（素問36-2）

④瘧の特色に応じた鍼刺法

瘧が発熱時であれば，足陽明経の衝陽穴に鍼刺する．瘧が悪寒発作時であれば，手陽明経（商陽，三間，合谷，陽渓，偏歴，温溜，五里），太陰経（列欠，少商，太淵），足陽明経（神庭，開明，天枢，解渓，衝陽，陥谷，厲兌），太陰経（大都，公孫，商丘，隠白，太白）に鍼刺する．（素問36-3）なお，開明については，『太素』楊註に記載されているものである．これは，関明という別名を持つ胃経の関門に相当すると考えられる．

脈が満，大，急の場合，背兪，伍胠兪（魄戸，神堂，魂門，意舎，志室の諸穴あるいは魄戸，神堂，譩譆，膈関，魂門の諸穴あるいは譩譆の一穴）に鍼刺する．脈が小，実，急の場合，足少陰経（復溜あるいは太渓）に灸をし，指端の井穴に鍼刺する．脈が緩，大，虚の場合，鍼刺で瀉してはいけない．薬で補う必要がある．脈が現れない場合には，十指の間に鍼刺して瀉血する．（素問36-3）

一般的に瘧の治療においては，発作出現20分前に鍼刺することが望まれる．六経，藏府の瘧の発症時間は各々異なるから，症状により判断しなければならない．（素問36-3）

通常，1回の鍼刺で邪気が衰え，2回で効果が現れ，3回で治癒する．治癒しない場合には，廉泉，大杼，風門（熱府），譩譆，背兪，胠兪などを鍼刺して瀉血すれば治癒する．（素問

36-3)

　瘧の治療においては，最初の症状出現部位に鍼刺する．頭痛，頭重感の場合，頭上では上星，百会，両額では懸顱，両眉では攢竹に鍼刺する．項背の痛みの場合，風池，風府，大杼，神道に鍼刺する．腰背の痛みの場合，委中に鍼刺する．手臂の痛む場合，手少陰陽明経の十指の間の井穴に鍼刺する．風瘧の場合には，足太陽経では至陰，通谷，束骨，京骨，手太陽経では少沢，前谷，後渓，腕骨に鍼刺する．胻の激しい痛みの場合，胕髄病と呼び，鑱鍼により懸顱に鍼刺する．身体全体の軽微の痛みの場合，至陰を鍼刺する．（素問36-4）

　一般に，陰経の井穴には連日鍼刺してはいけない．（素問36-4）

　口渇がなく1日おきに起こる瘧の場合，足太陽経に鍼刺する．口渇して1日おきに起こる瘧の場合，足少陽経に鍼刺する．（素問36-4）

　温瘧で発汗がない場合には，五十九刺の方法を用いる．（素問36-4）・（霊枢19-2）

　瘧して，喉は渇かず，隔日に発作が起こる場合は，足の陽明胃経に取る．喉が渇いて毎日発作が起こる場合は，手の陽明大腸経に取る．（霊枢26-3）

7）　狂

①基本事項

　手足の三陽経脈に病変があり，寒と熱の症状が混在するものを狂という．実邪を瀉することが重要である．分肉に熱感が生じれば，治療を終了する．狂が十分に治療されずに発作頻度が増加したものが癲病である．分肉，諸経脈に鍼刺する．寒冷の症状がないものは，適切に治療すれば軽快する．（素問55-4）

②狂の症候別治療

　『黄帝内経霊枢』癲狂篇（霊枢22-4）は，狂の症候と治療について解説している．表8.5.12-4のようにまとめられる．

表8.5.12-4：狂の症候と治療

分類	症候	治療
始生	先自悲也．喜忘苦怒善恐者．得之憂飢	取手太陰陽明．血變而止．及取足太陰陽明
始發	少臥不飢．自高賢也．自辯智也．自尊貴也．善罵詈．日夜不休	取手陽明太陽太陰舌下少陰．視之盛者皆取之．不盛釋之也
随伴症状	狂言驚善笑．好歌樂．妄行不休者．得之大恐	取手陽明太陽太陰
随伴症状	狂目妄見．耳妄聞．善呼者．少氣之所生也	取手太陽太陰陽明．足太陰．頭兩顑
随伴症状	狂者多食．善見鬼神．善笑而不發于外者．得之有所大喜	取足太陰太陽陽明．後取手太陰太陽陽明
新發	未應如此者	先取曲泉左右動脉．及盛者見血．有頃已．不已．以法取之．灸骨骶二十壯

出典：（霊枢22-4）

8) 頬痛

頬が痛む場合は，手の陽明大腸経と頬の盛り上がった絡脈とを刺して瀉血する．（霊枢 26-3）

頬が痛む場合は，足の陽明胃経の一周循る動脈が存在する部位である頬車穴を刺して瀉血すれば，すぐに治る．治らなければ，人迎を胃経に沿って按じると，すぐに治る．（霊枢26-5）

9) 下血

水様性の下血の場合には，曲泉穴に取る．（霊枢24-3）

10) 厥病

①熱厥と寒厥の治療

『黄帝内経霊枢』終始篇（霊枢9-7）における記載は，以下の通りである．熱厥の場合には，鍼を留めて内熱を冷ましてから抜鍼する．陰経を2回，陽経を1回刺す．寒厥の場合には，鍼を留めて内寒を温めてから抜鍼する．陽経を2回，陰経を1回刺す．

『黄帝内経霊枢』寒熱病篇（霊枢21-3）における記載は，以下の通りである．熱厥では，足の太陰脾経，少陽胆経の腧穴に取り，置鍼する．寒厥では，足の陽明胃経，少陰腎経の腧穴を取り，置鍼する．

②風逆・厥逆の症候と治療

『黄帝内経霊枢』癲狂篇（霊枢22-5）は，風逆・厥逆の症候と治療について解説している．表8.5.12-5のようにまとめられる．

表8.5.12-5：風逆・厥逆の症候と治療

病名	症候	治療
風逆	暴四肢腫．身漯漯．唏然時寒．飢則煩．飽則善變	取手太陰表裏．足少陰陽明之經．肉清取榮．骨清取井經也
厥逆	足暴清．胸若將裂．腸若將以刀切之．煩而不能食．脉大小皆濇	煖取足少陰．清取足陽明．清則補之．温則寫之
厥逆	腹脹滿．腸鳴．胸滿不得息	取之下胸二脇．欬而動手者．與背腧．以手按之立快者．是也
厥逆	内閉不得溲	刺足少陰太陽．與骶上．以長鍼
厥逆	氣逆	取其太陰陽明厥陰．甚取少陰陽明動者之經也
厥逆	少氣．身漯漯也．言吸吸也．骨痠體重．懈惰不能動	補足少陰
厥逆	短氣．息短不屬．動作氣索	補足少陰．去血絡也

出典：（霊枢22-5）

③厥病の種々症候に対する治療

『黄帝内経霊枢』雑病篇（霊枢26-1）には，厥病における種々の症候とそれに対する治療が

示されている．以下の表8.5.12-6の通りである．

表8.5.12-6：厥病の症候と治療

症候	治療
挾脊而痛者．至頂．頭沈沈然．目䀮䀮然．腰脊強	取足太陽膕中血絡
胸滿面腫．脣漯漯然．暴言難．甚則不能言	取足陽明
氣走喉而不能言．手足青．大便不利	取足少陰
腹䛿䛿然．多寒氣．腹中士士．便溲難	取足太陰

出典：(霊枢26-1)

11) 五乱

　十二経脈が12か月，四時に順応すれば体調はよいが，順応できない場合には脈気が乱れて乱気となる．症状が生じる部位により五種類に分類され，五乱と称される．これは，邪気の有余が発生したり，正気の不足が発生するものではなく，正気の一時的な乱れと解釈されている．

　このため，治療も補瀉によらず，乱れの補正となる．これを導気，同精と表現している．ゆっくりと刺入し，ゆっくりと抜鍼する．

　五乱の分類と各治療については，表8.5.12-7のようにまとめられる．

表8.5.12-7：五乱の分類と治療

五乱	治療
氣亂于心	取之手少陰心主之輸
氣亂于肺	取之手太陰滎足少陰輸
氣亂于腸胃	取之足太陰陽明．不下者．取之三里
氣亂于臂脛	取之天柱大杼．不知．取足太陽滎輸
氣亂于頭	取之先去血脉．後取其陽明少陽之滎輸

出典：(霊枢34-2)

12) 耳疾患

　『黄帝内経霊枢』厥病篇（霊枢24-3）には，耳疾患とその治療が示されている．以下の表8.5.12-8の通りである．

表8.5.12-8：耳疾患と治療

症候	治療
耳聾無聞	取耳中（聴宮）
耳鳴	取耳前動脉（耳門）
耳痛．耳中有膿．若有乾耵聹．耳無聞	不可刺
耳聾	取手小指次指爪甲上．與肉交者（関衝）．先取手（関衝）．後取足（竅陰）
耳鳴	取手中指爪甲上（中衝）．左取右．右取左．先取手（中衝）．後取足（大敦）

出典：（霊枢24-3）

『黄帝内経霊枢』雑病篇（霊枢26-3）では，耳が聞こえないで痛まない者は，足の少陽胆経に取り，耳が聞こえないで痛む者は，手の陽明大腸経に取るとしている．

13)　歯痛

歯が痛んで，冷たい飲水で沁みたりしない場合は足の陽明胃経に取り，冷たい飲水で沁みたりする場合は手の陽明大腸経に取る．（霊枢26-3）

14)　膝痛

膝が痛む場合は，犢鼻に取り，員利鍼を用いて行い，鍼を抜いたら時間をおいて再び刺す．鍼の大きさは，牛尾の長毛のようである．（霊枢26-2）

15)　積聚

下腹部に生じた積聚の場合，腹部に皮肉が肥厚した部分に鍼刺し，下腹部に到達すれば終了する．第四脊椎間両側の厥陰兪，居髎，季肋間の穴位に鍼刺し，腹中の気熱を下降させる．（素問55-2）

16)　重舌

舌が重く感じられる病気には，舌の付け根に鈹鍼で瀉血する治療が行われる．（霊枢9-5）

17)　衆痺・周痺

衆痺では，各所に固定した疼痛部位があるので，疼痛時は当然ながら，疼痛が改善していても，その部位に鍼刺して治療することが必要である．（霊枢27-1）

周痺は，邪気が経脈内を移動して各所に疼痛を発生させるため，治療法は異なる．疼痛の移動の順序を捉えて，まず疼痛の進行する先の部分に鍼刺し，その後最初に疼痛が発生した部位に鍼刺する．このようにして，邪気を捕捉してしまうのである．（霊枢27-1）

18)　腫脹

①水兪五十七穴

『黄帝内経素問』水熱穴論篇（素問61-2）には，水病を治療する腧穴を水兪として57穴が

挙げられている．脊中・懸枢・命門・腰兪・長強の5穴，大腸兪・小腸兪・膀胱兪・中膂内兪（中膂兪）・白環兪の左右10穴，胃倉・肓門・志室・胞肓・秩辺の左右10穴，中注・四満・気穴・大赫・横骨の左右で10穴，外陵・大巨・水道・帰来・気衝の左右で10穴の他，残りの12穴については，各種の説がある．大鍾（太衝）・照海・復溜・交信・築賓・陰谷の左右で12穴との解説，大鍾（太衝）・照海・水泉・大谿（太渓）・然谷・湧泉の左右で12穴との解説，三陰交・漏谷・商丘・公孫・太白・大都の左右で12穴との解説がある．

②脹病の鍼刺

三里穴を瀉す治療を行う．発病直後であれば1回，発病から経過した場合には3回瀉法を行う．虚実の判断は不要で，すばやく瀉すことが重要である．（霊枢35-1）

肌肉の分かれ目の間にしっかりと鍼を刺入させることが重要である．そうしないと経気は循らない．このような状態では，鍼が肌肉に中っても，衛気の機能は改善せず，営気との調和も保てない．十分な治療を行いながら効果が認められない場合には，他の腧穴を選択する．（霊枢35-4）

③水脹・膚脹・鼓脹・腸覃・石瘕・石水の病態・症候・治療

『黄帝内経霊枢』水脹篇には，水脹・膚脹・鼓脹・腸覃・石瘕・石水について病態・症候・治療を解説している．以下の表8.5.12-9に示す．

表8.5.12-9：水脹・膚脹・鼓脹・腸覃・石瘕・石水の病態・症候・治療

	病態	症状	診察所見	治療
水脹 （霊枢57-1）		目窠上微腫．如新臥起之状．其頚脉動．時欬．陰股間寒．足脛瘇．腹乃大	以手按其腹．隨手而起．如裏水之狀	
膚脹 （霊枢57-2）	寒氣客于皮膚之間	㱠㱠然不堅．腹大．身盡腫．皮厚	按其腹窅而不起．腹色不變	先寫其脹之血絡．後調其經．刺去其血絡也 （霊枢57-4）
鼓脹 （霊枢57-2）		腹脹．身皆大．大與膚脹等也	色蒼黃．腹筋起	先寫其脹之血絡．後調其經．刺去其血絡也 （霊枢57-4）
腸覃 （霊枢57-3）	寒氣客于腸外．與衞氣相搏．氣不得榮．因有所繫．癖而内著．惡氣乃起	其始生也．大如雞卵．稍以益大．至其成．如懷子之状．久者離歲．月事以時下	按之則堅．推之則移	
石瘕 （霊枢57-4）	石瘕生于胞中．寒氣客于子門．子門閉塞．氣不得通．衃以留止	日以益大．狀如懷子．月事不以時下．皆生于女子		惡血當寫．可導而下
石水 （霊枢57-1）				

空欄：記載なし

19) 衝心

　気が胸に突き上げるように逆上する場合は，胸中の窪んだ部位である膺窓穴と胸下部の動脈とを刺す．（霊枢26-5）

20) 腎風

　腎風とは，顔面と足が腫脹し，言語障害をきたすものを指す．虚証において，鍼刺は禁忌である．禁忌であるにもかかわらず，鍼刺した場合には，呼吸困難，発熱，発汗，口渇，小便黄染，目下腫脹，腹鳴，身体の重怠さ，煩悶，食欲不振，仰臥位の困難がみられる．（素問33-4）

21) 心痛

①厥心痛（五藏の気が上逆して発生する心痛）の種類と治療

　『黄帝内経霊枢』厥病篇（霊枢24-2）では，五藏の気が上逆して発生する心痛を厥心痛と表現し，その種類別治療が示されている．以下の表8.5.12-10の通りである．

表8.5.12-10：厥心痛（五藏の気が上逆して発生する心痛）の種類と治療

分類	症候	治療
腎心痛	與背相控．善瘈．如從後觸其心．傴僂者	先取京骨崑崙．發鍼不已．取然谷
胃心痛	腹脹胸滿．心尤痛甚	取之大都大白
脾心痛	痛如以錐鍼刺其心．心痛甚者	取之然谷大谿
肝心痛	色蒼蒼如死狀．終日不得大息	取之行間大衝
肺心痛	臥若徒居．心痛間．動作痛益甚．色不變	取之魚際大淵

出典：（霊枢24-2）

②真心痛における治療

　真心痛（邪気が直接心に侵入して留まることで発症する心痛）は，手足が冷えて肘や膝の関節に及び，心痛が激しい．朝に発症すれば夕に死亡し，夕に発症すれば翌朝に死亡するため，治療できない．（霊枢24-2）

　心痛で鍼治療すべきでない場合は，体内に大きな積聚がある．治療において，腧穴に取ってはいけない．（霊枢24-2）

③心痛の種々症候に対する治療

　『黄帝内経霊枢』雑病篇（霊枢26-4）には，心痛における種々の症候とそれに対する治療が示されている．以下表8.5.12-11の通りである．

表8.5.12-11：心痛の症候と治療

症候	治療
引腰脊，欲嘔	取足少陰
腹脹，薔薔然，大便不利	取足太陰
引背不得息	刺足少陰，不已，取手少陽
引小腹滿，上下無常處，便溲難	刺足厥陰
但短氣不足以息	刺手太陰
全般において	當九節刺之，按已刺，按之立已，不已，上下求之，得之立已

出典：（霊枢26-4）

22) 頭痛

①基本事項

頭痛，眼痛に対しては，玉枕穴に刺す．（霊枢21-3）

頭痛の治療で，いつも経脈上の腧穴に取ればよいわけではない．頭痛において腧穴を治療すべきでない場合は，打撃，墜落である．瘀血が打撲した内部にある，あるいは肌肉が損傷して，痛みが引かない場合は，その患部を刺すべきで，離れた腧穴を取ってはいけない．（霊枢24-1）

頭痛で鍼治療すべきでない場合は，重症の痺症が増悪して，毎日発作が起こる場合である．少し改善させることができても，根治することはできない．（霊枢24-1）

②厥頭痛（厥気上逆による頭痛）における症候別治療

『黄帝内経霊枢』厥病篇（霊枢24-1）には，厥気上逆による頭痛を厥頭痛と表現し，その症候別治療が示されている．以下の表8.5.12-12の通りである．

表8.5.12-12：厥頭痛（厥気上逆による頭痛）における症候別治療

症候	治療
面若腫起而煩心	取之足陽明太陰
頭脉痛，心悲善泣，視頭動脉反盛者	刺盡去血，後調足厥陰
貞貞頭重而痛	寫頭上五行行五（督脈の上星・顖会・前頂・百会・後頂，足太陽膀胱経の五処・承光・通天・絡却・玉枕，足少陽胆経の臨泣・目窓・正営・承霊・脳空），先取手少陰，後取足少陰
意善忘，按之不得	取頭面左右動脉，後取足太陰
項先痛，腰脊爲應	先取天柱，後取足太陽
頭痛甚，耳前後脉湧有熱	寫出其血，後取足少陽

出典：（霊枢24-1）

③真頭痛における治療

真頭痛（脳中に邪気が侵入して発生する頭痛）は，頭痛が激しく，脳内がいたるところで痛み，手足が冷えて関節に及ぶ．死徴であって，治療できない．（霊枢24-1）

④頭半寒痛における治療

頭の片側が冷えて痛む場合，すなわち片頭痛では，まず手の少陽三焦経・陽明大腸経の腧穴

に取り，後に足の少陽胆経・陽明胃経の腧穴に取る．（霊枢24-1）

23)　咳

　五藏の咳に対する治療には，兪穴を用いる．六府の咳に対する治療には，合穴を用いる．咳により浮腫をきたす場合には，経穴を用いる．（素問38-2）

24)　疝

　下腹部痛があり，大小便が出ない病態を疝という．下腹部と大腿両側内側，腰部と踝骨間を鍼刺し，熱感が生じれば治療を終了する．（素問55-2）

25)　鼠瘻

　鼠瘻の病根から治療を始め，藏気を調え，次に標証の病邪を除けば，毒気を衰去させて，その寒熱病を治すことができる．詳細に病状のある経脈を切診して，穴位を取って，ゆっくり鍼を刺して素早く抜鍼する補法を行い，あるいはまた，素早く刺入してゆっくり抜鍼させる，すなわち瀉法を行い，病邪を除去する．瘰癧が麦のように小さい場合は，一刺で効果が現れ，三刺で治癒する．（霊枢70-3）

26)　飧泄

　飧泄（脾気の虚寒による下痢）は，三陰交を補し，陰陵泉を補し，長時間置鍼し，温まれば治療を終了する．（霊枢19-2）

27)　蟲瘕・蛟蛕

　蟲瘕・蛟蛕（寄生虫疾患）では，心，腸が発作的に痛み，体内に腫塊があり，これが移動する．腹部が熱して，しばしば口渇，唾液流出がみられる．これには，小鍼での治療はよくない．腫瘤を手で按じて保持して，大鍼で刺し，腫塊が動かなくなれば，抜鍼する．（霊枢24-3）

28)　轉筋

　外側部に筋が引き攣れる場合は，陽経を治す．内側部に筋が引き攣れる場合は，陰経を治す．火鍼で治療する．（霊枢19-2）

29)　癲疾

　『黄帝内経霊枢』癲狂篇（霊枢22-2）・（霊枢22-3）は，癲疾の症候と治療について解説している．表8.5.12-13のようにまとめられる．

表8.5.12-13：癲疾の症候と治療

病名	症候	治療	出典
癲疾（一般）	始生．先不樂．頭重痛．視擧目赤．甚作極．已而煩心	候之于顔．取手太陽陽明太陰．血變而止	(霊枢22-2)
癲疾（一般）	始作．而引口．啼呼喘悸者	候之手陽明太陽．左強者攻其右．右強者攻其左．血變而止	(霊枢22-2)
癲疾（一般）	始作．先反僵．因而脊痛	候之足太陽陽明太陰手太陽．血變而止	(霊枢22-2)
癲疾（一般）		治癲疾者．常與之居．察其所當取之處．病至視之．有過者寫之．置其血于瓠壺之中．至其發時．血獨動矣．不動．灸窮骨二十壯．窮骨者．骶骨也	(霊枢22-2)
骨癲疾	顑齒諸腧分肉皆滿．而骨居．汗出煩悗．嘔多沃沫．氣下泄	不治	(霊枢22-3)
筋癲疾	身倦攣急大	刺項大經之大杼脈	(霊枢22-3)
筋癲疾	嘔多沃沫．氣下泄	不治	(霊枢22-3)
脉癲疾	暴仆．四肢之脉．皆脹而縱	脉滿．盡刺之出血．不滿．灸之挾項太陽．灸帶脉于腰相去三寸．諸分肉本輸	(霊枢22-3)
脉癲疾	嘔多沃沫．氣下泄	不治	(霊枢22-3)
癲疾（一般）	疾發如狂者	死不治	(霊枢22-3)

空欄：記載なし

30）徒㾵

徒㾵という水腫病は，臍中心の下3寸に取穴して，鈹鍼で刺し，さらに中空の筒鍼を刺し腹中に入れることを繰り返し，貯留した体液を抜き尽くし，必ず肌肉を正常な堅さにする．貯留した体液が鍼から抜けるのが緩慢だと胸内が煩悶し，抜けるのが急であれば安静である．1日おきに1回刺し，貯留した体液がなくなれば治療を終了する．食間に利水剤を飲ませる．水腫に不適切な食事を135日控える．（霊枢19-2）

31）熱病

①五十九兪

『黄帝内経素問』水熱穴論篇（素問61-7）には，熱病を治療する腧穴として59穴が挙げられている．上星・顖会・前頂・百会・後頂の5穴，五処・承光・通天・絡却・玉枕が左右に10穴，臨泣・目窓・正営・承霊・脳空が左右に10穴，大杼・膺兪・欠盆・背兪（風門）が左右に8穴，気街（気衝）・三里・巨虚上下廉が左右に8穴，雲門・髃骨（肩髃）・委中・髄空（腰兪）（髄空については，横骨，懸顱，陽輔，懸鍾などとすべきとする説がある）が左右に8穴，五藏兪が左右に10穴あるとしている．

②五十九刺

『黄帝内経霊枢』熱病篇（霊枢23-5）には，熱病を治療するための穴位が示されている．以下の通りである．

両手の外・内側に各3，すなわち外側では少沢・関衝・商陽，内側では少商・中衝・少衝で，左右合わせて12穴である．

五指の間に各1，すなわち後渓・中渚・三間・少府で，左右合わせて8穴である．

足もまた同様であり，すなわち束骨・臨泣・陥谷・太白で，左右合わせて8穴である．

頭の髪から上方へ1寸で，正中線から1寸5分の三箇所に左右各3，すなわち五処・承光・通天で，合わせて6穴である．

更に髪に入った部位で，正中線から3寸の付近に5，すなわち頭臨泣・目窓・正営・承霊・脳空で，左右合わせて10穴である．

耳の前後，すなわち聴会・完骨，口の下，すなわち承漿，各1穴ずつあり，項中に1穴，すなわち瘂門で，聴会・完骨は左右にあるので，合わせると6穴である．

頭頂の百会1穴，顖会1穴，髪際では，前部と後部に神庭・風府の各1穴，廉泉1穴，風池は左右2穴，天柱は左右2穴である．

③熱病における五藏別取穴

『黄帝内経素問』刺熱篇（素問32-1）において，熱病に対する取穴が解説されている．表8.5.12-14の通りである．

表8.5.12-14：熱病の症候と治療

熱病が発生する五藏	取穴
肝	足厥陰・少陽経
心	手少陰・太陽経
脾	足太陰・陽明経
肺	手太陰・陽明経
腎	足少陰・太陽経

出典：（素問32-1）

④熱病の発症部位別取穴

『黄帝内経素問』刺熱篇（素問32-4）・『黄帝内経霊枢』寒熱病篇（霊枢21-6）において，熱病の発症部位に応じた取穴が解説されている．表8.5.12-15の通りである．陽経の治療で過剰に発汗させた場合には陰経で，逆に陰経で発汗させ過ぎた場合には陽経で治療するとしている．（霊枢21-6）

表8.5.12-15：熱病の発症部位に応じた取穴

発症部位・症状	取穴（瀉法）	取穴（補法）	出典
胸脇痛，手足煩躁	足少陽経	足太陰経	（素問32-4）
腕から胸の疼痛	手陽明・手太陰経		（素問32-4） （霊枢21-6）
頭部	太陽経		（素問32-4） （霊枢21-6）
足脛	足陽明経		（素問32-4） （霊枢21-6）
身重，骨痛，耳聾，憂眠	足少陰経		（素問32-4）
眩冒，胸脇脹満	足少陰・少陽経		（素問32-4）

空欄：記載なし

⑤熱病における脊椎部の取穴

脊椎の上部において陽邪を瀉し，下部において陰を補う．頚頂部の上から三椎目の陥凹部位を取穴における第一脊椎としている．第三脊椎下は，胸中の熱病（肺熱病）を主治する．第四脊椎下は，膈中の熱病（心熱病）を主治する．第五脊椎下は，肝熱病を主治する．第六脊椎下は，脾熱病を主治する．第七脊椎下は，腎熱病を主治する．（素問32-6）

⑥基本事項

熱病の治療においては，寒邪が侵入した経に対応して行うことが重要である．一般的に発症して3日以内なら発汗，3日以降なら瀉下の治療を用いる．（素問31-4）

病が発症していなくても，顔面に赤色を現す者には，鍼刺すべきである．この段階で治療すれば，未病を治すことになる．発赤した顔面の部位に応じて発症する者は，病初期で症状に先んじて鍼刺すれば，五行による，その藏に勝つ日に至ると藏気が盛んとなって汗が出て治癒する．治療を誤った場合には，症状が悪化して治癒が遅れる．このため，その藏に勝つ日を3回重ねて，ようやく治癒する．再度誤治すれば，死亡する．一般に発汗治療をすべき者は，その藏の五行による勝つ日に至って，汗が多量に出て治癒する．（素問32-2）

熱病の治療においては，冷たい水を飲ませてから鍼刺を行う．また，薄着をさせて涼しい所に居させ，身体を凍えさせて，熱を下げてやれば治癒する．（素問32-3）

浅く素早く刺入する．陰分に熱邪があれば，足三里に治療する．（霊枢1-12）

⑦熱病における症候と治療の可否

『黄帝内経霊枢』熱病篇（霊枢23-2）・（霊枢23-3）は，熱病における症候と治療の可否について解説している．表8.5.12-16のようにまとめられる．

表8.5.12-16：熱病における症候と治療の可否

熱病の時期	症候	治療の可否と内容	出典
熱病三日	氣口靜，人迎躁者	取之諸陽，五十九刺，以寫其熱而出其汗，實其陰以補其不足者，身熱甚，陰陽皆靜者，勿刺也，其可刺者，急取之，不汗出則泄，所謂勿刺者，有死徴也	（霊枢23-2）
熱病七日八日	脉口動，喘而短者	急刺之，汗且自出，淺刺手大指間	（霊枢23-2）
熱病七日八日	脉微小，病者溲血，口中乾，一日半而死，脉代者，一日死，喘甚者死		（霊枢23-2）
	熱病已得汗出，而脉尚躁，喘且復熱	勿刺膚	（霊枢23-2）
熱病七日八日	脉不躁，躁不散數，後三日中有汗，三日不汗，四日死		（霊枢23-2）
	未曾汗者	勿腠刺之	（霊枢23-2）
熱病	先膚痛，窒鼻充面	取之皮，以第一鍼，五十九	（霊枢23-3）
	苛軫鼻	索皮于肺，不得，索之火，火者心也	（霊枢23-3）
熱病	先身濇倚而熱，煩悗，乾脣口嗌	取之皮，以第一鍼，五十九	（霊枢23-3）
	膚脹，口乾，寒汗出	索脉于心，不得，索之水，水者腎也	（霊枢23-3）
熱病	嗌乾多飲，善驚，臥不能起	取之膚肉，以第六鍼，五十九	（霊枢23-3）
	目眥青	索肉于脾，不得，索之木，木者肝也	（霊枢23-3）
熱病	面青，腦痛，手足躁	取之筋間，以第四鍼于四逆	（霊枢23-3）
	筋躄目浸	索筋于肝，不得，索之金，金者肺也	（霊枢23-3）
熱病	瘛瘲而狂	取之脉，以第四鍼，急寫有餘者	（霊枢23-3）
	癲疾毛髮去	索血于心，不得，索之水，水者腎	（霊枢23-3）
熱病	身重骨痛，耳聾而好瞑	取之骨，以第四鍼，五十九刺	（霊枢23-3）
	骨病不食，齧齒，耳青	索骨于腎，不得，索之土，土者脾也	（霊枢23-3）
熱病	不知所痛，耳聾，不能自收，口乾，陽熱甚，陰頗有寒者，熱在髓，死不可治		（霊枢23-3）
熱病	頭痛，顳顬目瘈脉痛，善衄，厥熱病也	取之以第三鍼，視有餘不足	（霊枢23-3）
熱病	體重，腸中熱	取之以第四鍼於其腧，及下諸指間，索氣于胃胳得氣也	（霊枢23-3）
熱病	挾臍急痛，胸脇滿	取之湧泉與陰陵泉，取以第四鍼，鍼嗌裏	（霊枢23-3）
熱病	汗且出，及脉順可汗者	取之魚際大淵大都大白，寫之則熱去，補之則汗出	（霊枢23-3）
	汗出大甚	取内踝上横脉以止之	（霊枢23-3）
熱病	已得汗，而脉尚躁盛，此陰脉之極也，死，其得汗而脉靜者生		（霊枢23-3）
熱病	脉尚盛躁，而不得汗者，此陽脉之極也，死，脉盛躁，得汗靜者生		（霊枢23-3）

空欄：記載なし

⑧熱病における鍼治療無効例

　『黄帝内経霊枢』熱病篇（霊枢23-4）は，熱病における鍼治療の無効例について解説している．表8.5.12-17のようにまとめられる．

表8.5.12-17：熱病における鍼治療の無効例

項目	内容
一	汗不出，大顴發赤，噦者死
二	泄而腹滿甚者死
三	目不明，熱不已者死
四	老人嬰兒，熱而腹滿者死
五	汗不出，嘔下血者死
六	舌本爛，熱不已者死
七	欬而衄，汗不出，出不至足者死
八	髓熱者死
九	熱而痙者死，腰折瘈瘲，齒噤齘也

出典：（霊枢23-4）

⑨熱病の各種症候あるいは熱病類似症候とその治療

『黄帝内経霊枢』熱病篇（霊枢23-6）には，熱病の各種症候あるいは熱病類似症候とその治療が示されている．以下の表8.5.12-18の通りである．

表8.5.12-18：熱病の各種症候あるいは熱病類似症候とその治療

症候	治療
氣滿胸中喘息	取足太陰，大指之端，去爪甲如薤葉，寒則留之，熱則疾之，氣下乃止
心疝暴痛	取足太陰厥陰，盡刺去其血絡
喉痺，舌卷口中乾，煩心心痛，臂内廉痛，不可及頭	取手小指次指爪甲下，去端如韭葉
目中赤痛，從内眥始	取之陰蹻
風痙，身反折	先取足太陽，及膕中，及血絡出血，中有寒，取三里
癃	取之陰蹻，及三毛上，及血絡出血
男子如蠱，女子如怚，身體腰脊如解，不欲飲食	先取湧泉見血，視跗上盛者，盡見血也

出典：（霊枢23-6）

32）　膿腫

膿腫においては，大小，深浅に注意が必要である．大きい場合には，膿血を十分に出す必要がある．小さい場合には，十分に深く鍼刺し，一定の深さに達すれば留める．（素問55-1）

33）　発声障害

足少陰腎経は，足から上って舌に連絡し，舌骨に連絡して，喉頭蓋に終わる．2回鬱滞した血絡を瀉血すれば，寒邪によって滞った邪気は消散する．喉頭蓋部位の少陰腎経の脈は任脈に連絡しているので，治療穴を天突に取れば，喉頭蓋の機能は回復して発声できるようになる．（霊枢69-2）

34) 鼻出血

　鼻出血して止まず，凝固した血液が流れ出る場合は足の太陽膀胱経に取り，鼻内で血液が凝固して滞留する場合は手の太陽小腸経に取る．治らなければ，腕骨穴を刺す．それでも治らなければ，委中穴を刺して瀉血する．（霊枢26-3）

35) 痺病

①基本事項
　現れる症状に関係する藏府を判断して，その兪穴，合穴に鍼刺する．（素問43-5）

②肌痺
　肌膚が非常に痛むものを肌痺という．大小の分肉の間に鍼刺する．熱感が生じれば，治療を終了する．（素問55-3）

③筋痺
　筋肉の痙攣，歩行できなくなる病態を筋痺という．分肉の間に鍼刺する．（素問55-3）

④喉痺
　喉痺（喉が塞がって痛む病気）で，喋ることができない場合は足の陽明胃経に取り，喋ることができる場合は手の陽明大腸経に取る．（霊枢26-3）

⑤骨痺
　骨が重く感じ，身体を挙動できなくなり，ひどく痛み，寒冷の感覚が生じる病態を骨痺という．分肉の間から深く鍼刺し，骨に熱感が生じれば治療を終了する．（素問55-3）

⑥著痺
　湿邪による筋骨の疼痛，痺れである著痺が続き，慢性の冷えが治らない場合は，三里に取穴する．（霊枢19-2）

⑦風痺
　風痺の病気では，痩せて無力化し，足が冷えたり火照ったりして，煩悶，眩暈，発汗，感情の乱れ，呼吸促迫があり，3年以内に死亡する．このため，有効な治療がない．（霊枢24-3）

36) 風・大風

　寒と熱の症状が混在し，日に数回発汗するものを風という．分肉，皮膚，絡脈に鍼刺する．3日に一度の鍼刺により，100日で治癒する．骨節が重く，髭，眉毛が抜ける病気を大風という．一種の伝染病である．肌肉に鍼刺し，発汗させる治療を100日，さらに骨髄に鍼刺し，発汗させる治療を200日行い，治癒する．（素問55-4）鍼刺する部位は風府とし，大風で発汗する場合には譩譆穴に灸をする．（素問60-1）

37) 風痰

　風痰で皮膚が腫脹する場合は，五十七痛を用いる．もし，皮膚に鬱血がある場合は，すべて瀉血する．（霊枢19-2）

38) 偏枯

偏枯に対しては，大鍼を用いる．偏枯や痺病の治療において，陽経から発症して陰経に及ぶ場合には，まず陽経の治療を行い，次いで陰経の治療を行う．（霊枢23-1）

39) 腹痛

腹が痛む場合は，臍の左右の動脈部である足陽明経の天枢穴，足少陰経の肓兪穴を刺し，その後で同部位を按じると，すぐに治る．治らなければ，足陽明胃経の気衝穴を刺し，その後で同部位を按じると，すぐに治る．（霊枢26-5）

40) 腹部膨満

『黄帝内経素問』通評虚實論篇（素問28-9）において，腹部膨満に対する取穴は，手太陽経，足少陰経としている．

41) 労風

労風とは，病邪が肺下にあり，頭項が強ばり，仰臥位になれず，眩暈，粘液様の唾液の吐出，悪寒などを伴うものを指す．治療においては，太陽経に取穴して，肺気を通利して邪気を散じる．これにより，咳をして濃痰が排出される．（素問33-3）

42) 癘風

癩病である癘風では，腫脹部位の上を刺し，さらに鋭鍼でその部位を刺し，按じて邪気を排泄して，腫脹がなくなれば治療を終了する．常に適切な食事をして，不適切な食事をしてはいけない．（霊枢19-2）

43) 癰疽・膿

①癰疽・膿における取穴

『黄帝内経素問』通評虚實論篇（素問28-9）における癰疽に対する取穴は，以下の通りである．

病変部位が不明の場合には，手太陰経・足陽明経に取る．腋の癰疽で熱のある場合には，足少陽経・厥陰心包経・手太陰経・大骨之会に取る．筋萎縮，筋肉間の疼痛，激しい発汗がある場合には，足膀胱経に取る．

②癰疽・膿における治療

癰疽・膿が完成されてしまうと，小鍼では加療できない．大鍼では副作用が大きくなって適さない．砭石・鈹鍼・鋒鍼により，切開排膿の処置が必要となる．（霊枢60-2）

44） 腰痛

①腰痛をきたす経脈の疾患と取穴

『黄帝内経素問』刺腰痛篇では，腰痛をきたす経脈の疾患とその取穴について述べている．以下の表8.5.12-19に詳細を示す．

表8.5.12-19：腰痛をきたす経脈の疾患と取穴

経脈	腰痛・他の症状	取穴	出典
足太陽脉	項から尾骨へ引かれるように痛む・重いものを背負った感じ	委中	（素問41-1）
足少陽脉	鍼で刺すような痛み・寝返りができない・振り返れない	陽陵泉・腰関・犢鼻	（素問41-1）
足陽明脉	振り返れない・悲嘆	足三里・上巨虚・下巨虚	（素問41-1）
足少陰脉	背骨にひびく	復溜	（素問41-1）
足厥陰脉	腰部の緊脹・多弁あるいは寡黙	蠡溝	（素問41-1）
解脉	肩にひびく・視力低下・遺溺 帯で締められたような痛み・腰折のような痛み・恐れ	委陽 委中	（素問41-2）
同陰之脉	分銅が入ったような痛み・腰部怒張	懸鍾（絶骨）・陽輔	（素問41-3）
陽維之脉	腰部怒張	承山	（素問41-3）
衡絡之脉	寝返りができない・重い物を持ち上げて起こりやすい	委陽・殷門・浮郄	（素問41-3）
會陰之脉	腰部の汗・発汗後の口渇・行動不穏	承山・承筋	（素問41-4）
飛陽之脉	筋絡怒張・悲怒	築賓	（素問41-4）
昌陽之脉	胸部にひびく・視力低下・背が反る・発語不能	復溜・交信	（素問41-5）
散脉	発熱・煩躁・横木で圧迫された感じ・遺溺	地機・犢鼻・足三里・上廉・陽交・陽陵泉・腰関	（素問41-6）
肉里之脉	咳が出せない・筋攣縮	陽輔（分肉）・跗陽	（素問41-6）

註：提示した経脈に関して，以下のような諸説がある．
解脉：1）足太陽経の分枝，2）帯脈の説がある．
同陰之脉：足少陽経の別絡の説がある．
衡絡之脉：帯脈の説がある．
會陰之脉：1）任脈，2）督脈の説がある．
飛陽之脉：陰維脈の説がある．
昌陽之脉：1）足少陰腎経，2）陰蹻脈の説がある．
散脉：1）足太陰脾経の別絡，2）足陽明胃経の別絡，3）衝脈，4）足少陽足厥陰二経の説がある．
肉里之脉：陽維脈の説がある．

②腰痛の諸症状に応じた取穴と治療

『黄帝内経素問』刺腰痛篇（素問41-7）・（素問41-8）には，腰痛の諸症状に対する取穴について述べている．以下の表8.5.12-20に詳細を示す．なお，鍼刺の回数は新月から次第に多くして，15日目には15回，16日目からは14回と徐々に減らす．効果がない場合には，繆刺法を用いる．（素問41-8）

表8.5.12-20：腰痛の諸症状に対する取穴

共通症状	付加症状	取穴	出典
頭痛・項背強ばり・視力低下・転倒	なし	足太陽膀胱経・委中	（素問41-7）
	寒冷感	足太陽膀胱経・陽明胃経	（素問41-7）
	熱感	足厥陰肝経	（素問41-7）
	俯き仰向けにできない	足少陽胆経	（素問41-7）
	体内の熱感・呼吸困難	足少陰腎経・委中・水泉	（素問41-7）
ふり返ることができない	寒冷感	足陽明胃経	（素問41-8）
	熱感	足太陰脾経	（素問41-8）
	体内の熱感・呼吸困難	足少陰腎経	（素問41-8）
	便秘	足少陰腎経	（素問41-8）
	下腹部膨満	足厥陰肝経	（素問41-8）
腰折のような痛み・俯き仰向けにできない		足少陽胆経	（素問41-8）
背中に痛みがひびく		足少陰腎経	（素問41-8）
下腹部・季肋部に痛みがひびく・仰臥できない		下髎	（素問41-8）

　『黄帝内経霊枢』雑病篇（霊枢26-3）にも，腰痛の諸症状に応じた取穴について解説されている．『黄帝内経素問』刺腰痛篇と同様で，以下の通りである．

　腰痛で冷える場合は，足の太陽膀胱経・陽明胃経に取る．腰痛で熱する場合は，足の厥陰肝経に取る．腹臥位や仰臥位になれない場合は，足の少陽胆経に取る．体内が熱して喘ぐ場合は，足の少陰腎経と委中穴の血絡に取る．

8.5.13　種々の病状に対する鍼灸治療

1）『黄帝内経素問』腹中論篇における腹部症状

　厥逆は，胸部の腫脹，頚部痛，胸部の脹満を症状とするもので，陽気の熱が上逆する疾患である．陰陽の気が交流して安定した後に，鍼刺，砭石による治療を行うべきである．（素問40-6）

2）『黄帝内経素問』氣穴論篇にみる症状

　背と胸部が引き合って痛む場合には，任脈の天突穴と督脈の十椎（中枢穴）に鍼刺し，中脘穴に及ぶ．（素問58-2）

3）『黄帝内経素問』骨空論篇にみる諸症状

　『黄帝内経素問』骨空論篇には，各種症状に対する治療部位，選穴について述べられている．表8.5.13-1に示す．

表8.5.13-1：『黄帝内経素問』骨空論篇における鍼刺

症状	部位	穴	出典
風を憎む	眉頭	攢竹	（素問60-2）
風によって頸項部が強ばり，枕につけない	肩胛骨間	巨骨・肩井・肩外兪・缺盆	（素問60-2）
背が折れるように痛み屈伸できない	肘の高さの脊中		（素問60-2）
季肋から下腹部にかけての痛脹		噫譆	（素問60-2）
腰痛して反転できず，睾丸に痛みが引く	腰尻の分間	八髎	（素問60-2）
瘰癧，寒熱	膝外の骨が分かれた部分	湧泉・委中	（素問60-2）
督脉の病気	恥骨上（軽症）臍下の分肉（重症）	曲骨（軽症）・陰交（重症）	（素問60-4）
氣逆，喘鳴	喉中央	天突	（素問60-5）
逆氣が喉を衝く	頤	大迎	（素問60-5）
膝が萎えて，屈伸できない	揵（股骨）	髀關	（素問60-5）
座して膝痛	機（大転子）	環跳	（素問60-5）
立って膝が熱して痛む	骸關（膝関節）	陽關	（素問60-5）
膝から拇指の痛み	膕（膝窩部）	承扶・委中	（素問60-5）
膝痛で屈伸できない	背部，足太陽経		（素問60-5）
骬骨に痛みが連なって折れるような場合		三里・陥谷・上巨虚	（素問60-5）
上記の別法として	太陽経・少陰経の滎穴	通谷・然谷	（素問60-5）
消耗が激しく脛の長期の疼痛	少陽経別絡	光明	（素問60-5）

空欄：記載なし

4）　慢性病

　久病では，邪気が奥深くに侵入する．このため，鍼を深く刺し，長く留めて，隔日にまた刺す．左右の脈気を調えて，瘀血を瀉血することが大切である．（霊枢9-7）

5）　腸の機能障害

　三里に取穴し，邪気が盛んな場合は瀉し，正気が虚の場合は補う．（霊枢19-2）

6）　『黄帝内経霊枢』寒熱病篇にみる諸症状

①四肢の諸症状と治療

　『黄帝内経霊枢』寒熱病篇（霊枢21-1）は，四肢の諸症状と治療について解説している．表8.5.13-2のようにまとめられる．

表8.5.13-2：四肢の諸症状と治療

病名	症状	治療
骨痺	攣節不．用而痛．汗注煩心	取三陰之經補之
體惰	身有所傷．血出多．及中風寒．若有所墮墜．四支懈惰不收	取其小腹臍下三結交．三結交者．陽明太陰也．臍下三寸．關元也
厥痺	厥氣上及腹	取陰陽之絡．視主病也．寫陽補陰經也

出典：（霊枢21-1）

②その他の諸症状

舌が弛緩して唾液が口から溢れ，心胸部が煩悶する場合は，足の少陰腎経の腧穴に取る．（霊枢21-3）

悪寒が水を浴びたようで，両顎を打ちつけてがくがくし，汗が出ないで，腹脹し，胸部が煩悶する場合は，手の太陰脾経の腧穴に取る．（霊枢21-3）

7）『黄帝内経霊枢』厥病篇にみる症状

大腿が挙上できない場合には，側臥位として環跳穴に取る．員利鍼で行い，大鍼で行うべきではない．（霊枢24-3）

8）『黄帝内経霊枢』雑病篇にみる諸症状

喉が乾き，口中熱して膠のように粘る場合は，足の少陰腎経に取る．（霊枢26-2）

しばしば怒って食欲がなく言葉が少ない場合は足の太陰脾経を刺し，怒ってよく喋る場合は足の少陽胆経を刺す．（霊枢26-3）

項が痛んで俯いたり仰いだりできない場合は足の太陽膀胱経を刺し，振り返ることができない場合は手の太陽小腸経を刺す．（霊枢26-3）

下腹部が膨満してひどくなり，上って胃に波及し心に至り，悪寒戦慄して身体が時に寒熱し，小便が通じない場合は，足の厥陰肝経に取る．（霊枢26-3）

腹が膨満して大便が通じず，ひどくなり，胸部や喉に波及し喘息して声を出す場合は，足の少陰腎経に取る．（霊枢26-3）

腹が膨満して食物が消化せず，腹が鳴り，大便が出ない場合は，足の太陰脾経に取る．（霊枢26-3）

9）至真の法

真気を養い，特に神気を保全することは，疫病などの疾病の治療だけでなく，養生のうえでも重要である．刺法として以下の表8.5.13-3のようにまとめられる．

表8.5.13-3：至真の法

十二藏府	鍼刺部位	穴名
心	手少陰心経原穴	神門
肺	手太陰肺経原穴	太淵
肝	足厥陰肝経原穴	太衝
膽	足少陽胆経原穴	丘墟
心包（膻中）	手厥陰心包経榮穴	労宮
脾	足太陰脾経原穴	太白
胃	足陽明胃経原穴	衝陽
大腸	手陽明胃経原穴	合谷
小腸	手太陽小腸経原穴	腕骨
腎	足少陰腎経原穴	太渓
三焦	手少陽三焦経原穴	陽池
膀胱	足太陽膀胱経原穴	京骨

出典：（素問72-10）

8.5.14 誤治

1) 四時に応じた腧穴を選択しなかった場合の障害

『黄帝内経素問』診要經終論篇（素問16-2）には，誤治について解説されている．以下の通りである．

　四季に応じた腧穴に鍼刺しない場合には，障害が出現する．本来の季節に合致しない腧穴に鍼刺すると，まずその腧穴に対応する藏気が損傷され，さらに他の藏気にも様々な悪影響が波及するとしている．

2) 四時に応じた治療を行わない場合の障害

『黄帝内経素問』四時刺逆従論篇（素問64-3）には，四時に応じた治療がなされない場合について解説されている．表8.5.14-1の通りである．

表8.5.14-1：四時に応じない治療と発生する症状

四時	誤治（部位）	症状
春	刺絡脉	血氣が外に溢れる・浅く速い呼吸
春	刺肌肉	血氣の逆流・欸逆
春	刺筋骨	血氣が内部に固着する・腹脹
夏	刺經脉	血氣の消耗・疲倦怠惰
夏	刺肌肉	血氣が内部に衰弱する・恐
夏	刺筋骨	血氣が上逆する・怒
秋	刺經脉	血氣が上逆する・忘
秋	刺絡脉	氣が外に行らない・臥して動こうとしない
秋	刺筋骨	血氣が内部に散じる・寒慄
冬	刺經脉	血氣が虚脱する・目がみえない
冬	刺絡脉	氣が外泄する・重症の痺症
冬	刺肌肉	陽氣が竭絶する・忘

出典：（素問64-3）

3） 鍼の深浅・大小に基づく誤治

『黄帝内経霊枢』官鍼篇（霊枢7-1）には，鍼治療における誤治とそれに基づく症候について解説されている．

病変部位が浅く，鍼を深く刺せば，健全な肉を障害し，皮膚に膿瘍をつくる．

病変部位が深く，鍼を浅く刺せば，邪気を瀉すことができず，大きな膿腫をつくる．

病変が大きく，鍼が小さければ，邪気を瀉すことができず，病気が悪化する．

4） 絡脈治療における誤治

絡脈を刺す場合は，鬱血部位に刺す．鬱血を放置すると痺が発症する．（霊枢10-22）

絡脈が小さく短い場合は，正気が不足しているため，瀉血すれば煩悶，卒倒して，言葉が発せられなくなる．（霊枢10-23）

5） 逆治

『黄帝内経霊枢』玉版篇（霊枢60-5）には，逆治について解説されている．以下の通りである．

迎えて奪う刺法を手陽明大腸経の五里穴に行うと，穀気が藏府に到着する途中で穀気の運行が途絶える．一藏は，5回分の穀気を蓄えている．5回穀気が至って，五里穴で迎えて奪う刺法を行うと，穀気を尽きさせて，5回分の穀気が尽きたまま経脈が流れて行って，藏気が完全に尽きてしまう．このために5×5=25回連続の迎えて奪う刺法によって，五藏すべての気が尽きて，経脈の五藏への輸注を枯渇させてしまう．これは，寿命を全うしうる真気を奪う行為である．以上は，鍼が患者の命を奪い，その寿命を全うさせなくするのではない．人の施術の問題である．

このような禁鍼穴を浅く刺す場合は，患者は帰宅してから家中で死亡する．深く刺す場合

は，患者は治療室で死亡してしまう.

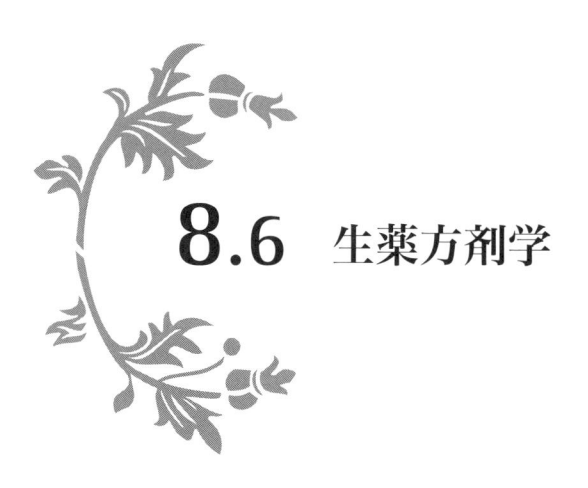

8.6 生薬方剤学

8.6.1 生薬方剤学序説

　患者への治療効果を高めるために，病因病機を把握したうえで現状の病態を明確にすることが重要であることは論を待たないが，薬物治療においては，具体的な手段となる方剤が適切でなければ十分な効果を期待することはできない．薬物治療の効果を高めるために，方剤の構成要素である個々の生薬の性能を理解することは当然として，さらには経験に培われた生薬の配合に関する原則，理論を掌握する必要がある.

8.6.2 薬性理論

1) 四気

　四気は，四性とも呼び，寒・熱・温・涼という薬性を示すものである．これは，東洋医学の陰陽虚実の原理を薬物の持つ陰陽で分別したもので，生薬独特の薬効表現法である．場合によっては，所属の薬味の中でさらに細別して，微温・微涼として区別することもある．この四種の薬性は，治療経験に基づいて概括的に帰納された性質といえる．一般に，温性・熱性の生薬は温裏散寒の作用を，涼性・寒性の生薬は清熱瀉火の作用をもつ．これら四種の薬性とは別に，寒熱に偏りのない平性の生薬もあるが，作用が緩和であり，また実際には偏温あるいは偏涼のいずれかであることから，五気とは表現されない.

2) 五味

　五味は，酸・苦・甘・辛・鹹という薬味を示すものである．五味以外に，薬味が顕著でない淡がある．「淡は甘に附す」といわれ，また甘淡と併称されることもあるため，六味とは表現されない.

　五味は，陰陽に分類される．『黄帝内経素問』陰陽應象大論篇（素問5-4）では，辛・甘は陽であり，酸・苦は陰としている．『黄帝内経素問』至眞要大論篇（素問74-29）では，「辛甘

は発散し陽となす，酸苦は涌泄（嘔吐・瀉下）し陰となす，鹹味は涌泄し陰となす，淡味は滲泄し陽となす」とし，鹹味を陰としている．さらに淡味を加えている．なお，以下のような考え方もある．酸苦は陰に属し涌泄を主り，酸は泄を主り，苦は涌を主る．辛鹹は陽に属し発散を主り，辛は散を主り，鹹は発を主る．甘は平に属し，陰陽の歪みを平にすることを主る．甘（脾胃）そのものは平で飲食物がそこで消化されて初めて陽となるので，甘（脾胃）は平とすべきである．

『黄帝内経素問』藏氣法時論篇（素問22-14）には「辛散．酸收．甘緩．苦堅．鹹耎」とあり，五味の作用を提示している．また，五味において，各薬味には適応する五藏五府がある．『黄帝内経素問』宣明五氣篇（素問23-1）によれば，酸は肝・胆を，苦は心・小腸を，甘は脾・胃を，辛は肺・大腸を，鹹は腎・膀胱を補うことを指示するのである．

『黄帝内経素問』生氣通天論篇（素問3-14）によれば，五味を五行に対応させると以下のような作用が考慮される．五味の薬味は，各々補・助・益・生・剋の五つの薬能を持つ．所属する藏府を補う作用，親に相当する藏府を助ける作用，祖父に相当する藏府を益する作用，子に相当する藏府を生ずる作用，孫に相当する藏府だけには剋する作用である．

以上により，五味の薬能と適応を整理すると以下の通りである．

酸味は，散在するものを収める薬能をもち，収を主り，肝・胆と目・筋の機能を補う．その目標は，青色である．同時に心・小腸にはその機能を生む働きをもち，腎・膀胱には働きを助け，肺・大腸には有益に働くが，脾・胃だけには剋の働きをもつ．酸味には脾・胃を護るため甘味を添え，心・小腸を補う苦味を配する．

苦味は，柔軟なものを引き締め，湿を乾かす薬能をもち，固を主り，心・小腸と舌・精神の機能を補う．その目標は，赤色である．同時に脾・胃の機能を生む働きをもち，肝・胆の機能を助け，腎・膀胱には有益に働くが，肺・大腸だけには剋の働きをもつ．苦味には肺・大腸を護るため辛味を添え，脾・胃を補う甘味を配する．

甘味は，激しいものを緩め薄める薬能をもち，緩を主り，脾・胃と口・肉の機能を補う．その目標は，黄色である．同時に肺・大腸の機能を生む働きをもち，心・小腸の機能を助け，肝・胆には有益に働くが，腎・膀胱だけには剋の働きをもつ．甘味には腎・膀胱を護るため鹹味を添え，肺・大腸を補う辛味を配する．

辛味は，滞りを散らす薬能をもち，散を主り，肺・大腸と鼻・皮膚の機能を補う．その目標は，白色である．同時に腎・膀胱の機能を生む働きをもち，脾・胃の機能を助け，心・小腸には有益に働くが，肝・胆だけには剋の働きをもつ．辛味には肝・胆を護るため酸味を添え，腎・膀胱を補う鹹味を配する．

鹹味は，乾きを抑制し軟らかくする薬能をもち，濡を主り，腎・膀胱と耳・骨髄の機能を補う．その目標は，黒色である．同時に肝・胆の機能を生む働きをもち，肺・大腸の機能を助け，脾・胃には有益に働くが，心・小腸だけには剋の働きをもつ．鹹味には心・小腸を護るため苦味を添え，肝・胆を補う酸味を配する．

3）昇降浮沈

昇降浮沈は，生薬の作用する方向性を示すものである．昇は上昇，降は下降，浮は上行発

散，沈は下行泄利を意味する．一般には，昇浮，沈降と併称されることが多い．昇浮は陽に，沈降は陰に属することになる．昇浮薬は，昇陽，発表，散寒，涌吐などとして作用する．沈降薬は，潜陽，降逆，清熱，滲湿，瀉下などとして作用する．

昇降浮沈の効能は，薬性・薬味・質の軽重と一定の関連性がある．

薬味が辛・甘で，薬性が温・熱に属する生薬は，陽性で昇浮に作用する．薬味が苦・酸・鹹で，薬性が寒・涼に属する生薬は，陰性で沈降に作用する．

薬性・薬味の厚薄も作用と関連性があり，薄淡の場合には，昇浮に作用する．厚濃の場合には，沈降に作用する．

質が軽い場合には，昇浮に作用する．質が重い場合には，沈降に作用する．

炮製も作用と関連性がある．酒炒により昇，姜汁炒により散，醋炒により収斂，塩水炒により下行として作用する．

配合も作用と関連性がある．大量の沈降薬に昇浮薬を配合すると，下降作用が発揮される．大量の昇浮薬に沈降薬を配合すると，上昇作用が発揮される．

4) 補瀉

病変には虚実の両面が存在し，これに対して補瀉の治療がなされる．このため，生薬も治療面からみて補瀉に分類される．

寒熱からみると，陰盛による実寒に対しては，祛寒薬により瀉す．陽虚による虚寒に対しては，助陽薬で補う．陽盛による実熱に対しては，清熱薬で瀉す．陰虚による虚熱に対しては，滋陰薬で補う．

気・血・津液からみると，気虚・血虚には，補気薬・補血薬で補う．気滞・瘀血には，行気薬・駆瘀血薬で瀉す．

補瀉に対して，薬性・薬味が対応している．祛寒薬は辛甘・温熱，助陽薬は辛甘鹹・温，清熱薬は辛苦鹹・寒，滋陰薬は甘苦鹹・寒であることが多い．

5) 帰経

帰経は，生薬が効果を発揮する藏府・経絡を示すものであり，生薬の適応範囲を示唆している．これは，治療経験に基づき総括されたものである．生薬によっては，複数に帰経するものがあり，治療効果が広範であることが窺われる．

症状に対応する藏府・経絡に帰経する生薬のみを使用しても，治療効果は上がらない．病変は各種藏府・経絡に関連するため，その配慮が重要となる．

8.6.3 生薬用法

1) 配合

患者の持つ病態は複雑であるため，また生薬の相互協調による効能の増強あるいは相互抑制による副反応の軽減のため，生薬の配合はよく行われる．『神農本草経』には，七情としてま

とめられている．相須・相使は，常用の配合である．相畏・相殺は，副作用の軽減のための配合である．相悪・相反は，配合禁忌に相当する．

①単行

単味で十分に治療効果を発揮し，他薬の補助を必要としないことを指す．

②相須

二種類以上の効能が類似した生薬を配合することにより，治療効果が高まることを指す．

③相使

主薬と輔薬を配合することにより，主薬の効能が増強することを指す．

④相畏

ある生薬の毒性・烈性が他薬を配合することにより，抑制あるいは除去されることを指す．

⑤相殺

ある生薬が他薬の毒性あるいは中毒反応を軽減あるいは除去することを指す．

⑥相悪

ある生薬が他薬の効能を減弱あるいは失活させることを指す．

⑦相反

二種類以上の生薬を同時に用いると有害作用が出現することを指す．一般に十八反として知られている．

2) 禁忌

生薬の薬性・薬味に従って，適切に使用されなければならない．薬性に関しては，病症とそれに対応する生薬は寒熱が相反することに注意すべきである．五味の属性を無視して気味が偏って蓄積すると，対応する藏気が過剰となり全体の調和が崩れることが病状を悪化させる一因として挙げられる．（素問74-32）

配合上においても，禁忌が存在する．金元時代に概括された十八反と十九畏が知られている．

①十八反

烏頭は，半夏，栝樓，貝母，白蘞，白芨に反す．甘草は，海藻，大戟，甘遂，芫花に反す．藜芦は，人参，沙参，丹参，玄参，細辛，芍薬に反す．

②十九畏

硫黄は朴硝を畏れ，水銀は砒霜を畏れ，狼毒は密陀僧を畏れ，巴豆は牽牛子を畏れ，丁香は鬱金を畏れ，牙硝は荊三棱を畏れ，川烏頭・草烏頭は犀角を畏れ，人参は五霊脂を畏れ，肉桂は赤石脂を畏れる．

8.6.4 炮製

炮製は，薬材を調剤，製剤，医療などの需要に基づいて加工処理を行う方法の総称である．炮炙ともいう．薬材の整形，夾雑物の除去，加熱処理，補助物（塩，酒，醋，蜜など）の添加，精製などが含まれる．

1) 目的

毒性，刺激性，副作用の軽減あるいは消失，性能の向上あるい改変，引薬入経の操作，調剤あるいは製剤の便の向上，貯蔵あるいは保存の便の向上，臭気あるいは味の矯正，夾雑物あるいは非薬用部分の除去などが挙げられる．

2) 方法

①修製

薬用部分を選別し，夾雑物を除去し，適切な大きさに整え，次の炮製に備える段階を指す．修治とも呼ぶ．生薬によっては，この段階で炮製が終了するものもある．

②水製

水あるいは他の溶液で処理する方法である．薬材の清潔化，切片作製のための柔軟化，毒性の軽減化などを目的とする．適切な方法により，有効成分の喪失を防ぐ必要がある．

③火製

直接あるいは間接的に火熱を加えて薬物を処理する方法である．最も広く応用されている炮製法である．以下の方法がある．

（1）炒（しょう）

薬材を鍋に入れて加熱し絶えず掻き混ぜることで薬物のある成分を破壊して，刺激性，副作用，偏性を軽減あるいは喪失させ，臭気を矯正し，一方，固有の効能を強化するとともに，粉砕，貯蔵，煎出を容易にするための方法である．

（2）炙（しゃ）

液体の補助物を加えて炒る方法である．通常，薬材と液体補助物を鍋に入れて撹拌し，一定時間放置した後に炒る．液体補助物が薬物に浸透すること，加熱することの両面により，薬物の効能の増強，味臭気の矯正，解毒，防腐などの効果が得られる．蜜，酒，醋，塩，生姜，油などが用いられる．

（3）煅（たん）

強烈な火力により，直接あるいは間接的に焼くことで，薬材の清浄化，切片作製のための柔軟化，薬性能の転換などを得る方法である．

（4）煨（わい）

薬材を湿らせた紙あるいは小麦粉で包み火の傍に置く，あるいは炭に埋めて加熱するか，炉あるいは鍋に入れて弱火で蒸し焼きにする方法である．油脂成分の紙あるいは小麦粉への吸収，刺激性のある揮発性物質の除去，毒性緩和，切片作製のための柔軟化などを目的とする．

（5）燙（とう）

高温度に加熱した砂，蛤粉，滑石粉などで薬物を炒る方法である．炒（しょう）と同様であるが，薬材が均等に加熱されること，砂あるいは粉による熱伝導が緩慢であることによる薬物の焼焦が少ないこと，柔軟化が容易であることが利点である．

（6）炮

猛火あるいは熱灰中で急速に加熱し，焦黄にし膨張させる方法である．毒性あるいは刺激性を軽減させることが目的である．

④水火共製

水と火あるいはさらに補助物を加えた総合的な炮製法である．以下の方法がある．

（1）蒸

蒸気で蒸す方法である．醋，酒，生姜汁，塩などの補助物を振り掛け，浸み込ませて蒸す拌蒸と直接蒸す清蒸がある．薬性の改変，加工あるいは保存の便向上を目的とする．

（2）煮

水あるいは薬液で煮沸する方法である．毒性，刺激性，副作用の除去，加工あるいは貯蔵の便向上を目的とする．

（3）燀

沸騰した湯に薬材を投入し，短時間混ぜ返す方法である．種子の皮など不必要な部分の除去を容易にし，また有効成分の喪失を防止することが目的である．

8.6.5　古代における薬物の度量衡

1）基本的度量衡

漢代では，度量衡の基準に皮付きの黍（餅きび）が用いられた．

長さについては，黍を10粒並べた長さを1寸（2.2cm）とした．

重さについては，10粒の重さを1銖とし，24銖を1両とし，また4分とした．黍240粒の重さは1g弱であるから，古方で用いられた1両，4分は約1gである．また16両を1斤としたから，古代の1斤は約16gに当たる．

容量については，黍240粒を1合としたから，古代の1合は現在の2mlに当たり，1升は20mlに当たる．ただし煎薬では便宜上倍量として1合を4mlとし，1升は40mlとして煎じている．

ただし，度量衡には種々の解釈があり，また時代によっても異なることが指摘されている．このため，薬物の量的判断には慎重を要する．

2）散薬量

散薬の方寸匕は，古制では底6分四方，上部8分四方，高さ1寸の桝とされ，2g内外となる．また散薬1銭匕は，中国古代の中央に四角の孔のあいた一文銭で掬った散薬の量で，約1gである．

3）丸薬量

丸薬の大きさには，弾丸大・兎屎大・梧子大・麻子大がある．以下の通りである．

弾丸大とは，昔の鉄砲玉の大きさで，約3gである．

兎屎大とは，山兎の糞の大きさで，約1.5 gである．

梧子大とは，青桐の実の大きさで，約0.3 gである．

麻子大とは，麻の実の大きさで，約0.1 gである．

4) 数量から重量への換算

種子・果実あるいは根茎などの用量は，本草書において，個・枚・升・把等の単位で記されている．繁用生薬では，以下のようである．

大棗は，3個を1両としているから，3個は1 gである．

枳実は，2枚を1分に当てているので，2枚の重さは0.3 gである．

梔子は，1枚を3分に当てているので，1枚は約1 gである．

呉茱萸は，1升を5両に当てているので，1升は5 gである．

蜀椒は，1升を3両に当てているので，1升は3 gである．

栝楼仁は，1枚を1斤とするから，1枚は16 gである．

巴豆は，胚芽と渋皮を除いたもの16個を1分としており，実測すると16個は約3 gである．

杏仁は，皮を除いたもの10枚を実測すると，10枚は約3 gである．

半夏は，1升を5両に当てているので，1升は5 gである．

麦門冬は，1升を5両に当てているので，1升は5 gである．

附子・烏頭は，1枚を他薬の10分の1の0.2 gとする．

竹葉は，1把を2両に当てているから，1把は2 gである．

石膏は，鶏子大を3銭に当てているので，鶏子大は約9 gである．

8.6.6 司天・在泉の気および間気の性質と薬物の関係

司天・在泉の気の性質をもった食物，あるいは薬物で治療を行えば，十分な効果を期待できる．歳気に基づく歳穀，あるいは歳物をよく用いるのは，司天・在泉の気味が濃厚に含まれているからである．歳運を主る気の性質をもつ食物・薬物も，太過・不及の違いに注意が必要である．間気に相当する食物・薬物は，気味が薄く，効力が低くなる．（素問74-4）

8.6.7 方剤の分類

中国伝統医学の弁証論治は，理法方薬として進められる．理は東洋医学の基礎理論，法は理に対応した治療方針，方は治療方針に基づき複数の生薬が組み合わされて処方された方剤，薬は方剤成分である生薬を指す．方剤は，理法方薬の重要な構成要素となっていることが理解される．

このような診断治療の段階に方剤が位置するため，その分類も治法に則したものとなる．

最も古い分類には，七方がある．病状の軽重，病位の上下，病勢の緩急，薬味の奇偶などをもとに，大・小・緩・急・奇・偶・重の七種に分類したものである．大方は，薬味が多い，あるいは用量が多いものである．小方は，薬味が少ない，あるいは用量が少ないものである．緩

方は，薬性が緩和で慢性病に適して長期服用するものである．急方は，薬性が猛峻で危急の病変に適したものである．奇方は，単味薬，あるいは奇数薬から成るものである．偶方は，二味薬，あるいは偶数薬から成るものである．重方は，二方，あるいは数方を合わせて複雑な病変に対応するものである．ただし，この七方は組方の理論となるべきもので，過去の方剤書に適応されてはいない．

十剤は，宣・通・補・泄・軽・重・渋・滑・燥・湿に分類したものである．北斉の徐之才による『薬対(やくたい)』で提示され，その後，『本草綱目』にも引用された．成無己による『傷寒明理論(しょうかんめいりろん)』で，正式に十剤と称されるようになった．これは修正がなされ，『本草衍義(ほんぞうえんぎ)』では寒・熱を加えて十二剤，繆仲醇においてはさらに昇・降を加えて十四剤となった．徐春甫(じょしゅんほ)による『医学指南捷径六書(いがくしなんしょうけいりくしょ)』では，十剤に調・和・解・利・寒・温・暑・火・平・奪・安・緩・淡・清を加えて二十四剤となった．

『景岳全書』古方八陣では，補・和・攻・散・寒・熱・固・因とし，不足を婦人規・小児則・痘疹詮・外科鈴で補っている．『医方集解』では，補養・発表・涌吐・攻裏・表裏・和解・理気・理血・祛風・祛寒・清暑・利湿・潤燥・瀉火・除痰・消導・収渋・殺虫・明目・癰瘍・経産・救急の二十二種に分類している．『医学心悟』では，八綱に基づき八法を提唱している．汗・吐・下・和・温・清・消・補である．

8.6.8 方剤の構成

単味の薬物による治療から多味の薬物による治療へと進歩発展していくなかで，方剤が形成された．生薬には長所も短所もあることから，試行錯誤を経て，偏勝を調和し，毒性を抑制し，効能を強化し，複雑な病変に対応していった．

方剤は，生薬の単純な相加ではなく，病状に基づいた一定の原則により適切な生薬を選択配合したものである．この組方の原則は，君臣佐使と呼ばれる．『黄帝内経素問』至眞要大論篇（素問74-33）には，「病を主る，之を君と謂う．君を佐くる，之を臣と謂う．臣に應ずる，之を使と謂う」と表現されており，『神農本草経』における「上薬は君となし命を養うことを主る，以て天に應ず．中薬は臣となし性を養うことを主る，以て人に應ず．下薬は佐使となし病を治すことを主る，以て地に應ず」とは異なっている．現在では，以下のように解釈される．

①君薬

主病あるいは主証に対して主要な作用を果たす薬物である．方剤を組成するうえで不可欠なものである．

②臣薬

君薬を補助して効能を高める薬物，兼病あるいは兼証に対して主要な作用を果たす薬物である．

③佐薬

君薬・臣薬の効能を強化し，あるいは他症状に対応する佐助薬，君薬・臣薬の毒性，峻烈性を抑制する佐制薬，君薬・臣薬と薬性薬味が相反しながらも，君薬・臣薬の効能を強化する反佐薬である．

④使薬

方剤中の諸薬を病変部へ引導する引経薬，方剤中の諸薬を調和させる調和薬である．

8.6.9 方剤の剤型

剤型は，臨床上の需要に応じて，大きさ，形状が異なる製剤の様式である．『黄帝内経』には13の方剤が解説されており，湯，散，丸，膏，酒，丹などの剤型が提示されている．（素問40-1）・（素問40-2）・（素問46-3）・（素問46-4）・（素問47-4）・（素問63-21）・（素問72-8）・（霊枢6-4）・（霊枢13-3）・（霊枢71-3）・（霊枢81-2）12の方剤とする説（岡本一抱），11の方剤とする説（矢数有道）もあるが，種類の捉え方によるものと考えられる．現在でも同様であるが，エキス製剤による顆粒，錠剤，カプセル剤なども利用されている．

①湯剤

生薬を混合して水あるいは酒などに浸し，一定時間煎煮した後，残渣を除き煎汁を服用する．吸収が速く，効果が迅速に現れる．煎剤とも呼ばれる．

②散剤

乾燥させた生薬を粉末にして混合したものである．吸収が速く，少量で効果がある．

③丸剤

生薬を粉末にし，蜜，水，糊，酒，醋，薬汁などを賦形剤として固形の剤型にしたものである．吸収が緩慢で，持続性がある．服用，携帯，保存の便がよい．峻烈な薬物の効力を緩和するため，毒性を抑制するため，高貴な芳香薬の効果を保持するためにも利用される．

④膏剤

生薬を水あるいは植物油で煎じ，煎汁を濃縮して膏にしたものである．

⑤酒剤

酒を溶媒として，生薬中の有効成分を浸出させた液状の剤型をとるものである．虚弱体質の補養，風湿痺の疼痛，打撲などに用いられる．

⑥丹

水銀，硫黄などの鉱物を加熱して，昇華する過程を利用して製したものである．少量で作用が強い．一般に外用とする．なお，高貴薬あるいは特殊な効能をもつ生薬を含有する剤型を丹と表現することがある．

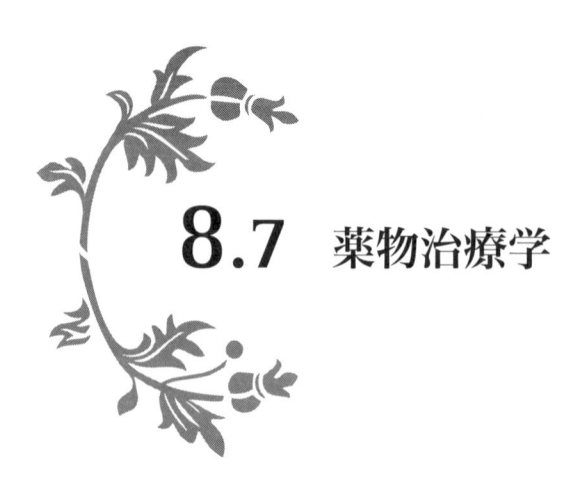

8.7 薬物治療学

8.7.1 薬物治療学序説

　生薬は薬用天然物であり，漢方薬は通常，複数の生薬を組み合わせて生まれる．各々の生薬には薬味，薬性，昇降浮沈，補瀉といった特徴があり，生薬が複合された漢方薬では各々の生薬の特徴を総合して，その特徴が決まってくる．このため，漢方薬は複雑な効果を示すことが多く，その適応の決定には注意が必要である．一方，民間薬は通常一種類の生薬からなり，医師の診断も必要なく，副作用の心配もまずない．

　方剤の組み立ては，二つの面から考えることができる．一つは，生薬の副作用の問題である．生薬には主要効果といえるものと，場合によっては副作用をもつことがある．その副作用を最小限にするよう別の生薬を加えて調整することが考えられる．主要な効果を複数求めると，その分副作用の頻度も増えるため，付け足す生薬も増えることになる．もう一つは，多様な症状を訴える患者に最も適するように主要効果を複数もつ漢方薬をつくろうとしたことである．生薬の主要効果はある程度限定されているため，複雑な症状に対応するためには複数の生薬が必要となる．

　生薬の主要効果を引き出す，また副作用を極力抑える形で複合生薬による漢方薬が出来上がる．その中で治療効果が高かったものが，現在まで生き残ってきている．各々の漢方薬には，治療効果を引き出せる守備範囲がある．四診によって患者が呈する病状を掴むことが重要となる．煎じ薬では，様々な生薬を自由に組み合わせることができるため，オーダーメイド治療が可能である．一方，エキス製剤では処方が固定されているので，薬の守備範囲を考慮して最も適した漢方薬を選定することになる．場合によっては，漢方薬を数種類組み合わせて使用することもある．現代人は，生活環境，職場環境も複雑になり，時間刻みで生活様式が異なることもある．このような場合，漢方薬を時間帯で変える必要もあり，エキス製剤は非常に適することになる．

　漢方薬は自然に存在する生薬から成っており，長年にわたり使用されて安全性の高いものが残ってきたという歴史がある．このため，副作用の出現頻度は極めて低いと考えられる．しかし，予測不能な個人の特異体質もあり，人によっては副作用の出る危険性もある．漢方薬で起こりうる副作用としては，肝機能障害，偽アルドステロン症，間質性肺炎，発疹，蕁麻疹，胃腸障害，催奇形性などがある．

　薬物治療について記述すべき内容は，膨大である．本節では，『黄帝内経』の記載を取り上

げるに留める.

8.7.2　処方構成の原則

1)　奇方と偶方・病気の遠近・薬味の厚薄を理解した治療

『黄帝内経素問』至眞要大論篇（素問74-22）では，薬物治療の基本が述べられている．治療において，気の高下，病気の遠近，証の内外，治療の軽重に注意が必要である．そして，奇方と偶方の区別を理解することが重要となる．

　君一臣二・君二臣三は奇方，君二臣四・君二臣六は偶方である．

　病気が近い場合には，奇方を用いる．

　病気が遠くにある場合には，偶方を用いる．

　発汗している者には，奇方を用いない．

　下痢する者には，偶方を用いない．

　上半身の補瀉の治療において，効果が緩やかな薬物を用いる．

　下半身の補瀉の治療において，効果が急激な薬物を用いる．

　急激な治療においては，気味の厚い薬物を用いる．

　緩和な治療においては，気味の薄い薬物を用いる．

　病変部が口側から遠い場合には，食事によって薬物の浸透を促す．

　病変部が口側から近い場合には，奇方にしろ偶方にしろ服用量を少なくする．

　病変部が口側から遠い場合には，奇方にしろ偶方にしろ服用量を多くする．

　薬用量が多ければ薬味の種類は少なく，薬用量が少ない場合には薬味を多くする．

　薬味が多い場合には，九種類とする．

　薬味が少ない場合には，二種類とする．

　奇方で効果がない場合には，偶方とする．これを重方という．

　偶方で効果がない場合には，主薬と相反する味性の薬物を用いる．

2)　気の調整の有無に応じた治療

『黄帝内経素問』至眞要大論篇（素問74-30）では，気の調整の有無に応じて治療方法が異なることが述べられている．

　気を調えられずに発症する場合の治療は，以下の通りである．

　君薬を一種類，臣薬を二種類とする組成法は，規則のうちでは小規模処方に対するものである．君薬を一種類，臣薬を三種類，佐薬を五種類とする組成法は，規則のうちでは中規模処方に対するものである．君薬を一種類，臣薬を三種類，佐薬を九種類とする組成法は，規則のうちでは大規模処方に対するものである．

　寒の病気は熱薬で熱し，熱の病気は寒薬で寒にし，軽微な病気は病邪の性質に逆らって逆治，すなわち正治し，激しい病気は病邪の性質に従って従治，すなわち反治し，堅くて詰まった病気は削り，六淫の邪気が侵入する病気は除き，疲労する病気は温め，邪気が集まった病

は散じ，邪気が停滞する病気は攻め，乾燥なる病気は濡し，急迫の病気は緩め，消散する病気は収め，損耗した病気は温め，気血が逸脱する病気は巡らして，精神不安となり驚く病気は鎮静して和平にし，邪気を上げ邪気を下し，邪気を按摩して追い出し，邪気を浴し洗い流し，邪気に迫り，邪気を脅かし，邪気を散逸させ，邪気を外に発散させる．

　気を調えても発症する場合の治療においては，病態が複雑なので臨機応変に治療法を選択する必要がある．

8.7.3　五味を考慮した薬物治療

1)　五藏の時期に応じた病状と五味による治療

　『黄帝内経素問』藏氣法時論篇には，五藏の治療には，その旺盛となる時期を考慮して，適切な薬味を用いるべきとしている．以下の表8.7.3-1のようにまとめられる．

表8.7.3-1：五藏の時期に応じた病状と五味による治療

五藏	旺盛時期 (素問22-2)	苦 (素問22-2)	治療		効能	
			五味 (素問22-2)	五穀・五畜・五果・五菜 (素問22-14)	(素問22-2)	(素問22-14)
肝	春・甲乙	急（拘攣）	甘	粳米・牛肉・棗・葵	緩	緩
心	夏・丙丁	緩	酸	小豆・犬肉・李・韮	収	収
脾	長夏・戊己	濕	鹹	大豆・豕肉・栗・藿	燥	耎
肺	秋・庚辛	氣上逆	苦	麥・羊肉・杏・薤	泄	堅
腎	冬・壬癸	燥	辛	黄黍・雞肉・桃・葱	潤	散

2)　五藏の病の変化と五味による補瀉治療

　さらに，『黄帝内経素問』藏氣法時論篇には，病状の変化に対する治療が述べられている．

　一般的に，邪気が身体を襲う場合，相剋の規律によって病気が重症化する．藏が生む季節・日時に至って治る．藏が剋される元の季節・日時に至って重症化する．藏が生まれる元の季節・日時に至って小康状態となる．自らの藏が支配する四季・日時を得て好転する．しかしながら，五藏の平脈を確認することで，疾患の軽重の時期，死生の時期を予知することができるのである．（素問22-8)

　五藏の疾患の特徴とその治療については，以下の表8.7.3-2の通りである．

表8.7.3-2：五藏の疾患の特徴と治療

病	治癒の時期	重症化時期	安定時期	回復時期	欲（必要）	補	瀉	禁忌	出典
肝病	夏・丙丁	秋・庚辛夕方	冬・壬癸夜中	春・甲乙夜明け	散	辛	酸	當風	（素問22-3）
心病	長夏・戊己夜中	冬・壬癸夜中	春・甲乙夜明け	夏・丙丁正午	耎（柔軟）	鹹	甘	温食・熱衣	（素問22-4）
脾病	秋・庚辛	春・甲乙夜明け	夏・丙丁夕方	長夏・戊己正午の後	緩	甘	苦	温食・飽食・濕地・濡衣	（素問22-5）
肺病	冬・壬癸	夏・丙丁正午	長夏・戊己夜中	秋・庚辛夕方	収	酸	辛	寒飲食・寒衣	（素問22-6）
腎病	春・甲乙	長夏・戊己土の時刻	秋・庚辛夕方	冬・壬癸夜明け	堅	苦	鹹	熱食・温炙衣	（素問22-7）

註：土の時刻とは，辰・戊・丑・未の刻を指す．

3) 五味による治療

『黄帝内経霊枢』五味篇（霊枢56-3）・（霊枢56-4）では，五味の適切な利用法を説いている．以下の表8.7.3-3の通りである．

表8.7.3-3：五藏の疾患に対する五味の適応

五藏の病気	五宜 （霊枢56-3）	五禁 （霊枢56-4）
肝病	宜食麻犬肉李韭（酸）	禁辛
心病	宜食麥羊肉杏薤（苦）	禁鹹
脾病	宜食秔米飯牛肉棗葵（甘）	禁酸
肺病	宜食黄黍雞肉桃葱（辛）	禁苦
腎病	宜食大豆黄卷猪肉栗藿（鹹）	禁甘

4) 四季に応じた五味による治療

『黄帝内経霊枢』五味篇（霊枢56-4）では，四季に応じた五味の適切な利用法を説いている．以下の表8.7.3-4の通りである．

表8.7.3-4：四季に応じた五味による治療

五藏	五色	四季	五宜	五穀・五果・五畜・五菜
肝	青	春	宜食甘	秔米飯牛肉棗葵皆甘
心	赤	夏	宜食酸	犬肉麻李韭皆酸
脾	黄	長夏・土用	宜食鹹	大豆豕肉栗藿皆鹹
肺	白	秋	宜食苦	麥羊肉杏薤皆苦
腎	黒	冬	宜食辛	黄黍雞肉桃葱皆辛

8.7.4 症候別薬物治療

1) 顔色出現の深浅に応じた治療

『黄帝内経素問』玉版論要篇（素問15-2）には，顔色の変化について記載されている．浅い部分に現れる場合は，病気は軽く，清酒の類の治療により10日で軽快する．深い部分に現れる場合は，病気は重く，薬剤による治療により21日で軽快する．さらに深い部分に現れる場合は，病気はさらに重く，濁り酒の類の治療により100日を要して軽快する．顔色に神色がなく，げっそり窶れている場合には，治療不可能で100日で寿命が尽きる．

2) 瘧の治療

瘧において，脈が緩，大，虚の場合，鍼刺で瀉してはいけない．薬で補う必要がある．（素問36-3）

3) 腹部症候と薬物治療

『黄帝内経素問』腹中論篇には，各種腹部症候とその治療について解説されている．

鼓脹は，心腹が脹満して，朝食事ができても夕には食事ができなくなる病気である．食生活に節度がないと再発する．治療には，鶏矢醴を用いる．（素問40-1）

血枯は，若年時の大出血，房事の過剰により，気虚，肝障害をきたし，月経過少あるいは停止となる病気である．治療には，烏賊骨，茜草，雀卵，干魚汁などを用いる．（素問40-2）

熱中・消中については，多飲多尿の疾患を熱中，多食多尿の疾患を消中という．芳香性薬物・鉱物性薬物は禁忌である．（素問40-5）

4) 怒狂の治療

食事を禁止し，生鐵洛を服用させる．（素問46-3）

5) 酒風の治療

沢瀉，朮，麋銜を用いる．（素問46-4）

6) 脈状が示す病態と治療

『黄帝内経霊枢』邪氣藏府病形篇（霊枢4-16）は，脈状と病態の関係，その治療について述べている．脈が小の場合には，血気ともに少なく，陰陽形気が不足している．鍼治療を行うべきではなく，甘薬で調和を図るべきである．

7) 人迎脈と寸口脈がともに虚した場合の治療

鍼灸による治療は適さず，甘薬の投与が望ましい．（霊枢9-1）

8) 不眠の治療

不足を補い有余を瀉し虚実を調え，経脈内外の気の通路を通じさせて，邪気を除き，半夏湯を服用させて，陰陽の気が通じれば，安臥睡眠ができるようになる．(霊枢71-2)

半夏湯の湯方は，1,000里以上遠方から流れてきた流水8升を用いて，杓で揚げること10,000回して，浮かんで綺麗で透明なもの5升を取って煮る．その燃料としてアシを用いて強火にして沸かし，小粒の糯米1升，修治した半夏5合を入れ，ゆっくりと煎じて煮詰めて1升半とさせて，滓を去り小さな杯で1杯を飲む．日に3回とし，効果がなければ少しずつ増量して，効果が出る時点で適量とする．病初期では，1杯服用すれば眠れるようになり，汗が出れば治癒する．慢性化した場合は，3回の服用で治癒する．(霊枢71-3)

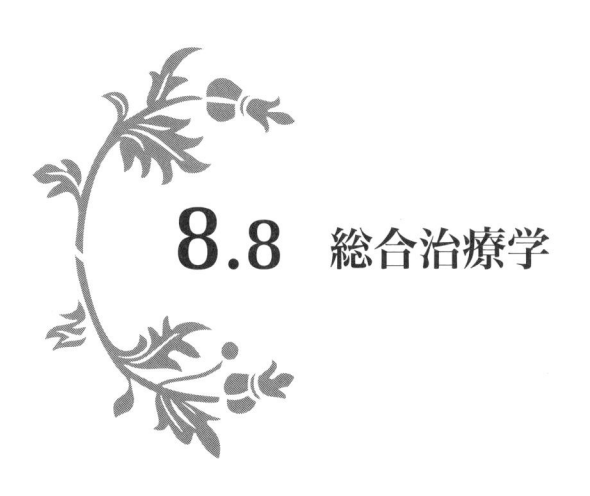

8.8 総合治療学

8.8.1 総合治療学序説

東洋医学で用いられる治療法としては，鍼灸，薬物の他，導引 (素問12-5)・(素問47-2)・(霊枢42-1)・(霊枢73-13)，按蹻 (素問4-2)・(素問12-5)，喬摩 (霊枢42-1) がある．鍼灸と薬物は，東洋医学治療の両輪と称されるが，導引，按蹻，喬摩も忘れてはならない．ただし，この導引，按蹻，喬摩が何を意味するのかは正確にはわかっていない．導引と按蹻は按摩を指す，気功を指す，中国古代の健康体操を指すとの解説，喬摩は按摩を指すとの解説，導引は按摩，按蹻は健康体操を指すとの解説，導引と按蹻は同意であり按摩を指すとする解説など様々である．いずれにせよ，これらは按摩，健康体操に相当することは理解されうる．

患者を治療する場合に，上記のいずれの治療法を用いることがよいのか，明解な解答はない．『黄帝内経』には，いくつかの回答が挙げられているため，その内容について記述する．

8.8.2 環境に応じた治療

1) 地域による治療法の違い

『黄帝内経素問』異法方宜論篇には，地域により治療法が異なることが述べられている．

東方においては，気候が温和で，住人は魚，鹹味のものを好む．皮膚は黒色で，肌理が粗く，熱を鬱積させやすく，癰瘍という化膿性疾患に罹患しやすい．砭石による治療がよい．（素問12-1）

西方においては，砂漠などが多い地域で，住人は衣服に無頓着で，新鮮な乳製品，肉類を食べ，肥満体のものが多い．外邪に侵入されることは少なく，多くは内傷による疾患である．薬物治療がよい．（素問12-2）

北方においては，山岳地帯で寒冷が強く，住人は遊牧生活を送り，乳製品を食する．腹満をきたす疾患に罹患することが多い．灸焫による治療がよい．（素問12-3）

南方においては，地形が低く，霧露の発生が多い．住人は酸味のもの，発酵，腐熟したものを好み，皮膚は緻密で，赤色である．筋肉の拘急，痺れをきたすことが多い．鍼治療がよい．（素問12-4）

中央においては，平地で湿気が多い．住人は種々の食品を食べ，大きな苦労をしないことが多い．筋の萎縮や軟弱，厥逆，寒熱をきたすことが多い．導引，按蹻による治療がよい．（素問12-5）

『黄帝内経素問』五常政大論篇（素問70-20）・（素問70-21）では，運気論も駆使して，地域あるいは高低による気候の違い，さらに病気の違い，治療法の違いについて説明している．以下のようである．西北の寒涼の地では，腹部膨満，東南の温熱の地では瘡瘍が多い．腹部膨満に対しては下法を，瘡瘍に対しては汗法が良いとしている．（素問70-20）また，西北の地では外寒内熱となることが多く散寒冷裏の治療を，東南の地では外熱内寒となることが多く温裏固陽の治療を行う．同じ症状でも地域により病態が異なり，治療も異なることから，同病異治と表現している．高い土地では長寿であり，低い土地では夭折としている．高低差が小さければ寿命の差が小さく，高低差が大きければ寿命の差も大きいとしている．（素問70-21）

2) 時代による治療の違い

『黄帝内経素問』移精變氣論篇・湯液醪醴論篇には，時代により治療内容が異なることが述べられている．

上古の時代においては，疾病の程度が軽いため，祈祷，呪いが行われていた．また，色脈の判断が優れた医師により，四時，八方，六合も関連付けて行われ，患者の病態を把握していたため，患者の指導も充実しており，寿命も長かった．（素問13-1）・（素問13-2）また，治療のために酒類とされる湯液・醪醴（ろうれい）を作っていたが，健康人が多く，通常用いることはなかった．（素問14-1）・（素問14-2）

しかし，中古の時代になると，時代背景も変わり，明らかに発症してから治療を開始したため，祈祷，呪いでは十分に効果が出なくなった．このため，薬物治療も行われるようになったが，医師の技術が優れていたため十分治療が可能であった．（素問13-3）また，通常は湯液・醪醴により軽快していた．（素問14-2）

後世，黄帝の時代になると，治療能力が低下したため，原疾患が治癒しないばかりか合併症が多く発症した．（素問13-3）湯液・醪醴では改善することがなく，薬物・鍼灸の治療を行っても，症状が明らかに顕在化してから治療を開始したため，治療効果も低下し，医師の治療方

針と疾患の進行度が一致しないため，邪気も駆除できなかった．（素問14-4）このような中，内傷の疾患で陰実陽虚となり，浮腫を呈することがあった．この場合には，発汗と利尿により五藏の陽気がよく巡るようすることが重要であった．（素問14-5）

8.8.3 症候別総合治療

1) 伝搬する風寒の邪に対する治療

　風寒の邪が伝搬する場合，邪がまず人に侵入すると，産毛が立ち，皮膚が閉じて発熱する．この場合には，発汗法を用いる．次に経絡に侵入すると，麻痺，知覚鈍麻，腫脹疼痛が出現する．この場合には，熱敷，火罐，鍼刺する．次には肺に侵入し，肺痺（咳嗽，上気）となる．次には肝に侵入し，肝痺，別名厥（脇痛，嘔吐）となる．この場合には按摩，鍼刺する．次には脾に侵入し，脾風（熱症，煩心，黄疸）となる．この場合には，按摩，投薬の他，熱い湯で沐浴する．次には腎に侵入し，疝瘕，別名蠱（下腹部の熱症，煩悶，尿路感染）となる．この場合には，按摩，投薬を行う．次には心に侵入し，瘛（筋脈の痙攣）となる．この場合には，艾灸，投薬を行う．（素問19-7）

2) 風厥に対する治療

　発汗して身熱するものは，風邪によるものである．発汗して煩満して解せないものは，厥であり，風厥ともいう．通常，まず太陽経に風邪が侵入して，次に太陽経と表裏の関係にある少陰経が影響を受けると，少陰経の気が上逆して厥となる．このため，風厥の鍼刺においては，太陽経，少陰経の経穴を取り，湯液も服用させる．（素問33-2）

3) 寒痺の経脈留滞による内熱に対する治療

　寒痺が経脈に留まって内熱が発生した場合の治療について，『黄帝内経霊枢』壽夭剛柔篇（霊枢6-4）に述べられている．その際，労働者と貴族では，治療法が異なるとしている．
　労働者へは，火鍼によって行う．
　貴族へは，薬熨による．薬熨による治療は，以下の通りである．蜀椒，乾姜，桂皮，真綿，絹を醇酒に漬けて，暖かい土中に5日間置き，その後，絹，真綿を干して乾かしては，また薬液に漬けることを繰り返し，薬液がなくなれば，その絹で袋をつくり，その中へ真綿と薬液の滓を入れる．この袋を温めて，病変部に温湿布をする．これを30回繰り返し，発汗させては，この袋で拭う．

4) 藏気の虚に対する治療

　『黄帝内経素問』五常政大論篇（素問70-32）には，藏気の虚した場合の治療が述べられている．積聚のような腫瘤が体内にあるが，邪気も旺盛でなく，腫瘤も堅固でなく，移動性の場合には，実は積聚ではなく，藏気の虚によるものである．この場合，虚を補い，邪気を薬物により追い払い，食事で補法を行い，水分に浸す治療を行い，患者の内外を調和させる．大毒の

薬物を使用する場合には病気の6割が改善したら中止，常毒の薬物を使用する場合には病気の7割が改善したら中止，小毒の薬物を使用する場合には病気の8割が改善したら中止，無毒の薬物を使用する場合には病気の9割が改善したら中止する．その後，食養生により回復させる．薬物の過剰投与により，正気を損傷してはならない．十分回復しない場合には，上記の治療を反復し，歳気の太過・不及を弁別することが重要である（歳気の太過・不及については，運気論を参照すること）．

5) 精神・身体状態に応じた病状の違いと治療

精神・身体の状態が異なることで，病状，治療にも差が発生する．表8.8.3-1の通りである．

表8.8.3-1：精神・身体状態に応じた病状の違い

人体の状態		病気の部位	症状	治療	出典
精神	身体				
苦	樂	脉		灸刺	（素問24-4） （霊枢78-14）
樂	樂	肉		鍼石（鍼・砭石）	（素問24-4） （霊枢78-14）
樂	苦	筋		熨引（温熨・導引）	（素問24-4） （霊枢78-14）
苦	苦	咽嗌		百藥（薬物）	（素問24-4）
		咽喝		甘藥	（霊枢78-14）
	驚恐	經絡	不仁	按摩・醪（濁り酒）藥	（素問24-4）
		筋脉	不仁	按摩・醪（濁り酒）藥	（霊枢78-14）

空欄：記載なし

6) 痿厥に対する治療

痿厥（手足が冷えて萎える病気）の場合は，四肢を縛り，慣悶の気を起させる処置を行い，その後すばやく束縛を解き，この処置を日に2回行う．麻痺がある者は，10日で感覚が戻る．治療を休んではいけない．病が治れば，治療を終了する．（霊枢26-5）

7) 噦に対する治療

噦（吃逆）する場合は，草を用いて鼻孔に刺し入れ，嚏（くしゃみ）をさせる．嚏をすれば治る．呼吸することを止めさせて，噦が出そうになれば，すぐに息を吸い込むことで，すぐに治る．患者を驚かせることでも，噦を止めることができる．（霊枢26-5）

8) 下膈による癰に対する治療

『黄帝内経霊枢』上膈篇（霊枢68-2）では，下膈によって生じた癰の治療について解説されている．以下の通りである．

軽く癰を押さえて，気の動く部位を観察して，先に癰の周囲を浅く刺し，少し刺入してから徐々に深くし，また元に戻して刺す．3回を超えないようにする．邪気の存在部位の沈浮を把

握し，刺法の深浅とする.

刺した後は，必ず温熨法を行い熱気を体中に浸透させ，毎日熱を浸透させれば，邪気は衰え，大癩は消滅する.

感情，飲食，起居などの節制をうまく配合したうえで，守るべき禁忌を参照することによって，内部に発生する邪気を除き，心を清くして欲望を満たそうとしなければ，気を巡らすことができる．後に鹹（あるいは酸）苦の薬物によって食物を消化させれば，食物は通過していく.

9）　奇病に対する治療

『黄帝内経素問』奇病論篇では，一般的には出現しない疾患を奇病として取り上げている．胞之絡脈絶，息積，伏梁，疹筋，厥逆，脾癉，胆癉，厥，胎病，腎風である.

以下に奇病の特徴を示す（表8.8.3-2）.

表8.8.3-2：奇病の特徴

奇病	症状・原因	治療	出典
胞之絡脉絶	妊娠9か月で声が出ない 子宮に分布する絡脉が胎児に圧迫されるため	必要なし （分娩により自然に回復）	（素問47-1）
息積	脇下脹満・呼吸困難・二三年不治・食欲通常	導引＋服薬 （服薬のみでは不可）	（素問47-2）
伏梁	大腿股下腿の腫脹・臍周囲の疼痛 風邪が長期間体内に留まるため	刺激しない	（素問47-2）
疹筋	尺脉数・筋肉の攣急・腹部攣急		（素問47-3）
厥逆	数年不治の頭痛・歯痛 激しい寒邪が骨髄に侵入するため		（素問47-3）
脾癉	口が甘くなる・消渇 美味・濃厚な味を多食するため	蘭を用いる	（素問47-4）
膽癉	口が苦くなる・陽陵泉の治療で改善しない・決断できない	膽募・膽兪に鍼刺	（素問47-5）
厥	身熱・首胸の詰まり・人迎躁盛・喘鳴・氣逆（五有餘） 排尿困難あるいは頻尿・寸口脉微細（二不足）	死亡する疾患のため治療不可	（素問47-6）
胎病	新生児てんかん 母体の多驚による		（素問47-7）
腎風	浮腫・脉大緊・疼痛なし・食欲不振 食事摂取不可・多驚・心氣痿のものは死亡		（素問47-7）

空欄：記載なし

なお，伏梁については，『黄帝内経素問』腹中論篇においても記載されている．ここでの伏梁は，下腹部が堅く膨隆する病気である．大量の膿血が貯留している．治療困難である．（素問40-3）また，股から下肢全体が腫脹して，臍周囲の疼痛をきたすものも伏梁という．これは，風寒を受けたことによるものである．同様に治療困難で，無理に瀉下すると排尿困難となる．（素問40-4）

10）　不眠に対する治療

鍼灸治療により，不足を補い有余を瀉し虚実を調え，経脈内外の気の通路を通じさせて，邪

気を除く．そのうえで，半夏湯を服用させて陰陽の気が通じれば，安臥睡眠ができるようになる．（霊枢71-2）

11) 夢に対する治療

正気が旺盛になって病的な夢をみる場合，病状が現れる部位を瀉する治療を行う．（霊枢43-2）

正気不足に邪気が付け込んで病的な夢をみる場合，病状が現れる部位を補する治療を行う．（霊枢43-3）

12) 妊娠中の治療

妊娠中の治療は，母体を悪化させる疾患があれば行われるべきである．そうすることで，胎児を障害させる危険性が増加するわけでもない．具体的な疾患としては，気鬱に起因する不動性あるいは可動性の腹部腫瘤である．腫瘤の縮小が半分程度に達すれば，治療を終了することが大切である．（素問71-48）

13) 解論

『黄帝内経霊枢』刺節眞邪篇（霊枢75-14）では，解論について述べている．以下の通りである．

人は，自然界，四季の変化と互いに呼応する．人は自然界に参与すると，時に血気の結ぼれが発生し，その結ぼれに対しては，解きほぐすことが必要となる．下に湿地帯があれば，上に葦や蒲を発生させる．すなわち，葦や蒲をみれば，下は湿地帯であることがわかる．このように，人においても外見から体力気力の多少を推測することができる．

陰陽の変化は，寒暑の移り変わりで表現できる．

暑い時期には，地上の水分が蒸発して，上空で雨となり，地面の草根は水分が減少する．暑いと人の正気が外表に浮かんで，皮膚が緩み，腠理が開き，血気が減り，汗が大いに泄れ，皮膚が潤い滑らかである．

寒ければ地面が凍結し，水が氷となり，人の正気が体内に収蔵されるので，皮膚が緻かく，腠理が閉じ，汗が出なくて，血気が強く，肌肉が堅く緊密で滑らかさがなくなる．

このような状態では，上手に水上を行く者も，うまく行えない．上手に地を掘る者も，凍土を掘ることができない．上手に鍼を用いる者も，四肢の厥逆を治療することができない．血脈が凝結し，堅く緊張して循らない場合，柔らかくすることができない．

水上を行く者は，必ず気候が温まるのを待ち，氷が融けてから水上を行くべきである．また地面を掘る者も，凍土が融けてから地を掘るべきである．

人の血脈も同様である．厥逆を治療する者は，必ず先に温熨し，その経脈を調和し，両掌と両腋，両肘と両脚，項と脊を温めて，熱の効力が浸透すれば，血脈は循るようになる．そうした後に病気をじっくり診察して，脈が潤滑な者は脈気が散軟な状態で衛気が浮いているので，刺して調和させ，堅緊な者は邪気が実しており，鍼で結聚した部位を破り散じ，厥逆の気が下れば治療を終了する．これが，解結の刺法である．

14) 五疫の予防法

『黄帝内経素問』刺法論篇（素問72-8）には，五疫の予防法が述べられている．

伝染しない者は，正気が人体内部に充実しており，邪気が侵入できない．疫の毒気を避ける方法に，鼻から毒気が来るように吸い込み，また毒気が出てゆくように吐き出すことが挙げられる．正気が脳より出れば，すなわち邪気は侵入しない．正気が脳より出れば，すなわち病人の居る部屋に入る前に，心に太陽の光のように陽気に溢れたことを想い，これから疫室に入ろうとすれば，まず青気が肝から出て，東に向かって左行し，変化して林木となることを想う．こうすることで，肝気を旺盛にする．次に白気が肺から出て，西に向かって右行し，変化して鉾や兜となることを想う．こうすることで，肺気を旺盛にする．次に赤気が心から出て，上に向かって南行し，変化して激しい炎となることを想う．こうすることで，心気を旺盛にする．次に黒気が腎から出て，下に向かって北行し，変化して水となることを想う．こうすることで，腎気を旺盛にする．次に黄気が脾から出て，中央に向かって存し，変化して土となることを想う．こうすることで，脾気を旺盛にする．五種類の気によって身を護る瞑想が終ったら，頭上に北斗星のように煌煌（こうこう）とした光を想い，陽気が充満してから疫室に入るべきである．

別の方法としては，春分の日に太陽が上らないうちに遠志の芯を水煎したものを吐き出すこと・雨水の日（2月20日頃）の後に，三度薬液で沐浴して発汗を促すこと・小金丹方（しょうきんたんほう）を用いることが挙げられる．

8.8.4　人迎脈・寸口脈の比較による治療

人迎脈と寸口脈の比較による病態と治療について，『黄帝内経霊枢』終始篇・禁服篇に解説されている．表8.8.4-1のようにまとめられる．

表8.8.4-1：人迎脈と寸口脈の比較による病態と治療

脈状	病態・病位	治療（霊枢9-2）	治療
人迎一盛 （霊枢9-2） 人迎大一倍于寸口 （霊枢48-4）	病在足少陽 （霊枢9-2） （霊枢48-4）	寫足少陽，而補足厥陰，二寫一補， 日一取之，必切而驗之，疏取之上， 氣和乃止	盛則寫之，虚則補之， 緊痛則取之分肉，代則 取血絡，且飲藥，陷下 則灸之，不盛不虚，以 經取之，名曰經刺 （霊枢48-4）
人迎一盛而躁 （霊枢9-2） 人迎一倍而躁 （霊枢48-4）	病在手少陽 （霊枢9-2） （霊枢48-4）	寫手少陽，而補手厥陰，二寫一補， 日一取之，必切而驗之，疏取之上， 氣和乃止	盛則徒寫之，虚則徒補 之，緊則灸刺且飲藥， 陷下則徒灸之，不盛不 虚，以經取之。
人迎二盛 （霊枢9-2） 人迎二倍 （霊枢48-4）	病在足太陽 （霊枢9-2） （霊枢48-4）	寫足太陽，補足少陰，二寫一補，二日一取之， 必切而驗之，疏取之上，氣和乃止	所謂經治者，飲藥亦曰 灸刺，脉急則引，脉大 以弱，則欲安靜，用力 無勞也 （霊枢48-6）
人迎二盛而躁 （霊枢9-2） 人迎二倍而躁 （霊枢48-4）	病在手太陽 （霊枢9-2） （霊枢48-4）	寫手太陽，補手少陰，二寫一補，二日一取之， 必切而驗之，疏取之上，氣和乃止	
人迎三盛 （霊枢9-2） 人迎三倍 （霊枢48-4）	病在足陽明 （霊枢9-2） （霊枢48-4）	寫足陽明，而補足太陰，二寫一補， 日二取之，必切而驗之，疏取之上，氣和乃止	
人迎三盛而躁 （霊枢9-2） 人迎三倍而躁 （霊枢48-4）	病在手陽明 （霊枢9-2） （霊枢48-4）	寫手陽明，而補手太陰，二寫一補， 日二取之，必切而驗之，疏取之上，氣和乃止	
人迎四盛，且大且數 （霊枢9-2） 人迎四倍者，且大且數 （霊枢48-4）	名曰溢陽，溢陽爲外格 （霊枢9-2） （霊枢48-4）		死不治 （霊枢48-4）
脉口一盛 （霊枢9-2） 寸口大于人迎一倍 （霊枢48-5）	病在足厥陰 （霊枢9-2） （霊枢48-5）	寫足厥陰，而補足少陽，二補一寫， 日一取之，必切而驗之，疏而取上，氣和乃止	盛則寫之，虚則補之， 緊則先刺而後灸之，代 則取血絡而後調之，陷 下則徒灸之，陷下者， 脉血結于中，中有著血， 血寒，故宜灸之，不盛 不虚，以經取之 （霊枢48-5）
脉口一盛而躁 （霊枢9-2） 寸口一倍而躁 （霊枢48-5）	在手心主 （霊枢9-2） （霊枢48-5）	寫手厥陰，而補手少陽，二補一寫， 日一取之，必切而驗之，疏而取上，氣和乃止	
脉口二盛 （霊枢9-2） 寸口二倍 （霊枢48-5）	病在足少陰 （霊枢9-2） （霊枢48-5）	寫足少陰，而補足太陽，二補一寫，二日一取 之，必切而驗之，疏取之上，氣和乃止	盛則徒寫之，虚則徒補 之，緊則灸刺且飲藥， 陷下則徒灸之，不盛不 虚，以經取之。
脉口二盛而躁 （霊枢9-2） 寸口二倍而躁 （霊枢48-5）	在手少陰 （霊枢9-2） （霊枢48-5）	寫手少陰，而補手太陽，二補一寫，二日一取 之，必切而驗之，疏取之上，氣和乃止	所謂經治者，飲藥亦曰 灸刺，脉急則引，脉大 以弱，則欲安靜，用力 無勞也 （霊枢48-6）
脉口三盛 （霊枢9-2） 寸口三倍 （霊枢48-5）	病在足太陰 （霊枢9-2） （霊枢48-5）	寫足太陰，而補足陽明，二補一寫，日二取之， 必切而驗之，疏而取之上，氣和乃止，所以日 二取之者，太陰主胃，大富于穀氣，故可日二 取之也	
脉口三盛而躁 （霊枢9-2） 寸口三倍而躁 （霊枢48-5）	在手太陰 （霊枢9-2） （霊枢48-5）	寫手太陰，而補手陽明，二補一寫，日二取之， 必切而驗之，疏而取之上，氣和乃止，所以日 二取之者，太陽主胃，大富于穀氣，故可日二 取之也	
脉口四盛，且大且數 （霊枢9-2）	名曰溢陰，溢陰爲內關 （霊枢9-2）	內關不通，死不治	
寸口四倍者 （霊枢48-5）	名曰內關 （霊枢48-5）		
寸口四倍者，且大且數 （霊枢48-5）			死不治 （霊枢48-5）
人迎與脉口俱盛三倍以上 （霊枢9-2）	命曰陰陽俱溢，如是者， 不開則血脉閉塞，氣無 所行，流淫于中，五藏 內傷 （霊枢9-2）	如此者，因而灸之，則變易而爲他病矣	

人迎與太陰脉口俱盛四倍以上 (霊枢9-2)	命曰關格. 關格者, 與之短期 (霊枢9-2)		

註：「疏取之上」について，「躁取之上」として解釈した.　　　　　　　　　　　　　　　　　　空欄:記載なし

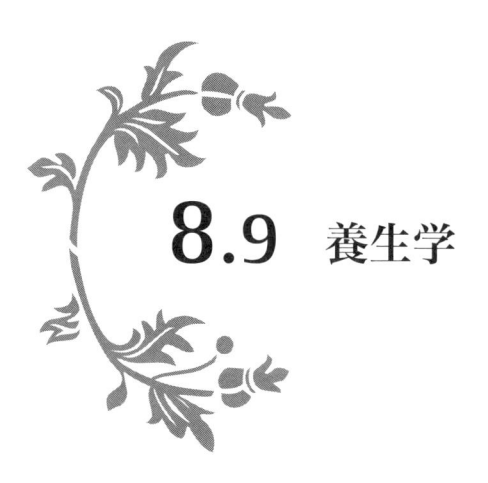

8.9　養生学

8.9.1　養生学序説

　東洋医学は，大凡，湯液，鍼灸，養生から構成される．湯液と鍼灸は，東洋医学的治療の中心的なものである．一方で「未病を治す」との考え方から，東洋医学においては養生も大切な要素となっている．『黄帝内経素問』上古天眞論篇（素問1-1）において，養生の重要性が説かれている．陰陽に則り，術数に合わせ，飲食に節度を保ち，労働と休息に一定の規律を持つことが大切としている．

8.9.2　全般的養生指導

　外邪・内邪を回避して，心情は安らかで静かにし，貪欲であったり妄想したりしないことが，養生の要点である．これにより，真気が調和し，精神も体の内部を保護する．養生を実践すれば，心は閑かで，欲望が少なく，心境は安定し，恐れることが少なく，各々望むことは満たされ，食事を美味しく食べられ，衣服を心地よく着，風習を楽しみ，地位の高低を不服に思わず，誘惑に負けることがない．（素問1-2）通常妊娠出産は，女子では49歳，男子では64歳で不能となるが，養生を弁えれば，より高齢でも可能となる．（素問1-4）陰陽の調和をとるためには，七損八益の理解が重要としている．七損八益については，男女の生長老衰の特徴，房中術など様々な解釈があるが，基本的には養生の重要性を指摘したものである．（素問5-16）『黄帝内経素問』上古天眞論篇（素問1-5）では，養生の習得した度合いにより，上位から真人・至人・聖人・賢人としている．（素問1-5）

8.9.3　季節別養生指導

　『黄帝内経素問』四氣調神大論篇（素問2-1）・（素問2-2）・（素問2-3）・（素問2-4）には，

四季の気候変化に従って生活をすることにより良い体調が維持されるとする養生法が説かれており，これを実践することで疾病予防が効果的となることが述べられている．

　春は新たなものが発生する季節であり，万物の生長にまかせ，生長を援助する生活がよい．夜は遅めに臥し早く起き，広く庭を歩き，髪を解きほぐし，体を伸びやかにして，志を持つようにする．生かすことを心がけ，殺してはいけない．奪うことをしない．賞賛しても罰してはいけない．（素問2-1）これに反すると，肝気を損傷して夏に寒の病が発生する．（素問2-6）また，春に風邪により損傷を受けると洞泄（水穀が化せず，下痢すること）となる．（素問3-13）

　夏は繁栄秀麗の季節であり，体内の陽気を外に発散させることが大切である．夜は遅めに臥し早く起き，夏の日中が長く，暑いという日を嫌がらないようにして，志を持つようにする．怒らないようにし，顔色をよくして，溌剌とする．（素問2-2）これに反すると，心気を損傷して秋に瘧疾が発生する．（素問2-6）また，夏に暑邪により損傷を受けると秋に痎瘧（瘧疾）となる．（素問3-13）

　秋は成熟収穫の季節であり，気を収斂させて肺気を清浄に保持しなければならない．早く臥し早く起き，鶏の鳴き声とともに，すなわち夜明けとともに起きるようにする．志を持ってゆったりとした気分を維持するようにする．（素問2-3）これに反すると，肺気を損傷して冬に消化不良を発生する．（素問2-6）また，秋に湿邪を受けると咳嗽，痿厥（手足が冷えて萎える病証）となる．（素問3-13）

　冬は閉塞蔵伏の季節であり，自らに害が及ばないように安静に温暖な状態を維持することが大切である．早く臥し晩く起き，起きる時には必ず日の出を待つ．志を心の中にしっかりとしまって，自分が有利な状況になるよう考慮する．寒くならないように暖かい状態を保ち，あまり汗をかかないように注意する．（素問2-4）これに反すると，腎気を損傷して春に手足が軟弱となり冷えてしまう．（素問2-6）また，冬に寒邪を受けると春に温病を発症する．（素問3-13）

　『黄帝内経素問』寶命全形論篇（素問25-1）においても，四時に適した生活を行うことの重要性が説かれている．さらに同篇（素問25-2）には，四時に適合すること以外に，八方の風の変化に精通することも重要であり，このような理解があることで，疾病の微妙な変化を把握することが可能であると説いている．また，『黄帝内経霊枢』九宮八風篇（霊枢77-6）・（霊枢77-8）では，四季に応じた適切な方向とは逆から吹いてくる虚風に当たらないようにすることが重要としている．

8.9.4　異常気候への対応

　天の気と地の気がよく調和することにより天候が維持され，万物の生長繁栄も保たれる．このような天地の特徴を理解することは，養生においても重要である．（素問5-18）時として発生する天候の乱れにも対応できるよう，養生に精通することが重要である．（素問2-5）剋する対象となる季節（例えば本来春なのに長夏のような気候）であれば病は軽いが，剋される元の季節（ここでは本来春なのに秋の気候）であれば病が重いとされる．（素問9-6）

8.9.5 陰陽五行論の応用

　四季の気候変化により，陰陽の状態も変化する．これは，万物生命の開始から終焉に至るまで関係する重要な点である．（素問2-7）そして，『黄帝内経素問』四氣調神大論篇の最後（素問2-8）には，このような陰陽の変化に適応することを元に「未病を治す」という疾病予防の重要性を述べている．『黄帝内経素問』實命全形論篇（素問25-2）には，陰陽・虚実，十二経脈の生理などにも精通することも重要であり，このような理解があることで疾病の微妙な変化を把握することが可能であると説いている．

　人の生命活動と自然環境には極めて親密に相通じる関係（天人相応）があり，生命の根源は陰陽に基づく．自然界の様々なものは陰陽の二気に通じ，また自然界は五行を生じる．（素問3-1）人体は，陰陽の平衡状態が維持されることにより，健康を得ることができる．（素問3-10）・（素問3-11）・（素問3-12）とりわけ陽気が十分機能することが重要である．（素問3-2）・（素問3-3）・（素問3-4）・（素問3-5）・（素問3-6）・（素問3-7）・（素問3-8）・（素問3-9）また，四季の気候と飲食の五味は，ともに五藏に影響を及ぼす．（素問3-13）・（素問3-14）このような陰陽と五味の調和を考慮した養生の道に勤しむことが大切である．

8.9.6 至真の法

　『黄帝内経素問』刺法論篇（素問72-10）では，至真の法について述べている．以下の通りである．

　真気を養い，特に神気を保全することは，疫病などの疾病の治療だけでなく，養生のうえでも重要である．

　養生法として，以下のものがある．天息という，胎児が母体の中で行う呼吸のように天に通じるような情緒を安定させた呼吸を行うことで，本来あるべき元気な状態，すなわち本元といわれる状態になれる．この状態になることを帰宗という．

9

診療科特性

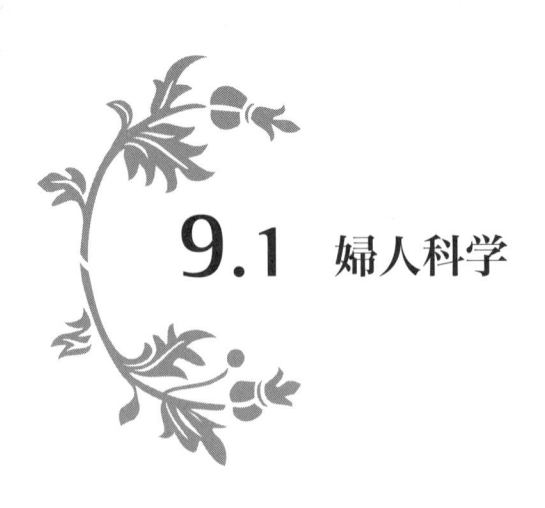

9.1 婦人科学

9.1.1 婦人科学序説

「寧治十男子，莫治一婦人」という諺があるように，女性の治療は難しいとされている．女性は，二次性徴により女性ホルモンが多く産生され月経が到来するようになり，50歳前後になると女性ホルモンが低下して更年期を迎える．男性にはない月経に関する大きな生体環境の変化を経験することになる．一方，月経周期でみても，約28日間に月経，低温期，排卵，高温期といった月経に関するサイクルをもっており，この中でも体調の大きな変化を感じている．さらに，妊娠，出産，育児における哺乳など，女性特有の生理的環境を有している．このように，多くの体調の変化を必然的に受ける女性の病態把握は難しいものになるといえる．

9.1.2 女性の解剖学的特徴

男性にはない特徴的な器官としては，生殖器が挙げられる．現代医学的には，子宮，卵巣，卵管と表現されている．古代においても，解剖により，女性の特徴が把握されていた．『黄帝内経霊枢』經水篇（霊枢12-1）には，「かの八尺の士の若きは，皮肉はここに在り，外は度量切循して之を得べく，その死するや解剖して之を視るべし」と記載されていることからも窺える．

子宮は，『黄帝内経素問』五藏別論篇（素問11-2）では女子胞と表現されている．その他，胞脈，胞絡，子門の記載がみられる．胞脈は，『黄帝内経素問』評熱病論篇（素問33-5）に，「月事來たらざる者は，胞脈閉ずれば也．胞脉なる者は，心に屬して胞中に絡す」とあることから，子宮に関係する脈絡であることが理解される．任脈・衝脈を指すとの解説，心包絡とみなす解説などもある．胞絡は，『黄帝内経素問』痿論篇（素問44-2）には「悲哀太甚なれば，則ち胞絡絶す．胞絡絶すれば，則ち陽氣内に動き，發すれば則ち心下崩し，數しば溲血する也」，奇病論篇（素問47-1）には「胞の絡なる者は，腎に繋がる．少陰の脉は，腎を貫き舌本に繋がる」とあることから，子宮の絡脈とする解説，衝脈とする解説，心包の絡とする解説がある．子門は，『黄帝内経霊枢』水脹篇（霊枢57-4）には「石瘕は胞中に生じ，寒氣子門に客し，子門閉塞し，氣通ずるを得ず．惡血當に寫すべきに寫せず，衃以て留止し，日び以て益ます大にして，状は子を懷くが如し．月事時を以て下らず，皆女子に生ず．導きて下すべし」とあるように，子宮口を指すと考えられる．

9.1.3 女性の生理学的特徴

1) 月経

『黄帝内経素問』上古天眞論篇（素問1–3）に，「女子は七歳にして腎氣盛し，歯更り髪長ず．二七にして天癸至り，任脉通じ，太衝の脉盛し，月事時を以て下る．故に子有り」とあるように，女性において，14歳前後で月経が開始することが，また，「七七にして任脉虚し，太衝の脉衰少し，天癸竭き，地道通ぜず．故に形壊えて子無きなり」とあるように，50歳前後で閉経を迎えることが示されている．ここで，天癸は東洋医学としてみれば陰精と捉えることができる．現代医学的には，女性においては女性ホルモン，男性では男性ホルモンに相当するといえる．『黄帝内経霊枢』五音五味篇（霊枢65–5）には，「衝脉任脉，皆胞中に起こり，上りて背裏を循り，經絡の海となる」とあることからも，経脈においては，衝脉任脉が子宮と関連が非常に強いことが理解される．

2) 妊娠・出産

『黄帝内経霊枢』決氣篇（霊枢30–1）に，「兩神相搏わり，合して形を成す．常に身に先んじて生ずるを，是れ精と謂う」とあるように，古代においても妊娠の成立に関する考察がされている．『黄帝内経素問』陰陽別論篇（素問7–13）に，「陰搏ち，陽別かたる，之を子有りと謂う」とあるように，妊娠時の脈所見についても記載が認められる．

出産においては，多量の出血をきたすことがあり，十分な注意が必要とされる．また，悪露についても感染予防を含めて観察をしっかり行うことが重要である．

9.1.4 女性の病態学的特徴

外邪の面からみると，風・寒・暑・湿・燥・火の六淫は全て重要であるが，血が本となす女性においては，特に寒・熱・湿に注意すべきである．

内傷についてみると，女性に限らず，種々の要因が挙げられる．特に挙げるとすれば，七情の乱れに注意が必要といえる．

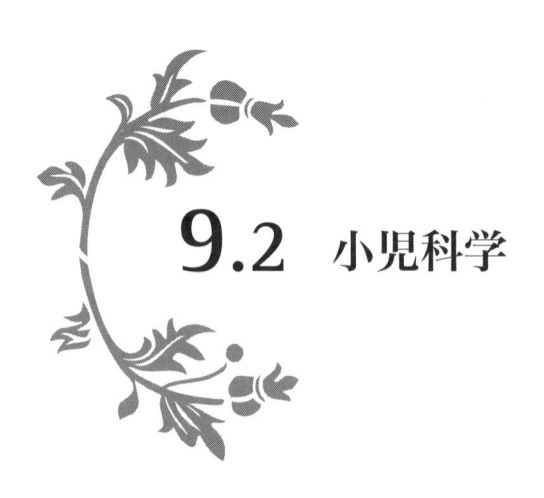

9.2 小児科学

9.2.1 小児科学序説

小児は成人を小型化したものではないことは，よく指摘されている．小児の対応は，成人とは大きく異なっていることを示すものである．諺に「寧治十男子．莫治一婦人．寧治十婦人．莫治一小児」とあるように，小児の治療が困難であることをよく伝えている．小児は，新生児から成長，発達を続けていくが，その速度，その対象は時期によって異なる．このような成長，発達の特徴を理解しなければ，適切な診断治療を行うことは不可能である．また，小児の治療に際し，母親も小児と同じ漢方薬を服する母児同服という治療法があることも大きな特徴となっている．

9.2.2 小児の生理学的特徴

小児の特徴を現代医学と同様に捉えていながらも，陰陽論，五藏の考え方を踏まえた東洋医学独特の理論に基づいたものもある．『黄帝内経素問』上古天眞論篇（素問1-3）に，女子は7の倍数，男子は8の倍数の年齢を，成長・発達の節目として解説されている．すなわち，女子では，7歳で腎気が盛んとなり，髪が伸び，歯が代わり，14歳で二次性徴が極まり，月経が起こる．男子では，8歳で腎気が強くなり，髪が伸び，歯が代わり，16歳で腎気が盛んとなり，二次性徴が極まり，生殖機能が充実し，女性を妊娠に導く能力をもつ．また，『黄帝内経霊枢』天年篇（霊枢54-4）では，10歳になると，五藏が初めて一定の機能を持ち，血気が全身を巡り，気は身体下部で充実しているので，よく疾走することができるとしている．

しかし，神経系は早期に急速に発達し，生殖系は思春期に漸く発達してくるといった現代医学的な年齢依存性臓器発達については触れられていない．以下の通りである．

1）純陽

純陽とは，陽気が極めて強いことを指す．小児は成長過程にあり，陽気が強い．成長するために陰液も十分補充される必要があり，当然陰液も充実していることが多い．成長する上で陽気隆盛が第一義的意味を持つということである．

2) 稚陰稚陽

稚陰稚陽とは、上述したように陰陽ともに旺盛であるが，発育過程であり成人のように完成された状態ではないことを指す．陰陽の絶対量が安定している成人と異なり，成長に伴い陰陽がそれぞれ量的に増大しながら変動していく小児は陰陽を安定させることが難しいということである．これは不安定というマイナスの意味でもあり，病的状態において陰陽が素早く変動し，健全な状態に移行させることもできるというプラスの意味にもなる．

3) 形気未充

形気未充とは，形（人体を形成する有形のもの，気・血・津液の血・津液を含む）と気（気・血・津液の気）が発展途上にあることを指す．

4) 易寒易熱

稚陰稚陽を寒熱から捉えたものである．

5) 易虚易実

稚陰稚陽を虚実から捉えたものである．

6) 藏府嬌嫩

藏府嬌嫩とは，藏府の機能が未熟であることを指す．

7) 藏気清霊

藏気清霊とは，藏の有する気は清く，敏感であることを指す．

8) 腎常虚

腎は，常に虚す．成長のために腎気が旺盛に活動するため，結果として相対的に虚した状態である．元々腎虚の状態にあるわけではない．

9) 脾常不足

脾は，常に不足す．完成された体のため消耗分のみ補充すればよい成人と異なり，小児ではさらに成長のため水穀の気，水穀の精微を増産しなければならない．このため，水穀の気，水穀の精微が蓄えとならない．

10) 肺嬌嫩

肺嬌嫩とは，肺機能が未熟なことを指す．肺そのものばかりでなく，皮膚の防御機構も成人と比べ部分的には同レベルであっても粗雑であるため，多汗，盗汗，易感冒，皮膚疾患を生じやすい．

11) 肝常有余

肝は，常に余り有り．成長，発達のために，陽気を十分に発揚させることが重要である．このため，肝気の勢いは過剰な状態で，抑制不能な活発さ，感情変化の激しさなどが認められる．

12) 心為火為熱

心は，火と為し熱と為す．体全体を活発化させるために，機能亢進状態になっている．

13) 生機蓬勃

生機蓬勃とは，力強く体格的に成長することである．

14) 発育迅速

発育迅速とは，速く発育することである．

9.2.3 小児の病態学的特徴

小児の病状経過などは，成人と異なり，比較的単純なことが多い．以下の通りである．

1) 発病容易

発病容易とは，疾患に対する抵抗力が弱く，発病しやすいことである．

2) 伝変迅速

伝変迅速とは，病気が変化，重症化しやすいことである．

3) 易趨康復

易趨康復とは，急性疾患が多く，適切な治療により早期に治癒することである．

9.2.4 小児の診察

小児においては，成人と同様な診察が不可能なことがある．このため，小児の診察には工夫が必要となる．たとえば，脈診である．

脈診では，成人のように3指で寸・関・尺部を診察することは困難である．寸・関・尺部全体の脈状を捉える場合には，2指（第二指と第三指）を使う．寸・関・尺の各部を正確に診察する場合には，1指（第二指）で判断する．この場合，小児の前腕自体が成人に比べて細いので，脈幅が当然小さくなることに注意して判断する．

この他に，古典に記された方法を紹介する．

1) 虎口三関の脈診

『退齢小児方』によれば，虎口の紋とも表現しており，1歳より6歳までを嬰孩といい，この脈診が適応になるとする（7，8歳になると寸・関・尺で脈診が可能としている）．中国では，『普済本事方』，『幼幼新書』，『小児衛生総微方論』などで取り上げられている．虎口とは，拇指と示指でつくられる叉の部分を指す．虎口から示指内側の三関に現れる浅静脈を観察するのである．男子は左手の示指，女子は右手の示指を採用する．左で心肝を，右で肺脾の病態を判断するとの考え方もある．三関とは，指における3関節部を指す．中手指節間関節を第一節として風関と名づける．近位指節間関節を第二節として気関と名づける．遠位指節間関節を第三節として命関と名づける．所見と病状は，以下の通りである．

風関において，脈紋が無い場合は，病は無い．脈紋がある場合は，病は軽い．

気関において，脈紋がある場合は，病は重篤である．薬物治療をすべきとする．

命関において，脈紋がある場合は，病は極めて重症で治療できない．

その脈紋が，紫色の場合は驚疳，青色の場合は肝疳，白色の場合は肺疳，黄色の場合は脾疳，赤色の場合は心疳，黒色の場合は腎疳として，治療困難である．また，紫色の場合は熱，青色の場合は風，白色の場合は疳，黄色の場合は脾胃の病，赤色の場合は寒，黒色の場合は中悪を示すとする解釈もある．

三関が通じ渡って斜めに爪に入る場合は，治療できない．

この脈紋は，皮膚表面の細絡に相当する．脈紋がどの部位まで伸びているかによって，病勢を診断することができる．また脈紋の色で，五藏の病，病邪の質を見分けることも可能である．

2) 三部五脈法

『奇効良方』によるものである．

出生から半年までは，額前，眉上，髪際下に第四指，第三指，第二指を置き，寒熱を察知する．

半年から1歳までは，虎口で判断する．

1歳からは，虎口と1指脈（第二指を用いる）で判断する．

564日で変蒸が満足するなら，1指脈のみとする．

小児三部とは，顔色・虎口脈紋・1指脈を指す．小児五脈とは，顔色・虎口脈紋・1指脈・按額前・按太衝を指す．

なお，変蒸とは，成長期において生理的な気の上逆あるいは体熱によって，発熱，発汗，気分の変調などが周期的に発生することを指す．変とは，情志，知力が変化して聡明性が出現することである．蒸とは，血脈，骨格が発育することである．32日を1変，64日を1蒸として，精神発達，身体発育が段階的に進行する．その期間を576日としている．

3) 年齢別寸口脈診

『嬰童百問』は，以下のように指摘している．

1〜3歳では，虎口で判断する．また，1指による判断も行う．

4歳では，1指で判断する．

5，6歳では，1指を用い，指を転がして三部（寸・関・尺）を診る．

7，8歳では，1指を用い，やや指を移動させながら三部を診る．

9〜12歳では，3指を用い，指の配置を狭めながら三部を診る．

14，15歳では，ほぼ成人と同様に診察する．

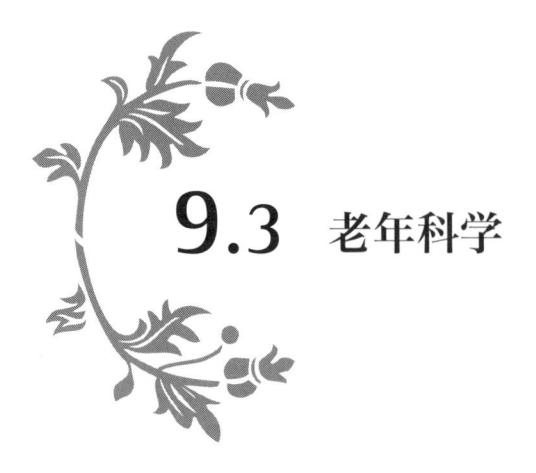

9.3　老年科学

9.3.1　老年科学序説

高齢者の診察，診断，治療は，一般成人と同様には行えない．高齢者は特有な条件を有しており，単に加齢した成人として扱うことができず，その疾病構造は他の世代のものと大いに異なっているからである．老化により衰えた機能を正常化することは，不可能である．機能低下を認識させるとともに，その機能低下の進行を最低限に抑えることが極めて重要な課題である．

9.3.2　高齢者の生理学的特徴

『黄帝内経素問』上古天眞論篇（素問1-3）において，老化は女子では35歳，男子では40歳から始まるとされている．すなわち，女子では35歳で顔面が窶れ，脱毛が起こり，42歳で顔面全体が窶れ，白髪が始まり，49歳で生殖機能が衰退し，月経が停止する．男子では40歳で腎気が衰え，脱毛が起こり，歯が弱り，48歳で顔面が窶れ，白髪が混じりだし，56歳で肝気が衰え，動作が鈍くなり，生殖機能が低下し，64歳で歯髪が抜け落ち，白髪となり，運動もままならない．

『黄帝内経霊枢』天年篇（霊枢54-4）では，以下の通りである．20歳で血気が初めて旺盛となり，肌肉が発達する．このため，落ちついて走ることができる．30歳で五藏が高いレベルで一定の機能を持ち，肌肉が堅固で，血脈が旺盛で充満している．このため，歩くことができる．40歳で五藏六府，十二経脈が非常に旺盛となり完成されるが，以後，次第に腠理が粗くなり，顔色の艶が衰え，髪がやや白くなるが，機能はバランスよく旺盛で安定している．こ

のため，坐ることが多くなる．50歳で肝気が衰えはじめ，肝の各分葉が薄くなり，胆汁が減少し，目がぼんやりしてくる．60歳で心気が衰えはじめ，よく憂悲して，血気の運行が順調でなくなる．このために，臥することが多くなる．70歳にして脾気が虚して，皮膚に艶がなくなり乾燥する．80歳にして肺気が衰え，魄が肺から遊離してしまう．このため，言葉をよく間違える．90歳にして腎気が衰え，腎以外の四藏と経脈は空虚となり，血気の運行が滞る．100歳で五藏が全て虚し，神気が全て去り，形骸だけが残って死んでしまう．

　『黄帝内経霊枢』衛氣失常篇（霊枢59-3）には，老壮少小の区別が解説されている．年齢が50歳以上を老，20歳（30歳とする説もある）以上を壮，18歳以上を少，6歳以上を小としている．

9.3.3　高齢者の病態学的特徴

　老化に起因する病態が多く，そのほとんどは不可逆的で治癒が期待できない．元気に見えても，各臓器の機能低下が進行しており，些細なきっかけで機能不全に陥る．その代表的なものは，腎機能低下である．高齢者の代表的な疾患としては，以下の通りである．

　加齢とともに動脈硬化性疾患が増加する．虚血性心疾患と脳血管障害は，その代表である．

　年齢が長ずるに従い，免疫機能低下に伴う悪性腫瘍，感染症が多く発生しやすくなる．

　脳卒中，骨粗鬆症などにより体動が制限されることから，筋関節機能の退行変性をきたしやすい．その結果，廃用障害に至る．

　脳卒中による運動麻痺が誤嚥性肺炎を助長するなど，一つの疾病による障害が他の疾病の誘因になったりする．このように，複数の疾病が同時に存在し，相互に増悪させるという悪循環が成り立ちやすい．すなわち，老年症候群である．

　認知症，排泄障害，褥瘡などのように，生活の質を著しく低下させて，人としての尊厳を損ないかねない病態が少なくない．

10 応用医学関連

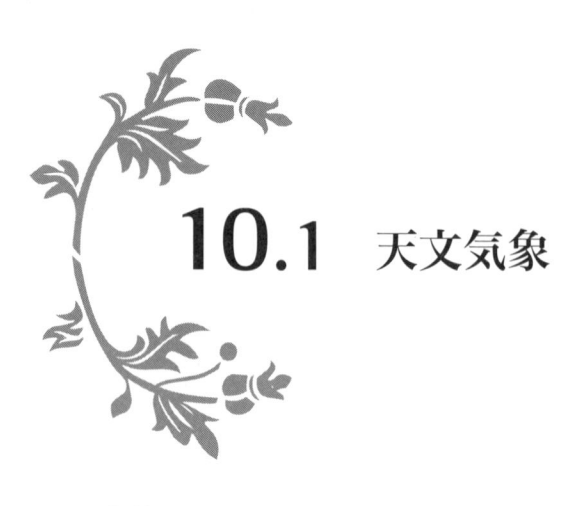

10.1 天文気象

10.1.1 天文気象序説

　古代において，農作物収穫の良否を判断するうえで，天候予想は重要関心事であった．ひいては，国家の統治，人身の健康保持のうえでも重要視されるようになった．このような天候と医学の関連性については，運気論に集約されることになるが，本項では，より一般的な気象の捉え方，気象の変化と疾病との簡単な関連性について解説することにする．

10.1.2 九宮八風

　『黄帝内経霊枢』九宮八風篇（霊枢77-1）によると，以下の通りである．九宮とは，天空を九つの宮殿に喩えることである．八風とは，東西南北とその中間の八方向から吹く風をいう．

　合八風虚実邪正（図10.1.2-1）は，九宮の方位と虚実邪正が合致することを説明したものである．各宮位に示される方位と節気によって，四季の風向の差異が推測でき，八風の去来が説明できる．なお，『黄帝内経霊枢』版本における記載についても提示しておく（図10.1.2-2a・図10.1.2-2b）．

陰洛 巽 立夏	上天 離 夏至	玄委 坤 立秋
倉門 震 春分	揺 中央 招	倉果 兌 秋分
天留 艮 立春	叶蟄 坎 冬至	新洛 乾 立冬

立夏四 陰洛 東南方	夏至九 上天 南方	立秋二 玄委 西南方
春分三 倉門 東方	招揺五中央	秋分七 倉果 西方
立春八 天留 東北方	冬至一 叶蟄 北方	立冬六 新洛 西北方

図10.1.2-1：合八風虚実邪正

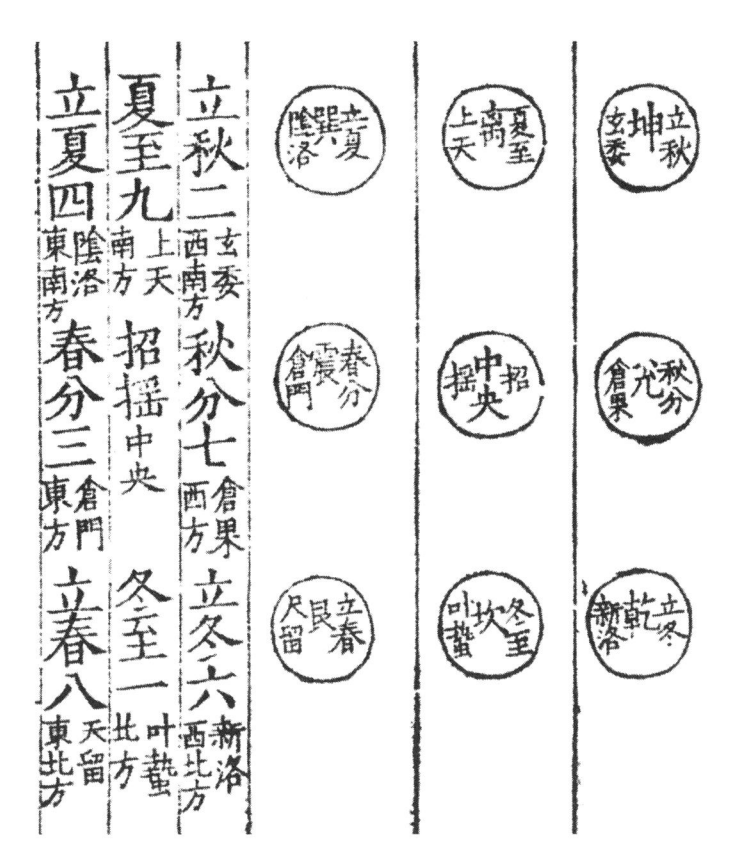

図10.1.2-2a：『黄帝内経霊枢』明無名氏本より引用した合八風虚実邪正

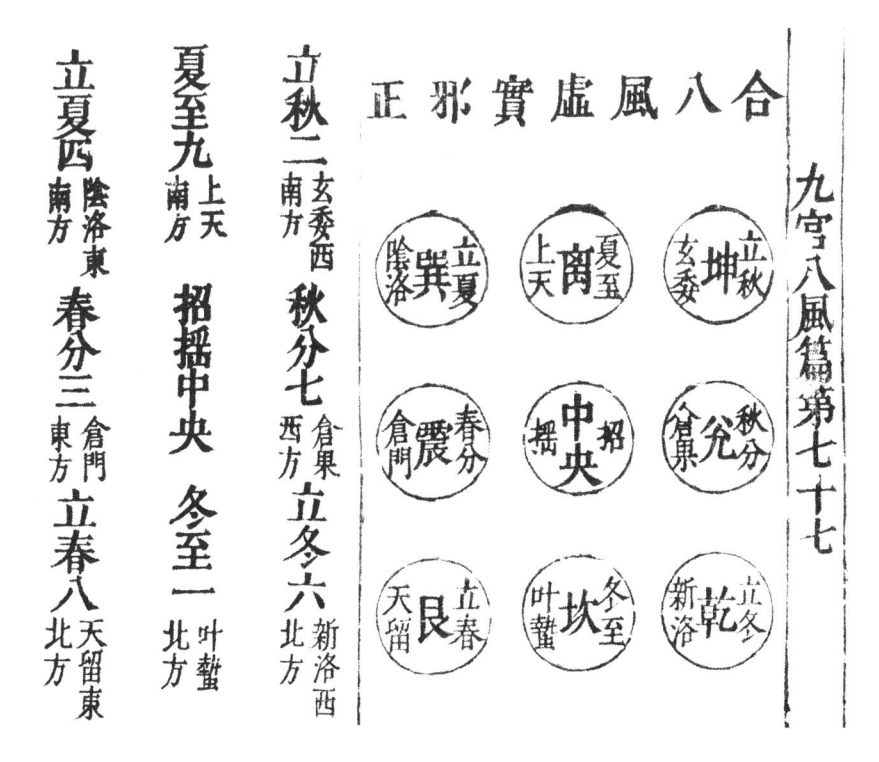

図10.1.2-2b：『黄帝内経霊枢』鵜飼石斎本より引用した合八風虚実邪正

天空は北極星を中心に回転していることから，北を背に南面した天空を九つに分類した．九枠の上が南，左が東，右が西，下が北，左上が東南，左下が東北，右下が西北，右上が南西となる．なお，中央を北極星としているが，北に位置していながら南に対してもいて，北極星の位置を定向の標準としていることから，九枠の中央を北極星に配置したのである．実際には，北極星を眺める状態で九宮を想定して，北極星の斗柄が指し示す八宮方位によって節気の推移と八風を推測するのである．

各枠には，宮名，数字が配置される．中央を除く八宮には，さらに節気，『易経』にある八卦の名称（乾・坤・震・巽・坎・離・艮・兌）が配置される．各宮を"八卦の名称＋宮"として，例えば"乾宮"などとも称する．

八卦の配置は，その五行属性（乾は金，坤は土，艮は土，兌は金，離は火，坎は水，震は木，巽は木）に基づく．

節気の配置は，八卦の陰陽五行属性と関連している．

数字の配置は，『尚書』洪範に始まるとされる洛書九宮数，すなわち「上九下一，左三右七，二四を肩とし，六八を足とし，五は中央に居る」に基づく．これについて，『五行大義』では，《黄帝九宮経》を引いて「九を戴き一を覆み，左三右七，二四を角と爲し，六八を足と爲し，五は中宮に居る」とある．なお，奇数を陽数，偶数を陰数として，陽数を主とし四正（東・西・南・北）に配置して天気を代表させ，陰数を補とし四隅（東南・西南・西北・東北）に配置して地気を代表させる．五は，一・三・七・九の中間にあって土気に属し，五行の生数の主であり，中宮に配置させ，四隅に寄居して旺盛となる．この数字の大小は，気候寒暖の変化，昼夜光熱の強弱を反映する．

宮名とその解釈については，以下の通りで，時序と関係がある（表10.1.2-1）．

表10.1.2-1：宮名と解釈

宮名	解釈
叶蟄	土中で冬籠もりしていた虫が始めて動き出す．
天留	艮は，山を意味して，動かない．
倉門	倉は，天地万物が収蔵される蔵であり，春気が巡ると震動して蔵が開く．
陰洛	洛書では二四を肩として，巽宮は東南に位置して四月を主る．
上天（天宮）	日月は，天に麗き，離明（日月の明らかさ）が天上にあるさまを主る．
玄委	玄は幽遠，委は随順を意味して，坤の地を形容している．
倉果	果は実を意味して，万物は秋に収蔵して実をつける．
新洛	新は始を意味し，洛書では九を戴き一を覆むとして，一は乾の始めである．
招揺	節気の配当がなく，特に説明はされていない．

10.1.3 九宮における太一の移動

太一とは，北極星を指す．北斗七星の斗柄が北極星を回転しながら，十二の時辰を指し示し，時節を定めている．これは，まさに北極星が統治している状態であることから，北辰とも

表現する．十二支を12か月に配当して，寅から始めて月建と称した．古代の天文学では，北斗七星の第一星から第四星を魁，第五星から第七星を杓あるいは斗柄と呼んだ．斗柄は，毎年正月黄昏時に東北の寅の方位を，2月は東方の卯の方位を，3月は東南の辰の方位を，4月は東南の巳の方位を，5月は午の方位を，6月は未の方位を，7月は申の方位を，8月は酉の方位を，9月は戌の方位を，10月は亥の方位を，11月は子の方位を，12月は丑の方位を指す．北斗七星の第一星を魁，第五星を衡，第七星を杓ともいい，この魁，衡，杓の三星を斗綱という．斗綱と斗柄と指す方向は，同じである．正月夕刻には杓星が，夜半には衡星が，明け方には魁星が寅の方位を指す．このほかの月についても，同様に決定できる．

『黄帝内経霊枢』九宮八風篇（霊枢77-2）によると，太一は各九宮に46日滞在するとしている．以下の通りである．

太一の斗柄は，常に冬至の日の黄昏時に九宮の北を指しているので，これを太一が叶蟄（きょうちつ）の宮に居ると表現する．ここに滞在する期間は46日であり，節気としては，冬至・小寒・大寒を主宰する．

期間が満ちた翌日には，北極星の斗柄が黄昏時に九宮の東北を指しているので，これを太一が天留（てんりゅう）の宮に移り居ると表現する．ここに滞在する期間は46日であり，節気としては，立春・雨水・驚蟄を主宰する．

期間が満ちた翌日には，北極星の斗柄が黄昏時に九宮の東を指しているので，これを太一が倉門（そうもん）の宮に移り居ると表現する．ここに滞在する期間は46日であり，節気としては，春分・清明・穀雨を主宰する．

期間が満ちた翌日には，北極星の斗柄が黄昏時に九宮の東南を指しているので，これを太一が陰洛（いんらく）の宮に移り居ると表現する．ここに滞在する期間は45日であり，節気としては，立夏・小満・芒種（ぼうしゅ）を主宰する．

期間が満ちた翌日には，北極星の斗柄が黄昏時に九宮の南を指しているので，これを太一が天宮（てんぐう）あるいは上天の宮に移り居ると表現する．ここに滞在する期間は46日であり，節気としては，夏至・小暑・大暑を主宰する．

期間が満ちた翌日には，北極星の斗柄が黄昏時に九宮の西南を指しているので，これを太一が玄委（げんい）の宮に移り居ると表現する．ここに滞在する期間は46日であり，節気としては，立秋・処暑・白露を主宰する．

期間が満ちた翌日には，北極星の斗柄が黄昏時に九宮の西を指しているので，これを太一が倉果（そうか）の宮に移り居ると表現する．ここに滞在する期間は46日であり，節気としては，秋分・寒露・霜降（そうこう）を主宰する．

期間が満ちた翌日には，北極星の斗柄が黄昏時に九宮の西北を指しているので，これを太一が新洛（しんらく）の宮に移り居ると表現する．ここに滞在する期間は45日であり，節気としては，立冬・小雪（しょうせつ）・大雪（だいせつ）を主宰する．

期間が満ちた翌日には，北極星の斗柄が黄昏時に九宮の北を指しているので，これを太一が復た叶蟄（きょうちつ）の宮に移り居ると表現する．

このように，太一は八宮を移動し，留まることがない．（霊枢77-3）なお，太一の移動について，四季の終わり18日間は中宮である招揺の宮に留まるとする考え方もある．

10.1.4 太一移動における天候

1) 概説

『黄帝内経霊枢』九宮八風篇（霊枢77-4）には，太一の移動とそれに伴う天候の変化について記載されている．太一がある宮殿から次の宮殿へ移る日は，冬至・立春・春分・立夏・夏至・立秋・秋分・立冬の八節気の第一日目で，節気が交替する日であり，天も必ず太一の移動に反応して，風雨が発生する．まさに，移動の当日に風雨があれば吉兆であり，その歳は天候が順調で豊作となり，人民も安泰で発病が少ない．

風雨が太一の移動日である節気の交替日に先行すれば，雨が多くなる．節気の交替日に遅れれば，旱が多くなる．

2) 移動日における異常気象と対応

『黄帝内経霊枢』九宮八風篇（霊枢77-5）には，太一の移動とそれに伴う異常天候への対応について記載されている．

太一が移動する冬至の当日に気候の急激な変化があれば，君主を占うべきである．

太一が移動する春分の当日に気候の急激な変化があれば，宰相を占うべきである．

太一が移動して中宮にくる当日，すなわち土気が寄居する四隅に相当する立春・立夏・立秋・立冬の日に気候の急激な変化があれば，官吏を占うべきである．

太一が移動する秋分の当日に気候の急激な変化があれば，将軍を占うべきである．

太一が移動する夏至の当日に気候の急激な変化があれば，一般庶民を占うべきである．

このような気候の急激な変化とは，激しい風が樹木を折り，砂石を吹き飛ばすように荒々しいものである．節気によって，病気になる対象も貴賎の異なる者となり，占う対象者が異なることになる．

10.1.5 実風と虚風

1) 概説

『黄帝内経霊枢』九宮八風篇（霊枢77-6）に，実風と虚風について解説されている．以下の通りである．

古代人は，風向を観察して気象の吉凶を占った．

風が太一の居る宮殿から吹いてくる場合，各季節にふさわしい風向をもった風として実風と呼ぶ．実風は，生長を担い万物を養育する．

風が太一の居る宮殿とは反対側から吹いてくる場合，各季節にそぐわない風向をもった風として虚風と呼ぶ．虚風は，人を傷害し万物を殺害する．

慎重に虚風を観察して避けなければならない．養生について，平素から高度な修養を積んだ

聖人は，虚風による邪気を避ける道理を弁えているので，邪気に犯されることはない．

2) 虚風の種類と発生病態および症候

虚風による症候とその病態について，『黄帝内経霊枢』九宮八風篇（霊枢77-7）にまとめられている．以下の表10.1.5-1の通りである．

表10.1.5-1：虚風による症候と病態

虚風		人体への作用		
風名	風向	内舎	外在	病
大弱風	南方	心	脉	熱
謀風	西南方	脾	肌	弱
剛風	西方	肺	皮膚	燥
折風	西北方	小腸	手太陽脉	脉絶則溢．脉閉則結不通．善暴死
大剛風	北方	腎	骨・肩背之膂筋	寒
凶風	東北方	大腸	兩脇腋骨下及肢節	
嬰兒風	東方	肝	筋紐	身濕
弱風	東南方	胃	肌肉	體重

出典：（霊枢77-7）　　　　　　　　　　　　　　　　　　　　　　　　空欄：記載なし

3) 虚風と付加された状況における症候

『黄帝内経霊枢』九宮八風篇（霊枢77-8）に，虚風とさらなる天候状況が付加された場合の症候が述べられている．以下の通りである．

虚風を受けたうえに，さらに三虚といわれる，虚した年かつ月が欠けた日かつ時令にそぐわない気候の状態が重なって発生すると，突然に病気が発症して，突然に死亡する．

三虚のうち一つだけが存在しても，疲困や寒熱病となる．

雨湿の地方にいれば，痿病となる．

三虚があって，さらに左右片側に邪風に侵入されると，突然倒れたり半身不随になったりする．

10.1.6　九野，九宮，節気，日辰と身体との対応

『黄帝内経霊枢』九鍼論篇（霊枢78-13）には，天文気象と身体の対応について述べられている．表10.1.6-1のようにまとめられる．

表10.1.6-1：天文気象と身体の対応

身体	九野，九宮	節気	日辰
左足	東北方の艮宮	立春	戊寅己丑
左脇	東方の震宮	春分	乙卯
左手	東南方の巽宮	立夏	戊辰己巳
膺喉首頭	南方の離宮	夏至	丙午
右手	西南方の坤宮	立秋	戊申己未
右脇	西方の兌宮	秋分	辛酉
右足	西北方の乾宮	立冬	戊戌己亥
腰尻下竅	北方の坎宮	冬至	壬子
六府膈下三藏	中宮	大禁	大禁

註：大禁とは，刺法上の禁忌の日であり，これは四立，二分，二至の八節において太一の所在する日，及び種々の戊己（ぼき）の日に相当する．
出典：（霊枢78-13）

10.1.7　四季・土地の高低と風の特徴

　春は東から西への東風，夏は南から北への南風，秋は西から東への西風，冬は北から南への北風が正常であり，春気は東に始まり下から上へ上昇し，秋気は西から始まり上から下へ下降し，夏気は南から始まり中央から外へ発散し，冬気は北から始まり外部から内部へと収蔵する．高地帯では冬気が，低地帯では春気が常に存在すると古代人は考えていた．（素問71-30）

10.1.8　気象と暦

　『黄帝内経素問』六節藏象論篇（素問9-1）において，太陰暦と太陽暦について解説されている．また，閏月により暦を調節する必要についても説明されている．

　また，同篇（素問9-3）において，5日を候，三候（15日）を気（節気），六気（90日）を時（季節），四時（360日）を歳と呼んでいる．そして，候・気・時・歳は各々特徴ある天候をもって循環しており，その変化を理解することは医師として大切なことと説いている．

10.2 運気論

10.2.1 運気論序説

　五運六気は運気と略し，この論説は運気論と呼ばれる．五運六気は，『黄帝内経素問』天元紀大論篇（素問66-2）において，「天地之道・萬物之綱紀・變化之父母・生殺之本始・神明之府」と表現されている．六微旨大論篇（素問68-1）には，「明乎哉問天之道也．此因天之序．盛衰之時也」とある．これは，自然界の気候の変化および気候の変化が宇宙の万物，特に人類に対する影響を解釈するための古代論理方法である．（素問66-1）それは，陰陽五行論を核心とし，天人相応の全体観念の基盤上に打ち立てられたものである．

　本節では，運気論の医学への応用についても記述しているが，人体に及ぼす影響，症候については，運気論本体の解説中に自然現象と併記することとした．

10.2.2 五運六気の基本

1）　五運

　五運とは，土・金・水・木・火の五気の運行をいう．この五運においては，五行に各々天の十干を配して，毎年の歳運（その年の運）を推し量るのである．十干は，天干ともいい，中国の殷代を起源とする日（太陽の巡り）を数えるための数詞を指す．1か月を上旬，中旬，下旬と10日ずつに分け，その10日を単位にしたものが十干である．十干は，甲・乙・丙・丁・戊・己・庚・辛・壬・癸で構成される（表10.2.2-1）．

表10.2.2-1：五運

五運	訓読	意味	音読
甲	きのえ	木の兄	こう
乙	きのと	木の弟	おつ
丙	ひのえ	火の兄	へい
丁	ひのと	火の弟	てい
戊	つちのえ	土の兄	ぼ
己	つちのと	土の弟	き
庚	かのえ	金の兄	こう
辛	かのと	金の弟	しん
壬	みずのえ	水の兄	じん
癸	みずのと	水の弟	き

2) 六気

　六気とは，風・熱・火・湿・燥・寒の六種の気を指し，各々地の十二支を配し，毎年の歳気（その年の気）を推し量るものである．十二支は，地支ともいい，中国の殷代において12年で天を一周する木星の軌道上の位置（天の位置）を示すための任意の数詞，すなわち年を数える数詞であった．十二支は，子・丑・寅・卯・辰・巳・午・未・申・酉・戌・亥で構成される（表10.2.2-2）．

表10.2.2-2：六気

六気	訓読	音読	三陰三陽の配当
子	ね	し	少陰
丑	うし	ちゅう	太陰
寅	とら	いん	少陽
卯	う	ぼう	陽明
辰	たつ	しん	太陽
巳	み	し	厥陰
午	うま	ご	少陰
未	ひつじ	び	太陰
申	さる	しん	少陽
酉	とり	ゆう	陽明
戌	いぬ	じゅつ	太陽
亥	い	がい	厥陰

3) 五運六気の結合

　五運と六気の両者を結合させると，簡単なもので繁雑なものを処理する論理の根拠となるので，それを用いて自然環境の各方面と医学上の種々の関係を説明するのである．（素問66-7）運気論が医学に適用されたのは，古人が人と自然界の関係が非常に密接なものであり，人の生活すべてが必ず自然の変化と相適応するものであると認識していたからである．（素問66-3）運気論の内容は，天・地・人の三者の結合をもって論述されたものである．天地の間に人が存

在することから，『黄帝内経素問』五運行大論篇（素問67-5）では，地を人之下と表現した．また，天の気と地の気が升降しながら天地の気が調和するが，その升降が乱れることは，天候の不順や人への悪影響，疾病の発生を引き起こすと考えられていた．（素問72-1）『黄帝内経霊枢』逆順肥痩篇（霊枢38-1）でも，天・地・人の位置づけを基本に規則が成り立つことを述べている．医学で運気論を研究する目的は，主として天時，気候の変化規律を掌握し，それによって六淫外感を体系付けることである．同時に，毎年および各季節の気候変化と発病の概況を推察し，臨床診断と治療上の参考に供するものである．（霊枢46-2）

10.2.3　五運六気と干支

運気論を理解するためには，陰陽五行論および運気論における代表符号である十干十二支の運用について掌握しなければならない．なお，干支とは天干（十干）・地支（十二支）の略称である．

1)　干支の陰陽属性

天干・地支は，各々陰陽の異なった属性を有する．干と支からみれば，天干は陽，地支は陰である．干支を分けてみれば，天干中にも地支中にも陰陽がある．干支の順序にしたがって配列して数えたとき，奇数は陽であり，偶数は陰である．天干中の甲・丙・戊・庚・壬は陽干に属し，乙・丁・己・辛・癸は陰干に属する．地支中の子・寅・辰・午・申・戌は陽支に属し，丑・卯・巳・未・酉・亥は陰支に属する．人体における陰陽とは全く異なっている．（素問67-1）陽干は剛干，陰干は柔干，また陽支は剛支，陰支は柔支とも称される．（素問72-7）

2)　干支の運用法則

干支を運気学説上に運用する場合，一般的には「天干は運を取り，地支は気を取る」である．五運は，天干を五行に配して運用し，歳運を窺うものである．六気は，地支を三陰三陽（六気の代名詞）に配して運用し，歳気を推し量るものである．その配合方式として，一般に常用されるものに次の三種がある．各々運用上の意義は，異なる．

①天干への五運の配合

大運を推し量るときに応用される．これを，天干が五運に化すると称する．一般的な十干の五行配当とは異なる点に注意を要する．表10.2.2-3の通りである．

表10.2.2-3：天干と五運の関係

天干	五運
甲・己	土
乙・庚	金
丙・辛	水
丁・壬	木
戊・癸	火

出典：（素問66-7）・（素問67-1）

②地支への五行の配合

歳会などの年数を計算するときに応用する．表10.2.2-4の通りである．

表10.2.2-4：地支と五行の関係

地支	五行
寅・卯	木
巳・午	火
申・酉	金
亥・子	水
辰・戌・丑・未	土

③地支への三陰三陽の六気の配合

客気を推し量るときに応用する．表10.2.2-5の通りである．

表10.2.2-5：地支と三陰三陽の六気の関係

地支	三陰三陽の六気
子・午	少陰君火
丑・未	太陰湿土
寅・申	少陽相火
卯・酉	陽明燥金
辰・戌	太陽寒水
巳・亥	厥陰風木

出典：（素問66–8）・（素問67–1）

10.2.4 五運六気と暦

1) 干支を組み合せた紀年法

天干と地支の組み合せは，東漢以前にあっては，ただ日を記すためだけに，漢の建武・光武帝以後は，年・月・日・時を記すために用いられるようになった．現在の陰暦はこの種の方法を踏襲しているので，毎年の年号はすべて一つの天干と一つの地支との組み合せである．甲子から順々に癸亥まで計算すると合計60回となり，これを1周と称する．（素問66–6）60年後(癸亥で終わる)にまた甲子から紀年し始める．このように繰り返し輪転し，60年中天干が6回，地支が5回繰り返される．その表現方法は，表10.2.4-1の通りである．これは日においても適応され，1周を6回することで1年になることが『黄帝内経素問』六節藏象論篇（素問9–2）において説明されている．さらに同篇（素問9–2）において，1年の日数は，天・地・人全てにおいて五行・陰陽に関連することが説かれている．

表10.2.4-1：六十年の干支を組み合わす紀年表

天干	甲	乙	丙	丁	戊	己	庚	辛	壬	癸
地支	子	丑	寅	卯	辰	巳	午	未	申	酉
	戌	亥	子	丑	寅	卯	辰	巳	午	未
	申	酉	戌	亥	子	丑	寅	卯	辰	巳
	午	未	申	酉	戌	亥	子	丑	寅	卯
	辰	巳	午	未	申	酉	戌	亥	子	丑
	寅	卯	辰	巳	午	未	申	酉	戌	亥

2) 紀年における正化・対化

　正化とは寅・午・未・酉・戌・亥の歳において実，有余の生成化育が行われること，対化とは子・丑・卯・辰・巳・申の歳において虚，不足の生成化育が行われることである（表10.2.4-2）．詳細は，客気の項で述べる．

表10.2.4-2：六十年の干支を組み合わす紀年表と正化・対化

天干	甲	乙	丙	丁	戊	己	庚	辛	壬	癸
地支	子（對）	丑（對）	寅（正）	卯（對）	辰（對）	巳（對）	午（正）	未（正）	申（對）	酉（正）
	戌（正）	亥（正）	子（對）	丑（對）	寅（正）	卯（對）	辰（對）	巳（對）	午（正）	未（正）
	申（對）	酉（正）	戌（正）	亥（正）	子（對）	丑（對）	寅（正）	卯（對）	辰（對）	巳（對）
	午（正）	未（正）	申（對）	酉（正）	戌（正）	亥（正）	子（對）	丑（對）	寅（正）	卯（對）
	辰（對）	巳（對）	午（正）	未（正）	申（對）	酉（正）	戌（正）	亥（正）	子（對）	丑（對）
	寅（正）	卯（對）	辰（對）	巳（對）	午（正）	未（正）	申（對）	酉（正）	戌（正）	亥（正）

註：表内では，正化を（正），対化を（對）で表現している．
出典：（素問71-19）・（素問71-20）・（素問71-21）

10.2.5 二十八宿

　二十八宿とは，天球における天の赤道を，28の領域（星宿）に不均等分割したものである．二十八舎ともいう．またその区分の基準となった28の星座（中国では星官・天官）のことも指す．中国の天文学・占星術で用いられた．28という数字は，月の任意の恒星に対する公転周期（恒星月）である27.32日に由来すると考えられ，1日の間に，月は一つの領域を通過すると仮定している．

　二十八宿をなす星は，恒星である．太陽が天球上を1年間で運行する大円を黄道と呼び，これは地球の軌道面が天球と交わってできる大円であり，また地球の軌道面を無限に天空に拡大してできる大円でもある．黄道は単に太陽が移動する軌道であるばかりでなく，月およびその他の惑星もすべて黄道の近くを移動する．天体は広くて何もないから，もし太陽・月・五星の位置を指摘しようとすれば，ある目印が必要である．そこで，比較的固定した恒星を選んで天体の中に位置を標示したのである．上古の人は恒星を連ねて出来上がる種々の器物の形を用い

て，その名前を付けたので，二十八宿の名称ができた（図10.2.5-1）．

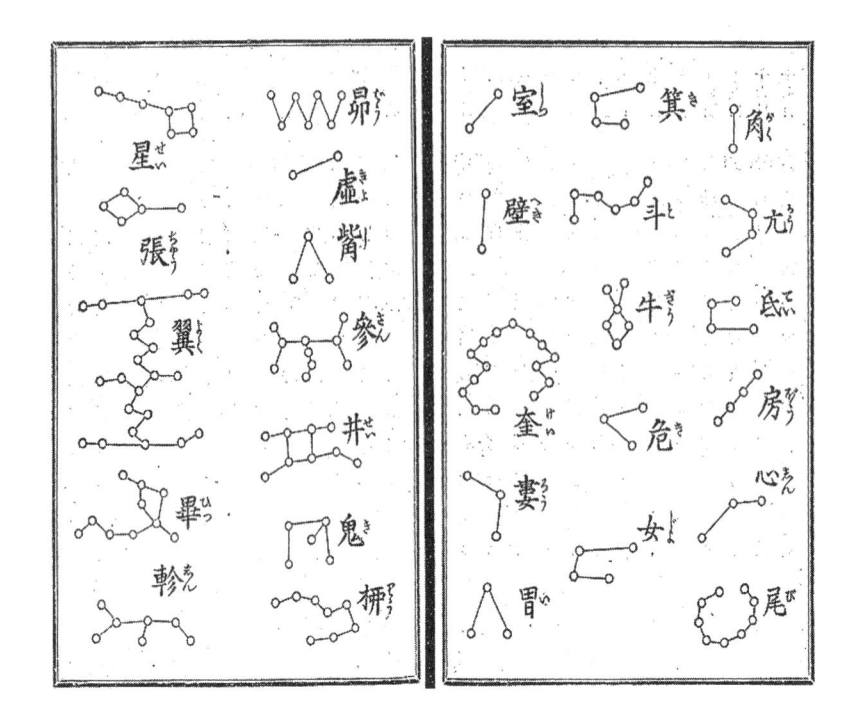

図10.2.5-1：二十八宿の形体
（柄澤照覺著『安部晴明簠簋内傳圖解』より引用）

　二十八宿が分布する位置は，ちょうど太陽・月・五星が周行する黄道の上にあり，それらの順序と名称は，東南の方位から始まって，北に向かい，西に向かい，南に向かい，東に向かって，東南のもとの位置に帰ってくる．（素問67-5）それゆえに，角・亢・氐・房・心・尾・箕は東方の七宿であり，斗・牛・女・虚・危・室・壁は北方の七宿であり，奎・婁・胃・昴・畢・觜・参は西方の七宿であり，井・鬼・柳・星・張・翼・軫は南方の七宿である．そもそも天体は空洞であるうえに，見かけは定まることなく回転しているので，四方の方位は確定しがたい．そこで，上古の人は春を基準に取った．すなわち，立春の時に，地球はちょうど柳・星の諸宿に位置しており，この時の夜半には，柳・星の二宿が天空の中央（中天と称す）に位置しているのが見え，角・亢などの諸宿は東方に位置し，觜・参などの諸宿は西方に位置し，牛・女などの諸宿は（地球の反対側なので）下にあるが，その下にあるものを北方，上にあるものを南方としたのである．以上より，角・亢などの諸宿を東方と定め，牛・女などの諸宿を北方と定め，奎・婁などの諸宿を西方と定め，井・鬼などの諸宿を南方と定めた．

　このように，二十八宿は，角宿を起宿として天球を西から東に不均等に四方に分割したもので，均等区分の十二支とともに天体の位置を表示する経度方向の座標として用いられた．二十八宿の星座は四つの方角の七宿ごとにまとめられ，その繋げられた形は四つの聖獣の姿に見立てられた．各々，東方青龍・北方玄武・西方白虎・南方朱雀と呼ばれる．

　十干の方位を二十八宿に組み合わせると，牛宿・女宿は北方の東に寄った癸の方位にあり，奎・壁の二宿は西北の戌の方位に当たっており，「丹天の気は牛・女と戌の分野に横たわって

いる」ので，戊と癸が火運を主るのである．また，心・尾の二宿は東方の北に寄った甲の方位に当たり，角・軫は東南の己の方位に当たっており，「嵐天の気は心・尾と己の分野に横たわっている」ので，甲と己が土運を主るのである．また，危・室の二宿は北方の西に寄った壬の方位に当たり，柳・鬼の二宿は南方の西に寄った丁の方位に当たっており，「蒼天の気は危・室と柳・鬼に横たわっている」ので，丁と壬が木運を主るのである．また，亢・氐の二宿は東方の南に寄った乙の方位に当たり，昴・畢の二宿は西方の南に寄った庚の方位に当たっており，「素天の気は，亢・氐と昴・畢に横たわっている」ので，乙と庚が金運を主るのである．また，張・翼の二宿は南方の東に寄った丙の方位に位置し，婁・胃の二宿は西方の北に寄った辛の方位に位置しており，「玄天の気は張・翼と婁・胃に横たわっている」ので，丙と辛は水運を主るのである．（素問67-2）これらを図10.2.5-2に整理して提示する．

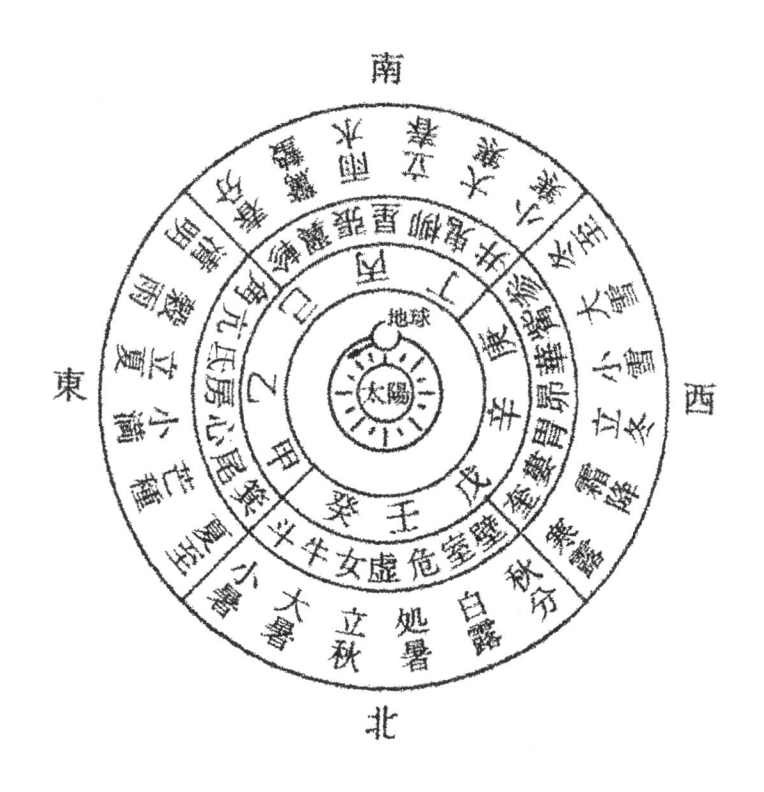

図10.2.5-2：二十八宿の関連図

図の最外側の円は，二十四節気の名称で，地球がその節気にある時に位置する方位である。
二番目の円は，二十八宿の名称である。三番目の円は，十干の方位であり，中心は太陽で，
太陽の周囲は，地球が運行する軌道である。

二十八宿には多くの別名がある．例えば，氐宿は天根とも名づけられ，房宿は天馳とも名づけられ，また房馳とも称せられ，心宿は商星とも名づけられ，また大火とも称せられ，斗宿は俗に南斗と名づけられ，虚宿は北陸とも名づけられ，室宿はまた営室とも名づけられ，壁宿はまた東壁とも名づけられている等々である．

二十八宿において，各々西端の比較的明るい星を基準とし，距星と呼んだ．その距星から東隣の宿の距星までがその宿の広度（赤経差）となる．『漢書』律暦志以降，二十八宿は度数を

もって表わされたが，その周天度は360度ではなく，1太陽年の長さ，すなわち365度であった．この場合，正確には365度に4分の1程度の端数が生じるため，その端数はすべて斗宿の広度に含められ，これを斗分と呼んだ．なお太初暦の場合，斗分は1539分の385であった．一方，宿内における天体の位置は，入宿度と呼ばれる距星からの度数（赤経差）と去極度と呼ばれる天の北極からの度数（北極距離すなわち赤緯の余角）によって表される，赤道座標の一種で示された．

10.2.6 五運

五運とは，土運・金運・水運・木運・火運の総称である．『黄帝内経素問』天元紀大論篇（素問66-5）では，五運は地の陰陽とも言われている．運とは，輪転運動し，往来して止まざるの意であり，五行を天干に配合して運用し，毎年と各季節の気候変化の正常と異常とを分析し説明するものである．正常な気候に基づく生化作用が行われず，異常の場合を『黄帝内経素問』六元正紀大論篇（素問71-15）では，災と表現している．五運をさらに分けて，大運・主運・客運の三種とする．

1）大運

大運は，中運とも称し，主として各年の歳運を総括する．これを用いて1年中の気候変化を説明し，同時に客運を推測する基礎とする．

①大運の推算法

大運の推算方法には，干支の運用法則の①天干への五運の配合を用いる．これは，『黄帝内経素問』の天元紀大論篇（素問66-5）・（素問66-6）に記載がある．この種の推算方法により，5年で1循環する．5年の中で，各運は1年に相当するから，五行相生の順序に従って土→金→水→木→火→土のように配列する．30年を1紀と称し，各紀の各運は各々6年に相当する．60年を1周と称し，各運は各々12年に相当する．

②太過・不及

大運の年番には，太過と不及の別がある．（素問9-4）歳運の太過と不及は，天干の陰陽に基づく区別で，陽干を太過，陰干を不及とする．（素問66-4）例えば，甲・己は土運の年番に属し，甲は土運太過の年になり，己は土運不及の年になる．また，時期的に早く，ある気候が訪れることを太過，本来の時期になっても，その季節が到来しないことを不及とする説明もある．（素問9-5）・（素問71-15）・（素問71-30）歳運の太過と不及から，気候変化の状況を推算することができる．一般的な法則では，陽年(太過)は本気が流行し，陰年(不及)は剋己の気が流行する．『黄帝内経素問』六節藏象論篇（素問9-5）において，以下のように説明されている．太過では，自分・ある季節本来の気（例えば木）が剋される元（ここでは金）に侵犯し，一方，自分・ある季節本来の気（ここでは木）が剋する対象（ここでは土）をさらに抑制する．これを気淫という．また，不及では，ある季節本来の気（例えば木）の剋する対象（ここでは土）が妄行して，ある季節本来の気（ここでは木）の生じる対象（ここでは火）が病を受け，ある季節本来の氣（ここでは木）の剋される元（ここでは金）が，ある季節本来の気

（ここでは木）を侵犯する．これを気迫という．『黄帝内経素問』の氣交變大論篇の説くところ（素問69-2）・（素問69-3）・（素問69-4）・（素問69-5）・（素問69-6）・（素問69-7）・（素問69-8）・（素問69-9）・（素問69-10）・（素問69-11）によれば，「歳火太過なれば，炎暑流行す」，「歳火不及なれば，寒すなわち大行す」とある．例えば，戊年は火運太過であるから，この年は一般に熱気がひどく勝ち，癸年は火運不及であり，火が不及すると水が来てこれに剋つのであるから，この年の気候はかえって寒に片寄る．その他は，類推できる．

『黄帝内経素問』五常政大論篇（素問70-13）では，不及において，その歳気を剋する気が勝気となって旺盛となるが，その後，歳気の子に当たる気が報復する，勝気が大なら報復も大きく，勝気が小なら報復の小さいとしている．また，太過において，その歳気が節度を守らなければ，剋される気の子に当たる気が報復し，節度を守れば報復はなく，歳気と剋される気の子に当たる気は同化して生成化育を行う．（素問70-19）太過における化育は暦上の時期に一致するが，不及においては自分が打ち負かされる気の化育に従うとされる．（素問71-30）なお，勝気・復気については，別項で詳述する．

また，五運の太過・不及における変動について，方角を元にして，徳（特性）・化（成長と化育）・政（働き）・令（万物支配の方法）・変（変化）・災（災害）を用いて，以下の表10.2.6-1のように表現されている．（素問69-13）

表 10.2.6-1：五気の変

方位	生ずるもの	次に生ずるもの	徳	化	政	令	変	災
東	風	木	敷和	生榮	舒啓	風	振發	散落
南	熱	火	彰顯	蕃茂	明曜	熱	銷爍	燔炳
中央	濕	土	溽蒸	豐備	安靜	濕	驟注	霖潰
西	燥	金	清潔	緊斂	勁切	燥	肅殺	蒼隕
北	寒	水	淒滄	清謐	凝肅	寒	溧冽	冰雪霜雹

出典：（素問69-13）

五運の太過・不及に応じて，五星の輝きは対応し，徳・化・政・令・変・災に従って変化すると古代人は考えていた．これには，基本的には成長・化育の気化の作用が主体となるとしていた．五星の動きには，遅・速・逆・順の違い，輝く位置における違いがあり，これらに応じて天候が及ぼす影響も異なってくるとした．（素問69-14）

徳・化・政・令・変・災は一定したもので，互いに加えることはできない．勝復による運星の盛衰は，互いに増強させることはできない．太過・不及の往来の順番が乱れることはない．天地の気が道理に従って升降することが留まることはない．全て，一定の法則に従って，規則的に反応しているのである．なお，『黄帝内経素問』氣交變大論篇（素問69-15）において，徳・化は気之祥，政・令は気之章，変易は復之紀，災眚は傷之始と表現されている．

なお，古代人は，平気という概念も導入した．平気とは，太過でもなく，また不及でもない気を指すのである．（素問9-4）五行を十干に配し，陰陽二つの大類型に分けることは上述した．すなわち，五運を太過・不及の年に分けて別に平気の説がないのは，ここで述べる平気とは，運と気（干と支）を結合させた後，歳運の大過・不及と六気の司天および地支五行の属性の方位関係から確定されるものであるからである．春は万物を生み出して殺すことなく，夏は

万物を生長させて罰することなく，長夏は万物を化育して制することなく，秋は万物を収めて傷害することなく，冬は万物を蔵して抑えることがないものを平気と表現されている．（素問70-7）また，本来あるべき季節が時期に一致して到来することを指すともされている．（素問71-30）

『黄帝内経素問』五常政大論篇には，平気・太過・不及の特徴について，比較対照しながら述べられている．以下の表10.2.6-2～10.2.6-5にまとめられる．

表10.2.6-2：五運における平気・太過・不及の総称

五行	平気	太過	不及
木	敷和	發生	委和
火	升明	赫曦	伏明
土	備化	敦阜	卑監
金	審平	堅成	從革
水	靜順	流衍	涸流

出典：（素問70-1）

表10.2.6-3：五運の平気における特徴分類

五行	気	性	用	化	類	政	候	令	藏	畏	主	穀	果	実	応	蟲	畜	色	養	病	味	音	物	数	出典
敷和	喘	隨	曲直	生榮	草木	發散	温和	風	肝	清	目	麻	李	核	春	毛	犬	蒼	筋	裏急支滿	酸	角	中堅	八	（素問70-2）
升明	高	速	燔灼	蕃茂	火	明曜	炎暑	熱	心	寒	舌	麥	杏	絡	夏	羽	馬	赤	血	瞤瘛	苦	徴	脉	七	（素問70-3）
備化	平	順	高下	豐滿	土	安靜	溽蒸	濕	脾	風	口	稷	棗	肉	長夏	倮	牛	黄	肉	否	甘	宮	膚	五	（素問70-4）
審平	潔	剛	散落	堅斂	金	勁肅	清切	燥	肺	熱	鼻	稲	桃	殻	秋	介	雞	白	皮毛	欬	辛	商	外堅	九	（素問70-5）
靜順	明	下	沃衍	凝堅	水	流演	凝肅	寒	腎	濕	二陰	豆	栗	濡	冬	鱗	彘	黒	骨髓	厥	鹹	羽	濡	六	（素問70-6）

表10.2.6-4：五運の不及における特徴分類

五行	気	用	動	発	藏	果	実	穀	味	色	畜	蟲	主	声	病	従	出典
委和	斂	聚	緛戾拘緩	驚駭	肝	棗李	核殻	稷稲	酸辛	白蒼	犬雞	毛介	霧露凄滄	角商	搖動注恐	金化	（素問70-8）
伏明	鬱	暴	彰伏變易	痛	心	栗桃	絡濡	豆稲	苦鹹	玄丹	馬彘	羽鱗	冰雪霜寒	徴羽	昏惑悲忘	水化	（素問70-9）
卑監	散	靜定	瘍涌分潰癰腫	濡滯	脾	李栗	濡核	豆麻	酸甘	蒼黄	牛犬	倮毛	飄怒振發	宮角	留滿否塞	木化	（素問70-10）
從革	揚	躁切	鏗禁瞀厥	欬喘	肺	李杏	殻絡	麻麥	苦辛	白丹	雞羊	介羽	明曜炎爍	商徴	嚏欬鼽衄	火化	（素問70-11）
涸流	滯	滲泄	堅止	燥槁	腎	棗杏	濡肉	黍稷	甘鹹	黅玄	彘牛	鱗倮	埃鬱昏翳	羽宮	痿厥堅下	土化	（素問70-12）

註：五行の項目毎に示す．以下の通りである．

・委和において，少角（木運不及）は判商（金運不及）と同等の金気による化育が行われる．
・委和において，上商（陽明燥金の気が司天）なら，正商（金運平気）と同等の金気による化育が行われる．四肢萎縮・癰腫・瘡瘍・甘味のものから蟲がわく・邪気が肝を傷害する，などが見られる．
・委和において，上宮（太陰湿土の気が司天）なら，正宮（土運平気）と同等の化育が行われる．
・委和において，金気による勝気の後，火気による報復が起こる．この時，東に災害があり，小虫・木食い虫・蛆・姓・雷鳴が現れる．

・伏明において，少徴（火運不及）は少羽（水運不及）と同等の水気による化育が行われる．
・伏明において，上商（陽明燥金が司天）なら，正商（金運平気）と同等の化育が行われる．邪気が心を傷害することが見られる．
・伏明において，水気による勝気の後，土気による報復が起こる．この時，南に災害があり，暴風・雷鳴・暗雲・長雨が現れる．

・卑監において，少宮（土運不及）は少角（木運不及）と同等の木気による化育が行われる．
・卑監において，上宮（太陰湿土が司天）なら，正宮（土運平気）と同等の化育が行われる．
・卑監において，上角（厥陰風木が司天）なら，正角（木運平気）と同等の化育が行われる．飧泄・邪気が脾を傷害する，などが見られる．

・卑監において，木気による勝気の後，金気による報復が起こる．この時，東南・西南・西北・東北の四方に災害があり，虎狼・清涼な気候が現れる．

・従革において，少商（金運不及）は少徴（火運不及）と同等の火気による化育が行われる．
・従革において，上商（陽明燥金が司天）なら，正商（金運平気）と同等の化育が行われる．
・従革において，上角（厥陰風木が司天）なら，正角（木運平気）と同等の化育が行われる．邪気が肺を傷害することが見られる．
・従革において，火気による勝気の後，水気による報復が起こる．この時，西に災害があり，鱗をもつ動物・蟲・鼠・大寒が現れる．

・涸流において，少羽（水運不及）は少宮（土運不及）と同等の土気による化育が行われる．
・涸流において，上宮（太陰湿土が司天）なら，正宮（土運平気）と同等の化育が行われる．大小便の不通・循環不全・邪気が腎を傷害する，などが見られる．
・涸流において，土気による勝気の後，木気による報復が起こる．この時，北に災害があり，毛をもつ動物・狐・狢・大風が現れる．

表10.2.6-5：五運の太過における特徴分類

五行	化	気	政	令	動	徳	変	穀	畜	果	色	味	象	経	藏	蟲	物	病	出典
發生	生	美	散	條舒	掉眩巓疾	鳴靡啓坼	振拉摧拔	麻稲	雞犬	李桃	青黄白	酸甘辛	春	足厥陰少陽	肝脾	毛介	中堅外堅	怒	（素問70-14）
赫曦	長	高	動	鳴顯	炎灼妄擾	暄暑鬱蒸	炎烈沸騰	麥豆	羊彘	杏栗	赤白玄	苦辛鹹	夏	手少陰太陽手厥陰少陽	心肺	羽鱗	脉濡	笑瘧瘡瘍血流狂妄目赤	（素問70-15）
敦阜	圓	豐	靜	周備	濡積并稸	柔潤重淖	震驚飄驟崩潰	稷麻	牛犬	棗李	黅玄蒼	甘鹹酸	長夏	足太陰陽明	脾腎	倮毛	肌核	腹滿四支不擧	（素問70-16）
堅成	成	削	肅	鋭切	暴折瘍疰	霧露蕭颯	肅殺凋零	稻黍	雞馬	桃杏	白青丹	辛酸苦	秋	手太陰陽明	肺肝	介羽	殻絡	喘喝胸憑仰息	（素問70-17）
流衍	凜	堅	謐	流注	漂泄沃涌	凝慘寒雰	冰雪霜雹	豆稷	彘牛	栗棗	黒丹黅	鹹苦甘	冬	足少陰太陽	腎心	鱗倮	濡滿	脹	（素問70-18）

註：五行の項目毎に示す．以下の通りである．

・發生において，太角（木運太過）は上商（陽明燥金が司天）と同等に木気の化育が行われる．
・發生において，上徴（少陰君火あるいは少陽相火が司天）なら，火気が逆上して，さらに木気が土気を剋するので，吐利の病気となる．
・發生において，木気が常軌から外れると，土の子である金気が報復し，秋氣勁切・甚則肅殺・清氣大至・草木凋零・邪廼傷肝が見られる．

・赫曦において，上羽（太陽寒水が司天）なら，正徴（火運平気）と同等に化育が行われる．金気は剋されないため，収斂の時令は正常である．火気が水気に剋されて，病気は痎となる．
・赫曦において，上徴（少陰君火あるいは少陽相火が司天）なら，金気が損なわれて，収斂の気が後れる．
・赫曦において，火気が暴烈となれば，金の子である水気が報復し，凝慘・甚則雨水霜雹切寒・邪傷心が見られる．
・敦阜において，大風迅至・邪傷脾が見られる．

・堅成において，上徴（少陰君火あるいは少陽相火が司天）なら，正商（金運平気）と同等の化育が行われる．木気は正常で，病気は欬となる．
・堅成において，金気が暴變すれば，木気が榮えないが，木の子である火気が報復し，大火流・炎爍且至・蔓將槁・邪傷肺が見られる．

・流衍において，上羽（太陽寒水が司天）なら，長気（火気）が機能しない．
・流衍において，水気が過上となれば，火の子である土気が発動して，埃昏氣交・大雨時降・邪傷腎が見られる．

③斉化・兼化

　中運には太過と不及があり，太過において，自分が剋される元の生長化育が弱められて，その歳運の生長化育と同程度となることを斉化という．例えば，木運太過においては，木の生長化育と木を剋する金の生長化育が同程度となることであり，これは木斉金化と表現される．一方，不及において，自分を剋する元の生長化育がその歳の生長化育に兼ね具わることになることを兼化という．例えば，木運不及においては，木の生長化育と木を剋する金の生長化育が兼ね具わることであり，これは金兼木化と表現される．

2) 主運

　主運は，1年を五つの運季（1年を5段階に分ける）に分けて，気候変化の常規を説明するものである．各運季の時間は毎年固定しており，各運季中における気候変化は基本的には毎年

相等しいので主運という.

①主運推算法

主運の推算は，大寒の日から始めて73日5刻（100刻が1昼夜である）を1運（運季）とし，五行相生の順序によって推移することに基づく．すなわち，木は初運，火は二運，土は三運，金は四運，水は終運とする．なお，1運の期間である73日5刻を1歩とも表現する．

②主運の気候常規

主運が1年における五つの運季の気候常規を説明できるのは，六気の五行属性をもって基本規律としているからである．すなわち，初運は木に属して風を主り，二運は火に属して暑熱を主り，三運は土に属して湿を主り，四運は金に属して燥を主り，終運は水に属して寒を主る．各運季が主るところの気候は，毎年一様である．

③主運における太過・不及

大運の太過・不及を主運中において大運と同じ五行属性を持つ運季中に当てはめる．次に，これ以外の4運季には，定まった運季の太過あるいは不及に対して交互になるよう太過・不及を当てはめる．以上により，主運の太過・不及が決定される．

3) 客運

客運は，1年において五つの運季の異常な気候変化を説明するものである．これは，毎年変更があり，各季にも不同がある．恰も客の往来のようであるので，これを客運という．

①客運推算法

客運は，大運の年番の年干によって推算される．すなわち，大運の年干を客運の初運とし，1年五つの運季による5歩をもって推算する（表10.2.6-6）．例えば，甲己年の大運が土なので，客運は土運から起算して，五行相生の順序によって二運は金，三運は水，四運は木，終運は火となる．このように，客運は1年の各運季における気候の異常変化を表現する．

表10.2.6-6：逐年推算客運表

年干	初	二	三	四	終
甲己	土	金	水	火	木
乙庚	金	水	木	火	土
丙辛	水	木	火	土	金
丁壬	木	火	土	金	水
戊癸	火	土	金	水	木

②客運の太過・不及

客運の太過と不及，および気候変化との関係は，大運の規律と一致する．（素問9-4）客運の初運となる年干から，客運の太過・不及を決定する．次に，決定した主運の太過・不及をそのまま客運の第二歩から第五歩の期間に当てはめる．主運と異なり，客運の第一歩は大運に従って変わる．この際，客運においても太過・不及の順序は，木→火→土→金→水によって決定される．例えば，大運は土の太過であったとすると，主運における太過・不及は木太過→火不及→土太過→金不及→水太過となり，客運における太過・不及は土太過→金不及→水太過→

木太過→火不及となるのである．客運における太過・不及は，土太過→金不及→水太過→木不及→火太過とはならない．以上により，客運の太過・不及が決定される．

10.2.7　六気

六気とは，風・熱・火・湿・燥・寒の総称である．六気は，三陰三陽でも表現され，地支を結合して1年中の正常な気候変化と各年の気候の異常変化とを説明するために用いられる．天の陰陽とも言われている．(素問66-5)

六気の人・万物との関係について，『黄帝内経素問』五運行大論篇に述べられている．陰陽について，「其在天爲玄．在人爲道．在地爲化．化生五味．道生智．玄生神．化生氣」と述べ，六気を五方に当てはめて，「東方生風．風生木．木生酸．酸生肝．肝生筋．筋生心」(素問67-7)，「南方生熱．熱生火．火生苦．苦生心．心生血．血生脾」(素問67-8)，「中央生濕．濕生土．土生甘．甘生脾．脾生肉．肉生肺」(素問67-9)，「西方生燥．燥生金．金生辛．辛生肺．肺生皮毛．皮毛生腎」(素問67-10)，「北方生寒．寒生水．水生鹹．鹹生腎．腎生骨髓．髓生肝」(素問67-11)と表現している．そして，このような六気が時令と一致する場合には病気は軽く，一致しない場合には重症となるとしている．(素問67-11)また，五方に分類した後の特徴は，以下の表10.2.7-1の通りである．

表10.2.7-1：五方と自然界・人体との関係

五方	在天	在地	在体	在気	在蔵	其性	其徳	其用	其色	其化	其虫	其政	其令	其変	其眚	其味	其志	出典
東	風	木	筋	柔	肝	暄	和	動	蒼	榮	毛	散	宣發	摧拉	隕	酸	怒	(素問67-7)
南	熱	火	脉	息	心	暑	顯	躁	赤	茂	羽	明	鬱蒸	炎爍	燔炳	苦	喜	(素問67-8)
中央	濕	土	肉	充	脾	靜兼	濡	化	黄	盈	倮	謐	雲雨	動注	淫潰	甘	思	(素問67-9)
西	燥	金	皮毛	成	肺	涼	清	固	白	斂	介	勁	霧露	肅殺	蒼落	辛	憂	(素問67-10)
北	寒	水	骨	堅	腎	凛	寒		黒	肅	鱗	靜		凝冽	冰雹	鹹	恐	(素問67-11)

空欄：記載なし

毎年の六気は，主気・客気の二種に分けられる．主気は常態を述べる場合に，客気は変化を測る場合に用いられる．同時に客気を主気に加えることは，客主加臨と称され，気候の複雑な変化を一歩進んで分析する場合に用いられる．主気に基づく正常な生成化育作用を六化，客気による異常な変化を六変と『黄帝内経素問』六元正紀大論篇(素問71-1)では表現している．

1)　主気

主気は，一年中の気候の正常な規律を説明する場合に用いられ，四時・主運の意味と同じである．この場合，六気が時を主る状況が固定不変であることから，主気と呼ばれる．

①主気推算法

主気が時を主る1年を6歩に分け，二十四節気を6歩の中に分属させる．大寒の日から推算をはじめると，四つの節気で1歩をめぐる．その順序は，初めの気は厥陰風木であり，第二の気は少陰君火，第三の気は少陽相火，第四の気は太陰湿土，第五の気は陽明燥金，終りの気は

太陽寒水である．これは主運の規律と同様に五行相生の順序によって推算されるが，ただその中の火を二つに分けて，君火は少陰に，相火は少陽に配属される．これは，気が六つあるのに対して運は五つしかないからである．相火は君火に対する用語で，少陰を君主の火，少陽を宰相の火に擬したものであり，相火は一名，畏火ともいう．

『黄帝内経素問』六微旨大論篇（素問68-3）は，「顕明の右は君火の位なり．君火の右，退いて一歩行けば，相火これを治む．復た一歩行けば，土氣これを治む．復た一歩行けば，金氣これを治む．復た一歩行けば水氣これを治む．復た一歩行けば木氣これを治む．復た一歩行けば君火これを治む」と説明している．これは，六気が時を主る位置を指したものである．「顕明」とは，春分節を指し，次のように順次下へ推算していく．「…の右」とは，右まわりの方向を指す．「退いて一歩行く」とは，右に向かって一歩（古代に臣が君主に謁見するとき，そのようにして退出した）行くのである．「復た一歩行く」とは，さらに一歩行くことである．総じていうと，毎年六節（六気）が時を治める推算方法を説明するものである．（六歩・六気と二十四節の関係については下表10.2.7-2を参照）

②主気の気候常規

主気で1年の気候の正常な変化を説明すると，1気は60日と87.5刻を主るので，それは四時・主運の意義と同じであるが，主る時間が異なる．六気で歩を推し量るようにすればさらに詳細になる．例えば，四季の気候でみると，一般に春は暖かく風を，夏は熱く火を，秋は涼しく燥を，冬は冷えて寒を，また長夏（6月）は湿を主る．そこで，六気の風・暑・火・湿・燥・寒を六歩に分属させるとさらに具体的になる．1歩が60日と87.5刻であり，1年が6歩であることから，365日25刻となる．『黄帝内経素問』六微旨大論篇（素問68-6）には，24歩，すなわち4年により，1年における25刻分の余りが計100刻，すなわち1日となり，閏を生じると解説している．また，六気の各々の気は，前半と後半に分類され，前半を初気，後半を中気と称して，各々天気，地気に相当するとされている．（素問68-6）・（素問68-7）天気を把握する場合には本である風・熱・火・湿・燥・寒の六元が重要で，地気を把握する場合には位である木・火・土・金・水・火に注目するべきであり，人気をみる場合には天気と地気の中間にあり，天気と地気が交わる気交を捉えることとしている．（素問68-7）この点については，氣交變大論篇（素問69-1）にも解説されている．天気は下降し，地気は上昇して，両者が影響しあって様々な変化が生じる．（素問68-8）次の表10.2.7-2に整理して提示する．

表10.2.7-2：六歩六気と二十四節との関係表

六歩	初	二	三	四	五	終
六氣	厥陰風木	少陰君火	少陽相火	太陰隰土	陽明燥金	太陽寒水
節序	大寒	春分	小満	大暑	秋分	小雪
	立春	清明	芒種	立秋	寒露	大雪
	雨水	穀雨	夏至	処暑	霜降	冬至
	驚蟄	立夏	小暑	白露	立冬	小寒

註：大寒は1月20日頃，春分は3月21日頃，小満は5月21日頃，大暑は7月23日頃，秋分は9月23日頃，小雪は11月23日頃を指す．
出典：（素問68-3）

『黄帝内経素問』至眞要大論篇（素問74-27）には，幽明・分至について解説されている．幽明について，幽は両陰交盡，明は両陽合明と説明されている．これは，7月・12月を少陰，8月・11月を太陰，9月・10月を厥陰としており，幽は厥陰であり，少陰と太陰の陰の交わり盡くすところと説明される．また，1月・6月を少陽，2月・5月を太陽，3月・4月を陽明としており，明は陽明であり，少陽と太陽の陽が合わさるところと説明される．分至について，至は気が到来することで夏至と冬至があり，分は春分と秋分で幽明より暦上は少し早く，寒暑の分かれ目となる．

これら六気の各々が1日のうちで始まる時間が異なる．天気は甲から，地気は子から始まり，この組み合わせにより60年で1周することになり，この甲子による歳の始まりは歳立と称されている．（素問68-6）このような十干十二支による歳によっても，六気の各々が1日のうちで始まる時間が異なってくる．なお，古代における1日の始まりは，寅の刻（午前3時）であった．各歳における六気の開始と終了の時刻は，表10.2.7-3の通りである．

表10.2.7-3：六気の開始終了時刻

六気	歳（十二支）	各六気開始日の開始時刻	各六気終了日の終了時刻
初之氣	子・辰・申	一刻	八十七刻半
	丑・巳・酉	二十六刻	一十二刻半
	寅・午・戌	五十一刻	三十七刻半
	卯・未・亥	七十六刻	六十二刻半
二之氣	子・辰・申	八十七刻六分	七十五刻
	丑・巳・酉	一十二刻六分	百刻
	寅・午・戌	三十七刻六分	一十二刻半
	卯・未・亥	六十二刻六分	五十刻
三之氣	子・辰・申	七十六刻	六十二刻半
	丑・巳・酉	一刻	八十七刻半
	寅・午・戌	二十六刻	一十二刻半
	卯・未・亥	五十一刻	三十七刻半
四之氣	子・辰・申	六十二刻六分	五十刻
	丑・巳・酉	八十七刻六分	七十五刻
	寅・午・戌	一十二刻六分	百刻
	卯・未・亥	三十七刻六分	二十五刻
五之氣	子・辰・申	五十一刻	三十七刻半
	丑・巳・酉	七十六刻	六十二刻半
	寅・午・戌	一刻	八十七刻半
	卯・未・亥	二十六刻	一十二刻半
六之氣	子・辰・申	三十七刻六分	二十五刻
	丑・巳・酉	六十二刻六分	五十刻
	寅・午・戌	八十七刻六分	七十五刻
	卯・未・亥	一十二刻六分	百刻

出典：（素問68-6）

③太過・不及

地支については，子・午・寅・申・辰・戌は太過，卯・酉・巳・亥・丑・未は不及を主るとしている．太過の場合は緩やかに到来し，作用は持続的である．一方，不及の場合は突然到来して，作用が消失する．（素問71-46）

2)　客気

　客気は，気候の異常変化を説明する場合に用いられる．それは年々移転するもので，主気が固定していることと対照的に，客の往来が一定していないことと類似するため，客気と呼ばれる．六気が過剰になった場合の地の変化として，燥の過剰→地乾，暑の過剰→地熱，風の過剰→地動，湿の過剰→地泥，寒の過剰→地裂，火の過剰→地固とした．（素問67-5）また，火・燥・寒・風・熱・湿を本気，厥陰・太陰・少陰・少陽・太陽・陽明を標気と捉え，標本の陰陽が同類（少陽相火・太陰湿土）であれば，六気が病気に現れる場合その特徴が反映されるが，そうでない場合には現れる病状が異なってくると考えていた．（素問68-1）さらに，ある六気があるべき時令より早く到来することを太過，逆に遅れて到来することを不及といい，気候の変調をきたしやすく，また疾患にも罹患しやすいとした．（素問68-2）五運の大運が太過の歳では，客気が旺盛で客気に基づく気候となることが多く，逆に五運の大運が不及の歳には，客気が弱く主気に従うことが多い．

　本来，天に基づく，すなわち風・火・湿・燥・寒による化育は司天の気が担当し，地に基づく，すなわち酸・苦・甘・辛・鹹による化育は在泉の気が担当する．しかし，司天・在泉の気が通じ合うようにして，一方で六節の気が分かれて，約60日間を主って万物が化生する．このため，在泉が風・火・湿・燥・寒による化育を行うこともあるのである．（素問74-3）

①客気推算法

　客気の推移は，陰陽の気の多少で先後の順序とする．すなわち，厥陰（一陰）→少陰（二陰）→太陰（三陰）→少陽（一陽）→陽明（二陽）→太陽（三陽）である．（素問71-15）そして，各々の客気には，厥陰に対して少陽，少陰に対して太陽，太陰に対して陽明，少陽に対して厥陰，陽明に対して太陰，太陽に対して少陰の気が兼ね備わっていると考えていた．（素問68-1）毎年一つの気が指令を主り，1年ずつ移ってゆき，循行して止まない．これが，1年を主管する客気である．（素問67-5）各年の指令を主る客気（司天の気）を推算するには，年番の地支を基礎とする．例えば『黄帝内経素問』天元紀大論篇（素問66-8）では，「子午の歳は上に少陰見れ，丑未の歳は上に太陰見れ，寅申の歳は上に少陽見れ，卯酉の歳は上に陽明見れ，辰戌の歳は上に太陽見れ，巳亥の歳は上に厥陰見す」と述べている．これは，毎年の地支が子と午に会えば，天干が何であるにかかわらず，客気はすべて少陰の司天に属し，丑と未の年は太陰の司天に属し，その他は類推されるということを説明したものである．このように，六気は6年で1循環し，地支は12年で1循環し（六陽支と六陰支），1周するとまた始まり，60年中に地支は5周し，六気は10回循環する．

②司天・在泉・左右間気

　司天・在泉・間気は，客気における六気の別名称である．これらの配置については『黄帝内経素問』五運行大論篇（素問67-3）・（素問67-4）に，運行については『黄帝内経素問』六元正氣大論篇（素問71-15）に述べられている．この場合，司天で1年の客気を代表させるもの，

司天・在泉で客気を二分類するもの，司天・在泉・左右間気で客気を六分類するものがある．古代人は，司天・在泉の位置を各々天地に分けて考えていた．

第一の場合については，①客気推算法で述べた通りである．

第二の場合，『黄帝内経素問』六元正氣大論篇（素問71-16）に「歳の前半は天の気が主り，歳の後半は地の気が主る」と説いているように，上半年の気候を統率する客気を司天，下半年の気候を統率する客気を在泉とするものである．

第三の場合，在泉の左間を初之気，司天の右間を二之気，司天を三之気，司天の左間を四之気，在泉の右間を五之気，在泉を終之気とするものである．『黄帝内経素問』陰陽應象大論篇（素問5-14）・五運行大論篇（素問67-3）では，左右の間気が司天・在泉の気に移動していくことを喩えて「右者陰陽之道路也」と表現している．ここでの司天は三之歩の60日87.5刻を，在泉は終之歩の60日87.5刻を主る．司天・在泉の各左右間も1歩分の60日87.5刻を主る．司天・在泉の推算については，毎年の地支の符号に基づいて，地支に三陰三陽の規律を配することにより，司天の気が決定される．司天が定まれば，在泉・各左右間も定まるため，順次三陰三陽を配すればよい．このように毎年1回転換するので，6年に六つの異なった司天と在泉の気があるわけである（表10.2.7-4）．

司天・在泉に，虚実の違いが生じる．司天の気が不足すれば在泉の気が反応して地から天へ上昇し，在泉の気が不足すれば司天の気が反応して天から地へ下降する．司天・在泉の虚実のバランスにより，両方の気が交わる位置が変化して，その変化の度合いによって災害が生じる．歳運は，1年中作用して，天地の中間にいて，司天・在泉の作用より先に発揮することになる．司天・在泉の気が歳運に剋される場合には虚し，歳運と同じ場合には実する．（素問71-46）

表10.2.7-4：年支と司天在泉，左右間の規律表

年支	初之気 （在泉の左間）	二之気 （司天の右間）	三之気 （司天）	四之気 （司天の左間）	五之気 （在泉の右間）	終之気 （在泉）
子午	太陽寒水	厥陰風木	少陰君火	太陰隰土	少陰相火	陽明燥金
丑未	厥陰風木	少陰君火	太陰隰土	少陽相火	陽明燥金	太陽寒水
寅申	少陰君火	太陰隰土	少陽相火	陽明燥金	太陽寒水	厥陰風木
卯酉	太陰隰土	少陽相火	陽明燥金	太陽寒水	厥陰風木	少陰君火
辰戌	少陽相火	陽明燥金	太陽寒水	厥陰風木	少陰君火	太陰隰土
巳亥	陽明燥金	太陽寒水	厥陰風木	少陰君火	太陰隰土	少陽相火

出典：（素問68-1）

1年中の司天・在泉は，陰陽の属性に差異がある．例えば，陽が司天ならば陰は在泉であり，陰が司天ならば陽が在泉である．そのうち少陰と陽明・太陰と太陽・厥陰と少陽は，相合して輪転するものである．四歩の間気は，司天・在泉の移転に従って，さらに陰陽昇降の道理を含んでいる．すなわち，陰が上がれば陽は下り，陽が上がれば陰が下る．もし太陽の司天が移転して厥陰が司天になると，もともと在泉の右間にあった少陰が司天の左間に上がり，もともと司天の右間にあった陽明が在泉の左間に下る．これが，すなわち陰昇陽降となるのである（図10.2.7-1）．このような司天・在泉の移転が順調に行われ，天地の気の升降が順調であること

で，生成化育の作用はよい状態に保たれる．（素問71-1）このような客気の升降往来を六紀と表現している．（素問73-8）

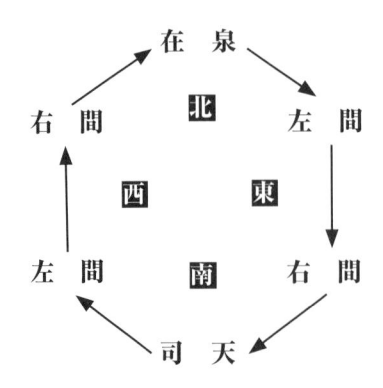

図10.2.7-1：客気六歩の位置

③客気の気化規律

　客気の気化とは，気候の変化を指すのである．風・熱・火・湿・燥・寒の六種の気候変化と三陰三陽の関係は，まさしく『黄帝内経素問』の至眞要大論篇（素問74-1）で，「厥陰司天なれば，その化は風を以てし，少陰司天なれば，その化は熱を以てし，太陰司天なれば，その化は濕を以てし，少陽司天なれば，その化は火を以てし，陽明司天なれば，その化は燥を以てし，太陽司天なれば，その化は寒を以てす」と述べている通りである．これが，客気司天の気化規律である．各年の三陰三陽の司天が異なっているために，各種の違った気候が生ずるのであって，三陰三陽の司天がこの六種の気候を代表するのである．これは，単に司天のみに限らず，同時に「帝曰く，地化は奈何．岐伯曰く，司天と候を同じくす．間氣も皆然り」と至眞要大論篇（素問74-1）にみられる．これは，在泉の気と四歩間気の気化規律が司天の気と一致することを説明したものである．

　司天・在泉と左右間気の気化規律は一致するものではあるが，②司天・在泉・左右間気においても述べた通り，この六歩が主る気化は時間において区別を有する．『黄帝内経素問』至眞要大論篇（素問74-1）では，「主歳なるものは歳を紀し，間氣なるものは歩を紀するなり」と述べている．これは，司天・在泉と間気は時を主ることに相違のあることを説明したものである．司天の気を地支の紀年でいうと，それは1年の気化を主ることである．司天を在泉に対していうと，各々半年の気化を主ることである．すなわち，司天が上半年を，在泉が下半年を主ることである．司天・在泉と左右の間気を六歩に分けると，1歩毎にそれぞれ四つの節序の気化を主る．すなわち，60日87.5刻の時間である．

　正常な化育は主気が行うことになるが，客気の作用は五行において客気からみて剋される主気の上に位して化育を行う．よって，客気による太陰の雨化は主気の太陽の上に位した場合に行われ，客気による太陽の寒化は主気の少陰の上に位した場合に行われ，客気による少陰の熱化は主気の陽明の上に位した場合に行われ，客気による陽明の燥化は主気の厥陰の上に位した場合に行われ，客気による厥陰の風化は主気の太陰の上に位した場合に行われる．客気とその化育は，表10.2.7-5のようにまとめられる．種々の客気と主気の位置を指摘すれば，客気に

よる化育を把握できる．客気と主気の位置が同じ場合には，正常な化育のみが行われる．（素問71-45）

表10.2.7-5：六気（客気）の位とその化育

	司天	在泉	司気	間気
厥陰	風化	酸化	蒼化	動化
少陰	熱化	苦化	不司氣化	灼化
太陰	濕化	甘化	黅化	柔化
少陽	火化	苦化	丹化	明化
陽明	燥化	辛化	素化	清化
太陽	寒化	鹹化	玄化	藏化

註：司気とは，主運に相当させた気である．
出典：（素問74-2）

『黄帝内経素問』六元正氣大論篇には，正化・対化という化育の考え方がある．これは，司天に応じて，その歳の生成化育を定めたものである．正化とは寅・午・未・酉・戌・亥の歳において実，有余の生成化育が行われること，対化とは子・丑・卯・辰・巳・申の歳において虚，不足の生成化育が行われることである．

厥陰は，巳亥を主る．厥陰は木に属し，木は亥を生じる．このため，亥を正化とし，よって巳を対化とする．

少陰は，子午を主る．少陰は君火となし，正面に当たるも位を離れる．このため，午を正化とし，よって子を対化とする．

太陰は，丑未を主る．太陰は土に属し，中に居り，西南の未宮で旺盛である．このため，未を正化とし，よって丑を対化とする．

少陽は，寅申を主る．少陽は相火に属し，位は君火より卑である．火は，寅に生じる．このため，寅を正化とし，よって申を対化とする．

陽明は，卯酉を主る．陽明は金に属し，酉は西方金位となす．このため，酉を正化とし，よって卯を対化とする．

太陽は，辰戌を主る．太陽は水となし，辰戌は土に属する．しかしながら，水は土中を行き，戌は西北に居り，水が漸く旺盛となる郷に属している．以上にように，五行に洪範すれば，戌は水に属すといえる．このため，戌を正化とし，よって辰を対化とする．

表10.2.7-6に，正化・対化を紀年表と組み合わせて提示する．

表10.2.7-6：六十年の干支を組み合わす紀年表と正化・対化

天干	甲	乙	丙	丁	戊	己	庚	辛	壬	癸
地支	子（對）	丑（對）	寅（正）	卯（對）	辰（對）	巳（對）	午（正）	未（正）	申（對）	酉（正）
	戌（正）	亥（正）	子（對）	丑（對）	寅（正）	卯（對）	辰（對）	巳（對）	午（正）	未（正）
	申（對）	酉（正）	戌（正）	亥（正）	子（對）	丑（對）	寅（正）	卯（對）	辰（對）	巳（對）
	午（正）	未（正）	申（對）	酉（正）	戌（正）	亥（正）	子（對）	丑（對）	寅（正）	卯（對）
	辰（對）	巳（對）	午（正）	未（正）	申（對）	酉（正）	戌（正）	亥（正）	子（對）	丑（對）
	寅（正）	卯（對）	辰（對）	巳（對）	午（正）	未（正）	申（對）	酉（正）	戌（正）	亥（正）

註：表内では，正化を（正），対化を（對）で表現している．表10.2.4-2 の再掲である．
出典：（素問71-19）・（素問71-20）・（素問71-21）

④客気の勝復変化

　勝は能動的で強勝（まさる）という意味であり，復は受動的で報復（むくい）という意味である．勝復の気とは，上半年に異常の勝気があると，下半年は勝気に相反する復気が発生するということである．もしも上半年に熱気がひどいと，下半年は寒気に襲われることなどである．これは，客気気化中の異常変化に属する．なお，勝気・復気については，別項で詳述する．

⑤客気の不遷正・不退位・升不前・降不下

　客気の司天・在泉は毎年一度回転するが，気候が常態に反することもあり，常に一般規律によって推移するものではない．これは，特殊な状況に属し，『黄帝内経素問』の刺法論篇・本病論篇で説く不遷正・不退位・升不前・降不下の問題である．

　このような不遷正・不退位の表現の差異は立場によるもので，その意味するところは同じである．すなわち，司天の気が過剰となって歳が替わっても司天が司天の右間に移動しないことを不退位という．（素問72-6）・（素問73-22）一方，司天の気が過剰となって歳が替わっても司天の左間が司天に移動できないことを不遷正という．（素問72-5）・（素問73-15）例えば，今年が太陽寒水の司天として，もし去年の陽明燥金の司天の気に余りがあり，復気が支配した後も留まって去らないと（不退位），今年になる予定の太陽寒水の司天の気が影響を受けて，司天の位に正しく遷移することができない（不遷正）．在泉についても司天と同様に，去年の少陰君火が去らず（不退位），今年の太陰湿土の在泉の気が在泉の位に正しく遷移することができない（不遷正）．すなわち，陽明燥金あるいは少陰君火の立場からみれば不退位であり，太陽寒水あるいは太陰湿土の立場からみれば不遷正となるのである．（素問73-28）不退位とは，歳気の司天あるいは在泉が"至って去らず"，また不遷正とは，歳気の司天あるいは在泉が"至れども至らず"とも表現されうる．

　不遷正における自然現象と症候については，以下の表10.2.7-7のようにまとめられる．

表10.2.7-7：不遷正における自然現象と症候

不遷正の客気	不退位の司天	自然現象	症候	出典
厥陰風木	太陽寒水	風暄不時. 花卉萎瘁 風欲令而寒由不去. 温暄不正. 春正失時	淋溲. 目系轉. 轉筋. 喜怒. 小便赤	（素問73-16）
少陰君火	厥陰風木	冷気不退. 春冷後寒. 暄暖不時 木気雖有餘. 位不過於君火也	寒熱. 四肢煩痛. 腰脊 強直	（素問73-17）
太陰湿土	少陰君火	雲雨失令. 萬物枯焦. 當生不發 雨化欲令. 熱猶治之. 温煦於氣. 元而不澤	手足肢節腫滿. 大腹水 腫. 塡臆. 不食. 飧泄. 脇滿. 四肢不擧	（素問73-18）
少陽相火	太陰湿土	炎灼勿令. 苗莠不榮. 酷暑於秋. 肅殺晩至. 霜露不時	瘡瘍. 骨熱. 心悸. 驚駭. 甚時血溢	（素問73-19）
陽明燥金	少陽相火	暑化於前. 肅於後. 草木反榮 熱化乃布. 燥化未令. 即清勁未 行	寒熱. 鼽嚏. 皮毛折. 爪甲枯焦. 甚則喘嗽息 髙. 悲傷不樂 肺金復病	（素問73-20）
太陽寒水	陽明燥金	冬清反寒. 易令於春. 殺霜在前. 寒冰於後. 陽光復治. 凛冽不作. 雰雲待時 寒化待燥. 猶治天氣. 過失序. 與民作災	温癘至. 喉閉嗌乾. 煩 燥而渇. 喘息有音也	（素問73-21）

不退位における自然現象と症候は，以下の表10.2.7-8のようにまとめられる．

表10.2.7-8：不退位における自然現象と症候

不退位の司天	自然現象	症候	出典
厥陰風木	大風早擧. 時雨不降. 濕令不化	温疫. 疵癈風生. 民病皆肢節痛. 頭目痛. 伏熱内煩. 咽喉乾引飲	（素問73-23）
少陰君火	温生春冬. 蟄虫早至. 草木發生	膈熱. 咽乾. 血溢. 驚駭. 小便赤澁. 丹瘤疹. 瘡瘍. 留毒	（素問73-24）
太陰湿土	取寒暑不時. 埃昏布作. 温令不去	四肢少力. 食飲不下. 泄注淋滿. 足脛寒. 陰痿. 閉塞. 失溺. 小便數	（素問73-25）
少陽相火	熱生於春. 暑廼後化. 冬温不凍. 流水不冰. 蟄虫出見	少氣. 寒熱更作. 便血上熱. 小腹堅滿. 小便赤沃. 甚則血溢	（素問73-26）
陽明燥金	春生清冷. 草木晩榮. 寒熱間作	嘔吐. 暴注. 食飲不下. 大便乾燥. 四 肢不擧. 目瞑掉眩	（素問73-27）
太陽寒水	春寒復作. 冰雹乃降. 沈陰昏翳. 二之氣寒猶不去	痺厥. 陰痿失溺. 腰膝皆痛. 温癘晩發	

註：『黄帝内経素問』底本には，太陽寒水に関する記述がない．金刻本により補充した．

　升不前・降不下については，客気の升降について理解しなければならない．司天を上側，在泉を下側に配置して，間気を六気の移動に合わせて配置させると，在泉から反時計回りに在泉→在泉の右間→司天の左間→司天→司天の右間→在泉の左間→在泉となる．間気の左右は，司天あるいは在泉の位で各々在泉，司天に向かって司天，在泉の左右として決定される．そうすると，在泉・在泉の右間・司天の左間は，反時計回りに上昇する方向に移動する．これが「升」であり，「前」である．一方，司天・司天の右間・在泉の左間は，反時計回りに下降する方向に移動する．これが「降」であり，「下」である．升不前は，在泉・在泉の右間・司天の左間

の気が各々剋される気によって抑制を受けて，移動できずに鬱積した状態を指し，その発生には時間的に余裕がある．（素問72-2）一方，降不下は，司天・司天の右間・在泉の左間の気が各々剋される気によって抑制を受けて，移動できずに鬱積した状態を指し，その発生は急速である．（素問72-3）升不前・降不下は，左右間気の昇降に限定した考え方とする解説もある．

升不前における自然現象と症候について，表10.2.7-9に提示する．上ろうとする客気は，天にいる惑星，中運が五行相剋の関係に基づいて抑制することで，上れなくなる．ここでは，地から天に上る最初に相当する司天の左間を例に説明する．

表10.2.7-9：升不前における自然現象と症候

歳	司天	司天の左間	抑制するもの	自然現象	症候	出典
辰戌	太陽寒水	厥陰風木	天柱（天の金星）金運太過（庚戌の歳）	清生風少．肅殺於春．露霜復降．草木乃萎	温疫早發．咽嗌乃乾．四肢滿．肢節皆痛	（素問73-2）
				久而化鬱．即大風摧拉．折隕鳴紊	卒中偏痺．手足不仁	
巳亥	厥陰風木	少陰君火	天蓬（天の水星）水運不及(辛巳・辛亥の歳)	清寒復作．冷生旦暮	伏陽．而内生煩熱．心神驚悸．寒熱間作	（素問73-3）
				日久成鬱．即暴熱廼至．赤風腫翳．化疫．温癘暖作．赤氣瘴而化火疫	皆煩而躁渴．渴甚治療:治之以泄之可止	
子午	少陰君火	太湿湿土	天衝（天の木星）木運太過（壬子の歳）	風埃四起．時擧埃昏．雨濕不化	風厥．涎潮．偏痺不隨．脹滿	（素問73-4）
				久而伏鬱．即黄埃化疫也．濕令弗布．雨化廼微	夭亡．瞼肢府黄疸滿閉	
丑未	太湿湿土	少陽相火	天蓬（天の水星）水運不及(辛丑・辛未の歳)	寒雰反布．凛冽如冬．水復涸．冰再結．暄暖乍作．冷復布之．寒暄不時	伏陽在内．煩熱生中．心神驚駭．寒熱間爭	（素問73-5）
				以久成鬱．即暴熱廼生．赤風氣瞳翳．化成鬱癘	廼化作伏熱内煩．痺而生厥．甚則血溢	
寅申	少陽相火	陽明燥金	天英（天の火星）火運太過(戊申・戊寅の歳)	時雨不降．西風數擧．鹹鹵燥生	上熱．喘嗽血溢	（素問73-6）
				久而化鬱．即白埃翳霧．清生殺氣	脇滿悲傷．寒鼽嚏嗌乾．手拆皮膚燥	
卯酉	陽明燥金	太陽寒水	天芮（天の土星）土運不及(己卯・己酉の歳)	濕而熱蒸．寒生雨間	注不食不及化	（素問73-7）
				久而成鬱．冷來客熱．冰雹卒至	厥逆而噦．熱生於内．氣痺於外．足脛痠疼．反生心悸懊熱．暴煩而復厥	

註：巳亥の歳においてのみ治療の記載がある．

降不下における自然現象と症候について，表10.2.7-10に提示する．下りようとする客気は，地にいる惑星，中運が五行相剋の関係に基づいて抑制することで，下りることができなくなる．ここでは，天から地に下る最初に相当する在泉の左間を例に説明する．

表10.2.7-10：降不下における自然現象と症候

歳	司天	在泉の左間	抑制するもの	自然現象	症候	出典
丑未	太陰湿土	厥陰風木	地晶（地の金星）金運不及（乙丑・乙未の歳）	蒼埃遠見・白氣承之・風擧埃昏・清燥行殺・霜露復下・粛殺布令	懼清傷藏	（素問73-9）
				久而不降・抑之化鬱・即作風燥相伏・暄而反清・草木萌動・殺霜乃下・蟄虫未見		
寅申	少陽相火	少陰君火	地玄（地の水星）水運太過（丙申・丙寅の歳）	彤雲纔見・黑氣反生・暄暖如舒・寒常布雪・凛冽復作・天雲惨悽	面赤・心煩・頭痛・目眩也・赤氣彰・而温病欲作也	（素問73-10）
				久而不降・伏之化鬱・寒勝復熱・赤風化疫		
卯酉	陽明燥金	太陰湿土	地蒼（地の木星）木運不及（丁卯・丁酉の歳）	黄雲見・而青霞彰・鬱蒸作而大風・霧翳埃勝・折損乃作	四肢不擧・昏眩・肢節痛・腹滿塡臆	（素問73-11）
				久而不降也・伏之化鬱・天埃黄氣・地布濕蒸		
辰戌	太陽寒水	少陽相火	地玄（地の水星）水運太過（丙辰・丙戌の歳）	彤雲纔見・黑氣反生・暄暖欲生・冷氣卒至・甚即冰雹也	面赤・心煩・頭痛・目眩也・赤氣彰而熱病欲作也	（素問73-12）
				久而不降・伏之化鬱・冷氣復熱・赤風化疫		
巳亥	厥陰風木	陽明燥金	地彤（地の火星）火運不及（癸巳・癸亥の歳）	天清而肅・赤氣廼彰・暄熱反作・天清朝暮・暄還復作	昏倦・夜卧不安・咽乾引飲・懊熱内煩	（素問73-13）
				久而不降・伏之化鬱・天清薄寒・遠生白氣	掉眩・手足直而不仁・兩脇作痛・滿目晄晄	
子午	少陰君火	太陽寒水	地阜（地の土星）土運太過（甲子・甲午の歳）	天彰黑氣・瞑暗悽惨・纔施・黄埃而布濕・寒化令氣・蒸濕復令	大厥・四肢重怠・陰痿少力	（素問73-14）
				久而不降・伏之化鬱・天布沈陰・蒸濕間作		

⑥客気の失守位

これは，不遷正・不退位・升不前・降不下とは異なり，司天や在泉自身が不調となり，本来就くべき位において作用を発揮できない状況を指す．この場合，あらゆる六気や中運にも悪影

響を及ぼし，機能不全に至らせる．このような状況になると，3年もすれば疫癘が発生するとした．（素問72-7）・（素問73-1）・（素問73-29）

司天と在泉の相互作用を気交と表現し，失守位において気交の異変が起こるとしている．その機序として，他の客気あるいは中運による抑制を挙げている．（素問73-1）すなわち，司天あるいは在泉などが失守位となるとしても，まず前年の司天あるいは在泉の不退位があり，それにより，司天と在泉の相互作用が不調となって失守位が発生するとしている．特に，中運太過の歳であっても，このような司天と在泉の相互作用の不調は不及の状況を引き起こすとされ，不及による悪影響によって，失守位が発生することになる．（素問73-30）・（素問73-31）・（素問73-32）・（素問73-33）・（素問73-34）

客気の失守位における自然現象と症候は，不遷正・不退位・升不前・降不下における自然現象，症候が組み合わさって，各々個別に発生する状況と異なり，激しく出現することになる．『黄帝内経素問』においては，具体的には記載されていない．

3) 客主加臨

毎年循環する客気が固定した主気の上に加わることを，客主加臨と称する．これは，『普済方』巻六の五運六気図で説くところの「客を主に加え，その変化を推測する」ことである．客主二気の結合により，主として気候の常態と変化とを観察することが容易となる．加臨によって生じる疾患について，担当する藏に注目すべきである．（素問74-1）六気の作用には強弱があり，加臨における生化作用にも盛衰があるが，その本質に異同はない．すなわち，厥陰風木では温で春の化育，少陰君火・少陽相火では火で夏の化育，陽明燥金では清（涼）で秋の化育，太陽寒水では霜雪氷で冬の化育と同等するものである．（素問71-16）

①客主加臨の推算法

主気の六歩は毎年固定して不変であるが，客気の六歩は毎年順を追って推移するので，6年のうち，客気の六歩を主気の六歩に加える規律は各々異なる．客気は，毎年1回推移し，6年で1循環する．

②主客の順逆

客気を主気に加えると客主加臨・気化の順逆を見いだすことができる．これは，二つの原則に基づいて決定される．

(1) 五行生剋に基づく

客気が生ずる，あるいは主気に剋つ場合は順であり，これに反すれば逆である．すなわち，『黄帝内経素問』の至眞要大論篇（素問74-20）で説く「主が勝てば逆，客が勝てば従」である．

(2) 君臣の位置に基づく

もし客気の少陰君火が主気の少陽相火に加わると，両者ともに火に属し，生剋の関係がないので，君臣の位置で区別する．『黄帝内経素問』六微旨大論篇（素問68-5）で「君が臣に位すればすなわち順，臣が君に位すればすなわち逆」と説いている．いま君火が相火に加わる場合，君が臣に位すると判断し，順に属する．これに反して相火が君火に加わる場合には，逆に属する．

要するに，気化の順逆には以上二つの算法があるが，両者は一つの共通点を有している．すなわち，客気を主とすることである．客気の力が主気より優れていれば，順とするのである．客が主に剋ち，客が主を生じ，君が臣に位するという三者は，同じく順に属する．一方，主気の力が優れていれば，逆とするのである．主が客に剋ち，主が客を生じ，臣が君に位するという三者は，同じく逆に属するのである．

このほかに，同気がある．例えば，客気の少陽相火が主気の少陽相火に加わり，あるいは厥陰風木が厥陰風木に加わるなどは，もちろん生剋がなく，また君臣の差もなく，両者の性質は同じであるから，これを同気と称する．以下の表10.2.7-11に具体的に提示する．

表10.2.7-11：六年司天の気と少陽相火の順逆同気の関係

客気司天	関係	主気三之気	順逆同気
厥陰風木	相生→	少陽相火	順
少陰君火	君位臣→	少陽相火	順
太陰湿土	←相生	少陽相火	逆
少陽相火	＝同等	少陽相火	同気
陽明燥金	←相剋	少陽相火	逆
太陽寒水	相剋→	少陽相火	順

註：関係における矢印は、主客の順序方向性を示すものである．

③主客の順逆と気候変化の関係

客主加臨は，客気・主気を結合させて，気候の常態と変化を分析するものである．気候の常態と変化は，また必ず客主加臨の順逆によって決定されるものであり，一般的に，順は本歩（四つの節序）の主管する気候の異常変化があまり大きくないものを代表し，逆は異常変化が比較的大きく，同は気候の異常が特にひどいもの（また倍烈ともいう）を代表する．

4）　六気の作用分類と関連症候

六気の作用は，整理すると常化・淫勝・反勝・相勝に分類される．

常化は，六気の生化化育の作用が正常の位を守ることであり，病気が発生する場合も，その本来の位において発生することになる．例えば，厥陰司天・少陽在泉の場合には，風の気の作用が上方に位置し，火の気の作用が下方に位置して，風の病気は上側に発生し，熱の病気は下側に発生するということになる．（素問71-45）

淫勝は，天地の気が常態を変じて，内部に蔓延りすぎて，他の気に打ち勝つことである．（素問74-7）・（素問74-8）・（素問74-9）・（素問74-10）天の気が内部に蔓延りすぎて，上が下に打ち勝つと，その気が打ち勝つ関係にある気に属する藏・経脈が邪を受けて重症の病気にあることである．例えば，厥陰司天・少陽在泉の場合，天の風の気が，それに打ち勝つ関係にある湿・土を犯して，病気が足の太陰脾経に発生する，あるいは地の気が内に蔓延りすぎて，外が内に打ち勝つと，その気の病気は足の陽明胃経に発生する．これは，五運の太過と同じ道理であり，全て打ち勝つ現象があるが，報復は起こらない．一方で，報復が起こるとする考え方もある．（素問74-23）ただ，淫勝が発動するか否かには一定の規則性はないので，予期する

ことはできない.

　反勝・相勝は，他の気が虚になったことに乗じて，左間あるいは右間の気が常態を変じるものである．天地の気が虚して，これに乗じて左間あるいは右間の気が打ち勝つ場合が，反勝である．（素問74-11）・（素問74-12）左右の間気が虚して，これに対して，別の左右の間気が乗じて打ち勝つ場合が，相勝である．（素問74-13）・（素問74-14）反勝・相勝の場合には，打ち勝つ活動が極点に達すると，引き続いて虚になった気の相生による子に相当する気によって報復される．例えば，虚になった気が太陰（湿・土）に属していれば，これに乗じて打ち勝つ気は厥陰（風・木）となり，その場合，病気は脾胃の経脈に発生することになるが，一方，厥陰（風・木）を報復する気が太陰の子に相当する陽明（燥・金）となり，その場合，肝胆の経脈に病気が発生することになる．

5)　六気の各種視点からみた現象と病状

　六気の様々な作用について，万物に正常な化育を行う気候を六化之正，万物に災害を与える異常な気候を六変之紀と表現している．（素問71-31）さらに，六気の様々な作用について記載されている．十二の項目を立てているが，重複があり，後半の四項目に病状が記載されている．（素問71-40）・（素問71-41）・（素問71-42）・（素問71-43）最後に，十二の変化への対応と生じる病状について述べられている．（素問71-44）以下の表10.2.7-12にまとめて記載する．

表10.2.7-12：六気の各種視点からみた現象と病状

	厥陰	少陰	太陰	少陽	陽明	太陽	出典
時化之常	和平	暄	埃溽	炎暑	清勁	寒雰	（素問71-32）
司化之常	風府・璺啓	火府・舒榮	雨府・員盈	熱府・行出	司殺府・庚蒼	寒府・歸藏	（素問71-34）
氣化之常	生・風搖	榮・形見	化・雲雨	長・蕃鮮	收・霧露	藏・周密	（素問71-34）
德化之常	風生・終爲肅	熱生・中爲寒	濕生・終爲注雨	火生・終爲蒸溽	燥生・終爲涼	寒生・中爲温	（素問71-35）
德化之常	毛化	羽化	倮化	羽化	介化	鱗化	（素問71-36）
布政之常	生化	榮化	濡化	茂化	堅化	藏化	（素問71-37）
氣變之常	飄怒太涼	大暄寒	雷霆驟注烈風	飄風燔燎霜凝	散落温	寒雪冰雹白埃	（素問71-38）
令行之常	撓動・迎隨	高明焰・曛	沈陰・白埃・晦暝	光顯・彤雲・曛	煙埃・霜・勁切・悽鳴	剛固・堅芒・立	（素問71-39）
病之常	裏急	瘍胗身熱	積飲否隔	嚏嘔・瘡瘍	浮虚	屈伸不利	（素問71-40）
病之常	支痛	驚惑惡寒戰慄譫妄	稸滿	驚躁瞀昧暴病	鼽尻陰股膝髀腨䯒足病	腰痛	（素問71-41）
病之常	緛戾	悲妄衄蔑	中滿霍亂吐下	喉痺耳鳴嘔涌	㿹揭	寢汗痙	（素問71-42）
病之常	脇痛嘔泄	語笑	重胕腫	暴注䐜瘛暴死	鼽嚏	流泄禁止	（素問71-43）

以上のような六気の作用，人体に対する影響など，十二種類の変化については，六気の作用において徳に関して人体が反応する場合に徳を以てし，化に関して人体が反応する場合に化を以てし，政に関して人体が反応する場合に政を以てし，令に関して人体が反応する場合に令を以てすべきである．六気の到来する位置が高ければ人体の反応する位置も高く，六気の到来する位置が低ければ人体の反応する位置も低く，六気の到来する位置が後であれば人体の反応する位置も後，六気の到来する位置が前であれば人体の反応する位置も前にして，六気の到来する位置が中であれば人体の反応する位置も中，六気の到来する位置が外であれば人体の反応する位置も外とすることは，反応する位置の法則である．

　よって，風気が優勢であれば精神的・肉体的に動揺し，熱気が優勢であれば腫れ，燥気が優勢であれば乾き，寒気が優勢であればむくみ，湿気が優勢であれば下痢し，重症化すれば小便不通，浮腫となる．六気の在る所にしたがって，人体の異変を察知できる．（素問71-44）

10.2.8　運気の相合

　五運と六気は，運用するときには相互に結合されたものであり，しかも運気論の重要な一環でもある．その配合方式は，干支を基礎としたものである．"天干は運を取り，地支は気を取る"ということは前述した．そこで，天干と地支との配合は実際には運と気の結合を代表し，毎年の年号はすべて一つの天干と一つの地支の組み合わせであるから，この1年の運気を推測するには，必ず両者を結合して全面的な総合分析が行われなければならない．（素問71-2）

　干支が結合された紀年法は，天干の第一字は甲，地支の第一字は子，天干を上におき，地支を下におき，干支を結合させ，甲子から推算していく．『黄帝内経素問』六微旨大論篇（素問68-6）に，「天の氣は甲に始まり，地の氣は子に始まり，子甲相合して，命じて歳立という」と述べている．甲子は1循環に60年を要し，十の天干は6周，十二の地支は5周するので，『黄帝内経素問』天元紀大論篇（素問66-6）では，また「天は六をもって節となし，地は五をもって制となす，天氣を周る者は，六期もて一備となし，地紀を終うる者は，五歳もて一周となす」と称している．

1)　運気相臨の盛衰

　干支を結合させ，運と気の生剋関係に基づいて，その相臨の盛衰状況を推算し，それによって一歩進んで気候の複雑な変化を説明することができる．運気相臨の盛衰は，五運六気・五行属性の生剋関係で説明されるもので，全部で次の五種の異なった名称をもつ．以下の通りである．

　①順化：気が運を生ずる．
　②天刑：気が運に剋つ．（素問73-29）
　③小逆：運が気を生ずる．
　④不和：運が気に剋つ．
　⑤天符：運気相同じ．

以上，五種の名称もまた運気相臨の状況に基づいて分類した五大類型であるから，一類毎に60年中に各々12年を有する．詳しくは下図10.2.8-1に提示した．

　このように分類することにより，毎年の気候の変化を推算する際に，五運と六気の運用において主次の判断が容易となる．順化・天刑の年は，「気が運を生ず」・「気が運に剋つ」であるから，"気が盛んで運が衰える"に属し，故にその年の気候変化を推算するときには，六気を主となし五運を参考とするのである．逆に，小逆・不和の年には，「運が気を生ず」・「運が気に剋つ」であり，"運が盛んで気が衰える"に属するので，五運を主として，六気を参考とするのである．天符の年は，「運気相同じ」であるから，文字通り"運気相同"に属するので，五運と六気の両者は結合して運用される．

　戊戌の年は，天干の戊は火（運）に属し，地支の戌は太陽寒水の司天（気）であり，水はよく火に剋つので，気は運に剋つ．故にこの年を天刑と称し，気候の変化は六気を主とするのである．乙亥の年は，天干の乙は金（運）に属し，地支の亥は厥陰風木の司天（気）であり，金はよく木に剋つので，運は気に剋つ．故にこの年を不和と称し，気候の変化は五運を主とするのである．また丙辰の年は，天干の丙は水（運）に属し，地支の辰は太陽寒水の司天（気）であり，運と司天の気とは同じく水に属するので，天符の年と称するのであり，運と気は同じく寒水に属するので結合して運用し，気候の変化は一般の年に比較して激しい．

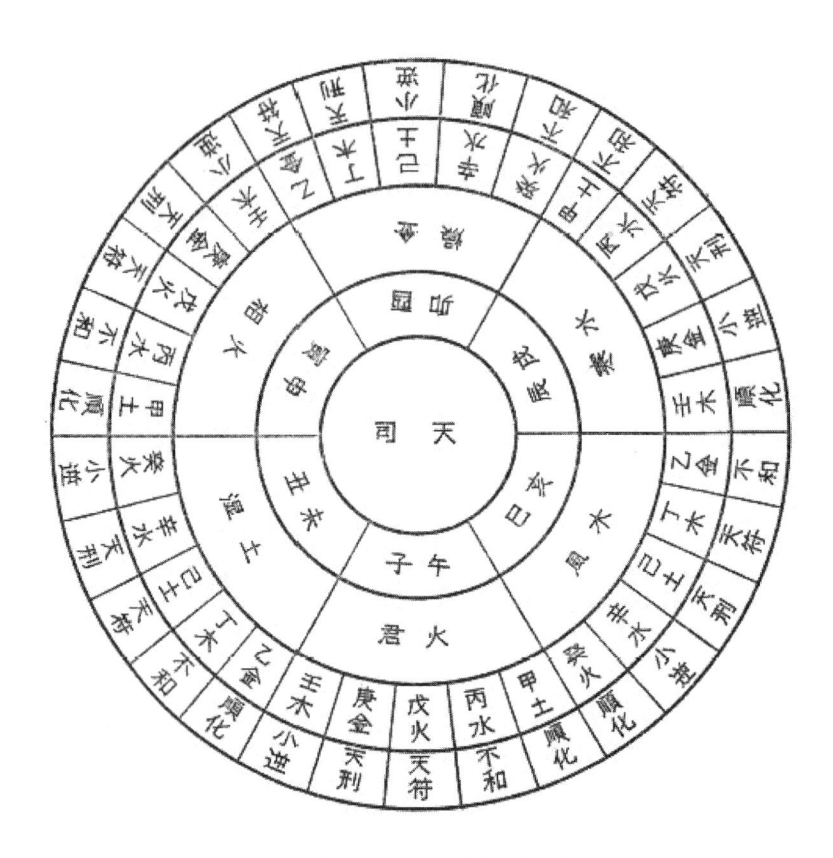

図10.2.8-1：60年の運気相臨盛衰図

　『黄帝内経素問』五常政大論篇には，天刑に類する記述がみられる．歳運に相当する藏は，

その機能が旺盛になるはずであるが，天の気が藏気を抑制することがあるからで，具体的には，司天あるいは在泉の気が抑制するのである．（素問70-22）司天・在泉に応じた自然現象と身体症状が提示されている（表10.2.8-1）．

表10.2.8-1：歳気に応じない場合の現象と症状

型	司天・在泉	五行的考え方	自然現象	身体症状	出典
少陽・厥陰	少陽相火司天	金気による木気抑制	草木眚	欬嚏鼽衄鼻窒	（素問70-22）
		火気亢進	燔炳・大暑	口瘍寒熱胕腫	
	厥陰風木在泉	木気による土気抑制	塵沙飛揚	心痛胃脘痛・厥逆鬲不通	
陽明・少陰	陽明燥金司天	木気による土気抑制	土迺眚	筋痿不能久立	（素問70-23）
		金気亢進	凄滄數至，木伐草萎	脇痛目赤・掉振鼓慄	
	少陰君火在泉	火気亢進	暴熱至・土迺暑・火行于稿・流水不冰，蟄蟲迺見	小便變・寒熱如瘧，甚則心痛	
太陽・太陰	太陽寒水司天	火気の暴発	火且明・丹起・金迺眚・火氣高明・熱氣妄行	心熱煩嗌乾・善渴鼽嚏・喜悲數欠	（素問70-24）
		水気による火気抑制	寒清時舉，勝則水冰・寒迺復，霜不時降	善忘，甚則心痛	
	太陰湿土在泉	土気亢進	土迺潤・水豐衍	水飲内稸・中滿不食・皮痛肉苛・筋脉不利	
		土気による水気抑制	寒客至・沈陰化・濕氣變物	甚則胕腫・身後癰	
厥陰・少陽	厥陰風木司天	土気による水気抑制	水迺眚	體重肌肉萎・食減口爽	（素問70-25）
		木気亢進	風行太虛・雲物搖動	目轉耳鳴	
	少陽相火在泉	火気亢進	地迺暑・大熱消爍・蟄蟲數見・流水不冰	赤沃下	
少陰・陽明	少陰君火司天	金気による木気抑制	草木眚	喘嘔寒熱・嚏鼽衄鼻窒	（素問70-26）
		火気亢進	大暑流行・金爍石流	瘡瘍燔灼	
	陽明燥金在泉	金気亢進	地迺燥清・凄滄數至		
		金気による木気抑制	肅殺行・草木變	脇痛善太息	
太陰・太陽	太陰湿土司天	土気による水気抑制	黑起水變	陰痿・氣大衰而不起不用・腰脽痛・厥逆	（素問70-27）
		土気亢進	埃冒雲雨	胸中不利	
	太陽寒水在泉	水気亢進	大寒且至・蟄蟲早附・地裂冰堅・行水減也	心下否痛・少腹痛・時害於食・水增・味迺鹹	

空欄：記載なし

2) 天符・歳会

　運と気の結合の異なった状況に基づいて，天符・歳会・太一天符・同天符・同歳会の五種の異なった年度に分ける．ここでいう天符とは前に述べた運気相同の天符の年と同じで，歳会などの四種の年度も，以上の順化・天刑などの四類の年度に各々包括される．ただし，この二種の分類の意義は，根本において差異がある．前述した順化・天刑・小逆・不和・天符の分類においては，毎年の気候の変化を推算するとき，五運と六気の二つの論述方法において運用の主次を決定するために用いられる．一方，歳会・同歳会・天符・同天符・太一天符の五種の年度は，これらの年度における気候変化の強弱の総体的状況を説明するために用いられる．本来は，これらの歳には歳気は和順で，特に太一天符においては益々和平である．しかし，歳気の変化により病が生じた場合には，異なった反応が出現する．一般的にいって，天符・同天符の年の気候変化は，速くて強い．歳会・同歳会の年の気候変化は，緩漫で激しくない．太一天符の年には，気候の異常変化が最も甚だしい．具体的状況は，当然運気相臨の盛衰と結合させて，各年の運あるいは気に基づいて詳しく分析を加えなければならない．

①天符

　歳運と司天の気が結合したものを天符と称する．（素問66-4）

　『黄帝内経素問』六微旨大論篇（素問68-5）に，「帝曰く，土運之歳，上に太陰見れ，火運之歳，上に少陽少陰見れ，金運之歳，上に陽明見れ，木運之歳，上に厥陰見れ，水運之歳，上に太陽見るるは奈何．岐伯曰く，天之與に會する也．故に天元冊に天符と曰う」と述べられている．ある運の歳とは大運を指し，上にある気を見すとは司天を指す．例えば，土運が歳を主り，それに太陰湿土の司天が加わると，歳運と司天の気は同じく土に属するので，その年を天符と称する．（素問68-5）また，貴賎によって天府を表現すると執法（法を執行する官）であり，この場合の病気の進行は急性で危険であるとした．（素問68-5）

　甲子が1循環する60年の中で，天符に出会うものは全部で12年ある．（素問71-17）天符の歳は，以下の表10.2.8-2のようにまとめられる．

表10.2.8-2：天符の歳

年号	大運	太過・不及	司天之気	備考
己丑	土	不及	太陰湿土	太一天符でもある
己未	土	不及	太陰湿土	太一天符でもある
乙卯	金	不及	陽明燥金	
乙酉	金	不及	陽明燥金	太一天符でもある
丙辰	水	太過	太陽寒水	
丙戌	水	太過	太陽寒水	
丁巳	木	不及	厥陰風木	
丁亥	木	不及	厥陰風木	
戊子	火	太過	少陰君火	
戊午	火	太過	少陰君火	太一天符でもある
戊寅	火	太過	少陽相火	
戊申	火	太過	少陽相火	

②歳会

歳運と年支の五行の属性が同じものを歳会と称する。（素問66-4）

『黄帝内経素問』六微旨大論篇（素問68-4）に、「木運は卯に臨み、火運は午に臨み、土運は四季に臨み、金運は酉に臨み、水運は子に臨む。いわゆる歳会は、気の平なり」と述べられている。これは、十二支を方位に分布させ、子（北）・午（南）・卯（東）・酉（西）と、辰・戌・丑・未（中央の土）とし、これらを五方の標準位とし、この外の寅・申・巳・亥を非該当としたものである。歳運が五方の標準位と一致した場合には気候は正常で、異変があっても軽微とし、一致しない場合には気候の異変をきたしやすいとした。（素問68-4）また、貴賎によって歳会を表現すると行令（政令を行う官）であり、この場合の病気の進行は緩徐であるとした。（素問68-5）歳運は当然五行を天干に配合して説明したものであり、毎年の六気の十二の地支も、またその五行の属性を有することを説明している。すなわち、概説で述べたところの地支に五行を配した表（表10.2.2-4）である。この節の経文で述べた木運が卯に臨むなどは、歳運が木で、年支の卯もまた木に属し、その五行属性が相同じであるから、これを歳会の年と称するのである。

60年間に、歳会に出会うのは合計して8年あり、そのうち己丑・己未・乙酉・戊午の4年は天符と同じで、実際は4年だけである。歳会の歳は、以下の表10.2.8-3のようにまとめられる。

なお、歳運と年支の五行の属性が同じものとして歳会をとらえると、壬寅・庚申・癸巳・辛亥の4年も条件を満たすことになり、これらを類歳会と呼ぶことがある。『類経』では、このうち癸巳・辛亥の2年は、司天・在泉と陰陽のバランスがとれており、歳会ではないとしても平気をうる条件を満たすとしている。

表10.2.8-3：歳会の歳

年号	大運	年支五行属性
甲辰	土	土
甲戌	土	土
己丑	土	土
己未	土	土
乙酉	金	金
丁卯	木	木
戊午	火	火
丙子	水	水

③太一天符

天符に出会ったもので、また歳会となるのを太一天符と称する。（素問66-4）・（素問68-5）

『黄帝内経素問』天元紀大論篇（素問66-4）では、「三つ合するは治まるとなす」と称している。六微旨大論篇（素問68-5）では、また「太一天符の会」とも称している。例えば、己丑の年は、己が土運で丑が太陰湿土の司天であるから、これは天符である。同時に、年支の丑の五行の属性もまた土であり、運の属性と相同じであるから、これは歳会である。その三者

（運・司天の気・年支）が同じく土に属するので，太一天符の年と称する．また，貴賎によって太一天符を表現すると貴人（尊貴な君主）であり，この場合，急激な病気で死亡するとした．（素問68-5）

60年間に太一天符に出会うのは，合計4年である．すなわち，上の歳会と天符とは同じ4年である．太一天符の歳は，以下の表10.2.8-4のようにまとめられる．

表10.2.8-4：太一天符の歳

年号	大運	太過・不及	司天の気	年支五行属性
己丑	土	不及	太陰湿土	土
己未	土	不及	太陰湿土	土
乙酉	金	不及	陽明燥金	金
戊午	火	太過	少陰君火	火

④同天符

年干と年支が等しく陽（過多）に属し，同時に歳運もまた在泉の気の属性と同じであると，それを同天符とする．『黄帝内経素問』六元正紀大論篇（素問71-17）で説く「過多にして加うるは同天符」である．例えば，甲辰の年は，甲が陽に属し土運過多であり，年支の辰もまた陽に属する．辰年は太陽寒水の司天，太陰湿土の在泉であり，在泉の気の土と土運とは同じであるから，同天符の年と称する．

60年間で同天符と出会うのは合計6年であり，そのうち甲辰・甲戌の2年は歳会と同じあるから，実際には4年にすぎない．（素問71-17）同天符の歳は，以下の表10.2.8-5のようにまとめられる．

表10.2.8-5：同天符の歳

年号	干支属性	大運	在泉の気
甲辰	陽	土	土
甲戌	陽	土	土
庚子	陽	金	金
庚午	陽	金	金
壬寅	陽	木	木
壬申	陽	木	木

⑤同歳会

年干と年支とが等しく陰（不及）に属し，同時に歳運もまた在泉の気の属性と同じであると，それを同歳会とする．『黄帝内経素問』六元正紀大論篇（素問71-17）で説くところの「不及にして加うるは同歳会」である．例えば，辛丑の年は，辛が陰に属し歳運が不及であり，年支の丑もまた陰に属する．丑年が太陰湿土の司天で，太陽寒水の在泉であり，在泉の気の水と水運は同じであるから，同歳会の年と称する．

60年間で同歳会と出会うのは，合計6年である．（素問71-17）同歳会の歳は，以下の表10.2.8-6のようにまとめられる．

表10.2.8-6：同歳会の歳

年号	干支属性	大運	在泉の気
辛未	陰	水	水
辛丑	陰	水	水
癸卯	陰	火	君火
癸酉	陰	火	君火
癸巳	陰	火	相火
癸亥	陰	火	相火

　総じていうと，天符・歳会などは，運気相合の異なった年度を区別し，一歩進んで気候の常態と変化とを分析するのに用いられる．60年間で，天符の年が12，歳会の年が8，太一天符の年が4，同天符の年が6，同歳会の年が6，合計36年である．重複する10年を除くと，実際には26年になる．

3) 平気

　平気とは，太過でもなく，また不及でもない気を指すのである．（素問9–4）『黄帝内経素問』六元正紀大論篇（素問71–15）では，正歳とも表現されている．五行を十干に配し，陰陽二つの大類型に分けることは上述した．すなわち，五運を太過・不及の年に分けて別に平気の説がないのは，ここで述べる平気とは，運と気(干と支)を結合させた後，歳運の大過・不及と六気の司天および地支五行の属性の方位関係から確定されるものであるからである．その際，歳運太過には六気の司天を，歳運不及には六気の司天あるいは地支五行属性の方位関係を対応させる．それゆえ『類経』運気篇では，「運が太過であれば抑せられ，運が不及なれば助けを得る」と述べている．したがって，平気が生ずる．例えば，戊辰の年は戊が火運太過であり，辰年は太陽寒水の司天である．過多の戊火が司天の寒水の気に抑えられ，そこで平気を得るのである．また，例えば，辛亥の年は辛が水運不及で，年支の亥は北方の水に属し，水運不及は年支の北方の水の助けを得られるので，また平気を得るのである．春は万物を生み出して殺すことなく，夏は万物を生長させて罰することなく，長夏は万物を化育して制することなく，秋は万物を収めて傷害することなく，冬は万物を蔵して抑えることがないものを平気と表現されている．（素問70–7）

　平気の年は，また上に述べた天刑・天符などの年度に属し，決して運気相臨の盛衰で五類に分けた年度以外のものではない．それは，気候の正常変化，すなわち異常変化があったとしても，比較的微弱であることを説明するものである．甲子が1周する60年間で，運の太過が抑制されて得られる平気は斉化平気といわれ，合計6年である．すなわち，戊辰・戊戌・庚子（同天符）・庚午（同天符）・庚寅・庚申である．また，運の不及が助けを得て平気に至るのもまた6年，すなわち乙酉（天符）・丁卯（歳会）・己丑（歳会）・己未（歳会）・辛亥・癸巳（同歳会）である（干支の後に括弧で天符・歳会などの分類を相当する場合，併記した）．このうち，乙酉・己丑・己未は，司天の気ならびに地支の五行属性により補われており，同化平気といわれる．一方，丁卯・辛亥・癸巳は，地支の五行属性のみにより補わており，干徳符平気といわれる．表10.2.8-7のようにまとめられる．

　なお，『黄帝内経素問』六元正紀大論篇（素問71–3）・（素問71–5）・（素問71–7）・（素問71–9）・（素問71–11）・（素問71–13）では，太過・不及の歳において，その歳運とは異なる運

における平気に相当する場合があることについても述べている．また，同天符・同歳会・天符・太一天符の24年を平気とみなしてもいる．（素問71–17）

表10.2.8-7：平気

年号	大運	司天	地支五行属性	備考
戊辰	火運太過	太陽寒水	土	斉化平気
戊戌	火運太過	太陽寒水	土	斉化平気
庚子（同天符）	金運太過	少陰君火	水	斉化平気
庚午（同天符）	金運太過	少陰君火	火	斉化平気
庚寅	金運太過	少陽相火	木	斉化平気
庚申	金運太過	少陽相火	金	斉化平気
乙酉（天符）	金運不及	陽明燥金	金	同化平気
丁卯（歳会）	木運不及	陽明燥金	木	干徳符平気
己丑（歳会）	土運不及	太陰湿土	土	同化平気
己未（歳会）	土運不及	太陰湿土	土	同化平気
辛亥	水運不及	厥陰風木	水	干徳符平気
癸巳（同歳会）	火運不及	厥陰風木	火	干徳符平気

10.2.9　運気の関連作用

1）　生長作用

　六気によって生長できない生物は，剋する六気がさらに剋する五運に加乗される場合には，生長障害が甚だしい．六気が制する作用を発揮することを気主，五運が万物を発生させる作用を発揮することを歳立という．在泉の気は自分が剋することができる相手を制し，司天の気は自分を剋することができる相手を制し，司天の気は色を制し，在泉の気は形を制し，五蟲が盛衰するのは各々六気の本来あるべき作用に従うとされる．（素問70–29）

　五蟲の発育については，『黄帝内経素問』五常政大論篇（素問70–28）に詳細に述べられている．六気と同類の気に属する五蟲は繁殖し，同類の気に属さない五蟲は衰微する．これが自然界の法則としている．表10.2.9-1のようにまとめることができる．

表10.2.9-1：六気に基づく五蟲の発育について

司天・在泉	静	育	不成	耗	不育
厥陰風木司天 厥陰風木在泉	毛蟲	羽蟲 毛蟲	介蟲	倮蟲	羽蟲
少陰君火司天 少陰君火在泉	羽蟲	介蟲 羽蟲	毛蟲	介蟲	介蟲
太陰湿土司天 太陰湿土在泉	倮蟲	鱗蟲 倮蟲	羽蟲 鱗蟲		
少陽相火司天 少陽相火在泉	羽蟲	毛蟲 羽蟲	倮蟲	介蟲	毛蟲
陽明燥金司天 陽明燥金在泉	介蟲	羽蟲 介蟲	介蟲	毛蟲	羽蟲
太陽寒水司天 太陽寒水在泉	鱗蟲	倮蟲		鱗蟲	倮蟲

出典：（素問70-28）　　　　　　　　　　　　　　　　　　　　空欄：記載なし

　五運が天地中間に位置し万物を生成することは中根と表現され，これは一方で神機ともいわれ，動物的生命機能を指す．一方，六気はその外に位置するため外根と表現され，これは一方で気立ともいわれ，植物的生命機能を指す．五運六気は各々生成化育の作用を持ち，これらは五種類に分類される．すなわち，五気（風・熱・湿・燥・寒）・五味（酸・苦・甘・辛・鹹）・五色（青・赤・黄・白・黒）・五類（毛・羽・倮・介・鱗）・五宜（散・軟・緩・収・堅）である．

　五類といわれる動物は，気が発生すると生成化育し，気が散布して形体が備わり，気が行き渡り繁殖し，気が尽きると形が変ずるという経過をとるが，五味をもつ植物では，生成化育に薄厚の差，成熟に多少の差があり，過程が異なる．この理由としては，在泉の気が抑制することが挙げられる．（素問70-30）在泉の気による植物の生成変化は，表10.2.9-2の通りである．

表10.2.9-2：在泉による植物生成変化

在泉	不生	味	治（生成良好）	穀
少陽相火在泉	寒毒	辛	苦酸	蒼丹
陽明燥金在泉	濕毒	酸	辛苦甘	丹素
太陽寒水在泉	熱毒	苦	淡鹹	黔秬
厥陰風木在泉	清毒	甘	酸苦	蒼赤
少陰君火在泉	寒毒	辛	辛苦甘	白丹
太陰湿土在泉	燥毒	鹹	甘鹹	黔秬

出典：（素問70-30）

2）　司天を基準とした運気の状況

　本項には，治療，養生についても触れられている．内容の理解には重要として，詳細を記述している．

①太陽司天の政

（1）五運からみた特徴

　太陽司天の政において，五運からみた特徴は，以下の表10.2.9-3の通りである．

表10.2.9-3：太陽司天の政における五運からみた特徴

紀年	司天	中運	在泉	運	化	変	病	運五歩											備註
								初之運		二之運		三之運		四之運		五之運			
								客	主	客	主	客	主	客	主	客	主		
壬辰	太陽	太角	太陰	風	鳴紊啓拆	振拉摧抜	眩掉目瞑	太角	太角	少徴	少徴	太宮	太宮	少商	少商	太羽	太羽		
壬戌	太陽	太角	太陰																
戊辰	太陽	太徴	太陰	熱	暄暑鬱燠	炎烈沸騰	熱鬱	太徴	少角	少宮	太徴	太商	少宮	少羽	太商	少角	少羽		同正徴
戊戌	太陽	太徴	太陰																
甲辰	太陽	太宮	太陰	陰埃	柔潤重澤	震驚飄驟	濕・下重	太宮	太角	少商	少徴	太羽	太宮	太角	少商	少徴	太羽		歳會 同天符
甲戌	太陽	太宮	太陰																
庚辰	太陽	太商	太陰	涼	霧露蕭飋	肅殺凋零	燥・背瞀胸滿	太商	少角	少羽	太徴	少角	少宮	太徴	太商	少宮	少羽		
庚戌	太陽	太商	太陰																
丙辰	太陽	太羽	太陰	寒	凝慘凓洌	冰雪霜雹	大寒留於谿谷	太羽	太角	太角	少徴	少徴	太宮	太宮	少商	少商	太羽		天符
丙戌	太陽	太羽	太陰																

出典：（素問71-3）

（2）六気からみた特徴

『黄帝内経素問』六元正紀大論篇（素問71-4）に，解説されている．

歳運が太過であるために，気の生化作用が天の時令より早まり，司天の気は引き締まり，在泉の気は安静となる．寒気が宇宙に充満して，陽気は作用を発揮できない．司天の水気と在泉の土気とが特性を統合して，天上においては水星と土星が各々，上半期・下半期によく輝く．

この歳に生長する穀物は司天の水気に属する黒色の穀物である豆と在泉の土気に属する黄色の穀物である稷であり，司天の寒気の作用は厳しく，在泉の湿気の指令は緩慢である．寒気の作用が大いに満ち溢れ，陰中の陽気は抑制されるので，河川や沼沢には立ち上がる陽気が不足して，遮られた火気が発するには時令を待つしかない．少陽相火が主治する時節となれば，すなわち主気としてみた三之気となれば，鬱屈した火気がようやく作用を発揮して，三之気の客気の太陽寒気と主気の少陽火気とが交流して，雨が初めて降る．徐々に雨が降らなくなり，歳後半の太陰湿土が在泉となり支配する時期になると，雨雲は北の空に集まる．湿土の生化作用が四方に行き渡り，潤いは万物に注がれ，太陽寒水の気は上に広く発動され，五之気である少陰君火の熱気による雷は下で鳴り響き，司天の寒気と在泉の湿気が天地の間で互いに交流して，1年を終える．

人は寒湿の邪気による病気となり，発症すると肌肉が萎縮して，足も萎縮して力が抜けて不自由となり，下痢して上部の七竅から出血する．

太陽司天の政において，六気からみた特徴は以下の表10.2.9-4の通りである．

表10.2.9-4：太陽司天の政における六気からみた特徴

	主気	客気	自然	人
初之氣	厥陰風木	少陽相火	温暖・草木生長	伝染性疾患・温病・身熱・頭痛・瘡瘍
二之氣	少陰君火	陽明燥金	涼気	寒病・腹部膨満
三之氣	少陽相火	太陽寒水	寒気・冷雨	熱中・癰疽・下痢・心熱・瞀悶
四之氣	太陰湿土	厥陰風木	風湿相争・雨・草木生長	大熱・呼吸促速・肌肉萎縮・足萎縮・赤白下痢
五之氣	陽明燥金	少陰君火	陽気回復・草木生長	安泰で罹患しにくい
終之氣	太陽寒水	太陰湿土	寒気凝集・塵埃舞上	寒病・妊婦死亡

出典：(素問71-4)

　苦味および燥性の食事あるいは薬物によって湿気を除去して燥にし，苦味および温性の食事あるいは薬物によって寒気を除去して温とするべきである．必ず，司天・在泉の気に剋される気，あるいは太過の気に剋される気の鬱気を解除するには，太過の運気を抑制して，その打ち負かされる運気を扶助しなければならない．歳穀あるいは年穀といわれる，その歳の運気に適した穀物を摂取して，その人の真気を強くし，病気に陥れる邪気を避けて，正気を安泰にし，司天・在泉と歳運の気の異同に基づいて，その異同を調和するように，気味の多少によって，気の異同を制御すべきである．司天・在泉の寒気と湿気と同等の性質の歳運の歳は，太宮・太羽の運の歳，すなわち太陽寒水司天・太陰湿土在泉で，土運太過・水運太過の歳は，燥性・熱性の食品や薬物で調和させ，司天・在泉の寒気と湿気に異なる性質の歳運の歳は，太角・太徴・太商の運の歳，すなわち太陽寒水司天・太陰湿土在泉で，木運太過・火運太過・金運太過の歳は，燥性湿性の食品や薬物で調和させる．故に司天・在泉の気と運が同じ性質で重なり合う歳運の歳は，制する食品・薬物を多くし，異なる性質の歳運の歳は，制する食品・薬物を少なくする．さらに，時令に基づいて寒・涼・温・熱薬の使用時期を決める必要がある．すなわち，寒薬を用いる場合に寒の気候を避け，涼薬を用いる場合に涼の気候を避け，温薬を用いる場合に温の気候を避け，熱薬を用いる場合に熱の気候を避ける．食物を用いた摂生も方法を同様にすべきである．

②陽明司天の政

（1）五運からみた特徴

陽明司天の政において，五運からみた特徴は，以下の表10.2.9-5の通りである．

表10.2.9-5：陽明司天の政における五運からみた特徴

紀年	司天	中運	在泉	運	勝気	復気	初之運		二之運		三之運		四之運		五之運		備注
							客	主	客	主	客	主	客	主	客	主	
丁卯 丁酉	陽明 陽明	少角 少角	少陽 少陽	風清熱	清気	熱気	少角	少角	太徴	太徴	少宮	少宮	太商	太商	少羽	少羽	同正商 丁卯歳會
癸卯 癸酉	陽明 陽明	少徴 少徴	少陽 少陽	熱寒雨	寒気	雨気	少徴	太角	太宮	少徴	少商	少宮	太羽	太商	太角	太羽	同正商 同歳會
己卯 己酉	陽明 陽明	少宮 少宮	少陽 少陽	雨風涼	風気	涼気	少宮	少角	太商	太徴	少羽	少宮	少角	太商	太徴	少羽	
乙卯 乙酉	陽明 陽明	少商 少商	少陽 少陽	涼熱寒	熱気	寒気	少商	太角	太羽	少徴	太角	太宮	少徴	太商	太宮	太羽	同正商・乙卯天符 乙酉歳會・太一天符
辛卯 辛酉	陽明 陽明	少羽 少羽	少陽 少陽	寒雨風	雨気	風気	少羽	少角	少角	太徴	太徴	少宮	少宮	太商	太商	少羽	同少宮

出典：（素問71-5）

（2）六気からみた特徴

『黄帝内経素問』六元正紀大論篇（素問71-6）に，解説されている．

運気が不及であるために，気の生化作用の運行は天の時令より遅れて，司天の気は張り詰め，在泉の気は明るく澄み渡り，少陰の陽の熱気はその作用を十分に発揮し，そのため炎暑の気が広く行き渡り，司天の化により万物は乾燥して堅く，陽明司天の金気が少陰在泉の熱気に剋されるので穏やかな木の風気が活動する．風気と燥気が勝手に運行し交流すれば，陽気が多く陰気が少なくなる．主気の四之気の太陰湿土の気が時令を主る時期になると，雨雲が北空に集まり，湿潤の気の作用が広く行き渡り，燥気が極まって湿気となる．その歳に生長する穀物である年穀は，司天の金気に属する白色の穀物である稲と在泉の火気に属する赤色の穀物である麦，間穀は，一般に左右四間に属する色の穀物であるが，ここでは，その歳の客気において太過となる間気の働きを受けて良く成熟する穀物をいう．これは，歳運によって定まるものである．生育せず，傷害を受けやすいものは，白色の甲羅をもつ動物と種々の羽をもつ動物である．陽明司天の金気と少陰在泉の火気とが特性を合し，天上では金星と火星の輝きに呼応する．

司天の燥気の作用は急迫で，在泉の熱気の作用は急激なので，冬季に冬眠するはずの虫・動物は潜伏しないで現れ，河川の水は氷らない．人が病気になると，咳嗽，咽喉腫脹閉塞，突発的な悪寒発熱，金気の清冷による戦慄，小便不通，下腹腫脹が現れる．もし，司天の清涼の気が前半年に強く作用すれば，木に属する毛をもつ動物は死に，在泉の熱気が後半年に急激になれば，金に属する甲羅や殻をもつ動物に障害が出る．勝気と復気が急激に起これば，万物はかき回され，大いに自然の秩序が乱れ，清涼の気と熱暑の気とが天地の間で交流しあって，1年を終える．

陽明司天の政において，六気からみた特徴は，以下の表10.2.9-6の通りである．

表10.2.9-6：陽明司天の政における六気からみた特徴

	主気	客気	自然	人
初之氣	厥陰風木	太陰湿土	氷・寒雨	発熱・顔面腫脹・傾眠・鼻閉・鼻出血・嚔・欠伸・嘔吐・淋瀝
二之氣	少陰君火	少陽相火	陽気充満	安泰・時に伝染病により突然死
三之氣	少陽相火	陽明燥金	涼気・燥から湿	悪寒発熱
四之氣	太陰湿土	太陽寒水	寒雨	卒倒・戦慄・譫妄・浅表性呼吸・咽乾・癰腫・瘡瘍・瘧寒・骨萎・血便
五之氣	陽明燥金	厥陰風木	春気・草木生栄	安泰で罹患しにくい
終之氣	太陽寒水	少陰君火	温暖	安泰・温病

出典：（素問71-6）

　歳穀というその歳に適した司天・在泉に属する穀物を食べて，人体の正気を安らかにし，司天・在泉の気に相応させて，間穀という五穀の年穀に当たらないもので，かつ部主の太運に属する穀物を食べて，邪気を去り，この歳では，鹹味あるいは苦味により，あるいは辛味により治療する．すなわち，鹹味で患者を発汗させ，苦味で患者を冷やし，患者にある邪気を発散させ，その運気を安泰にし，邪を受けることがないようにし，その司天・在泉の気により剋される気，あるいは剋すことができる気に剋される不及の気の鬱気を取り除き，その生成化育の源を助けるべきである．

　寒熱の程度により，その制御を調節し，歳運が在泉の熱気に同じ性質の歳運の歳は，司天の気に属する清涼の作用の食物・薬物を多く摂取し，歳運が司天の清涼の気と同じ性質の歳運の歳は，在泉の気に属する熱火の作用の食物を多く摂取する．さらに，時令に基づいて寒・涼・温・熱薬の使用時期を決める必要がある．すなわち，涼薬を用いる場合に涼の気候を避け，熱薬を用いる場合に熱の気候を避け，寒薬を用いる場合に寒の気候を避け，温薬を用いる場合に温の気候を避ける．食物を用いた摂生の方法も，同様にすべきである．

③少陽司天の政

（1）五運からみた特徴

　少陽司天の政において，五運からみた特徴は，以下の表10.2.9-7の通りである．

表10.2.9-7：陽明司天の政における五運からみた特徴

紀年	司天	中運	在泉	運	化	変	病	初之運 客	初之運 主	二之運 客	二之運 主	三之運 客	三之運 主	四之運 客	四之運 主	五之運 客	五之運 主	備註
壬寅	少陽	太角	厥陰	風鼓	鳴紊啓坼	振拉摧拔	掉眩支脇驚駭	太角	太角	少徵	少徵	太宮	太宮	少商	少商	太羽	太羽	同天符
壬申	少陽	太角	厥陰															
戊寅	少陽	太徵	厥陰	暑	暄曜鬱燠	炎烈沸騰	上熱鬱・血溢血泄・心痛	太徵	少角	少宮	太徵	太商	少宮	少羽	太商	少角	少羽	天符
戊申	少陽	太徵	厥陰															
甲寅	少陽	太宮	厥陰	陰雨	柔潤重澤	震驚飄驟	體重胕腫痞飲	太宮	太角	少商	少徵	太羽	太宮	太角	少商	少徵	太羽	
甲申	少陽	太宮	厥陰															
庚寅	少陽	太商	厥陰	涼	霧露清切	肅殺凋零	肩背胸中	太商	少角	少羽	太徵	少角	少宮	太徵	太商	少宮	少羽	同正商
庚申	少陽	太商	厥陰															
丙寅	少陽	太羽	厥陰	寒肅	凝慘溧冽	冰雪霜雹	寒浮腫	太羽	太角	太角	少徵	少徵	太宮	太宮	少商	少商	太羽	
丙申	少陽	太羽	厥陰															

出典：（素問71-7）

（2）六気からみた特徴

　『黄帝内経素問』六元正紀大論篇（素問71-8）に，解説されている．

　歳運が太過であるために，気の生化作用の運行は天の時令より早まり，司天の気は主気の三之気と等しく生化が正常に行われ平穏であり，在泉の気は主気の六之気の太陽寒水とは陰陽の気が異なるため乱れ，在泉の気は厥陰風木であるため風が突然発生し，木は倒され砂は巻き上がり，相生関係に従い炎火が四方に行き渡る．厥陰風木の気が行き渡り，少陽相火の気が生化作用を発揮して雨が時節通りに降り，少陽相火と厥陰風木の気は特性を同じくして作用するので，天上においては火星と木星の輝きに呼応する．そして，各々が上半期・下半期によく輝く．その歳に生長する穀物である年穀は司天の火気に属する赤色の穀物である麦と在泉の木気に属する青色の穀物である麻，司天の火気の作用は厳粛で，在泉の木気の指令は乱れる．故に風気と熱気が入り混じって広く行き渡り，雲が湧き上がるように出現する．こうして太陰湿土の気が 恣 に行き渡れば，次には寒が到来し，涼雨が共に発生する．人が病気になると，体内が冷える病気となり，表面に湿疹と腫れ物を発し，内部に下痢・腹満を発生する．事理に通達した聖人は，このような気候に遭遇しても，天地の気を和して争わない．そういう生活をするので病気にならない．天地の気，すなわち熱気と風気の争いが発生すると，人は寒気を伴う熱病，悪寒と発熱を繰り返すマラリヤ様の疾患，下痢，耳が聞こえない病気，目の眩み，嘔吐を発症し，気血が上部に鬱積して，顔が腫れて顔色が変調する．

　少陽司天の政において，六気からみた特徴は，以下の表10.2.9-8の通りである．

表10.2.9-8：少陽司天の政における六気からみた特徴

	主気	客気	自然	人
初之気	厥陰風木	少陰君火	風・温暖・草木早栄	温病・血溢・目充血・咳嗽・頭痛・子宮出血・脇満・瘡
二之氣	少陰君火	太陰湿土	火・白埃・雨	安泰・時に咳嗽，瘡，胸咽不利，頭痛，身熱，意識混濁，膿瘡
三之氣	少陽相火	少陽相火	炎暑・不雨	熱中・聾・目眩・血溢・膿瘡・咳・嘔・衄・嚏・欠伸・喉痺・目の充血・突然死
四之氣	太陰湿土	陽明燥金	炎暑・白露	和平・時に胸腹脹満，身重
五之氣	陽明燥金	太陽寒水	寒気・冷雨・木枯	腠理の収斂・君子は起居に細心の注意を払う
終之氣	太陽寒水	厥陰風木	風・生長・霧・雰	心痛・咳

出典：（素問71-8）

　太過の運気を抑え，剋する作用を受けて抑制される藏府の気を助けるために，必ず司天・在泉の気により剋される気，あるいは太過の気に剋される気の鬱気を解除し，まず五運六気の生成化育の源を調節すれば，過剰な太過による抑制作用は起こらず，重篤な疾患も発症しない．

　故にこの歳に生じた病気の治療においては，鹹辛味を摂取し，また酸味を摂取し，病邪を小便から，あるいは大便から排泄し，あるいは湯液に浸して排除し，あるいは汗により発散させ，気候の寒温を観察して，その過剰な偏りを調え，歳運が風熱に同じ性質の木運太過・火運太過の歳は寒化の作用を多くし，すなわち寒薬を多用し，風熱に異なる性質の土運太過・金運太過・水運太過の歳は，寒化の作用を少なくする，すなわち寒薬の使用を控えるべきである．熱薬を用いる場合に熱の気候を避け，温薬を用うる場合に温の気候を避け，寒薬を用いる場合に寒の気候を避け，涼薬を用いる場合に涼の気候を避ける．食物を用いた摂生の方法も，同様にすべきである．

④太陰司天の政

（1）五運からみた特徴

　太陰司天の政において，五運からみた特徴は，以下の表10.2.9-9の通りである．

表10.2.9-9：太陰司天の政における五運からみた特徴

紀年	司天	中運	在泉	運	勝気	復気	運五歩										備註
							初之運		二之運		三之運		四之運		五之運		
							客	主	客	主	客	主	客	主	客	主	
丁丑 丁未	太陰 太陰	少角 少角	太陽 太陽	風清熱	清気	熱気	少角	少角	太徴	太徴	少宮	少宮	太商	太商	少羽	少羽	同正宮
癸丑 癸未	太陰 太陰	少徴 少徴	太陽 太陽	熱寒雨	寒気	雨気	少徴	太角	太宮	少徴	少商	太宮	太羽	少商	太角	太羽	
己丑 己未	太陰 太陰	少宮 少宮	太陽 太陽	雨風清	風気	清気	少宮	少角	太商	太徴	少羽	少宮	少角	太商	太徴	少羽	同正宮
乙丑 乙未	太陰 太陰	少商 少商	太陽 太陽	涼熱寒	熱気	寒気	少商	太角	太羽	少徴	太角	太宮	少徴	少商	太宮	太羽	
辛丑 辛未	太陰 太陰	少羽 少羽	太陽 太陽	寒雨風	雨気	風気	少羽	少角	少角	太徴	太徴	少宮	少宮	太商	太商	少羽	同正宮

出典：（素問71-9）

（2）六気からみた特徴

『黄帝内経素問』六元正紀大論篇（素問71-10）に，解説されている．

運気が不及であるために，気の生化作用の運行は天の時令より遅れて，司天も在泉もともに陰の性質なので，陰気は作用を強く発揮し，陽気は退避する．大風がしばしば発生し，司天の気は雨となって下降し，在泉の気は寒気となって上昇し，原野には暗く霧が立ち込めて，埃が白く四方に広がり，雲は南の空に流れ集まり，寒雨がたびたび到来し，万物は夏を過ぎてから成長する．

人は寒湿の病気となり，腹が満ち，身体が腫脹し，浮腫，胸の支えと喉への突き上げ，手足の先からの冷え，手足の引き攣れが起こる．

司天の太陰湿土の湿気と在泉の太陽寒水の寒気とが特性を合わせて，黄黒色の暗く立ち込めた埃が天地の間に広く行き渡り，天上では土星と水星の輝きに呼応する．

司天の気の治政は厳粛，在泉の気の指令は静寂，その歳に生長する穀物である年穀は司天の土気に属する黄色の穀物である稷と黒色の穀物である豆である．

故に太陰湿土の気は天上に凝結し，太陽寒水の気は地上に積み重なり，寒水の気が火気に打ち勝てば，氷や雹となり，日の光は地上に届かず，粛殺の気が行き渡る．

故に運気が太過の歳であれば穀物は高い場所に植えるべきで，運気が不及の歳であれば穀物は低い場所に植えるべきである．運気が太過の歳であれば穀物の植え付けは遅くすべきで，運気が不及の歳であれば穀物の植え付けは早くすべきである．このように，土地の特徴，天の気候の作用に従うべきある．人の正気も植物の成長の道理に従っており，養うべきである．

太陰司天の政において，六気からみた特徴は，以下の表10.2.9-10の通りである．

表10.2.9-10：太陰司天の政における六気からみた特徴

	主気	客気	自然	人
初之氣	厥陰風木	厥陰風木	春気・風・生気・雨遅	血溢・筋硬直・関節不利・身重・筋萎縮
二之氣	少陰君火	少陰君火	大火・万物化育・雨	温邪による疫病
三之氣	少陽相火	太陰湿土	冷雨・寒気	身重・浮腫・胸腹脹満
四之氣	太陰湿土	少陽相火	寒風・霧・露	腠理熱・血溢・瘧・心腹腫脹・浮腫
五之氣	陽明燥金	陽明燥金	寒露・霜・草木枯	皮膚病
終之氣	太陽寒水	太陽寒水	寒・湿・霜・氷	関節拘縮・腰臀痛

出典：（素問71-10）

必ず司天・在泉の気により剋される気，あるいは剋すことができる気に剋される不及の気の鬱気を取り除き，生成化育の源を摂取しようとすれば，不及の歳運により虚した藏気を益し，邪が勝つようにしてはならない．歳穀を食べて真気を全うし，間穀を食べて精を保つ．

故にこの歳では，苦味のものにより患者を乾かし温め，重症の者は患者にある邪気を発散し，患者にある邪気を便から下すべきである．発汗・瀉下ができなければ，体内に溜まった湿気が体外に溢れ出て，筋肉が腐り，皮膚は裂け，分泌物・血が混じりながら流れ出る．

必ず陽火の気を補充して，厳しい寒を抑制させるために，寒湿の気の程度の差に従い，治療量の判断を変動させる．歳運が在泉の寒気に同じ性質の歳運の歳は熱作用の食物・薬物に

より治療し，歳運が司天の湿気に同じ性質の歳運の歳は乾燥作用の食物・薬物により治療し，歳運の気と司天・在泉の気が異なる場合は投与量を少なくし，同じ場合は投与量を多くする．さらに，時令に基づいて寒・涼・温・熱薬の使用時期を決める必要がある．すなわち，涼薬を用いる場合に涼の気候を避け，寒薬を用いる場合に寒の気候を避け，温薬を用いる場合に温の気候を避け，熱薬を用いる場合に熱の気候を避ける．食物を用いた摂生の方法も，同様にすべきである．

⑤少陰司天の政

（1）五運からみた特徴

少陰司天の政において，五運からみた特徴は，以下の表10.2.9-11の通りである．

表10.2.9-11：少陰司天の政における五運からみた特徴

紀年	司天	中運	在泉	運	化	変	病	運五歩										備註
								初之運		二之運		三之運		四之運		五之運		
								客	主	客	主	客	主	客	主	客	主	
壬子 壬午	少陰 少陰	太角 太角	陽明 陽明	風鼓	鳴紊啓拆	振拉摧抜	支満	太角	太角	少徴	少徴	太宮	太宮	少商	少商	太羽	太羽	
戊子 戊午	少陰 少陰	太徴 太徴	陽明 陽明	炎暑	暄曜鬱燠	炎烈沸騰	上熱血溢	太徴	少角	少宮	太徴	太商	少宮	少羽	太商	少角	少羽	戊子天符 戊午太一天符
甲子 甲午	少陰 少陰	太宮 太宮	陽明 陽明	陰雨	柔潤時雨	震驚飄驟	中満身重	太宮	太角	少商	少徴	太羽	太宮	太角	少商	少徴	太羽	
庚子 庚午	少陰 少陰	太商 太商	陽明 陽明	涼勁	霧露蕭颯	粛殺凋零	下清	太商	少角	少羽	太徴	少角	少宮	太徴	太商	少宮	少羽	同正商 同天符
丙子 丙午	少陰 少陰	太羽 太羽	陽明 陽明	寒	凝惨凓冽	冰雪霜雹	寒下	太羽	太角	太角	少徴	少徴	太宮	太宮	少商	少商	太羽	丙子歳會

出典：（素問71-11）

（2）六気からみた特徴

『黄帝内経素問』六元正紀大論篇（素問71-12）に，解説されている．

歳運が太過であるために，気の生化作用の運行は天の時令より早まり，在泉の気は陽明燥金であるため冷厳で，司天の気は君火であるため明るく，寒気は暑気と交わり，熱気は燥気に加わり，火から土が生じ，さらに金が生じていく中で，湿潤な雲は北空に集まり，湿の作用は行き渡り，時令通りの雨が降り，金気と火気とが特性を合し作用を発揮して，天上においては火星・金星の輝きに呼応する．そして，各々が上半期・下半期によく輝く．

司天の火気の作用は明るく，在泉の金気の指令は冷厳で，その歳に生長する穀物である年穀は司天の火気に属する赤色の穀物である麦と在泉の金気に属する白色の穀物である稲である．

水気と火気，また寒気と熱気は，天地の間に対峙して，病の始まりとなる．

司天の火熱による熱病は上部に生じ，在泉の金清による冷える病は下部に生じ，寒熱の邪気は凌犯して中部に争うと，人は病気となり咳喘し，口鼻目耳からの出血，血便・血尿，鼻閉，嚏，目の充血，外眥の爛れとなり，寒邪による手足の冷えが胃に侵入して，心痛，腰

痛, 腹腫大となる. 咽頭乾燥, 上半身に腫脹が生じる.

　少陰司天の政において, 六気からみた特徴は, 以下の表10.2.9-12の通りである.

表10.2.9-12：少陰司天の政における六気からみた特徴

	主気	客気	自然	人
初之氣	厥陰風木	太陽寒水	寒・氷・霜・陽気鬱屈	関節拘縮・腰臀痛・瘡瘍
二之氣	少陰君火	厥陰風木	陽気・風・春気・繁茂	淋瀝・目の眩みと充血・上部発熱
三之氣	少陽相火	少陰君火	大火・万物繁茂	厥逆・心痛・寒熱・咳喘・目の充血
四之氣	太陰湿土	太陰湿土	蒸暑・大雨・寒熱交代	寒熱・咽喉乾燥・黄疸・鼻閉・鼻出血・水分貯留
五之氣	陽明燥金	少陽相火	暑・万物生長繁茂	健康あるいは温病
終之氣	太陽寒水	太陽寒水	燥・寒気による霜・霧	上部腫脹・咳喘・血溢・下腹部の冷え

出典：（素問71-12）

　必ず太過の運気を抑え, その歳の勝を行うものを考慮して, 司天・在泉の気により剋される気, あるいは太過の気に剋される気の鬱気の発生を解除しようとすれば, まず五運六気の生成化育の源を調節して, 過剰な太過による抑制作用によって病気が発生しないようにしなければならない. 歳穀あるいは年穀といわれる, その歳の運気に適した穀物を食べて, 人体の真気を全うし, 間穀という左右四間の色に属する穀物を食べて, 人を病気に陥れる邪気を避ける.

　この歳に生じた病気の治療においては, 鹹味を摂取することにより堅くなった病気を軟らかにして, 体の上部を調和させ, 重症化すれば苦味を用いて邪気を発散し, 酸味を用いて人体を収斂させて, 下部を安定させる. 重症化すれば苦味を用いて邪気を大便から排泄させる. 運気の異同に適合するように, 使用する薬物の量を加減して, 運が司天の気に同じ性質の木運太過・火運太過の歳は, 寒清の化の作用に基づき寒薬・涼薬を多く用い, 在泉の気に同じ性質の土運太過・金運太過・水運太過の歳は, 温熱の化の作用に基づき, 温薬・熱薬を多く用いる. 熱薬を用いる場合に熱の気候を避け, 涼薬を用いる場合に涼の気候を避け, 温薬を用いる場合に温の気候を避け, 寒薬を用いる場合に寒の気候を避ける. 食物を用いた摂生の方法も, 同様にすべきである.

⑥厥陰司天の政

（1）五運からみた特徴

　厥陰司天の政において, 五運からみた特徴は, 以下の表10.2.9-13の通りである.

表10.2.9-13：厥陰司天の政における五運からみた特徴

紀年	司天	中運	在泉	運	勝気	復気	運五歩										備註
							初之運		二之運		三之運		四之運		五之運		
							客	主	客	主	客	主	客	主	客	主	
丁巳 丁亥	厥陰 厥陰	少角 少角	少陽 少陽	風清熱	清気	熱気	少角	少角	太徴	太徴	少宮	少宮	太商	太商	少羽	少羽	同正角 天符
癸巳 癸亥	厥陰 厥陰	少徴 少徴	少陽 少陽	熱寒雨	寒気	雨気	少徴	太角	太宮	少徴	少商	太宮	太羽	少商	太角	太羽	
己巳 己亥	厥陰 厥陰	少宮 少宮	少陽 少陽	雨風清	風気	清気	少宮	少角	太商	太徴	少羽	少宮	少角	太商	太徴	少羽	同正角
乙巳 乙亥	厥陰 厥陰	少商 少商	少陽 少陽	涼熱寒	熱気	寒気	少商	太角	太羽	少徴	太角	太宮	少徴	太商	太宮	太羽	同正角
辛巳 辛亥	厥陰 厥陰	少羽 少羽	少陽 少陽	寒雨風	雨気	風気	少羽	少角	少角	太徴	太徴	少宮	少宮	太商	太商	少羽	

出典：（素問71-13）

（2）六気からみた特徴

『黄帝内経素問』六元正紀大論篇（素問71-14）に，解説されている.

運気が不及であるために，気の生化作用の運行は天の時令より遅れて，諸もろの平気の歳に相当する場合は，気の生化作用の運行は天の時令に一致する. 司天の気は万物をかき乱し，在泉の気は正常に作用し，風気は広範囲に発生し，炎熱の気候が風に続いて，雲は北空に集まり，湿の作用は行き渡り，司天の風気と在泉の火気が特性を合わせて発揮すれば，天上では木星・火星の輝きに呼応する.

司天の気の治政は擾乱であり，在泉の気の指令は速やかで，その歳に生長する穀物である年穀は司天の木気に属する青色の穀物である麻と赤色の穀物である麦，間穀という左右の四間の色の穀物である麦・稷・稲・豆のうちでは部主の運が太過に属するものを指し，その歳に成長が損なわれる動物は角をもつ動物・羽根をもつ動物である.

風気が土に対して勝を行うと，土の子である金の燥気が復気となり，風の木気を抑制し，次に木の子である火の熱気が金気を抑制することが次々と発生し，風・熱気が旺盛なので冬眠する動物は眠らず活動し，河川の流水は氷らない. 熱病は下部に発生し，風病は上部に発生し，風燥火熱の勝復による影響は中間部に現れる.

厥陰司天の政において，六気からみた特徴は，以下の表10.2.9-14の通りである.

表10.2.9-14：厥陰司天の政における六気からみた特徴

	主気	客気	自然	人
初之氣	厥陰風木	陽明燥金	寒気厳・粛殺の気	右半身下部に寒病
二之氣	少陰君火	太陽寒水	寒・雪・氷・霜・寒雨	体中の熱気
三之氣	少陽相火	厥陰風木	風	涙・耳鳴・眩暈
四之氣	太陰湿土	少陰君火	蒸暑・湿気・熱気	左半身上部の病・黄疸・浮腫
五之氣	陽明燥金	太陰湿土	燥気・湿気・寒気・風雨	寒病
終之氣	太陽寒水	少陽相火	陽気・氷らない・草木生長	流行性の温病

出典：（素問71-14）

司天・在泉の気により剋される気，あるいは剋すことができる気に剋される不及の気の鬱気を取り除き，生成化育の源を補充し，不及の運により虚した藏気を助けて，邪を勝たせてはならない．この歳では，辛味のものにより上半身を調え，鹹味のものにより下半身を調え，少陽相火の気が人体に侵入しないようにすべきである．

さらに，時令に基づいて寒・涼・温・熱薬の使用時期を決める必要がある．すなわち，温薬を用いる場合に温の気候を避け，熱薬を用いる場合に熱の気候を避け，涼薬を用いる場合に涼の気候を避け，寒薬を用いる場合に寒の気候を避ける．食物を用いた摂生の方法も，同様にすべきである．

⑦補足：五音（宮・商・角・徴・羽）

宮・商・角・徴・羽の五音の発明は，非常に古く，『風俗通義』（この伝説はもともと『呂氏春秋』古楽篇が伝えるもの）によれば，「黄帝は伶倫に命じて，嶰渓の谷で竹を採取させ，両側の節を切断して吹かせた」と記載されており，また『易緯乾鑿度』によれば，「大衍の数によって変化が成立する．ゆえに，日の十干は五音である」と記載されている（『黄帝内経素問』金匱眞言論篇（素問4-4）および鍼解篇（素問54-3）を参照）．上古の人々が五音を基準に取って音声の清濁高低を調節したということについて，まず黄鐘の宮の音を基準にし，管の長さを増減して12本の竹管を作り，それを十二律とした．その中から五音階を取り出して文飾し，五声とした．そのうち，宮は最も低く最も濁った音，商はそれに次いで低く濁った音，角は清濁・高低とも中間の音，徴は二番目に高く澄んだ音，羽は最も高く澄んだ音である．五運の生成化育の作用に関しても五音を用い，五天，五気，五行の変化を通じて，また，十干の陰陽を太過と不及に分け，大運（中運）・主運・客運・司天への対応・在泉への対応などに分けることを通じて，万物の生成・敗壊や生死を類推的に探求した．ここに表示すると，表10.2.9-15のようになる．

表10.2.9-15：五天の五気と五音との配当の起源

五気	嵐天の気	素天の気	玄天の気	丹天の気	蒼天の気
色	黄	白	黒	赤	青
気	土	金	水	火	木
経度	心・尾の宿（甲度）に起こり中土（己度）を経る	亢・氐の宿（乙度）に起こり昴・畢の宿（庚度）を経る	張・翼の宿（丙度）に起こり婁・胃の宿（辛度）を経る	牛・女の宿（癸度）に起こり中土（戊度）を経る	危・室の宿（壬度）に起こり柳・鬼の宿（丁度）を経る
五音	甲：陽・土気・太宮　己：陰・土気・少宮	乙：陰・金気・少商　庚：陽・金気・太商	丙：陽・水気・太羽　辛：陰・水気・少羽	戊：陽・火気・太徴　癸：陰・火気・少徴	丁：陰・木気・少角　壬：陽・木気・太角

五運の確定の仕方は，斗建（北斗七星の柄が指す方位）により十干の方位で示し，二十八宿の定位置に基づく．すなわち，牛・女の二宿は北方の東寄りの癸の方位に在り，奎・壁の二宿は西北の戊の方位に当たっているが，丹天の気は牛・女を経て戊の分野にわたるので，戊と癸は火運を主るとされる．次に，心・尾の二宿は東方の北寄りの甲の方位に当たり，

角・軫の二宿は東南の己の方位に当たり，嵐天の気は心・尾と己の分野を経ているので，甲と己は土運を主るとされる．次に，危・室の二宿は北方の西寄りの壬の方位に当たり，柳・鬼の二宿は南方の西寄りの丁の方位に当たっており，蒼天の気は危・室と柳・鬼を経ているので，丁と壬は木運を主るとされる．次に，亢・氐の二宿は東方の南寄りの乙の方位に当たり，昴・畢の二宿は西方の南寄りの庚の方位に当たっており，素天の気は亢・氐と昴・畢を経ているので，乙と庚は金運を主るとされる．次に，張・翼の二宿は南方の東寄りの丙の位に位置しており，婁・胃の二宿は西方の北寄りの辛の方位に位置しており，玄天の気は張・翼と婁・胃を経ているので，丙と辛は水運を主るとされる．十干を陰陽に分け(甲・丙・戊・庚・壬が陽とされ，乙・丁・己・辛・癸が陰とされる)，陽が太，陰が少であるので，これから陽年を太過，陰年を不及として分け，これによって種々の気候の去来や先後が類推される．もし，甲と乙が木気であると知るのみで，甲と己が土運に当たることを知らなければ，五天・五気と五音の太少との組み合わせの起源は理解できない．なお，甲乙を木・東方に，丙丁を火・南方に・戊己を土・中央に，庚辛を金・西方に，壬癸を水・北方に，それぞれ配当する配当法自体は，古代の中国における最も一般的な考え方であり，『管子』四時篇，『呂氏春秋』十二紀，『礼記』月令，『淮南子』天文訓および時則訓などに広く見えている．ただし，ここで説明されているような客運の分類については，異説もある．

　五音の太少の数序については，表10.2.9-16の通りである．

表10.2.9-16：五音の太少の数序の起源

生数	少羽：一	少徴：二	少角：三	少商：四	少宮：五
成数	太羽：六	太徴：七	太角：八	太商：九	太宮：十

註：五行の生数と成数に基づく．

3)　六十甲子五運気行主歳之紀（司天・中運・在泉の数）

　『黄帝内経素問』六元正紀大論篇には，五運の運行における主歳の常数について，六気との関連に基づいて解説されている（表10.2.9-17）．化育の度数を示す数字については，一と六は北・水を，二と七は南・火を，三と八は東・木を，四と九は西・金に属しており，一・二・三・四は生数といい，化育の程度が小であることを示し，六・七・八・九は成数といい，化育の程度は大であることを示す符号である．五は中央・土に属し，生・成の区別はなく，土の化育を表す符号とする．太過の歳は成数，不及の歳は生数，土においては常に生数（五）で表現するともいわれている．（素問71-23）

　また，災害の徴が現れる天空の方角に，一・二・三・四・五・六・七・八・九，の九の宮殿に準えた九宮なるものがあり，一宮は北の叶蟄宮，二宮は西南の玄委宮，三宮は東の倉門宮，四宮は東南の陰洛宮，五宮は中央の招揺宮，六宮は西北の新洛宮，七宮は西の倉果宮，八宮は東北の天留宮，九宮は南の上天宮とする．（素問71-19）

　司天・中運・在泉，勝復，災宮などには常数があり，その理解は重要となる．（素問71-22）

表10.2.9-17：六十甲子五運気行主歳之紀

| 紀年 | 司天 | 中運 | 在泉 | 邪化日 | | 災宮 | 正化日 | | | 薬食宜 | | | 出典 |
				勝気	復気		司天	中運	在泉	司天	中運	在泉	
甲子 甲午	少陰火	太宮土	陽明金				熱化二	雨化五	燥化四	鹹寒	苦熱	酸熱	（素問71–19）
乙丑 乙未	太陰土	少商金	太陽水	熱化	寒化	七	湿化五	清化四	寒化六	苦熱	酸和	甘熱	（素問71–19）
丙寅 丙申	少陽火	太羽水	厥陰木				燥化二	寒化六	風化三	鹹寒	鹹温	辛温	（素問71–20）
丁卯 （歳會） 丁酉	陽明金	少角木	少陰火	清化	熱化	三	燥化九	風化三	熱化七	苦小温	辛和	鹹寒	（素問71–20）
戊辰 戊戌	太陽水	太徴火	太陰土				寒化六	熱化七	湿化五	苦温	甘和	甘温	（素問71–20）
己巳 己亥	厥陰木	少宮土	少陽火	風化	清化	五	風化三	湿化五	火化七	辛涼	甘和	鹹寒	（素問71–20）
庚午 （同天符） 庚子 （同天符）	少陽火	太商金	陽明金				熱化七	清化九	燥化九	鹹寒	辛温	酸温	（素問71–20）
辛未 （同歳會） 辛丑 （同歳會）	太陰土	少羽水	太陽水	雨化	風化	一	雨化五	寒化一	寒化一*	苦熱	苦和	苦熱	（素問71–20）
壬申 （同天符） 壬寅 （同天符）	少陽火	太角木	厥陰木				火化二	風化八	風化八*	鹹寒	酸和	辛涼	（素問71–21）
癸酉 （同歳會） 癸卯 （同歳會）	陽明金	少徴火	少陰火	寒化	雨化	九	燥化九	熱化二	熱化二*	苦小温	鹹温	鹹寒	（素問71–21）
甲戌 （歳會・同天符） 甲辰 （歳會・同天符）	太陽水	太宮土	太陰土				寒化六	湿化五	湿化五*	苦熱	苦温	苦温	（素問71–21）
乙亥 乙巳	厥陰木	少商金	少陽火	熱化	寒化	七	風化八	清化四	火化二	辛涼	酸和	鹹寒	（素問71–21）
丙子 （歳會） 丙午	少陰火	太羽水	陽明金				熱化二	寒化六	清化四	鹹寒	鹹熱	酸温	（素問71–21）
丁丑 丁未	太陰土	少角木	太陽水	清化	熱化	三	雨化五	風化三	寒化一	苦温	辛温	甘熱	（素問71–21）
戊寅 （天符） 戊申 （天符）	少陽火	太徴火	厥陰木				火化七	火化七	風化三	鹹寒	甘和	辛涼	（素問71–21）
己卯 己酉	陽明金	少宮土	少陰火	風化	清化	五	清化九	雨化五	熱化七	苦小温	甘和	鹹寒	（素問71–21）
庚辰 庚戌	太陽水	太商金	太陰土				寒化一	清化九	雨化五	苦熱	辛温	甘熱	（素問71–21）
辛巳 辛亥	厥陰木	少羽水	少陽火	雨化	風化	一	風化三	寒化一	火化七	辛涼	甘和	鹹寒	（素問71–21）
壬午 壬子	少陰火	太角木	陽明金				熱化二	風化八	清化四	鹹寒	酸涼	酸温	（素問71–21）
癸未 癸丑	太陰土	少徴火	太陽水	寒化	雨化	九	雨化五	火化二	寒化一	苦温	鹹温	甘熱	（素問71–21）
甲申 甲寅	少陽火	太宮土	厥陰木				火化二	雨化五	風化八	鹹寒	鹹和	辛涼	（素問71–21）
乙酉 （太乙天符） 乙卯 （天符）	陽明金	少商金	少陰火	熱化	寒化	七	燥化四	清化四	熱化二	苦小温	苦和	鹹寒	（素問71–21）

丙戌 (天符) 丙辰 (天符)	太陽水	太羽水	太陰土				寒化六*	寒化六	雨化五	苦熱	鹹温	甘熱	(素問71-21)
丁亥 (天符) 丁巳 (天符)	厥陰木	少角木	少陽火	清化	熱化	三	風化三*	風化三	火化七	辛涼	辛和	鹹寒	(素問71-21)
戊子 (天符) 戊午 (太一天符)	少陰火	太徴火	陽明金				熱化七*	熱化七	清化九	鹹寒	甘寒	酸温	(素問71-21)
己丑 (太一天符) 己未 (太一天符)	太陰土	少宮土	太陽水	風化	清化	五	雨化五*	雨化五	寒化一	苦熱	甘和	甘熱	(素問71-21)
庚寅 庚申	少陽火	太商金	厥陰木				火化七	清化九	風化三	鹹寒	辛温	辛涼	(素問71-21)
辛卯 辛酉	陽明金	少羽水	少陰火	雨化	風化	一	清化九	寒化一	熱化七	苦小温	苦和	鹹寒	(素問71-21)
壬辰 壬戌	太陽水	太角木	太陰土				寒化六	風化八	雨化五	苦温	酸和	甘温	(素問71-21)
癸巳 (同歳會) 癸亥 (同歳會)	厥陰木	少徴火	少陽火	寒化	雨化	九	風化八	火化二	火化二*	辛涼	鹹和	鹹寒	(素問71-21)

註：司天および在泉の欄における＊の記載は，原文中にはないが，文意に基づき補足したものである．　　　　　空欄：記載なし

10.2.10　運気の勝復

　勝気とは1年の気候変化の内，初めに起こる著しい気候変化，復気とは勝気の後に続く気候変化を指す．例えば，春の訪れが早く大寒前より木運の到来があると（勝気），その後に土気の復気により大雨が降ったり（土侮木），秋のような気候で大変寒くなったり（土の子である金が木に報復，金乗木）することである．復気は，勝気が尽きてから発生し，四時の作用と一致した時期と重なると，復気としての作用が激しくなる．勝気と復気の作用には強弱があり，勝気が強ければ復気も強く，勝気が弱ければ復気も弱い．勝復の発生が四時の時期に一致しない，あるいは遅れることがある．これは，勝復の気の発生とその化育に関して盛衰の変化が異なるからである．寒・暑・温・涼気は，その盛衰の現れが，各々四維，すなわち辰・戌・丑・未の月に起こる．このために陽気が活動する場合は，温に始まり，暑に盛んとなる．陰気が活動する場合は，清涼に始まり，寒に盛んとなる．春夏秋冬は，各々担当する時期が温・暑・涼・寒の時期とずれが生じる．これは，約30日である．（素問74-26）勝復の考えは，気候に偏りがあるとそれを正常に戻そうとする自然界の調節機構を説明したものといえる．

1）　五運の勝復

①五運における勝復の基本

　五運の勝復とは，歳運の太過不及に従って起こる勝気・復気のことである．歳運太過の時は，運太過の気が勝気となり，勝気に剋されていた気が復気となり，また剋されていた気の子が復気となり勝気に報復する．勝気が剋される気を侮って抑制することもある．歳運不及のときは，不及の気を剋する気が勝気となり，勝気を剋する関係の気が復気となる．（素問67-12）・（素問69-1）なお，五運においては，復気が単独で発生するとの説もある．すなわち，

太過では剋される気が鬱して復気となり，不及ではその歳運の気が鬱して復気となるとするものである．（素問71–23）

なお，勝気によって剋される気を鬱気といい，この鬱気が勝気の衰えと共に暴発して生じるものを鬱発あるいは発気という．（素問71–23）・（素問71–28）よって，五運は平気・太過・不及に分類されることになる．太過の歳では発気の発生は急激で，病気になる場合も重症となり，不及の歳では発気の発生は緩慢で，病気になると長期化する．（素問71–23）鬱気が軽微な場合には，その気の属する五行の性質のみが暴発するが，重症の場合には本来の五行の性質とさらに元の気に打ち勝つことができる気の性質を兼ねることになる．すなわち，木なら木と金，火なら火と水，土なら土と木，金なら金と火，水なら水と土を兼ねることになる．その発気の発動には，30日少しのずれが前後に生じることがある．（素問71–29）

平気では，その歳運の生成化育は，全て本来の位にある気の通りになる．例えば，木の平気の年には，色は青，味は酸などである．病変が発生した場合も，その気本来の肝に起こることになる．太過では，その生成化育は，全て本来の位にない気まで兼ね合わさる．例えば，木の太過の年には，その色は青・黄・白，その味は酸・甘・辛となる．病変が発生した場合も，すべてその気自身が打ち勝つ気に属する藏に発生する．例えば，脾が病気になるのである．不及では，その生化化育も本来の気の位にない気まで兼ね合わさる．例えば，木の不及の年では，色は青・白，味は酸・辛となる．病変が発生した場合も，すべてその年の気自身が打ち勝ち得ない気が，その気の虚に乗じて，その気に打ち勝つのであり，その年の本来の気に属する藏が病気になる．さらに，その打ち勝つ気が極限に達すると，本来の気が生み出す気が，勝気に報復するので，勝気に属する藏も病気となる．例えば，木の不及の場合に，最初，肺が肝を障害するが，極限に達すると心が肺に報復して，肺が病気となるのである．

五運の作用は均衡を保つように正常な状態には正常に反応し，勝気のような異常が発生すれば復気により反応しており，これは春・夏・土用・秋・冬に対応する生・長・化成・収・蔵という生命現象の原理を踏まえた気候の法則といえる．（素問69–12）

勝気・復気・発気の発動について，歳運木運を例として解説すると，図10.2.10-1となる．

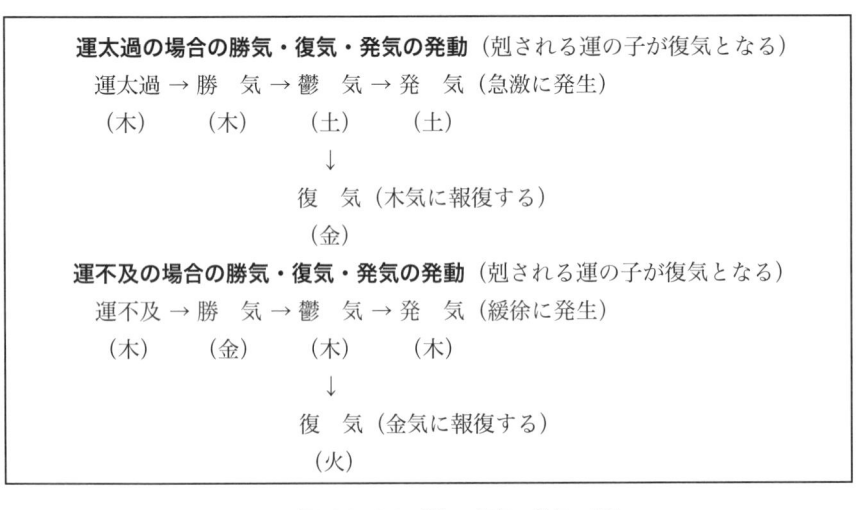

図10.2.10-1：勝気・復気・発気の発動

②勝気・復気の発現時期

勝気と復気の発現時期については，表10.2.10-1のようにまとめられる．

表10.2.10-1：勝気と復気の発現時期（時位）

歳気	勝気	時位	鬱気	復気	時位	発気
木運太過	木運	四維，長夏	土運	金運	秋	土運
火運太過	火運	夏，長夏，秋	金運	水運	秋	金運
土運太過	土運	四維，長夏	水運	木運	不時	水運
金運太過	金運	春	木運	火運	夏	木運
水運太過	水運	夏	火運	土運	不時	火運
木運不及	金運	春	木運	火運	夏	木運
火運不及	水運	夏	火運	土運	不時	火運
土運不及	木運	四維，長夏	土運	金運	秋	土運
金運不及	火運	夏	金運	水運	秋	金運
水運不及	土運	四維，長夏	水運	木運	不時	水運

註：四維とは，四季の最後の18日をいい，土運が主る．
　　不時とは，季節によらず起こることをいう．

例えば，火運太過の年で司天が少陰君火であれば，歳運と司天の気が同じく火であり，勝気が生じる．気候は，夏が早く訪れ，炎暑が大変厳しくなる．火の勝気によって金気が鬱気となり，火気の衰えと共に水気が復気となって暑い気候の後に大変に寒くなる．もし鬱気が発すれば，秋に厳しい収斂の気候となる．火運不及の年で水気が勝気となれば，夏が大変に寒くなり（水剋火），勝気が衰えると土気が復気となって大雨が降る．火運は不及なので，発気は緩徐に起こる．勝気・復気・発気（鬱発）の発動時期は五行理論の通りではないので，経文に基づいて一覧表でまとめた．

③五運の太過・不及における勝復

『黄帝内経素問』氣交變大論篇には，大過・不及について様々な面から特徴について述べられている．五運の太過・不及における勝復については，表10.2.10-2のようにまとめられる．

表10.2.10-2：五運の太過・不及と天候・症状

	年	流行大行	受邪	天候・症状	出典
木運太過	壬	風氣	脾土	（勝気）：下痢・食欲不振・体重い・腸鳴・腹満 　　　　重症化すると，怒・眩冒・頭部疾病 （復気）：雲飛動・草木動揺・脇痛・嘔吐・衝陽の脈が絶える場合は死亡	（素問69-2）
火運太過	戊	炎暑	金肺	（勝気）：瘧・呼吸促迫・咳喘・出血・下痢・咽乾・耳聾・胸背部熱 　　　　重症化すると，胸痛・脇下腫脹・背中痛・身熱・浸淫 　　　　司天少陰の場合，燔焫・水源枯渇・干乾び・譫妄・狂乱・咳喘・下痢・ 　　　　出血・太淵の脈が途絶すれば死亡 （復気）：雨水霜寒	（素問69-3）
土運太過	甲	雨濕	腎水	（勝気）：腹痛・厥逆・憂鬱・体重い・煩冤 　　　　重症化すると，筋肉萎縮・痙攣・食欲不振 （復気）：泉湧・川溢・魚増・風雨・堤防決壊・腹満・下痢・腸鳴・太谿の脈が途 　　　　絶すれば死亡	（素問69-4）
金運太過	庚	燥氣	肝木	（勝気）：草木収縮・青枯れ・脇下痛・下腹部痛・目痛・結膜炎・耳聾・咳逆・出 　　　　血・太衝の脈が途絶すれば死亡 　　　　重症化すれば，体重い・煩冤・胸背痛・脇満・下腹部痛 （復気）：喘咳・肩背痛・下半身痛	（素問69-5）
水運太過	丙	寒氣	心火	（勝気）：身熱・煩躁・厥逆・譫妄・心痛・寒気早期到来 　　　　重症化すれば，腹水・足浮腫・喘咳・寝汗・悪風 　　　　司天太陽なら，雨氷が不時に到来・湿気旺盛・腹満・腸鳴・下痢・消化 　　　　不良・口渇・眩冒・神門の脈が途絶すれば死亡 （復気）：大雨・埃霧	（素問69-6）
木運不及	丁	燥	生氣（木気）	（勝気）：草木が遅れて茂る・粛殺・剛木が裂ける・青枯れ・冷雨・青色の穀物が 　　　　成長できない・冷え・肱脇痛・下腹部痛・下痢・腸鳴 　　　　司天陽明なら，草木が遅れてさらに茂る・成長の勢いが急 （復気）：炎暑・乾燥・草木焦槁・花と実が並んで生じる・白い穀物が実らない・ 　　　　露が早く到来・虫は甘く黄色の作物を食べる・寒熱・瘡瘍・湿疹・腫瘍・ 　　　　心気が遅れて旺盛・鼻出血	（素問69-7）
火運不及	癸	寒	陽氣（火気）	（勝気）：物が上に向かって成長できない・厳寒・紅い穀物が成長できない・ 　　　　胸中痛・脇支腫脹・脇痛・背中肩胛骨腕痛・抑鬱・眩暈・心痛・声が出 　　　　ない・四肢不動 （復気）：塵埃・大雨・黒い穀物が成熟しない・下痢・腹満・腹痛・足攣縮	（素問69-8）
土運不及	己	風	化氣（土気）	（勝気）：草木繁茂・穂が出ても実がつかない・冬眠が早い・黄色の穀物が成長で 　　　　きない・消化不良の下痢・嘔吐・体重い・筋骨動揺・肌肉痛・易怒・寒 　　　　中 （復気）：堅固な木が枝葉を落とす・黄色の穀物が減少・青色の穀物が害を受ける・ 　　　　虫は甘く黄色の作物を食べる・胸脇痛・下腹部痛・溜息・味覚消失 　　　　司天厥陰なら，流水は氷らない・冬眠するはずの動物が活動・民衆は健 　　　　康	（素問69-9）
金運不及	乙	炎火	収氣（金気）	（勝気）：万物繁茂・燥爍の天候・白色の穀物が成長できない・肩背瞀重・鼻閉・ 　　　　くしゃみ・血便・下痢 （復気）：寒雨・冰雹霜雪・穀物が害を受ける・紅い穀物が実らない・厥冷・後頭 　　　　部痛・頭頂部痛・発熱・口瘡・心痛	（素問69-10）
水運不及	辛	濕	藏氣（水気）	（勝気）：暑雨・黒い穀物が成長できない・腹満・体重い・下痢・寒瘍・腰股痛・ 　　　　下肢虚弱・煩冤・下肢萎縮・厥冷・足底痛・足浮腫 　　　　司天太陰なら，大寒・冬眠が早い・氷が厚い・黄色の穀物が成長する・ 　　　　下半身の寒疾・腹満・浮腫 （復気）：大風・草木倒れ・枯れ・顔色変化・筋骨硬直・肌肉痙攣・目の翳み・発 　　　　疹・心腹痛	（素問69-11）

④五運の不及における正常気候と勝復の発生

五運の不及における正常気候と勝復の発生については，表10.2.10-3のようにまとめられる.

表10.2.10-3：五運の不及における正常気候と勝復の発生

	正常氣候	勝復	眚	蔵	病
木運	春有鳴條律暢之化．則秋有霧露清涼之政	春有慘凄殘賊之勝．則夏有炎暑燔爍之復	東	肝	内舍胠脇．外在關節
火運	夏有炳明光顯之化．則冬有嚴肅霜寒之政	夏有慘凄凝冽之勝．則不時有埃昏大雨之復	南	心	内舍膺脇．外在經絡
土運	四維有埃雲潤澤之化．則春有鳴條鼓拆之政	四維發振拉飄騰之變．則秋有肅殺霖霪之復	四維	脾	内舍心腹．外在肌肉四支
金運	夏有光顯鬱蒸之令．則冬有嚴凝整肅之應	夏有炎爍燔燎之變．則秋有冰雹霜雪之復	西	肺	内舍膺脇肩背．外在皮毛
水運	四維有湍潤埃雲之化．則不時有和風生發之應	四維發埃昏驟注之變．則不時有飄蕩振拉之復	北	腎	内舍腰脊骨髓．外在谿谷踹膝

註：四維とは、辰・戌・丑・未の月，すなわち三・九・十二・六月に相当する．
出典：（素問69-12）

⑤発気（鬱発）の現象と人体に及ぼす影響

発気（鬱発）の現象と人体に及ぼす影響については，表10.2.10-4に示す．

表10.2.10-4：発気（鬱発）の現象と人体に及ぼす影響

	前兆	開始	主現象	終息後	好発期	病状	出典
土鬱之發	雲横天山 浮游生滅	雲奔雨府 霞擁朝陽 山澤埃昏	巖谷震驚 雷殷氣交 埃昏黃黑 化爲白氣 飄驟高深 擊石飛空 洪水迺從 川流漫衍 田牧土駒	化氣迺敷 善爲時雨 始生始長 始化始成	四氣	心腹脹 腸鳴而爲數後 甚則心痛脇㬹 嘔吐霍亂 飲發注下 胕腫身重	（素問71-24）
金鬱之發	夜零白露 林莽聲悽	山澤焦枯 土凝霜鹵	天潔地明 風清氣切 大涼迺舉 草樹浮煙 燥氣以行 霜霧數起 殺氣來至 草木蒼乾 金迺有聲		其氣五	欬逆 心脇滿 引少腹 善暴痛 不可反側 嗌乾 面塵色惡	（素問71-25）
水鬱之發	太虚深玄 氣猶麻散 微見而隱 色黑微黃	陽光不治 空積沈陰 白埃昏暝	陽氣迺辟 陰氣暴舉 大寒迺至 川澤嚴凝 寒雰結爲霜雪 甚則黃黑昏翳 流行氣交 迺爲霜殺 水迺見祥		其氣二火前後	寒客心痛 腰脽痛 大關節不利 屈伸不便 善厥逆 痞堅腹滿	（素問71-26）
木鬱之發	長川草偃 柔葉呈陰 松吟高山 虎嘯巖岫	太虚蒼埃 天山一色 或氣濁 色黃黑鬱若 横雲不起雨	太虚埃昏 雲物以擾 大風迺至 屋發折木 木有變		其氣無常	胃脘當心而痛 上支兩脇 鬲咽不通 食飲不下 甚則耳鳴眩轉 目不識人 善暴僵仆	（素問71-27）

火鬱之發	華發水凝 山川冰雪 焔陽午澤	刻終大温 汗濡玄府	太虚腫翳 大明不彰 炎火行 大暑至 山澤燔燎 材木流津 廣厦騰煙 土浮霜鹵 止水廼減 蔓草焦黄 風行惑言 濕化廼後	動復則靜 陽極反陰 濕令廼化廼成	其氣四	少氣 瘡瘍癰腫 脇腹胸背 面首四支 䐜憤臚脹 瘍痱嘔逆 瘈瘲骨痛 節廼有動 注下温瘧 腹中暴痛 血溢流注 精液廼少 目赤心熱 甚則瞀悶懊憹 善暴死	（素問71-28）

空欄：記載なし

2) 六気の勝復

①客気間の勝復

　司天または在泉の気が勝気となって気候の変動が起こり，それに応じて復気として気候の反発が起こることをいう．『黄帝内経素問』至眞要大論篇（素問74-18）では，次のようにまとめている．勝復の変化においては，時間には一定の規律があるが，気についてはない．初之気から三之気までは，天の気が主ることが勝の常である．四之気から終之気までは，地の気が主ることが復の常である．勝があれば復はあるが，勝がなければ復はない．勝の後に復があることに，一定の回数は存在しない．邪気が衰えれば，勝は自然と止む．勝の後に復が来なければ害があり，このために生命を損なう．この一節の経文は，以下の四つの問題を説明している．すなわち，①勝復の気は，時と順序において一定の規律がある．初之気から三之気までは上半年であり，司天が支配し，その間に異常な気候が発生する場合，これを勝気と呼ぶ．四之気から終之気までは下半年であり，在泉の気が支配し，上半年と相反する気候が発生する場合，これを復気と呼ぶ．②上半年に勝気があれば下半年に初めて復気があり，もし勝気がなければ復気もない．勝気があるのに復気がなければ，災害・障害が発生する．③勝復の気が毎年有るか否かについては，一定の規律はない．復の後また勝となるのは，循環不変と同じではない．④勝気は一種だけではなく，それは気候変化の具体的状況によって決定されるからである．

　在泉の気には有余，不足，平気の違いがある．気の不足により剋されるところの気が有余となるか，その気自身が有余となって異常な気候として影響を及ぼすものが六気の勝気である．六気の勝気が発生した場合，その勝気が激しくなる要因として，歳運の不及に勝気が乗じる場合，気候が春・夏・秋・冬の四時の調和を失う場合，月の満ち欠けにおいて欠けている場合が挙げられる．これらの勝気を激しくする要因が重なる場合には，疾病の予後も悪化する．（素問74-23）六気の復気の発動する原則は，五運の復気と同じく五行の相剋関係に従う．（素問67-12）

　これらの変化により，本来あるべき正常な特性が現れたり，生成化育が行われたりする一方で，気候異変が生じることがある．このような異変が生じる場合には，邪気の存在が影響する．この異変の出現には，気の前進・後退・緩慢・迅速の四種類の作用が関連する．また，こ

のような四種類の作用は，生長あるいは衰敗，相因的思惟などに基づくとされる．このほか，気の出・入・升・降の四種類の作用が均衡を保つことで，形体をもつ万物の生長壮老已（動物）・生長化収蔵（植物）という本来あるべき変化が維持される．形体がないところに何の障害も生じないとしている．（素問68-8）

　天の気である司天と地の気である在泉が交わるところ，すなわち司天の気と在泉の気の移行期（太陽暦の8月5，6日）を気交という．天枢ともいう．（素問74-17）（別な解釈では，気交とは，①天地の気が交わるところで人の住む所のこと，②天気（司天）と地気（在泉）の間にある中運（歳運）のこと）そして，司天・在泉が有余もしくは不足の気となると，この気交の位置がずれてくるとされる．『黄帝内経素問』六元正紀大論篇（素問71-46）に，詳細な記述がある．司天の気が不足すると，在泉の気が有余（在泉勝気）となる．在泉が不足すると，司天が有余（司天勝気）となる．司天が有余であれば（上勝則）天の気は下降し，在泉の気が有余であれば（下勝則）地気は上昇する．そして，司天・在泉の有余の多少の違いにより，気交の位置のずれ幅が決まる．有余の気の程度が少しであればずれ幅は小さく，有余の気が強ければずれ幅は大きくなる．ずれ幅が大きいと気交の位置が移動し，移動すれば大変な気候の異常が起こり，疾病を発生させる．勝気が甚だしければその気は五分を占め，勝気が弱ければその気は七分を占めるので，勝気の有余の程度は判断される．以上の内容をまとめると，①司天もしくは在泉が勝気となると，司天もしくは在泉の期間が長くなる．②司天在泉の勝気の強弱によって，勝気の期間延長の程度が決まる．

　司天が勝気となって在泉の気も障害される場合には，在泉の障害を代表させる．在泉が勝気となって司天の気も障害される場合には，司天の障害を代表させる．このような状態では，勝気が到来していても，まだ復気が発生していない．復気が到来すれば，司天・在泉を代表させる必要はなく，復気の状況を代表させることになる．（素問74-17）

　復気が発生しても，病気が発生する場合がある．それは，復気が時令上の正しい位置にいない場合である．勝気に報復しようとしても主気が復気を抑制して，復気としての作用が十分発揮されないのである．火・燥・熱の三気に発生する現象である．（素問74-19）

　司天・在泉の気の強弱は，歳運の太過・不及と異なり，干支によって推算することができない（五運では，歳毎に運の太過・不及が決まっている）．したがって，司天・在泉が気候の上にどの程度の影響を及ぼすかは，実際の気候を観測しなければ判断することができない．

②主気客気間の勝復

　主気と客気の間における勝気と復気については，勝気は発生しても，復気は発生しない．主気が客気に対して勝気となる場合は逆，客気が主気に対して勝気となる場合は順（従）である．（素問74-20）以下の表10.2.10-5のようにまとめられる．

表10.2.10-5：主気と客気の間の勝気発生と症状

	客勝	主勝
厥陰司天	耳鳴掉眩，甚則欬	胸脇痛，舌難以言
少陰司天	鼽嚔，頸項強，肩背瞀熱，頭痛少氣發熱，耳聾目瞑，甚則胕腫血溢，瘡瘍欬喘	心熱煩躁，甚則脇痛支滿
太陰司天	首面胕腫，呼吸氣喘	胸腹滿，食已而瞀
少陽司天	丹胗外發，及爲丹熛瘡瘍，嘔逆喉痺，頭痛嗌腫，耳聾血溢，内爲瘈瘲	胸滿欬仰息，甚而有血手熱
陽明司天	客勝は無	欬衄嗌塞，心鬲中熱，欬不止而白血出者死
太陽司天	胸中不利，出清涕，感寒則欬	喉嗌中鳴
厥陰在泉	大關節不利，内爲痙強拘瘛，外爲不便	筋骨繇併，腰腹時痛
少陰在泉	腰痛，尻股膝髀腨胻足病瞀熱以酸，胕腫不能久立，溲便變	厥氣上行，心痛，發熱鬲中，衆痺皆作，發於胠脇，魄汗不藏，四逆而起
太陰在泉	足痿下重，便溲不時，濕客下焦，發而濡寫，及爲腫，隱曲之疾	寒氣逆滿，食飮不下，甚則爲疝
少陽在泉	腰腹痛，而反惡寒，甚則下白溺白	熱反上行而客於心，心痛發熱，格中而嘔，少陰同候
陽明在泉	清氣動下，少腹堅滿，而數便寫	腰重腹痛，少腹生寒，下爲鶩溏，則寒厥於腸，上衝胸中，甚則喘不能久立
太陽在泉	客勝は無	主勝も無

註：太陽在泉においては，主気客気ともに水気となり，勝気は発生しない．水気が強くなって「寒復内餘，則腰尻痛，屈伸不利，股脛腘膝中痛」と表現されている．
出典：(素問74-20)

3) 勝気に関する運気の判別

六気の勝気と五運の勝気の実際の気候における現れは，気候の特徴として全く同じであるため（例えば，司天少陽の勝気と火運太過の勝気は，気候表現が同じになる），どちらによって起こっているのかが判別し難い．

徐振林著『内経五運六気学』では，この鑑別法について一つの方法を提示しているので紹介する．以下の通りである．五運太過の勝気は30日を超えて続かないが，司天・在泉の勝気は30日を超える（最大で，司天勝気が1年中続くこともある）．

10.2.11 運気論の具体的運用

以下の手順で，運用していく．

1) 五運の大運（中運）とその太過・不及を求める．

2) 五運の主運は，固定している．確認する．

3) 五運の客運を求める．太過・不及は，大運と同様である．

4) 六気の主気は，固定している．確認する．

5) 六気の客気を求める．まず司天を求める．

　①1年全体の客気を司天で代表させれば，これで終了とする．

　②上半期の客気を司天とすれば，下半期の客気である在泉を求める．

③1年を六歩に分類すると，司天（三之気），在泉（終之気）の他，各々左右間（初之気，二之気，四之気，五之気）を求める．

6）六気において客主加臨により，順，逆，同気を確認する．

7）運気相臨の盛衰から，運と気のいずれを優先すべきかを決定する．

8）天符・歳会等を確認し，気候変化の傾向を推測する．

9）平気か否かを確認する．

『黄帝内経素問』六元正紀大論篇（素問71-50）には，天地の化育状況の大きな変化，五運六気の運行規則，主気・客気相互の加臨の規則，陰陽の統治原理，寒暑における掟に精通することが重要としている．

10.2.12 運気論に基づく症候・診断・治療

1） 運気論の医学上における運用

運気論は，古代において気候変化の解釈と推算をする論理方法として用いられたものである．その医学における運用は，初め外在の気候変化の人体に対する影響を説明することにあった．その中で主要な特徴は，六淫という病になる素因を見出したことである．病因の異なった性質に基づいて，陰陽五行論を運用して人体の発病の状況を概括的に説明し，同時に人体の発病後の異なった病状から総合的帰納を行い，六淫発病の基本規律を提示して，診断の補助として用いるとともに，治療の原則を確立するときの参考にした．

『黄帝内経素問』氣交變大論篇および至眞要大論篇などの記載に基づくと，五運の変化にしても六気の変化にしても，すべて人体に疾病を引き起こすことが可能である．ただし，気候変化と疾病の関係からみると，その基本規律は一致したものである．主として気候が藏府に尅ったために引き起こされる疾病，次に気候が所属の本藏に影響して発生する疾病，また次に経脈および藏府の表裏関係に影響した疾病などに言及している．要するに，病因および人の体質の違いによって，発病した藏府およびその症状は各々異なることになる．

このように，診断治療において運気論を応用する原則は，主として外因の性質と発病後における症状の特徴との関連性を確認すること，薬物の気味と効能を掌握することである．運気論は，気候変化と人体発病の関係に資料を提供し，診断治療をより有効に実施させる．故に『黄帝内経素問』の各運気篇に論じている内容は，一般臨床上に運用される治療原則と何ら異なるところはない．至眞要大論篇に述べられている司天・在泉の気は，疾病治療の法則である．「諸気の在泉は風が内に淫するので，治は辛涼をもってする」（素問74-8），「司天の気は風が淫して勝つところなので，平にするには辛涼をもってする」（素問74-10）などの基本精神は，風には発散し風を除去し，火と熱には火を瀉し熱を清め，湿には湿を乾かし小便を利し，燥には通下しおよび燥を潤し，寒には温熱を用いるなどである．これは，六気の性質に基づいて制定された治療法則である．同篇（素問74-3）には，司天・在泉の気を理解し五行の性質を考慮して病機を把握して治療を行うことが重要と述べられている．また，『黄帝内経霊枢』官鍼篇（霊枢7-4）にも，加齢による変化あるいは運気における客気が主気に加わって生じる変化，

正気の盛衰，虚実の発生する機序を理解する必要があるとしている．

2)　司天・在泉と脈診

『黄帝内経素問』五運行大論篇（素問67-6）では，司天・在泉に関係した脈診について解説されている．以下の通りである．

脈診において，司天・在泉の変化を捉えることは不可能としている．一方，間気の変化については，脈診で判断することが可能で，本来あるべき脈か否か，左右の違い，尺寸の違いにより，死生の判断ができるとしている．

脈拍が，その歳中客の陰陽の気に従えば平穏であり，歳中客の陰陽の気と異なれば発症し，あるべき尺寸の位置になければ発症し，左右互いにその位置が移動すれば発症し，剋する作用によりその位置を守ることができなければ危く，尺中・寸口が反対であれば死亡し，陰陽が互い違いに現れれば死亡する．（素問67–6）

3)　六気が内淫する場合の脈診部位

『黄帝内経素問』至眞要大論篇（素問74-9）には，六気が内淫する場合の脈診部位について解説されている．以下の表10.2.12-1の通りである．

表10.2.12-1：六気が内淫する場合の脈診部位

	原作部位	現代医学的部位
厥陰（風淫所勝）	衝陽	足背動脈
少陰（熱淫所勝）	尺澤	上腕動脈
太陰（濕淫所勝）	太谿	後脛骨動脈
少陽（火淫所勝）	天府	腋下動脈
陽明（燥淫所勝）	太衝	足背動脈
太陽（寒淫所勝）	神門	尺骨動脈

出典：（素問74–9）

4)　六気が勝気となって到来した場合の脈状と症状

『黄帝内経素問』至眞要大論篇（素問74-24）では，六気が勝気になった場合の脈状と症状について解説されている．以下の通りである．

六気が勝気となって到来した時の脈状は，厥陰の勝気が到来する場合には弦，少陰の勝気が到来する場合には鉤，太陰の勝気が到来する場合には沈，少陽の勝気が到来する場合には大かつ浮，陽明の勝気が到来する場合には短かつ濇，太陽の勝気が到来する場合には大かつ長となる．

勝気が到来しても，脈がその気特有の和やかな脈状であれば健康であり，勝気が到来して脈が激しく反応していれば病気となり，勝気が到来して脈がその気に反する者は病気となり，勝気が到来しても脈がその気に一致した脈状を呈しない者は病気となり，勝気が到来しないのに脈が既にその気に一致した脈状を呈する者は病気となり，勝気と脈状の陰陽の入れ替わっている者は危険である．

5) 南政・北政・運気論を考慮した脈診

『黄帝内経素問』至眞要大論篇（素問74-6）には，南北政を考慮した脈診について述べられている．

人迎の脈と寸口の脈が呼応して縄を引くように大きさが等しい場合は平人の脈としているが，これらの脈状のバランスをみる場合，客気の位と南北政を考慮しなければならない．南政と北政については，甲と己のつく土運の歳が南政，それ以外は北政とする解説，戊と癸のつく火運の歳を南政，それ以外を北政とする解説，亥・子・丑・寅・卯・辰の歳が南政，それ以外を北政とする解説，歳運が太過の歳を南政，不及の歳を北政とする解説があり，一定していない．

北政の歳においては，北，すなわち在泉に向かって人体の寸口の左右を決めるので，在泉の左間は人体の右寸口，在泉の右間は人体の左寸口に相当する．ちなみに，尺中の左右は司天に向かって決めるので，司天の左間は人体の右尺中，司天の右間は人体の左尺中となる．少陰が在泉であれば，人体右寸口は太陰，人体左寸口は厥陰となり，すなわち左右ともに寸口の脈は陰となり，陽の人迎脈に呼応しない．厥陰が在泉であれば，人体右寸口は少陰，人体左寸口は太陽となり，すなわち左寸口脈は陽で人迎脈に呼応するが，右は少陰で陰となり陽の人迎脈に呼応しない．太陰が在泉であれば，人体右寸口は少陽，人体左寸口は少陰となり，すなわち右寸口脈は陽で人迎脈に呼応するが，左は少陰で陰となり陽の人迎脈に呼応しない．

南政の歳においては，南，すなわち司天に向かって人体の寸口の左右を決めるので，司天の左間は人体の右寸口，司天の右間は人体の左寸口に相当する．ちなみに，尺中の左右は在泉に向かって決めるので，在泉の左間は人体の右尺中，在泉の右間は人体の左尺中となる．少陰が司天であれば，人体右寸口は太陰，人体左寸口は厥陰となり，すなわち左右ともに寸口の脈は陰となり，陽の人迎脈に呼応しない．厥陰司天であれば，人体右寸口は少陰，人体左寸口は太陽となり，すなわち左寸口脈は陽で人迎脈に呼応するが，右は少陰で陰となり陽の人迎脈に呼応しない．太陰が司天であれば，人体右寸口は少陽，人体左寸口は少陰となり，すなわち右寸口脈は陽で人迎脈に呼応するが，左は少陰で陰となり陽の人迎脈に呼応しない．

寸口脈が人迎脈と左右で呼応しない場合は，寸口の診察を左右反対にすれば，あるいは寸口と尺中を逆にすれば，寸口と人迎の呼応することを確認できる．

尺中の脈については，北政の歳においては，三陰が在泉にあれば寸口の脈が人迎脈と呼応せず，三陰が司天にあれば尺中の脈が人迎脈と呼応しない．南政の歳においては，三陰が司天にあれば寸口の脈が人迎脈と呼応せず，三陰が在泉にあれば尺中の脈が人迎脈と呼応しない．厥陰・太陰が司天あるいは在泉の場合には，左右の脈に対応の違いがあったが，その機序は寸口・尺中ともに同様である．

6) 地域および高低による気候・疾病・治療法の差異

『黄帝内経素問』五常政大論篇（素問70-20）・（素問70-21）では，運気論も駆使して，地域・高低による気候の違い，さらに病気の違い，治療法の違いについて説明している．以下のようである．西北の寒涼の地では腹部膨満，東南の温熱の地では瘡瘍が多い．腹部膨満に対しては下法を，瘡瘍に対しては汗法が良いとしている．（素問70-20）また，西北の地では外寒

内熱となることが多く，散寒冷裏の治療を，東南の地では外熱内寒となることが多く，温裏固陽の治療を行う．同じ症状でも地域により病態が異なり，治療も異なることから，同病異治と表現している．高い土地では長寿であり，低い土地では夭折としている．高低差が小さければ寿命の差が小さく，高低差が大きければ寿命の差も大きいとしている．（素問70-21）

7) 五運六気を考慮した治療

『黄帝内経素問』五常政大論篇（素問70-33）には，五運六気を考慮した治療が述べられている．天地の気の生化作用は，人の力で変えることはできない．四季の巡りも変えることはできない．人が天地に順応すれば，経絡は通じ，血気は順調になり，正気の不足は回復する．天地の気，四季の巡りに背かないことが極めて重要である．

8) 四畏（寒薬・熱薬・涼薬・温薬の用い方）

『黄帝内経素問』六元正紀大論篇（素問71-18）には，四畏について解説されている．

寒・熱・涼・温の気候の時期に同様の作用をもつ薬物を投与しないことが，一般的な法則である．これは，同性の作用が負荷されるために，体に負担を強いることになるからである．司天・在泉の左右にある間気においては，部主の主気と同じ性質の場合は，同様の作用をもつ薬物により負荷をかけてはならないが，その主気と性質が異なる場合には，同性の作用をもつ薬物により多少の負荷をかけることは許される．このような注意事項を四畏と呼んでいる．

しかし，客気が主気の性質に反した場合には，主気の性質の薬物に応じた用薬をすべきである．客気が主気の性質に勝っていれば，主気に逆らっても，客気を制圧する薬物により，人体に障害を与えようと治療を行うべきであり，病人の寒・熱・温・涼の平衡が取れれば，治療を直ちに終了すべきである．治療を継続して，客気が主気にさらに勝る状態にあることを邪気の反勝と称する．

このように，天の時令に背かず，六気の適性に背かず，勝気を助長せず，復気も助長しない，という治療が最善であり，これを至治と称する．

四畏に反した場合，病気が明らかでない者は病気を発症し，発病している者は病状が増悪する．寒邪を増悪させれば，胸腹部が堅く支えること，腹満，急激な腹痛，下痢が生じる．熱邪を増悪させれば，身熱，嘔吐下痢，霍乱，癰疽，瘡瘍，眩暈，下痢，痙攣，腫脹，鼻閉，鼻出血，頭痛，関節の屈伸異常，肉痛，顔面の出血，二陰の出血，排尿困難が生じる．

9) 五気の鬱発（発気）が激しい場合の治療

木気の鬱発は人体の木気を伸びやかに疏通させ，火気の鬱発は人体の火気を発散させ，土気の鬱発は人体の土気を吐出あるいは瀉下により剥奪し，金気の鬱発は人体の金気を排出させ，水気の鬱発は人体の水気を駆逐する．過剰な鬱発が人体の気を駆逐する場合には，その気が打ち負かされる気の性質をもった薬物で治療する．これを瀉と表現する．四畏の治療原則を外れる場合は，主気が不足して客気が打ち勝つ場合である．（素問71-49）

10)　司天・在泉の気を考慮した治療

『黄帝内経素問』五常政大論篇（素問70-31）では，司天・在泉の気が不足した場合には，その気と同じ性質の気を補充し，司天・在泉の気が過剰の場合には，その気と反対の性質の気を作用させる治療が大切と述べている．身体が頑強で強い毒性の薬物に耐えうる者には濃厚な薬物を投与し，身体が弱く強い毒性の薬物に耐えられない者には毒性の薄い穏やかな薬物を投与する．これで回復しない場合には，病気が上部にあれば実は下部に病気が潜在しているため，下部の治療を，同様に下部にあれば上部の治療を，中部にあればその周辺部を治療する．さらに，熱病の治療に寒薬を用いる場合には熱から温に変わる程度に軽く治療し，寒病の治療に熱薬を用いる場合には寒から涼に変わる程度に軽く治療する．温病の治療に清薬を用いる場合には冷える程度に強く治療し，清病の治療に温薬を用いる場合には熱くなる程度に強く治療する．停滞した邪気を消し，凝縮した邪気を削り，上部に充満した邪気を吐し，下部に充満した邪気を下し，虚した正気を補い，実した邪気を瀉す．慢性病も急性病も，治療原則は異ならない．

11)　司天・在泉の気と間気の性質と薬物の関係

司天・在泉の気の性質をもった食物あるいは薬物で治療を行えば，十分な効果を期待できる．歳気に基づく歳穀，あるいは歳物をよく用いるのは，司天・在泉の気味が濃厚に含まれているからである．歳運を主る気の性質をもつ食物・薬物も，太過・不及の違いに注意が必要である．間気に相当する食物・薬物は，気味が薄く，効力が低くなる．（素問74-4）

12)　歳主の藏害に対する治療

1年を主る六気の作用が五藏へもたらす障害となって起こる場合，通常は歳主の気に打ち勝てない気に相当する藏が障害されることになる．上部に生じた病気が下部を障害する場合，外部に生じた病気が内部を障害する場合，病気を発生させた六気に打ち勝つ気の作用により治療する必要がある．平気の場合には，陰陽の気の所在を十分観察して，微妙な歪みを調整する．典型的な病態には正治法を，逆の病態には反治法を用いる．（素問74-5）

13)　不遷正・不退位・升不前・降不下における刺法

①刺法の原則

五運の到来や六気の移動をよく見極めて，六気の気化の根源を治療すべきである．過剰であれば瀉し，不足の状態なら補う．過剰な場合には，その気が鬱しているので，それを解除する．不足の場合には，気を補助して，外来不正の邪気を避けるようにする．（素問72-4）

②升不前における刺法

升不前の客気が鬱積する．この場合，鬱積の発生は時間的に余裕がある．その客気に属する経絡の穴を瀉して，鬱積による人体の悪影響の発生を予防する（表10.2.12-1）．

表10.2.12-1：升不前における刺法

升不前の客気	部位
厥陰風木	足厥陰肝経・井穴：大敦
少陰君火	手厥陰心包経・滎穴：労宮
少陽相火	手厥陰心包経・滎穴：労宮
太陰湿土	足太陰脾経・兪穴：太白
陽明燥金	手太陰肺経・経穴：経渠
太陽寒水	足少陰腎経・合穴：陰谷

出典：（素問72−2）

③降不下における刺法

　降不下の客気が鬱積する．この場合は，鬱積の発生が急速である．客気を抑制する気に属する経絡の穴を瀉して，鬱積による人体の悪影響の発生を予防する（表10.2.12-2）．

表10.2.12-2：降不下における刺法

降不下の客気	部位	
厥陰風木	手太陰肺経・井穴：少商	手陽明大腸経・合穴：曲池
少陰君火	足少陰腎経・井穴：湧泉	足太陽膀胱経・合穴：委中
少陽相火	足少陰腎経・井穴：湧泉	足太陽膀胱経・合穴：委中
太陰湿土	足厥陰肝経・井穴：大敦	足少陽胆経・合穴：陽陵泉
陽明燥金	手厥陰心包経・井穴：中衝	手少陽三焦経・合穴：天井
太陽寒水	足太陰脾経・井穴：隠白	足陽明胃経・合穴：足三里

出典：（素問72−3）

④不遷正における刺法

　不遷正の客気が鬱積する．これにより，万物の化育に悪影響が発生する．その客気に属する経絡の穴を瀉して，鬱積による人体の悪影響の発生を予防する（表10.2.12-3）．

表10.2.12-3：不遷正における刺法

不遷正の客気	不退位の司天	部位
厥陰風木	太陽寒水	足厥陰肝経・滎穴：行間
少陰君火	厥陰風木	手厥陰心包経・滎穴：労宮
太陰湿土	少陰君火	足太陰脾経・滎穴：大都
少陽相火	太陰湿土	手少陽三焦経・滎穴：液門
陽明燥金	少陽相火	手太陰肺経・滎穴：魚際
太陽寒水	陽明燥金	足少陰腎経・滎穴：然谷

出典：（素問72−5）

⑤不退位における刺法

　実した司天が位を退かないために，前年と同じ司天の気が作用する．その司天の気に属する経絡の穴を瀉して，鬱積による人体の悪影響の発生を予防する（表10.2.12-4）．

表10.2.12-4：不退位における刺法

不退位の司天	部位
厥陰風木	足厥陰肝経・合穴：曲泉
少陰君火	手厥陰心包経・合穴：曲沢
太陰湿土	足太陰脾経・合穴：陰陵泉
少陽相火	手少陽三焦経・合穴：天井
陽明燥金	手太陰肺経・合穴：尺沢
太陽寒水	足少陰腎経・合穴：陰谷

出典：（素問72–6）

14) 客気の失守位における治療

『黄帝内経素問』刺法論篇（素問72–7）には，客気の失守位における治療について解説されている．以下の表10.2.12-5の通りである．

表10.2.12-5：客気の失守位における治療

天干	中運	司天失守位の疫癘	在泉失守位の疫癘	刺法（補）	刺法（瀉）	鍼刺後の治療
甲	土運（太過）	土疫	土癘	膀胱経腎兪	太陰脾経兪穴太白	不須夜行及遠行．令七日潔．清浄齊戒．所有自来 腎有久病者．可以寅時面向南．淨神不亂思．閉氣不息七遍．以引頸嚥氣順之．如嚥甚硬物．如此七遍後．餌舌下津令無數
己	土運（不及）	土疫	土癘	膀胱経腎兪太陰脾経兪穴太白		同上
丙	水運（太過）	水疫	水癘	膀胱経心兪	少陰腎経合穴陰谷	愼其大喜欲情於中．如不忌．即其氣復散也．令靜七日．心欲實．令少思
辛	水運（不及）	水疫	水癘	膀胱経心兪少陰腎経合谷陰谷		同上
庚	金運（太過）	金疫	金癘	膀胱経肝兪	太陰肺経経穴経渠	可靜神七日．愼勿大怒．怒必眞氣却散之．肝欲平．即勿怒
辰	金運（不及）	金疫	金癘	膀胱経肝兪太陰肺経経穴経渠		同上
壬	木運（太過）	木疫	木癘	膀胱経脾兪	厥陰肝経井穴大敦	靜神七日．勿大醉歌樂．其氣復散．又勿飽食．勿食生物．欲令脾實．氣無滯．飽無久坐．食無大酸．無食一切生物．宜甘宜淡

丁	木運（不及）	木疫	木癘	膀胱経 脾兪 厥陰肝経井穴 大敦		同上
戊	火運（太過）	火疫	火癘	膀胱経 肺兪		靜神七日．勿大悲傷也．非傷即肺動．而眞氣復散也．人欲實肺者．要在息氣也
癸	火運（太過）	火疫	火癘	膀胱経 肺兪		同上

出典：（素問72-7）　　空欄：記載なし

15） 在泉の気が内淫する場合の現象と症状・治療

『黄帝内経素問』至眞要大論篇（素問74-7）・（素問74-8）には，在泉の気が内淫する場合の現象，症状とその治療について解説されている．以下の表10.2.12-6の通りである．

表10.2.12-6：在泉の気が内淫する場合の現象・症状・治療

在泉	現象（素問74-7）	症状（素問74-7）	治療（素問74-8）
厥陰（風淫所勝）	地氣不明．平野昧．草廼早秀	洒洒振寒．善伸數欠．心痛支滿．兩脇裏急．飲食不下．鬲咽不通．食則嘔．腹脹善噫．得後與氣．則快然如衰．身體皆重	治以辛涼．佐以苦．以甘緩之．以辛散之
少陰（熱淫所勝）	焰浮川澤．陰處反明．蟄蟲不藏	腹中常鳴．氣上衝胸．喘不能久立．寒熱皮膚痛．目瞑齒痛頔腫．惡寒發熱如瘧．少腹中痛．腹大	治以鹹寒．佐以甘苦．以酸收之．以苦發之
太陰（濕淫所勝）	草乃早榮．則埃昏巖谷．黄反見黑．至陰之交	飲積心痛．耳聾渾渾焞焞．嗌腫喉痺．陰病血見．少腹痛腫．不得小便．病衝頭痛．目似脱．項似拔．腰似折．髀不可以回．膕如結．腨如別	治以苦熱．佐以酸淡．以苦燥之．以淡泄之
少陽（火淫所勝）	焰明郊野．寒熱更至	注泄赤白．少腹痛．溺赤．甚則血便．少陰同候	治以鹹冷．佐以苦辛．以酸收之．以苦發之
陽明（燥淫所勝）	霿霧清瞑	喜嘔．嘔有苦．善大息．心脇痛．不能反側．甚則嗌乾面塵．身無膏澤．足外反熱	治以苦温．佐以甘辛．以苦下之
太陽（寒淫所勝）	凝肅慘慄	少腹控睾引腰脊．上衝心痛．血見．嗌痛頷腫	治以甘熱．佐以苦辛．以鹹寫之．以辛潤之．以苦堅之

16） 在泉の気が反勝を受けた場合の治療

『黄帝内経素問』至眞要大論篇（素問74-11）には，在泉の気が反勝を受けた場合の治療について解説されている．反勝とは，間気が司天あるいは在泉の気を剋することを指す．以下の表10.2.12-7の通りである．

表10.2.12-7：在泉の気が反勝を受けた場合の治療

在泉	反勝	治療
厥陰（風司于地）	清反勝之	治以酸温．佐以苦甘．以辛平之
少陰（熱司于地）	寒反勝之	治以甘熱．佐以苦辛．以鹹平之
太陰（濕司于地）	熱反勝之	治以苦冷．佐以鹹甘．以苦平之
少陽（火司于地）	寒反勝之	治以甘熱．佐以苦辛．以鹹平之
陽明（燥司于地）	熱反勝之	治以平寒．佐以苦甘．以酸平之．以和爲利
太陽（寒司于地）	熱反勝之	治以鹹冷．佐以甘辛．以苦平之

出典：（素問74–11）

17) 司天の気が内淫する場合の現象と症状・治療

『黄帝内経素問』至眞要大論篇（素問74–9）・（素問74–10）には，司天の気が内淫する場合の現象，症状とその治療について解説されている．以下の表10.2.12-8の通りである．

表10.2.12-8：司天の気が内淫する場合の現象・症状・治療

司天	現象 （素問74–9）	症状 （素問74–9）	治療 （素問74–10）
厥陰 （風淫所勝）	太虚埃昏．雲物以擾．寒生春氣．流水不冰．蟄蟲不去	胃脘當心而痛．上支兩脇．膈咽不通．飲食不下．舌本強．食則嘔．冷泄腹脹．溏泄瘕．水閉．病本于脾．衝陽絶．死不治	平以辛涼．佐以苦甘．以甘緩之．以酸寫之
少陰 （熱淫所勝）	怫熱至．火行其政	胸中煩熱．嗌乾．右胠滿．皮膚痛．寒熱欬喘．大雨且至．唾血血泄．鼽衄嚏嘔．溺色變．甚則瘡瘍胕腫．肩背臂臑及缺盆中痛．心痛肺䐜．腹大滿膨膨．而喘欬．病本于肺．尺澤絶．死不治	平以鹹寒．佐以苦甘．以酸收之
太陰 （濕淫所勝）	沈陰且布．雨變枯槁	胕腫骨痛陰痺．陰痺者．按之不得．腰脊頭項痛．時眩．大便難．陰氣不用．飢不欲食．欬唾則有血．心如懸．病本于腎．太谿絶．死不治	平以苦熱．佐以酸辛．以苦燥之．以淡泄之．濕上甚而熱．治以苦温．佐以甘辛．以汗爲故而止
少陽 （火淫所勝）	温氣流行．金政不平	頭痛發熱惡寒而瘧．熱上皮膚痛．色變黄赤．傳而爲水．身面胕腫．腹滿仰息．泄注赤白．瘡瘍．欬唾血．煩心胸中熱．甚則鼽衄．病本于肺．天府絶．死不治	平以酸冷．佐以苦甘．以酸收之．以苦發之．以酸復之．熱淫同
陽明 （燥淫所勝）	木廼晩榮．草廼晩生．筋骨内變	左胠脇痛．寒清于中．感而瘧．大涼革候．欬．腹中鳴．注泄鶩溏．名木歛．生菀于下．草焦上首．心脇暴痛．不可反側．嗌乾面塵．腰痛．丈夫㿉疝．婦人少腹痛．目昧眥瘍．瘡痤癰．蟄蟲來見．病本于肝．太衝絶．死不治	平以苦濕．佐以酸辛．以苦下之
太陽 （寒淫所勝）	寒氣反至．水且冰．血變於中．發爲癰瘍	厥心痛．嘔血血泄鼽衄．善悲．時眩仆．運火炎烈．雨暴廼雹．胸腹滿．手熱肘攣掖腫．心澹澹大動．胸脇胃脘不安．面赤目黄．善噫嗌乾．甚則色炱．渇而欲飲．病本于心．神門絶．死不治	平以辛熱．佐以甘苦．以鹹寫之

18) 司天の気が反勝を受けた場合の治療

『黄帝内経素問』至眞要大論篇（素問74-12）には，司天の気が反勝を受けた場合の治療について解説されている．以下の表10.2.12-9の通りである．

表10.2.12-9：司天の気が反勝を受けた場合の治療

司天	反勝	治療
厥陰（風化於天）	清反勝之	治以酸温．佐以甘苦
少陰（熱化於天）	寒反勝之	治以甘温．佐以苦酸辛
太陰（濕化於天）	熱反勝之	治以苦寒．佐以苦酸
少陽（火化於天）	寒反勝之	治以甘熱．佐以苦辛
陽明（燥化於天）	熱反勝之	治以辛寒．佐以苦甘
太陽（寒化於天）	熱反勝之	治以鹹冷．佐以苦辛

出典：（素問74-12）

19) 六気が相勝する場合の現象と症状・治療

『黄帝内経素問』至眞要大論篇（素問74-13）・（素問74-14）には，六気が相勝する場合の現象，症状とその治療について解説されている．以下の表10.2.12-10の通りである．

表10.2.12-10：六気が相勝する場合の現象・症状・治療

六気相勝	現象（素問74-13）	症状（素問74-13）	治療（素問74-14）
厥陰（厥陰之勝）	大風數擧．倮蟲不滋	耳鳴頭眩．憒憒欲吐．胃鬲如寒．肱脇氣并．化而爲熱．小便黄赤．胃脘當心而痛．上支兩脇．腸鳴飧泄．少腹痛．注下赤白．甚則嘔吐．鬲咽不通	治以甘清．佐以苦辛．以酸寫之
少陰（少陰之勝）	炎暑至．木迺津．草迺萎	心下熱．善飢．齊下反動．氣遊三焦．嘔逆躁煩．腹滿痛．溏泄．傳爲赤沃	治以辛寒．佐以苦鹹．以甘寫之
太陰（太陰之勝）	雨數至．燥化迺見	火氣内鬱．瘡瘍於中．流散於外．病在肱脇．甚則心痛熱格．頭痛喉痺項強．獨勝則濕氣内鬱．寒迫下焦．痛留頂．互引眉間．胃滿．少腹滿．腰脽重強內不便．善注泄．足下温．頭重．足脛胕腫．飮發於中．胕腫於上	治以鹹熱．佐以辛甘．以苦寫之
少陽（少陽之勝）	暴熱消爍．草萎水涸．介蟲迺屈	熱客於胃．煩心心痛．目赤欲嘔．嘔酸善飢．耳痛溺赤．善驚譫妄．少腹痛．下沃赤白	治以辛寒．佐以甘鹹．以甘寫之
陽明（陽明之勝）	大涼肅殺．華英改容．毛蟲迺殃	清發於中．左肱脇痛．溏泄．内爲嗌塞．外發㿗疝．胸中不便．嗌塞而欬	治以酸温．佐以辛甘．以苦泄之
太陽（太陽之勝）	凝凜且至．非時水冰．羽迺後化	痔瘧發．寒厥入胃．則内生心痛．陰中迺瘍．隱曲不利．互引陰股．筋肉拘苦．血脉凝泣．絡滿色變．或爲血泄．皮膚否腫．腹滿食減．熱反上行．頭項囟頂腦戸中痛．目如脱．寒入下焦．傳爲濡寫	治以甘熱．佐以辛酸．以鹹寫之

20) 六気が報復する場合の現象と症状・治療

『黄帝内経素問』至眞要大論篇（素問74-15）・（素問74-16）には，六気が報復する場合の現象，症状とその治療について解説されている．以下の表10.2.12-11の通りである．

表10.2.12-11：六気が報復する場合の現象・症状・治療

六気報復	現象 （素問74-15）	症状 （素問74-15）	治療 （素問74-16）
厥陰 （厥陰之復）	偃木飛沙．倮蟲不榮	少腹堅滿．裏急暴痛．厥心痛．汗發嘔吐．飲食不入．入而復出．筋骨掉眩．清厥．甚則入脾．食痺而吐．衝陽絶．死不治	治以酸寒．佐以甘辛．以酸寫之．以甘緩之
少陰 （少陰之復）	火見燔焫．赤氣後化．流水不冰．熱氣大行．介蟲不復	燠熱內作．煩躁鼽嚏．少腹絞痛．嗌燥．分注時止．氣動於左．上行於右．欬皮膚痛．暴瘖心痛．鬱冒不知人．洒洒淅惡寒．振慄譫妄．寒已而熱．渴而欲飲．少氣骨痿．隔腸不便．外爲浮腫．噦噫．病痱胗瘡瘍．癰疽痤痔．甚則入肺．欬而鼻淵．天府絶．死不治	治以鹹寒．佐以苦辛．以甘寫之．以酸收之．辛苦發之．以鹹耎之
太陰 （太陰之復）	濕變廼擧．大雨時行．鱗見於陸	體重中滿．食飲不化．陰氣上厥．胸中不便．飲發於中．欬喘有聲．頭頂痛重．而掉瘛尤甚．嘔而密黙．唾吐清液．甚則入腎．竅寫無度．太谿絶．死不治	治以苦熱．佐以酸辛．以苦寫之．燥之泄之
少陽 （少陽之復）	大熱將至．枯燥燔蓺．介蟲廼耗	驚瘛欬衄．心熱煩躁．便數憎風．厥氣上行．面如浮埃．目乃瞤瘛．火氣內發．上爲口糜嘔逆．血溢血泄．發而爲瘧．惡寒鼓慄．寒極反熱．嗌絡焦槁．渴引水漿．色變黃赤．少氣脉萎．化而爲水．傳爲胕腫．甚則入肺．欬而血泄．尺澤絶．死不治	治以鹹冷．佐以苦辛．以鹹耎之．以酸收之．辛苦發之．發不遠熱．無犯温涼．少陰同法
陽明 （陽明之復）	清氣大擧．森木蒼乾．毛蟲廼厲	病生胠脇．氣歸於左．善太息．甚則心痛否滿．腹脹而泄．嘔苦欬噦．煩心．病在鬲中．頭痛．甚則入肝．驚駭筋攣．太衝絶．死不治	治以辛温．佐以苦甘．以苦泄之．以苦下之．以酸補之
太陽 （太陽之復）	水凝雨冰．羽蟲廼死．地裂冰堅．陽光不治	厥氣上行．心胃生寒．胸膈不利．心痛否滿．頭痛．善悲．時眩仆．食減．腰脽反痛．屈伸不便．少腹控睾引腰脊．上衝心．唾出清水．及爲噦噫．甚則入心．善忘善悲．神門絶．死不治	治以鹹熱．佐以甘辛．以苦堅之

21） 六気の勝復による症状の治療総括

『黄帝内経素問』至眞要大論篇（素問74-16）には，「諸もろの勝復を治するに，寒なる者は之を熱し，熱なる者は之を寒にし，温なる者は之を清にし，清なる者は之を温にし，散ずる者は之を收め，抑する者は之を散じ，燥なる者は之を潤し，急なる者は之を緩め，堅き者は之を耎らげ，脆き者は之を堅め，衰うる者は之を補い，強き者は之を寫す．各おのその氣を安んじ，必ず清くし必ず静かにすれば，則ち病氣は衰去し，その宗とする所に歸す．此れ治の大體也」として治療を総括している．

22） 復気が生じても疾病が生じる場合の治療

『黄帝内経素問』至眞要大論篇（素問74-19）には，復気が発生しても疾病が生じることが述べられている．復気が発生しても病気が発生する場合とは，復気が時令上の正しい位置にいない場合である．勝気に報復しようとしても主気が復気を抑制して，復気としての作用が十分発揮されないのである．火・燥・熱の三気に発生する現象である．

この場合には，勝気が軽微なら抑制された気を補い，勝気が激しい場合なら勝気を瀉すことになる．復気の立場からすると，勝気の過剰を調和しようとする場合なら穏やかに反応させ，勝気が激しく復気としても激しく反応する必要がある場合には，復気が弱いから勝気を抑制させる．すなわち，勝気の程度に応じて治療を組み立てることになる．

23) 主気と客気の間の勝気発生時の治療

『黄帝内経素問』至眞要大論篇（素問74-21）には，主気と客気の間の勝気発生時の治療について解説されている．治療一般については，「高き者は之を抑え，下き者は之を擧げ，有餘なるは之を折り，不足なるは之を補い，佐くるに利する所を以てし，和するに宜しき所を以てし，必ずその主客を安んじ，その寒温を適わせ，同じき者は之に逆らい，異なる者は之に從う」，「寒を治するに熱を以てし，熱を治するに寒を以てし，氣相い得る者は之に逆らい，相い得ざる者は之に從う」，「腠理を開發し，津液を致して，氣を通ずる也」と述べられている．主気，客気に応じた治療は，以下の表10.2.12-12の通りである．

表10.2.12-12：主気と客気に応じた治療

主気・客気	治療
木位之主	其寫以酸，其補以辛
火位之主	其寫以甘，其補以鹹
土位之主	其寫以苦，其補以甘
金位之主	其寫以辛，其補以酸
水位之主	其寫以鹹，其補以苦
厥陰之客	以辛補之，以酸寫之，以甘緩之
少陰之客	以鹹補之，以甘寫之，以鹹收之
太陰之客	以甘補之，以苦寫之，以甘緩之
少陽之客	以鹹補之，以甘寫之，以鹹耎之
陽明之客	以酸補之，以辛寫之，以苦泄之
太陽之客	以苦補之，以鹹寫之，以苦堅之，以辛潤之

註：太陽之客の疱瘡について，勝気としてではなく発生した病気の治療として表記されたものと考えられる．
出典：（素問74-21）

24) 六気と標本との関係と症状・症候とその治療

『黄帝内経素問』至眞要大論篇（素問74-25）には，六気と標本との関係および症状・症候とその治療について解説されている．以下の通りである．

少陽において，その本は相火の陽，標は少陽の陽，本と標は同じ属性で本に従う．

太陰において，その本は湿土の陰，標は太陰の陰，本と標は同じ属性で本に従う．

さらに少陽，太陰は厥陰，陽明と表裏の関係にあるから，中気（表裏関係にある気）にも従う．

少陰において，その本は君火の陽，標は少陰の陰，本と標は異なる属性で本と標の両方に従う．

太陽において，その本は寒水の陰，標は太陽の陽，本と標は異なる属性で本と標の両方に従う．

さらに少陰相火と太陽寒水は表裏の関係にあり，火と水で陰陽が異なるから，中気に従うことはない．

陽明において，その本は燥の陰，標は陽明の陽で陰陽の属性が異なるが，中気，すなわち表裏関係にある太陰湿土の気は陰で陽明燥金と陰陽の属性が同じであるため，中気にのみ従う．

厥陰において，その本が風の陽，標は厥陰の陰で陰陽の属性が異なるが，中気，すなわち表裏関係にある少陽相火の気は陽で厥陰風木と陰陽の属性が同じであるため，中気にのみ従う．

さらに陽明と厥陰は，ともに標と本には従わない．

中気については，六微旨大論篇（素問68-1）に「少陽の上は，火氣之を治め，中に厥陰見わる．陽明の上は，燥氣之を治め，中に太陰見わる．太陽の上は，寒氣之を治め，中に少陰見わる．厥陰の上は，風氣之を治め，中に少陽見わる．少陰の上は，熱氣之を治め，中に太陽見わる．太陰の上は，濕氣之を治め，中に陽明見わる．所謂本也．本の下は，中の見わるる也．見の下は，氣の標也．本と標同じからざれば，氣の應ずること象を異にす」との記載がある．

各々の化育は，従う本・標・中気の特徴をもつ．

脈状は，陽病の場合，本では鼓動が強いが，標では弱い．陰病の場合，本では鼓動が弱いが，標では強くなる．

疾病の発生様式も，本・標・中気の性質により異なるから，その特徴を見極めて治療を行う必要がある．

25) 六気の主歳が歳ごとに異なる客気の治療

『黄帝内経素問』至眞要大論篇（素問74-27）には，六気の主歳が歳毎に異なる客気の治療について解説されている．司天・在泉もその間気についても，各々の適性に基づいて，薬味を選択する．以下の表10.2.12-13の通りである．

表10.2.12-13：六気の主歳が歳毎に異なる客気の治療

主歳する六気	先瀉	後補
少陽	甘	鹹
陽明	辛	酸
太陽	鹹	苦
厥陰	酸	辛
少陰	甘	鹹
太陰	苦	甘

出典：（素問74-27）

26) 三虚

①症候

人の真気が不足し，さらに天の気が虚していると，邪気が侵入して夭折する．このように，人の虚・天の虚・邪気によって生じる虚を三虚とした．人の虚は，五藏の虚によって五種類に分かれる．五藏の虚は，汗が陰液として各藏から流出することで発生する．この状態でさらに虚した五藏に相当する歳が不及であると，尸鬼により疫癘が発生し，突然人を死亡させる．これを尸厥と呼んだ．（素問73-39）表10.2.12-14に，三虚の症候を提示する．

表10.2.12-14：三虚における症候

人虚 （発生要因）	天虚	邪気発生要因	症候	尸鬼の発生要因	発生する 尸鬼	出典
心 （憂愁思慮）	少陰司天	驚而奪精・汗 出於心	神明失守．心爲君 主之官．神明出焉． 神失守位．即神遊 上丹田．在帝太一 帝君泥丸宮下．神 既失守．神光不聚	火不及之歳	黒尸鬼	（素問73–35）
脾 （飲食労倦）	太陰司天	飲食飽甚・汗 出於胃・醉飽 行房・汗出於 脾	脾神失守．脾爲諫 議之官．智周出焉． 神既失守．神光失 位而不聚也	土不及之年．或 己年或甲年失 守．或太陰天虚	青尸鬼	（素問73–36）
肺 （大悲傷）	陽明司天		肺神失守．相傅之 官．治節出焉．神 既失守．神光失位 而不聚也	金不及之年	赤尸鬼	
腎 （久坐湿地， 強力入水）	太陽司天		腎爲作強之官．伎 巧出焉．因而三虚． 腎神失守．神志失 位．神光不聚	水不及之年．或 辛不會符．或丙 年失守．或太陽 司天虚	黄尸鬼	（素問73–37）
肝 （恚怒，氣逆 上而不下）	厥陰司天	疾走恐惧・汗 出於肝	肝爲將軍之官．謀 慮出焉．神位失守． 神光不聚	木不及年．或丁 年不符．或壬年 失守．或厥陰司 天虚	白尸鬼	（素問73–38）

註：『黄帝内経』には肺に関する記載はない．一部筆者が補充した． 　　　　　　　　　　　　空欄：記載なし

②不及の歳における三虚の治療

　五藏の虚（人の虚），司天の失守位による虚（天の虚），邪気に侵入によって生じる虚を合わ
せて三虚という．この状態でさらに虚した五藏に相当する歳が不及であると，疫癘によって死
亡する危険が非常に高くなる．疫癘による邪気，あるいは疫癘により死亡した人を尸鬼と呼ん
だ．この尸鬼による邪の侵入は，人を突然死亡に至らしめる．早期の鍼刺による治療が必要と
された．（素問72–9）表10.2.12-15に，三虚の治療を提示する．

表10.2.12-15：不及の歳における三虚の治療

五藏の虚	司天の失守位による虚	不及の歳における虚にさせる邪気	不及の歳	刺法
肝	厥陰風木	白尸鬼	木運	足少陽胆経・原穴：丘墟 足太陽膀胱経・肝兪
心	少陰君火 少陽相火	黒尸鬼	火運	手少陽三焦経・原穴：陽池 足太陽膀胱経・心兪
脾	太陰湿土	青尸鬼	土運	足陽明胃経・原穴：衝陽 足太陽膀胱経・脾兪
肺	陽明燥金	赤尸鬼	金運	手陽明大腸経・原穴：合谷 足太陽膀胱経・肺兪
腎	太陽寒水	黄尸鬼	水運	足太陽膀胱経・原穴：京骨 足太陽膀胱経・腎兪

註：白尸鬼については，刺法論篇になく，本病論篇（素問73-38）に記載されている．
出典：（素問72-9）

27） 五疫の予防法

『黄帝内経素問』刺法論篇（素問72-8）には，五疫の予防法について解説されている．

伝染しない者は，正気が人体内部に充実しており，邪気が侵入できない．疫の毒気を避ける方法に，鼻から毒気が来るように吸い込み，また毒気が出てゆくように吐き出すことが挙げられる．正気が脳より出れば，すなわち邪気は侵入しない．正気が脳より出れば，すなわち病人の居る部屋に入る前に，心に太陽の光のように陽気に溢れたことを想い，これから疫室に入ろうとすれば，まず青気が肝から出て東に向かって左行し変化して林木となることを想う．こうすることで，肝気を旺盛にする．次に，白気が肺から出て西に向かって右行し変化して鉾や兜となることを想う．こうすることで，肺気を旺盛にする．次に，赤気が心から出て上に向かって南行し変化して激しい炎となることを想う．こうすることで，心気を旺盛にする．次に，黒気が腎から出て下に向かって北行し変化して水となることを想う．こうすることで，腎気を旺盛にする．次に，黄気が脾から出て中央に向かって存し変化して土となることを想う．こうすることで，脾気を旺盛にする．五種類の気によって身を護る瞑想が終ったら，頭上に北斗星のように煌煌とした光を想い，陽気が充満してから疫室に入るべきである．

別の方法としては，春分の日，太陽が上らないうちに，遠志の芯を水煎したものを飲んだ後に吐くこと・雨水の日（2月20日頃）の後に，三度，薬液で沐浴して発汗を促すこと・小金丹方を用いることが挙げられる．

10.3　易学

10.3.1　易学序説

『易経』とは，占いについて述べた書物であり，かつ哲学の書でもある．すなわち，占筮と義理の書であり，易学の最重要古典である．儒教の基本的経典である五経（詩・書・礼・易・春秋）の一つである．易では，算木を組み合わせて卦を作り，占いに用いる．算木3本からは八卦，算木6本からは六十四卦が作られる．この八卦，六十四卦は，伏羲の作とされている（六十四卦の作者は，神農とする説もある）．『黄帝内経霊枢』九宮八風篇（霊枢77-1）において，合八風虚実邪正の図に八卦が記載されており，医学と易学の関連性が示されている．また，『黄帝内経素問』の運気論に関する記述において登場する数も，『易経』などの影響を受けたものとする指摘がある．『易経』は，陰陽論，五行論の基礎を述べており，単なる卜占に留まらず，天・地・人の関係，人生の在り方などに触れている．古代東洋医学の理解には，広い意味で『易経』の知識も必要になるといえる．

10.3.2　『易経』の構成

『易経』は，上経，下経，十翼から構成される．

算木6本でできた卦が64あり，これが上経に30卦，下経に34卦記載されている．それぞれ1卦毎に解説があり，これを経文という．これに註釈や易の総論的内容を付加したものを『周易』あるいは『易経』という．註釈や総論的内容を経文に対して十翼という．すなわち，彖傳上下，象傳上下，繋辭傳上下，説卦傳，文言傳，序卦傳，雜卦傳である．

経文は，彖と象で構成される．六十四卦の各1卦の全体について説明された文句を彖あるいは卦の辭，すなわち卦辭という．各1卦は算木6本でできており，これを爻という．1爻毎に繋けられた文句を象あるいは爻の辭，すなわち爻辭という．彖あるいは卦辭は，周の文王の作と伝えられている．この彖を解説したものを彖傳という．象あるいは爻辭は，周の文王の子である周公旦の作と伝えられている．この象を解説したものを象傳という．なお，象傳の中の大象といわれる部分は，卦辭を解説したものである．小象といわれる部分が象を解説しており，象傳の中心をなす．易を総論的に解説したものを繋辭傳，易の卦の意味，特に八卦の意義について説明したものを説卦傳，乾と坤の卦について特別に詳しく解釈したものを文言傳，易の六十四卦の順序を説明したものを序卦傳，六十四卦について短い註釈を試みたものを雜卦傳とい

う．これら十翼は，孔子の作と伝えられている．

『漢書』芸文志には，「人は三聖を更へ，世は三古を歴たり」とあり，易を著した人は三人の聖人であり，時代は三つの古い時代を経過してできたもの説明している．この三人とは，伏羲，文王，孔子となる．周公が含まれていない理由としては，周公は文王と親子であるため，周公と文王とで一人とみなしたとしている．

10.3.3　易の特質

易の本質を表すものとして，説卦傳に「往を數ふる者は順に，來を知る者は逆なり．是の故に易は逆數なり」とある．過ぎ去ったこと，既に出来あがっていることの原因結果を数えあげて，それを知ることは，順次過去の状態から現在の状態に推し移っていくことを把握することであり，比較的容易なことといえる．一方，将来のことを知ることは，過去の状態から現在の状態を把握することとは全く逆のことであり，比較的困難なことである．しかし，易の道は過去現在の状態から将来の状態を推測し，いかに発展すべきかを教えることが主意である．「逆」は，事に先立ち億度することであり，「あらかじめ」と訓読することができる．よって，「易は逆數なり」とは，あらかじめ物事を数え知ることを意味する．

繋辭傳の中に，「易に太極あり，是れ両儀を生じ，両儀，四象を生じ，四象，八卦を生ず」とある．「太極」とは，天地開闢以前から天地が滅亡してしまった後までも厳然として存在しているところの宇宙の本体であり，広大無辺なる宇宙の実体であり，不生不滅無始無終の絶対唯一の大元気である．これが易の本体である．すなわち，陰でもなく陽でもなく，積極でもなく消極でもなく，プラスでもなくマイナスでもなく，善でもなく悪でもなく，有でもなく無でもなく，何物でもないのである．この太極が活動すれば，陰陽の両儀，すなわち二つの形が生まれるのである．「四象」は，陰陽の両儀のみでは表現が不十分として，陰陽に強弱をつけて生まれたものである．易の符牒として，陽を表すには1本の切れていない算木を以てし，陰を表すには1本の中央が切れている算木を以てし，陽を奇数，陰を偶数としている．そして，陽陰の算木を1本増やすことにより，四つの変化をみることができる．さらにもう1本算木を増やすことにより，八つの変化をみることができる（図10.3.3-1）．また，伏羲による八卦の方位については，明の来知徳（らいちとく）による『来註易経図解（らいちゅうえききょうずかい）』に著されている（図10.3.3-2）．朱子（しゅし）著『易学啓蒙（えきがくけいもう）』には，「八卦の上に各々一奇一偶を生じて四畫と爲る者は十六，四畫の上の各々一奇一偶を生じて五畫と爲る者は三十二，五畫の上に各々一奇一偶を生じて六畫と爲る者は六十四，則ち八卦の八卦に乗ずること周し．是に於いて六十四卦の名立ちて，易道大成す」とある．

このように，易の本来の面目は，算木6本を用いて六十四種類の変化によって，宇宙間のあらゆる変化の様式を大観的に捉えることである．内容は，限定されるものではなく，何にでも応用されうる．しかし，古の儒教系統の聖人が人間生活に応用して，その情態を以て名を付し儒教における人生の教訓を付加したため，儒教の経典となったのである．

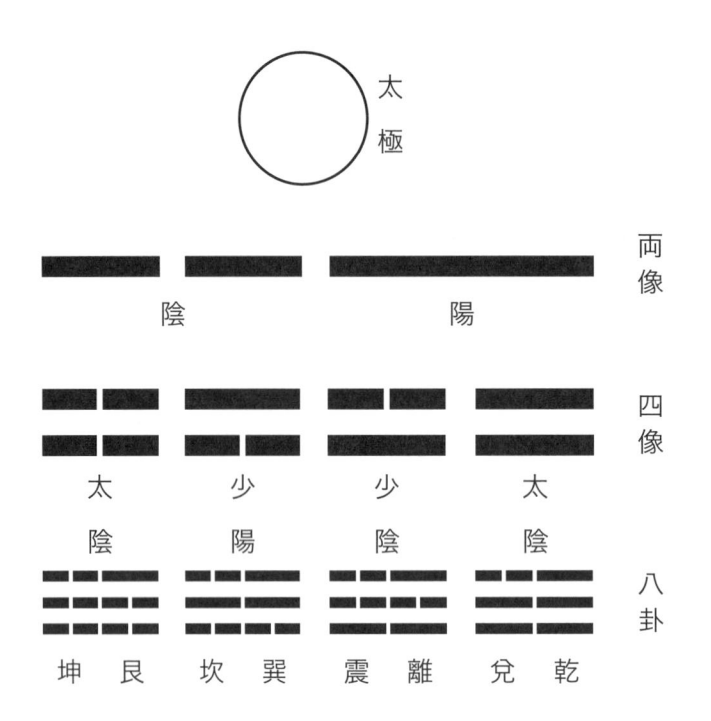

図10.3.3-1：易における太極・四象・八卦

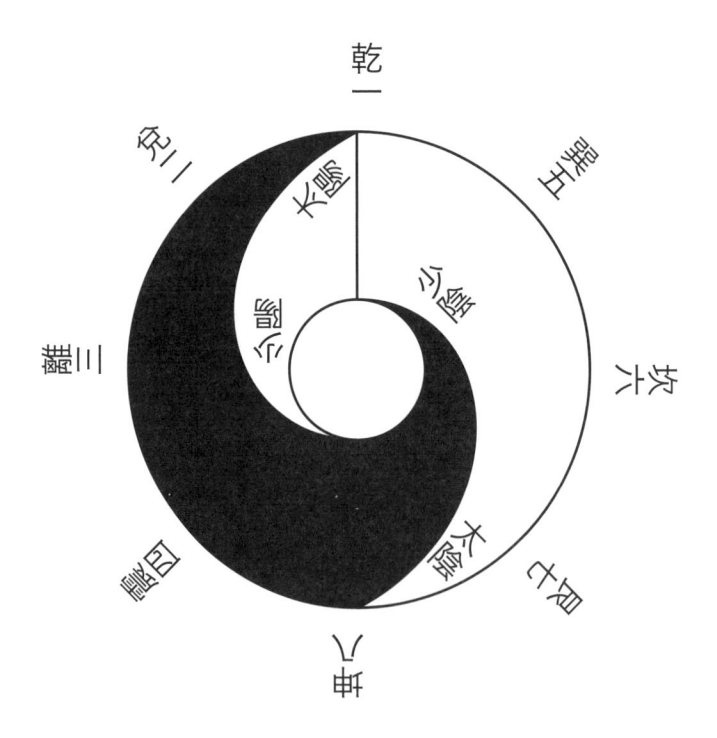

図10.3.3-2：伏羲による八卦の方位図

10.3.4 八卦

1) 分類

　陽爻は一本線（一）で表し，陰爻は中心が欠けた二本線（－－）で表す．これらは，男女の性器あるいは亀卜の際に生じる亀裂の形象とされている．陰爻は，女性的，従順，静止，日陰等を意味する．陽爻は，男性的，剛健，運動，日向等を意味する．八卦は，陽爻と陰爻の組み合わせにより，以下のように分類される．

☰：陽爻ばかり3本あるものを乾（けん）という．

☱：下に陽爻が2本あり，上に陰爻が1本あるものを兌（だ）という．

☲：上下に陽爻があり，真中に陰爻があるものを離（り）という．

☳：下に陽爻が1本あり，上2爻が陰爻であるものを震（しん）という．

☴：下に1本の陰爻があり，上2爻が陽爻であるものを巽（そん）という．

☵：上下に陰爻があり，真中に陽爻が1本あるものを坎（かん）という．

☶：下2爻が陰爻で，上に陽爻が1本あるものを艮（ごん）という．

☷：3爻とも陰爻であるものを坤（こん）という．

2) 八卦の配当

　これらを陰陽に配当すれば，乾・震・坎・艮は陽，男性であり，坤・巽・離・兌は陰，女性である．

　五行属性は，乾は金，坤は土，艮は土，兌は金，離は火，坎は水，震は木，巽は木になる．

　天地間の形象があるものに配当させると，乾は天，坤は地，艮は山，兌は沢，離は火，坎は水，震は雷，巽は風になる．

　人倫に配当させると，乾は父，坤は母，震は長男，巽は長女，坎は中男，離は中女，艮は少男，兌は少女になる．

　人体の部分に配当させると，乾は首（あたま），坤は腹，震は足，巽は股，坎は耳，離は目，艮は手，兌は口になる．

　動物に配当させると，乾は馬，坤は牛，震は龍，巽は雞，坎は豕，離は雉，艮は狗（いぬ），兌は羊となる．

　八卦の徳，すなわち持っている性質を解く場合には，乾は健也，坤は順也，震は動く也，巽は入る也，坎は陥る也，離は麗（つ）く也，艮は止まる也，兌は説（よろこ）（悦）ぶ也，となる．

　方角に配当させると，乾は北西，坤は南西，震は東，巽は南東，坎は北，離は南，艮は北東，兌は西となる．（霊枢77-1）

　以上をまとめると，表10.3.4-1のようになる．

表10.3.4-1：八卦の主な属性

	乾	坤	震	巽	坎	離	艮	兌
陰陽	陽	陰	陽	陰	陽	陰	陽	陰
男女	男	女	男	女	男	女	男	女
五行	金	土	木	木	水	火	土	金
自然	天	地	雷	風	水	火	山	澤
方角	北西	南西	東	南東	北	南	北東	西
人倫	父	母	長男	長女	中男	中女	少男	少女
人体	首	腹	足	股	耳	目	手	口
動物	馬	牛	龍	雞	豕	雉	狗	羊
徳	健	順	動	入	陷	麗	止	說

上記のように八卦で対比されないが、各々の卦の属性が示されている。

乾：君・圜（天体）・玉・金・寒・冰・大赤（先天の八卦からすれば、乾は南に当たる）・良馬・老馬（老齢となっても良い馬）・瘠馬（骨が太く肉が少ない馬）・駁馬（馬に似ている猛獣で、牙が鋸の如く鋭く、虎や豹など食べる）・木果（木の上にできる丸い果実）

坤：布（麻糸を織ったもので、平で広くかつ長く、人あるいは品物を中に入れて包むことができる）・釜・吝嗇（物を出すことを含んで、蓄えて置く）・均（均一平等）・文（様々な色が混じり合って美しい彩になっている）・衆（数の多いこと）・柄（器物に付いている柄）・黒

震：玄黄（玄は天の色、黄は地の色、玄黄は天の色と地の色が混ざって出来た色であり、陰が集まっているところに陽が動きかけて出来た）・旉（花、花の字は南北朝時代に作成された）・大塗（大きい道路、塗は途を意味する）・長子（父親に代わって跡を相続する方）・決躁（決躁とは進むこと、鋭く進むこと）・蒼筤竹（青みを帯びた若い竹、根本は充実しており上方では中が空虚、下は陽で上が陰）・萑葦（萑は荻、葦はあし、ともに根本は充実しており上方では中が空虚、下は陽で上が陰）・善く鳴く馬・馵足の馬（左後足が白い馬）・作足の馬（足を作すと訓ずる。足を挙げて跳ね上がること、癖のあることを指す）・的顙の馬（額が白い、額が白いこと、すなわち農作物の種を指すこと、通常その後、皮を脱して真直に果たとし行わないこと）・健（究極においては健の徳を備える）・蕃鮮（震の卦の力が旺盛となり、上方に伸びていく純陽の状態になったこと）

巽：縄直（墨縄をぴんと張って真直にすること、縄は自由自在に曲げ伸ばしができ、人の意志に表順であることを意味する）・工（工匠、墨縄の真直な働きを活用して仕事をする者）・白（陰が初めて生じるときには、柔弱にして色が白い）・長・進退・不果（或る事を最後まで果たし行わないこと）・臭（善い香も悪い臭も含む）・寡髪（頭髪が少ないこと）・広顙（額が広い）

広いこと）・白眼多（眼球に強膜部分が多いこと）・市三倍（原価の3倍で物を売ること，利益を得ることに貪欲なことを指す）・躁卦（究極において強く盛んに動くこと）

坎：溝瀆（溝渠，田畠を灌漑するために作られた用水）・隠伏（隠れて屈まっていること）・矯輮（矯は曲がったものを矯め正して真直にすること，輮は揉であり，真直なものを曲がらせること）・弓輪（弓も輪も，矯揉して作られる）・加憂（憂え心配することが加わり多くなること）・心病・耳痛・血卦・赤・美脊の馬（背中が美しい馬）・亟心の馬（性急で癇の強い馬）・下首の馬（頭を低くした馬）・薄蹄の馬（蹄が薄い馬）・曳く馬（車などを曳いている馬）・眚多し輿（眚は過失，輿は乗り物，馬車を指す．車が進行する際に故障が多いこと）・月・盗・堅く芯多し木

離：日・電・甲冑（甲は鎧，冑は兜）・戈兵（戈は鉾あるいは矛，槍や薙刀の前身となった長柄武器兵，兵は種々の兵器全て）・大腹・乾卦（乾燥した卦）・鼈・蟹・蠃（螺と同じ，さざえ・にし・法ら貝の類）・蚌（はまぐり・あさりなどの類）・龜・科にして上槁る木（科は真中が空虚，上槁は上方が枯れていること）

艮：径路（小さい路）・小石・門闕（大きい門，宮殿の門）・果蓏（果は木に成る果物，蓏は草に成る実）・閽寺（閽は閽人あるいは門番，寺は寺人で宮中の門を掌っておるもの）・指・狗（人に飼われて門番の役をする）・鼠（人家におり，強い歯で堅いものを噛む）・黔喙之屬（黔喙は嘴が黒いこと，鳥類を指すとする説・虎，豹，狼などの野獣の類を指すとする説などがある）・堅くして節多し木

兌：巫（女であり，神に仕える）・口舌（口と舌を巧みに動かし，人を悦ばす）・毀折（物が毀われ折れること）・附決（くっ付いたものが裂き破られること）・剛鹵（剛は堅い土，鹵は鹽分を多く含んだ土）・妾

また，荀爽著『九名易解』にも，八卦の特徴について解説されている．表10.3.4-2の通りである．

表10.3.4-2：荀爽著『九名易解』による八卦の特徴

乾	坤	震	巽	坎	離	艮	兌
龍	牝	玉	楊	宮	牝牛	鼻	常
直	迷	鵠	鸛	律		虎	輔頬
衣	方	鼓		可		狐	
言	嚢			棟			
	裳			叢棘			
	黄			狐			
	帛			蒺藜			
	漿			桎梏			

3） 八卦の並べ方

八卦の並べ方には，二種類ある．一つは，伏羲の先天の卦位によるものである．古代中国神話に登場する伏羲が考え出したもので，天地開闢以前から備わっているところの自然の理法に従って配列の順序を定めたものである．もう一つは，文王の後天の卦位によるものである．周の文王が考え出したもので，天地万物が出来上がった後に，それが運行し変化する理法に従って配列の順序を定めたものである．

①先天の卦位

八卦を陽の方から順にいうと，乾・兌・離・震・巽・坎・艮・坤となり，この順に横に並べたものは八卦の横図と称される．これを円く配列すると，伏羲の先天の卦の円図が出来る（図10.3.4-1）．

一陰の卦は一陽の卦と，二陰の卦は二陽の卦と，三陰の卦は三陽の卦と相対している．

先天の卦では，陰陽盛衰の順序を表しており，天地運行の自然の理によるものである．

先天の卦位に配列された八卦の各々の上に，乾・兌・離・震・巽・坎・艮・坤の順序でさらに八卦を加えることで，六十四卦の円い形の図が出来る．これは経文のある六十四卦の順序とは異なるが，陰陽盛衰の変化については理解されやすい．

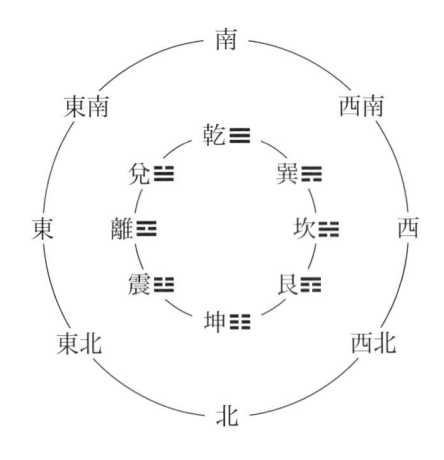

図10.3.4-1：先天の卦位

②後天の卦位

　八卦が既に出来上がると，八卦各々に性格・働きが生まれてくる．その働きの相違を考慮して，配列の順序を定めたものである．八卦の働きが，春・夏・秋・冬の四時，東・西・南・北の位地，すなわち時と処とによって，天地と人生との間に活動している順序に配列されたものである（図10.3.4-2）．

　陽の卦は西北から東まで乾・坎・艮・震，陰の卦は東南から西まで巽・離・坤・兌と各々一方に集まっている．

　易の六十四卦の卦辭あるいは兌辭に用いられる方角は，この後天の卦の図によるものである．

　後天の卦の図では，方角の東・南・西・北，春・夏・秋・冬の四季，木・火・土・金・水の五行がこの順に配当される．この配置は，元・亨・利・貞の四徳と一致しているのである．

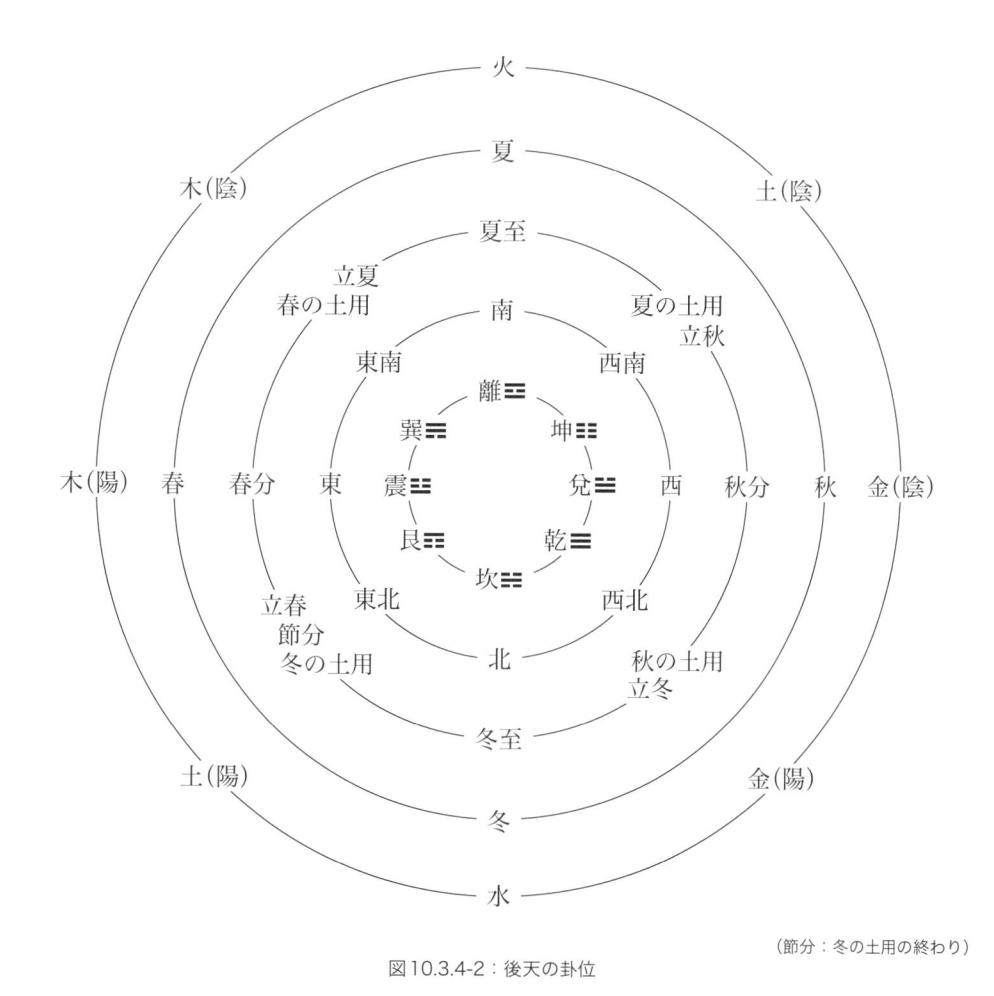

図10.3.4-2：後天の卦位

（節分：冬の土用の終わり）

10.3.5　六十四卦

　本項では，八卦も含めて主に六十四卦について，その性質，特徴の捉え方について解説する．

1) 分類

算木3本でできている卦を少成の卦，算木6本でできている卦を大成の卦という．少成の卦は八卦，大成の卦は六十四卦に相当する．6本でできた卦は上下に分けることが可能であり，下の卦を下卦あるいは内卦，上の卦を上卦あるいは外卦という．

2) 呼び方

一番下の爻を初爻として，上に向かって二爻，三爻，四爻，五爻と数えて一番上，すなわち六番目の爻を上爻と名づけている．そして，それらの爻が陽爻の場合には九（きゅう），陰爻ならば六（りく）という．これを初爻・上爻では前に，二爻・三爻・四爻・五爻では後に付けて呼ぶ．例えば，初爻が陰爻であれば初六，二爻が陽爻であれば九二，上爻が陰爻であれば上六ということになる．

3) 天・地・人としての見方

三画の卦あるいは六画の卦を天・地・人に分けてみることもある．三画の卦の場合には，一番上の爻を天の位，一番下の爻を地の位，真中の爻を人の位とする．六画の卦の場合には，上の二爻を天の位（五爻：天の陽，上爻：天の陰），下の二爻を地の位（初爻：地の陽，二爻：地の陰），真中の二爻を人の位（三爻：人の陽，四爻：人の陰）とする．天に陰陽があって，初めて天の働きが完成する．そこで，天の道を陰陽という．地の陽の徳は剛であり，地の陰の徳は柔であり，剛と柔の徳があって初めて地の徳が完成する．そこで，地の道を剛柔という．人の陽の徳は仁であり，積極的に他の人や物を愛して育てていく徳である．人の陰の徳は義であり，消極的に自分が正しい道を守る徳である．仁と義があって，初めて人の徳が完成する．そこで，人の道を仁義という．

4) 貴賤としての見方

貴賤でみると，一番下の爻が庶民，平民の位，二番目の爻が士の位，低い位置の官吏，三爻目が大夫の位，事務官の上級，四爻目が公卿の位，大臣宰相または諸侯の位，五爻目が天子の位，六爻目が位のない尊い人，太上皇，王公に仕えない隠君子とする．

5) 卦の性質

六爻の陰陽の位については，初爻，三爻，五爻が陽，二爻，四爻，上爻が陰の位としている．陽爻を剛（爻），陰爻を柔（爻）とも表現する．陽の位に陽爻が，また陰の位に陰爻がいるのが正しいのであり，正という．陽の位に陰爻，陰の位に陽爻がいる場合には，不正あるいは邪という．

二爻と五爻は，中あるいは中庸の徳を備えているという．二爻において陰爻である場合，五爻において陽爻である場合に，中の徳を得ているのであり，中正と表現する．中に及ばぬものを初爻，四爻とし，中を過ぎたるものを三爻，上爻としている．繋辭下傳に「天地の大徳は生と曰う」とある．天・地の偉大なる徳は，万物を生み育て成長させることである．天・地は，

元・亨・利・貞の四つの徳，すなわち春・夏・秋・冬の変化によって万物を生成化育している．

　このような正と中でもって，爻は四分類される．このうち，最も善いのは中にして且つ位の正しいもの，次は中であるが位の正しくないもの，次は位が正しいが中でないものとなる．最も悪いのは，中でなく且つ位の正しくないものである．

　中の徳あるいは正の徳を補佐するものとして，承・乗・応・比という考え方がある．承爻とは，剛爻の下に柔爻が来る場合である．これは，順で吉兆である．乗爻とは，柔爻が剛爻をしのいで上にある場合である．これは，不順で不吉とされる．応爻とは，相応ずる爻である．初爻と四爻，二爻と五爻，三爻と上爻が相応ずるか否かをみるのである．相応ずるとは，各々が陰陽どちらかであることで，お互いが陽同士，陰同士ではないことである．相応ずる場合には応有り，相応じない場合には応無しという．三種類の応爻の関係において，二爻と五爻の関係が最も重要である．比爻とは，相比む爻である．隣り合った爻が陰陽で，陰同士あるいは陽同士でない場合を比有り，そうでなく陰同士あるいは陽同士の場合を比無しという．最も重要なのは，四爻と五爻との関係である．応爻と比爻を比較すると，応爻の方が重要である．

　六画の卦において，二，三，四爻で一つの卦，あるいは三，四，五爻で一つの卦とみることがある．これらは，互卦と名づけられている．二爻から四爻までのものを内互卦，三爻から五爻までのものを外互卦と称する．これらの二互卦を重ねて成る卦を互体，あるいは約象ということもある．このような互卦で判断すべき場合もあることに注意が必要である．

　卦の中心となる爻を卦主，あるいは主爻という．これには，成卦の主爻と主卦の主爻とがある．成卦の主爻とは，卦の由って以って成るところの爻であり，位の高下，徳の善悪を論じることなく，卦が成る義がこれに因って起こるものであれば，みな成卦の主爻になりえる．主卦の主爻は必ず徳が善であって時と位を得たものがなるのであり，多くは第五爻である．成卦と主卦の主爻は，必ずしも一致しない．

　易には，禍・福を表す用語として，吉・凶・悔・吝がある．悔・吝は吉と凶の中間に位置するもので，悔は凶よりも吉に近いもの，吝は吉よりも凶に近いものである．悔は，後悔して過失を改めるので，吉に向かう．吝は，過失を改めることを決断しかねていて，ますます過失を重ねていくため凶に向かって進む．繋辞上傳に，「吉凶者，失得之象也．悔吝者，憂虞之象也」とある．失・得・憂・虞は，人事の変化についていうものである．失は，行いが宜しきを失うこと，行いが正しい道に叶わないことである．得は，行いが宜しきを得ること，行いが正しい道に叶うことである．憂は，今後のことを憂え，心配することである．虞は，現在の安楽な境遇の中で油断し，今後のことに心配する必要はないと安堵していることである．吉・凶・悔・吝と失・得・憂・虞とは，互いに連絡している．すなわち，得ならば吉を得て，吉を得れば虞となる．虞が進むと吝となり，吝となればさらに悪化して凶となり，禍を受ける．凶となれば過失を改め悔となり，悔となればさらに善い方に向かって進み得となり，ついには吉を得る．また，「吉凶者言乎失得也．悔吝者言乎小疵也．无咎者善補過也」とある．吉・凶は，その卦あるいは爻が正しい道を得ているか失っているかをいう．悔・吝は，その卦あるいは爻が吉あるいは凶というほどには至っていない小さな疵をいう．咎无しとは，本来咎められるべき過失があるべきであるのに，それが無いことである．その卦あるいは爻が，その過失をうまく補い

救うのである．

爻の変化について，繋辭上傳に「變化者．進退之象也．剛柔者．晝夜之象也．六爻之動．三極之道也」とある．朱子の本義では，陰爻が陽爻に変わることを変，陽爻が陰爻に変わることを化という．「變化者・進退之象也」について，陽爻を主に考えれば，以下の通りである．柔なる陰爻が剛なる陽爻になるとは，陽爻が退くことが極まって進むことである．剛なる陽爻が柔なる陰爻になるとは，陽爻が進むことが極まって退くことである．「剛柔者．晝夜之象也」とは，剛なる爻は陽爻であり明るいのであり，昼，1年でみれば春・夏に当たる．柔なる陰爻は暗いのであり，夜，1年でみれば秋・冬に当たる．「六爻之動．三極之道也」の「六爻」とは，六十四卦の各々を構成する六爻である．「動」とは，剛柔相推して変化を生じることである．「三極」とは，天・地・人の三才の至極であり，六爻の変化は天・地・人の三才の至極の道が時と場合とにより様々に変化することを象ったものである．

卦の特性として，少数決が挙げられる．すなわち，爻の特徴が少ない方の影響が強いことになる．例えば，男女でみれば，陰爻が2，陽爻が1の場合には男性とみるのである．

10.3.6 易の数

説卦傳に，「天を參にし，地を兩にして數を倚す」とある．「倚」は，寄せ掛けるという意味であり，「數を倚す」とは，これに倚りて起こることである．すなわち，天の数を3，地の数を2として，易のすべての数が始まり定まることをいう．天は円く，地は方である．円いものは直径を1とすれば周囲は3であるので，天の数を3とするのである．地は方形であり，四角形であるものは上下，左右と二つずつ相対しているので，地の数を2とする．乾の卦は3爻すべてが陽爻であり，3の数が三つであり，9の数となり，これが太陽の数である．坤の卦は3爻すべてが陰爻であり，2の数が三つであり，6の数となり，これが太陰の数である．陰爻が2，陽爻が1の震・坎・艮の三つの陽の卦は2・2・3で7の数となり，これが少陽の数である．陽爻が2，陰爻が1の巽・離・兌の陰の卦は3・3・2で8の数となり，これが少陰の数である．

この他の説としては，繋辭傳に「天は一，地は二，天は三，地は四，天は五」とあり，天の数である1・3・5を合わせれば9となり，これを陽の数とする．地の数である2・4を合わせれば6となり，これを陰の数とする．これをもとに著を数える際に，4本ずつ著を数えて卦爻を定める場合，残った数が36本あるときは4×9=36で，9の数であり，これを太陽の爻とする．24本あるときは4×6=24で，6の数であり，これを太陰の爻とする．28本あるときは4×7=28で，7の数であり，これを少陽の爻とする．32本あるときは4×8=32で，8の数であり，これを少陰の爻とするのである．

10.3.7 河図・洛書

1) 概説

伏羲の時代に，黄河から龍馬が図を負うて現れ出てきた．龍馬の背に旋毛の圏があり，その

つむじ毛が星のように見え，その図面に自然と数が現れていたため，伏義はその数に則して八卦を作成したのである．これが河図（図10.3.7-1）である．夏の禹王が洪水を治める時に，亀が書を負うて洛水から出た．亀の甲に図10.3.7-3の如き文理が現れていたので，禹王がそれに則って洪範九疇を成した．これが洛書である．河図の模様が背中に出来ている龍馬が黄河から現れ，洛書の模様が背中に出来ている亀が洛水から現れたという伝説である．聖人は，これに則り陰陽八卦五行の変化の理を考え出した．繋辭上傳に，「河出圖洛出書．聖人則之」とある．『黄帝内経』における陰陽論・五行論の基礎となっている．

2)　河図

　河図は，繋辭上傳の「天は一，地は二，天は三，地は四，天は五，地は六，天は七，地は八，天は九，地は十」により，一から十までの数を天地，すなわち陰陽に分けて，それを上下左右と中央とに配置したものである．本項では図の解説も兼ねるため，漢数字で提示する．一・三・五・七・九は奇数であり陽の数とし，二・四・六・八・十は偶数であり陰の数とした．一を下に，二を上に置き，三を向かって左に，四を向かって右に，五を中央に置く．また，六を下に，七を上に，八を向かって左に，九を向かって右に，十を中央に置く．

　これを方角に配当すると，下は北，上は南，左は東，右は西である．四時に配当すると，下は冬，上は夏，左は春，右は秋，中央は春・夏・秋・冬四時の土用である．五行に配当すると，下は水，上は火，左は木，右は金，中央は土である．河図により，陰陽の消長，五行の相生相剋が説明されることになる．河図は，陰陽を前後・左右，東西・南北の四因子に配し，さらに中央五を加えた生数"一・二・三・四・五"と成数"六・七・八・九・十"の五行の原理に展開されており，平面的に陰陽を規定したものといえる．

　「天，一を以て水を生じ，而して地，六を以て之を成す．地，二を以て火を生じ，而して天，七を以て之を成す．天，三を以て木を生じ，而して地，八を以て之を成す．地，四を以て金を生じ，而して天，九を以て之を成す．天，五を以て土を生じ，而して地，十を以て之を成す」として，河図の五行の数を説明している．このように，水・火・木・金・土の五行は全て陰と陽，すなわち天地の気の調和によって完成されるのである．『類経附翼』に記載される河図を図10.3.7-1 に，河図の概略を図10.3.7-2 に示す．

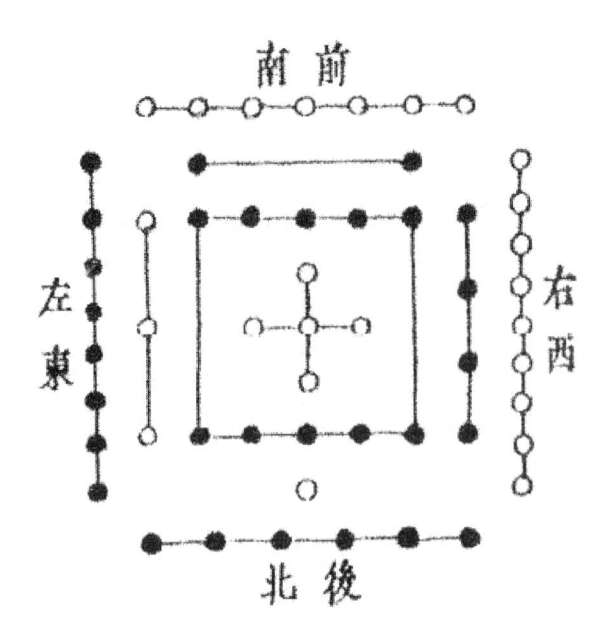

図10.3.7-1：『類経附翼』による河図

○は陽で天に属し，●は陰で地に属する．河図は，生数と成数のうち生数を主とする．生数とは一，二，三，四，五，成数とは六，七，八，九，十である．また，相生を以て序とする．故に，左行とする．河図は体（基本骨格）であるから，一から五の生数，六から十の成数を重ねて数の陰陽を備えている．

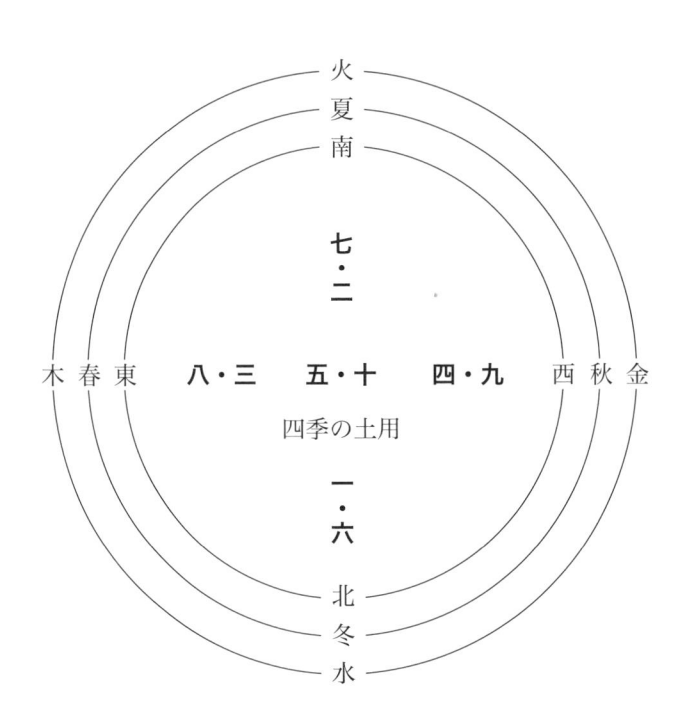

図10.3.7-2：河図の概略図

　水は，天の気（一）すなわち陽の気によって発生し，地の気（六）すなわち陰の気によって完成する．

火は，地の気（二）すなわち陰の気によって発生し，天の気（七）すなわち陽の気によって完成する．

　木は，天の気（三）すなわち陽の気によって発生し，地の気（八）すなわち陰の気によって完成する．

　金は，地の気（四）すなわち陰の気によって発生し，天の気（九）すなわち陽の気によって完成する．

　土は，天の気（五）すなわち陽の気によって発生し，地の気（十）すなわち陰の気によって完成する．

　すなわち，水・火・木・金・土の五行は，いずれも陰陽すなわち天地の気の調和によって出来たものであり，完成されるものである．

3) 洛書

　洛書は，一から九までの数を三つずつ三段に並べたものである．本項では図の説明も兼ねるため，漢数字で提示する．中央に五を置き，その上に九，下に一が置いてある．九の左に四が，九の右に二が置いてある．中央の五の左に三が，五の右に七が置いてある．下の段の一の左に八が，一の右に六が置いてある．このように，縦横に三つずつ数字が並ぶことになる．縦横の三行の三つずつの数字を合わせると，いずれも十五となる（図10.3.7-3・図10.3.7-4）．洛書においても，東・西・南・北の方角，春・夏・秋・冬の四時は，河図と同様である．五行，八卦の配当は，後天の卦位と同様である．

　洛書は，河図の五因子に四隅の四因子を加えて宇宙の円の座標に陰陽を展開させたもので，場数(奇数)を前後・左右，東西・南北に配し，陰数（偶数）を四隅に配し，五は河図と同一の中央に配して，生数"一・二・三・四・五"に成数"六・七・八・九"を加えた五行の原理に展開されているといえる．『類経附翼』に記載される洛書を図10.3.7-3 に，洛書の概略を図10.3.7-4 に示す．

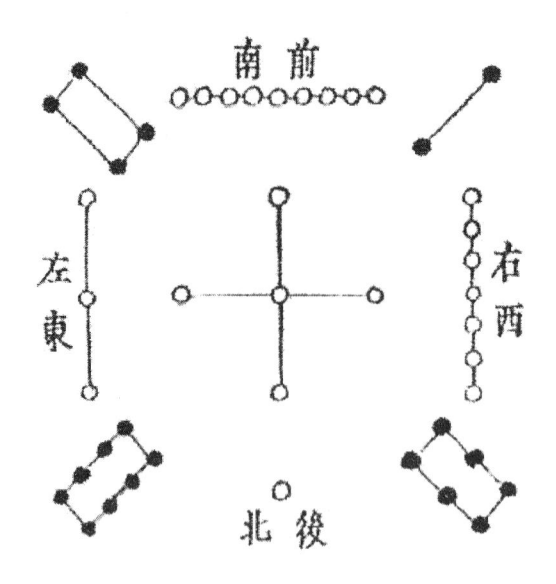

図10.3.7-3：『類経附翼』による洛書

　○は陽で天に属し，●は陰で地に属する．洛書において，生数と成数に主従はない．また，河図に反して相剋を主とする．故に，右転して逆行する．一六北方の水は二七西方の火を剋し，二七の火は四九南方の金を剋し，四九の金は三八東方の木を剋し，三八の木は中央の土を剋し，中央の土は一六の水を剋すという．洛書は，数の用（基本骨格の細分数）であるから，一から九の変数まで用いられ，その用は甚だ活発といえる．

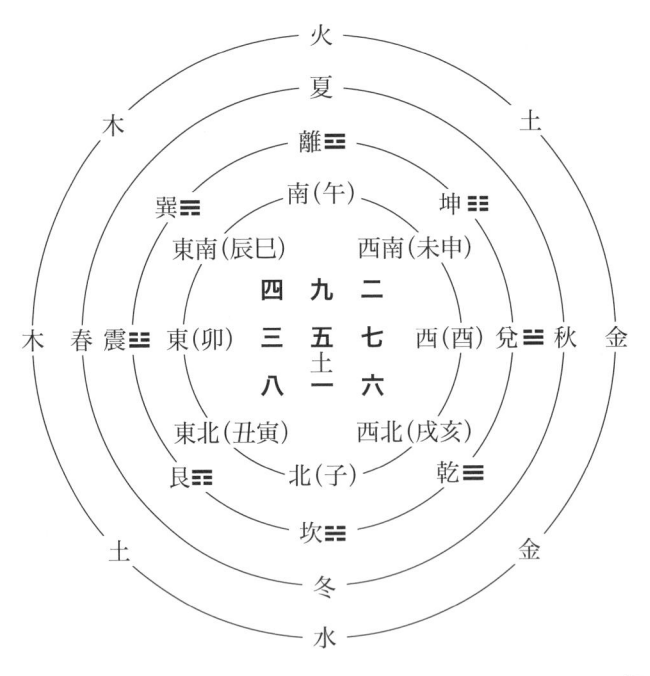

（二・五・八：四季の土用）

図10.3.7-4：洛書の概略図

　後世，このような五行に色を付け加えて現在の九星となり，大きな迷信となった．以下の表10.3.7-1の通りである．

表 10.3.7-1：現在の九星

数	一	二	三	四	五	六	七	八	九
色	白	黒	碧	緑	黄	白	赤	白	紫
星	水	土	木	木	土	金	金	土	火

10.3.8 漢易

　漢代の易学，"漢易"は複雑微妙な呪術的筮法として知られており，その一つとして人事と自然現象を結びつけたものがある．これは，運気論とも関連する．卦気説，分卦直日法，十二消息卦などがある．

　卦気説とは，坎・離・震・兌の4卦の24爻を1年・二十四気にあてはめ，坎の初六を冬至（11月中），九二を少寒（12月節），六三を大寒（12月中），六四を立春（1月節）などのように配当するものである．

　分卦直日法とは，上記の4卦を除いた60卦を365日4分の1に当てはめて，一卦ごとに6日80分の7を得て，その6日を各々の卦の六爻に配当して，最終的に1年中の毎日を何卦の何爻と定めるものである．六日七分説ともいう．

　十二消息卦とは，復（11月），臨（12月），泰（正月），大壮（2月），夬（3月），乾（4月），姤（5月），遯（6月），否（7月），観（8月），剥（9月），坤（10月）のように，陰と陽が互いに下から浸蝕する順序に従って配当したものである．各々がその月を支配するとする考え方は上記と同様であるが，64卦のうち特にこれら12卦を君の卦として尊重し，他の52卦は雑卦として臣に相当すると判断した．

参考文献

1．歴史

1．1　中国における歴史

大塚敬節．漢方医学の変遷　（一）中国の部（前期）．漢方医学．大阪：創元社；1956:35-41.

大塚敬節．漢方医学の変遷　（二）中国の部（後期）．漢方医学．大阪：創元社；1956:41-49.

傅維康　主編・川井正久　編訳．中国医学の歴史．市川：東洋学術出版社；1997.

1．2　日本における歴史

富士川　游．日本醫學史　決定版．東京：日新書院；1941.

大塚敬節．漢方医学の変遷　（三）日本の部（前期）．漢方医学．大阪：創元社；1956: 49-52.

大塚敬節．漢方医学の変遷　（四）日本の部（後期）．漢方医学．大阪：創元社；1956: 53-71.

2．基礎理論

2．1　基本的特質

大塚敬節．東洋医学の治療．大塚敬節著作集　第一巻　論説・随想篇1．東京：春陽堂；1980: 29-50.

2．2　陰陽論

周濂溪　著（太極圖説・通書）・張横渠　著（西銘・正蒙）・西　晋一郎，小糸夏次郎　註譯．太極圖説．岩波文庫　太極圖説・通書　西銘・正蒙．東京：岩波書店；1938:15-31.

龍野一雄．後編　第九課　漢方理論の研究　（十二）陰陽論．増補改訂　漢方入門講座．東京：中国漢方；1956: 2410-2417.

森田幸門．第五篇　陰陽応象大論．素問入門．大阪：森田漢法治療学研究所；1973:79-113.

森田幸門．第七篇　陰陽別論．素問入門．大阪：森田漢法治療学研究所；1973:121-132.

魏伯陽　撰・鈴木由次郎　註釈．上篇　第七章．中国古典新書　周易参同契．東京：明徳出版社；1977:55-61.

來知德　註．來圖補遺．易理經典名著　來註易經圖解　二版．台北：武陵出版社；1997:44-62.

2．3　五行論

龍野一雄．後編　第九課　漢方理論の研究　（十三）五行．増補改訂　漢方入門講座．東京：中国漢方；1956:2418-2435.

森田幸門．第五篇　陰陽応象大論．素問入門．大阪：森田漢法治療学研究所；1973:79-113.

森田幸門．第七篇　陰陽別論．素問入門．大阪：森田漢法治療学研究所；1973:121-132.

劉安　撰・楠山春樹　釈．巻三　天文訓　二十．新釈漢文大系　淮南子　上巻．東京：明治書院；1979:187-189.

董仲舒　撰・鍾肇鵬　主編・于首奎，周桂鈿，鍾肇鵬　校釋．巻十　五行對第三十八．孔子文化大全　春秋繁露校釋．濟南：山東友誼出版社；1994:552-557.

董仲舒　撰・鍾肇鵬　主編・于首奎，周桂鈿，鍾肇鵬　校釋．巻十一　五行之義第四十二．孔子文化大全　春秋繁露校釋．済南：山東友誼出版社；1994:568-573.

董仲舒　撰・鍾肇鵬　主編・于首奎，周桂鈿，鍾肇鵬　校釋．巻十三　五行相勝第五十八．孔子文化大全　春秋繁露校釋．済南：山東友誼出版社；1994:659-670

董仲舒　撰・鍾肇鵬　主編・于首奎，周桂鈿，鍾肇鵬　校釋．巻十三　五行相生第五十九．孔子文化大全　春秋繁露校釋．済南：山東友誼出版社；1994:671-680

董仲舒　撰・鍾肇鵬　主編・于首奎，周桂鈿，鍾肇鵬　校釋．巻十三　五行五事第六十四．孔子文化大全　春秋繁露校釋．済南：山東友誼出版社；1994:711-725.

３．解剖生理学

３．１　気血津液精

龍野一雄．後編　第九課　漢方理論の研究　（六）気血水．増補改訂　漢方入門講座．東京：中国漢方；1956:2355-2365.

寺澤捷年．２章　気血水の概念による病態の把握．症例から学ぶ和漢診療学．東京：医学書院；1990:15-65.

金子　靖，鈴木成尚，西村　甲．日中伝統医学における新たな生理学・病態学構築の試み．慶應医学．2007;84:41-54.

３．２　藏府

龍野一雄．後編　第九課　漢方理論の研究　（八）蔵府．増補改訂　漢方入門講座．東京：中国漢方；1956:2378-2390.

寺澤捷年．３章　五臓の概念による病態の把握．症例から学ぶ和漢診療学．東京：医学書院；1990:67-85.

神戸中医学研究会　編著．第２章　臓腑．基礎中医学．東京：燎原；1995:29-71.

金子　靖，鈴木成尚，西村　甲．日中伝統医学における新たな生理学・病態学構築の試み．慶應医学．2007;84:41-54.

南京中医学院　校釈．第二篇　経絡　第二十五難　論十二経脈之数．難経校釈　第２版．北京：人民衛生出版社；2009:56-57.

南京中医学院　校釈．第三篇　臓腑　第三十六難　論腎與命門．難経校釈　第２版．北京：人民衛生出版社；2009:76-77.

南京中医学院　校釈．第三篇　臓腑　第三十八難　論臓五腑六．難経校釈　第２版．北京：人民衛生出版社；2009:79-80.

南京中医学院　校釈．第三篇　臓腑　第三十九難　論腑五臓六．難経校釈　第２版．北京：人民衛生出版社；2009:80.

３．３　経絡

龍野一雄．後編　第九課　漢方理論の研究　（十四）経絡．増補改訂　漢方入門講座．東京：中国漢方；1956:2436-2443.

上海中医学院　編・《針灸学講義》邦訳委員会　訳編. 第三章　経絡学説概論. 中国針灸学講義. 東京：中国漢方；1977:41-63.

史爲樂　主編・鄧自欣, 朱玲玲　副主編. 中国歴史地名大辞典. 北京：中国社会科学出版社；2005.

南京中医学院　校釈. 第二篇　経絡　第二十八難　論奇経八脈的循行和起止点. 難経校釈　第2版. 北京：人民衛生出版社；2009:59-62.

3.4　腧穴

孫思邈. 巻第二十九針灸上　灸例第六. 備急千金要方. 北京：人民衛生出版社；1955:518-519.

上海中医学院　編・《針灸学講義》邦訳委員会　訳編. 第七章　腧穴概論. 中国針灸学講義. 東京：中国漢方；1977:102-122.

皇甫謐　撰・張燦玾, 徐國仟　主編. 巻之三　手少陰及臂凡一十六穴第二十六. 鍼灸甲乙經校注. 北京：人民衛生出版社；1996:627-635.

楊継州　著・淺野　周　訳. 第三巻　玉龍歌. 東洋医学古典　完訳　鍼灸大成. 東京：三和書籍；2005:241-263.

楊継州　著・淺野　周　訳. 第三巻　四総穴歌. 東洋医学古典　完訳　鍼灸大成. 東京：三和書籍；2005:294.

楊継州　著・淺野　周　訳. 第五巻　八法交会八脈. 東洋医学古典　完訳　鍼灸大成. 東京：三和書籍；2005:595.

楊継州　著・張縉　主編. 巻三　玉龍歌. 鍼灸大成校釈　第2版. 北京：人民衛生出版社；2009:234-244.

WHO西太平洋地域事務局　原著・第二次日本経穴委員会　監訳. WHO/WPRO 標準経穴部位－日本語公式版－. 横須賀：医道の日本社；2009.

南京中医学院　校釈. 第三篇　臓腑　第四十五難　論八会的部位和主治. 難経校釈　第2版. 北京：人民衛生出版社；2009:88-89.

楊継州　著・張縉　主編. 巻三　四総穴歌. 鍼灸大成校釈　第2版. 北京：人民衛生出版社；2009:261-262.

楊継州　著・張縉　主編. 巻五　八法交会八脉. 鍼灸大成校釈　第2版. 北京：人民衛生出版社；2009:512-514.

楼英　著・吴少禎　總主編・趙燕宜, 于燕莉　校注. 巻之十二肝胆部　諸痺　痛痺. 中医非物質文化遺産臨床経典名著　医学綱目. 北京：中国医薬科技出版社；2011:206-212.

4. 病理学
4.1　八綱分類

龍野一雄. 後編　第九課　漢方理論の研究　（三）表裏. 増補改訂　漢方入門講座. 東京：中国漢方；1956:2320-2331.

龍野一雄. 後編　第九課　漢方理論の研究　（四）虚実. 増補改訂　漢方入門講座. 東京：中国漢方；1956:2322-2339.

龍野一雄．後編　第九課　漢方理論の研究　（五）寒熱．増補改訂　漢方入門講座．東京：中国漢方；1956:2340-2354.

寺澤捷年．4章　陰陽・虚実・寒熱・表裏による病態の認識．症例から学ぶ和漢診療学．東京：医学書院；1990:87-110.

桑木崇秀．第1章　漢方医学の基礎知識　Ⅱ陰陽理論の展開－証の陰陽分類．新版　健保適用エキス剤による漢方診療ハンドブック．大阪：創元社；1995:7-12.

4.2　気血津液精の異常

龍野一雄．後編　第九課　漢方理論の研究　（六）気血水．増補改訂　漢方入門講座．東京：中国漢方；1956:2355-2365.

金子　靖，鈴木成尚，西村　甲．日中伝統医学における新たな生理学・病態学構築の試み．慶應医学．2007;84:41-54.

4.3　藏府の異常

龍野一雄．後編　第九課　漢方理論の研究　（八）蔵府．増補改訂　漢方入門講座．東京：中国漢方；1956:2378-2390.

日本漢方協会学術部　編．傷寒雑病論『傷寒論』『金匱要略』（三訂版）．市川：東洋学術出版社；2000.

金子　靖，鈴木成尚，西村　甲．日中伝統医学における新たな生理学・病態学構築の試み．慶應医学．2007;84:41-54.

4.4　経絡腧穴の異常

上海中医学院　編・《針灸学講義》邦訳委員会　訳編．第四章　十二経脈．中国針灸学講義．東京：中国漢方；1977:64-77.

上海中医学院　編・《針灸学講義》邦訳委員会　訳編．第五章　奇経八脈と経別．中国針灸学講義．東京：中国漢方；1977:78-87.

上海中医学院　編・《針灸学講義》邦訳委員会　訳編．第六章　絡脈と経筋．中国針灸学講義．東京：中国漢方；1977:88-101.

4.5　急性外感病

大塚敬節．漢方の診断．漢方医学．大阪：創元社；1956:72-113.

大塚敬節．本文解説　太陽病　中篇　第二十七章．臨床應用傷寒論解説．大阪：創元社；1966:213-215.

成都中医学院　主編・京都中医学研究会　編訳．第1編　総論　第1章　緒言．温病学－理論解析とその応用－．東京：東方書店；1989:5-15.

成都中医学院　主編・京都中医学研究会　編訳．第1編　総論　第2章　温病の成因．温病学－理論解析とその応用－．東京：東方書店；1989:16-18.

成都中医学院　主編・京都中医学研究会　編訳．第1編　総論　第3章　温病の病機．温病学－理

論解析とその応用－．東京：東方書店；1989:19-29.

神戸中医学研究会　編著．第11章　外感熱病弁証．基礎中医学．東京：燎原；1995:348-379.

呉瑭　著・神戸中医学研究会　編著．中医臨床のための温病条弁解説．東京：医歯薬出版株式会社；1998.

日本漢方協会学術部　編．傷寒論．傷寒雑病論『傷寒論』『金匱要略』（三訂版）．市川：東洋学術出版社；2000:1-250.

葉桂　撰（温熱論）・薛雪　撰（湿熱論）・張志斌　整理．温熱論．中医臨床必読叢書　温熱論　湿熱論．北京：人民衛生出版社；2007:1-32.

王士雄　著・金子幸夫　解説．温熱経緯解説．東京：たにぐち書店；2010.

5．病因病機学

5．1　病因学

陳言　撰・小曽戸　洋，真柳　誠　編著．巻之二　三因論．和刻漢籍医書集成　第1輯　三因極一病證方論．東京：エンタプライズ株式会社；1988:31.

秦伯未　原著・岩橋信種　訳．第一章　理論編　第四節　病因．中医入門．東京：谷口書店；1990:59-77.

日本漢方協会学術部　編．金匱要略方論　巻上　臓腑經絡先後病脉證　第一．傷寒雑病論『傷寒論』『金匱要略』（三訂版）．市川：東洋学術出版社；2000:257-261.

5．2　病機学

秦伯未　原著・岩橋信種　訳．第二章　法則編　第一節　弁証　四　病機．中医入門．東京：谷口書店；1990:97-100.

6．診断学

6．1　四診

龍野一雄．前編　第一課　望診．増補改訂　漢方入門講座．東京：中国漢方；1956:1027-1046.

龍野一雄．前編　第二課　脉診．増補改訂　漢方入門講座．東京：中国漢方；1956:1047-1072.

龍野一雄．前編　第三課　腹診．増補改訂　漢方入門講座．東京：中国漢方；1956:1073-1099.

大塚敬節．漢方の診断．漢方医学．大阪：創元社；1956:72-113.

渡邊　武．総論　八、薬物の証と処方の証．原典に拠る重要漢薬　平成薬証論．京都：メディカルユーコン；1995:28-40.

日本漢方協会学術部　編．傷寒論　巻第一　辨脉法　第一．傷寒雑病論『傷寒論』『金匱要略』（三訂版）．市川：東洋学術出版社；2000:15-22.

森　立之　著・日本内經醫學會，北里研究所東洋醫學總合研究所醫史學研究部　共編，郭秀梅，岡田研吉　校點，崔仲平　審訂．巻第五　重廣補注黄帝内經素問巻第五　脈要精微論第十七．中医薬典籍與学術流派研究叢書　素問攷注　附四時經攷注　上册．北京：學苑出版社；2002:397-441.

松田邦夫．杏林閑話9　田口健次郎先生（2）皇后陛下難産の話．漢方研究．2004;389: 26-27.

松田邦夫．杏林閑話10　田口健次郎先生（3）病気は匂いでわかる．漢方研究．2004;390: 22-23.

南京中医学院　校釈．第一篇　脈学　第十六難　論五臓疾病脈與証的関係．難経校釈　第2版．北京：人民衛生出版社；2009:33-36.

南京中医学院　校釈．第四篇　疾病　第五十六難　論五藏積病．難経校釈　第2版．北京：人民衛生出版社；2009:103-107.

南京中医学院　校釈．第四篇　疾病　第六十一難　論望，聞，問，切．難経校釈　第2版．北京：人民衛生出版社；2009:113-114.

6．2　総合診断学

龍野一雄．後編　第九課　漢方理論の研究　（七）診察．増補改訂　漢方入門講座．東京：中国漢方；1956:2366-2377.

水嶋丈雄．第2章　漢方診療の実際　診断学（その2）．漢方治療の診断と実践　漢方水嶋塾講義録．東京：三和書籍；2012:29-64.

7．症候病態学
7．1　症候学

張介賓（景岳）．五巻　脉色類　寸口尺脉診諸病．張氏類經．臺北：新文豐出版公司；1976:118-119.

秦伯未，李岩，張田仁，魏执眞　著・神戸中医学研究会　訳．中医臨床備要．東京：医歯薬出版株式会社；1989.

日本漢方協会学術部　編．金匱要略　巻中　水氣病脉證并治　第十四．傷寒雑病論『傷寒論』『金匱要略』（三訂版）．市川：東洋学術出版社；2000:322-329.

7．2　病態学

宋鷺冰　主編・柴崎瑛子　訳．中医病因病機学．市川：東洋学術出版社；1998.

南京中医学院　校釈．第四篇　疾病　第五十三難　論七伝與間臓的伝変和預後．難経校釈　第2版．北京：人民衛生出版社；2009:101-102.

8．治療養生学
8．1　治療学総論

神戸中医学研究会　編著．第12章　予防と治療の原則．基礎中医学．東京：燎原；1995:380-403.

程国彭　著・魯兆麟　主校・圖婭　点校．首巻．医学心悟．瀋陽：遼寧科学技術出版社；1997:1-21.

8．2　刺法

上海中医学院　編・《針灸学講義》邦訳委員会　訳編．第十二章　刺法概論．中国針灸学講義．東京：中国漢方；1977:314-335.

上海中医学院　編・《針灸学講義》邦訳委員会　訳編．第十三章　刺針法．中国針灸学講義．東京：中国漢方；1977:336-370.

8.3 灸法

上海中医学院 編・《針灸学講義》邦訳委員会 訳編. 第十四章 灸法と抜罐法. 中国針灸学講義. 東京：中国漢方；1977:371-387.

皇甫謐 撰・張燦玾, 徐國仟 主編. 卷之五 鍼灸禁忌第一下. 鍼灸甲乙經校注. 北京：人民衛生出版社；1996:898-911.

日本内経学会 編集. 黄帝内経明堂. 東京：北里研究所東洋医学総合研究所医史学研究部；1999.

廖潤鴻 編撰・趙小明 校注. 卷四 禁灸穴目録. 明清中医臨床小叢書 勉学堂鍼灸集成. 北京：中国中医薬出版社；2008:248-250.

8.4 抜火罐法

王燾. 卷十三 骨蒸方一十七首. 外臺秘要. 北京：人民衛生出版社；1955:348-351.

上海中医学院 編・《針灸学講義》邦訳委員会 訳編. 第十四章 灸法と抜罐法. 中国針灸学講義. 東京：中国漢方；1977:371-387.

葛洪 原著・沈澍農, 錢婷婷, 陳陥, 章德林, 朱若霖, 王曉 校注・王国強 總策劃・周仲瑛, 于文明 總主編・王旭東 常務副總主編・王鍵 主編. 卷之五 治癰疽妬乳諸毒腫方第三十六. 中医古籍珍本集成 方書卷 肘後備急方. 長沙：湖南科学技術出版社；2014:385-423.

8.5 鍼灸治療学

上海中医学院 編・《針灸学講義》邦訳委員会 訳編. 第十五章 治療概論. 中国針灸学講義. 東京：中国漢方；1977:388-406.

楊上善 撰注・蕭延平 校正・李克光, 鄭孝昌 主編・郭仲夫, 馬烈光 副主編. 卷第二十三 九鍼之三 量繆刺. 中醫古籍整理叢書 黄帝内經太素校注. 北京：人民衛生出版社；2005:727-738.

楊上善 撰注・蕭延平 校正・李克光, 鄭孝昌 主編・郭仲夫, 馬烈光 副主編. 卷二十五 傷寒十二瘧. 中醫古籍整理叢書 黄帝内經太素校注. 北京：人民衛生出版社；2005:835-843.

南京中医学院 校釈. 第六篇 鍼法 第六十九難 論補母瀉子的治療方法. 難経校釈 第2版. 北京：人民衛生出版社；2009:127-129.

8.6 生薬方剤学

岡本一抱. 腹中論篇第四十. 黄帝内經素問諺解. 京都：京師書坊；1744（寛保四甲子年）：卷五之一 十一-十四.

李時珍. 卷一 序例上 十劑. 本草綱目 附：本草萬方鍼線 藥名索引. 香港：實用書局出版；1957:34-39.

汪昂 著・久米 嵓 訳・矢數道明 解説. 医方集解－付・新索引及び現代医療用処方分量表－. 東京：国書刊行会；1977.

矢数有道. 内経の研究（三）－内経の薬方に就て－. 方証学 後世要方釈義 －素問活用論文集－. 東京：緑書房；1977:153-161.

成無己 撰・小曽戸 洋, 真柳 誠 編著. 傷寒明理藥方論序. 和刻漢籍医書集成 第1輯 傷寒

532

張介賓　著・趙立勛　主校．古方八陣目録圖集　巻之五十二　古方總目 附古方條序．中醫古籍整理叢書　景岳全書．北京：人民衛生出版社；1991:1294-1359.

神戸中医学研究会　編著．総論　第2章　炮製と製剤．中医臨床のための中薬学．東京：医歯薬出版株式会社；1992:9-18.

神戸中医学研究会　編著．総論　第3章　薬性理論．中医臨床のための中薬学．東京：医歯薬出版株式会社；1992:19-27.

神戸中医学研究会　編著．総論　第4章　中薬の用法．中医臨床のための中薬学．東京：医歯薬出版株式会社；1992:29-34.

神戸中医学研究会　編著．総論　第3章　方剤の分類．中医臨床のための方剤学．東京：医歯薬出版株式会社；1992:7-8.

神戸中医学研究会　編著．総論　第4章　方剤の組成．中医臨床のための方剤学．東京：医歯薬出版株式会社；1992:9-11.

神戸中医学研究会　編著．総論　第5章　剤型．中医臨床のための方剤学．東京：医歯薬出版株式会社；1992:12-14.

浜田善利, 小曽戸丈夫．序録．意釈神農本草経　増補第三版．東京：築地書館株式会社；1993:2-8.

徐之才　原著・尚志鈞, 尚元勝　輯校．巻一　序録　十剤．雷公薬対[輯復本]．合肥：安徽科学技術出版社；1994:61-65.

渡邊　武．総論　十、古代の薬物の度量衡．原典に拠る重要漢薬　平成薬証論．京都：メディカルユーコン；1995:48-51.

程国彭　著・魯兆麟　主校・圖婭　点校．首巻．医学心悟．沈陽：遼寧科学技術出版社；1997:1-21.

寇宗奭　著・張麗君, 丁侃　校注．巻之一　序例上　衍義總叙．中医非物質文化遺産臨床経典読本本草衍義．北京：中国医薬科技出版社；2012:1-7.

馬繼興　主編．巻一　序録．中醫古籍整理叢書重刊　神農本草經輯注．北京：人民衛生出版社；2013:1-32.

徐春甫　著・張志斌　校注．巻之五　晦集二十四方．医学指南捷径六書．北京：中国中医薬出版社；2015:182-212.

8.7　薬物治療学

西村　甲．第5章　東洋医学の治療学　5.5漢方薬による治療．絵でわかる東洋医学．東京：講談社；2011:144-156.

西村　甲．総論　漢方医学の基礎　1．漢方薬とは？．疾患・症候別漢方薬最新ガイド．東京：講談社；2011:2-6.

8.8　総合治療学

趙金鐸　主篇・神戸中医学研究会　編訳．総論．症状による中医診断と治療（原著：中医症状鑑別

診断学）　上巻．東京：燎原書店；1987:1-12.

8.9　養生学

秦伯未　原著・岩橋信種　訳．第一章　理論編　第二節　基本学説　四　予防．中医入門．東京：谷口書店；1990:37-39.

西村　甲．総論　漢方医学の基礎　5．未病と養生．疾患・症候別漢方薬最新ガイド．東京：講談社；2011:22-23.

9．診療科特性

9.1　婦人科学

張介賓　著・趙立勛　主校．巻之三十八人集　婦人規　上　總論類　論難易　二．中醫古籍整理叢書　景岳全書．北京：人民衛生出版社；1991:818-819.

9.2　小児科学

江育仁　主編．児科学基礎．高等医薬院校教材　中医児科学．上海：上海科学技術出版社；1985:1-27.

不著撰者・呉康健　點校．巻第二　諸般色澤紋證論　諸處紋狀候．中醫古籍整理叢書　小兒衛生總微論方．北京：人民衛生出版社；1986:49-52.

許叔微　撰・小曽戸　洋，真柳　誠　編著．巻之十　小兒病方．和刻漢籍医書集成　第2輯　普済本事方．東京：エンタプライズ株式会社；1988:98-101.

張介賓　著・趙立勛　主校．巻之四十謨集　小兒則　上　總論　一．中醫古籍整理叢書　景岳全書．北京：人民衛生出版社；1991:899-900.

オリエント臨床文献研究所　監修．遐齢小児方　虎口ノ紋．臨床漢方小児科叢書　第六冊．大阪：オリエント出版社；1997:6-7.

西村　甲，渡邉賢治．小児の漢方療法　III．疾患各論　母子同服．小児科診療．2004;67:1514-1518.

董宿　輯録・方賢　続補・田代華，張曉杰，何永　点校．看小児三脈五脈法．実用中医古籍叢書　奇効良方．天津：天津科学技術出版社；2005:1277-1278.

劉昉　著・呉少禎　總主編・白極　校注．巻第二　三関錦紋第十二．中医非物質文化遺産臨床経典名著　幼幼新書．北京：中国医薬科技出版社；2011:15-21.

魯伯嗣　原著・楊金萍，路明静　校注・王国強　總策劃・周仲瑛，于文明　總主編・王旭東　常務副總主編・張如青，朱錦善　主編．巻之一　脉法第四問　○無方．中医古籍珍本集成　児科巻　嬰童百問．長沙：湖南科学技術出版社；2014:139-142.

9.3　老年科学

秋葉哲生．第I章　概論／高齢者治療の新しい視点と漢方医学　1．高齢者治療の新しい視点．疾患別臨床シリーズ－21　高齢者治療の新しい視点による高齢者疾患漢方治療マニュアル．東京：現代出版プランニング；2001:10-13.

秋葉哲生，西村　甲，渡辺賢治．高齢者漢方治療のポイント．日本医事新報．2008;4403:63-67.

１０．応用医学関連

１０．１　天文気象

公田連太郎．序説．易經講話一．東京：明德出版社；1958:3-63.

班固　撰・顔師古　注．卷二十一上　律歴志第一上．漢書．北京：中華書局；1962:955-989.

班固　撰・顔師古　注．卷二十一下　律歴志第一下．漢書．北京：中華書局；1962:991-1026.

森田幸門．第三篇　生気通天論．素問入門．大阪：森田漢法治療学研究所；1973:45-66.

森田幸門．第四篇　金匱真言論．素問入門．大阪：森田漢法治療学研究所；1973:67-78.

森田幸門．第九篇　六節蔵象論．素問入門．大阪：森田漢法治療学研究所；1973:139-151.

李本達　責任編集・顧宝田，洪澤湖　注訳．周書　洪範．中国古代名著今訳叢書　尚書譯注．長春：吉林文史出版社；1995:88-100.

中村璋八，古藤友子．五行大義巻第一　第三　論數　第五　論九宮數．新編漢文選　思想・歴史シリーズ7　五行大義　上．東京：明治書院；1998:119-148.

１０．２　運気論

柄澤照覺．二十八宿の解．安部晴明簠簋内傳圖解．東京：神誠館；1912:98-115.

朱橚　等編．卷六　五運六氣圖．普濟方　第一冊　方脈，運氣，臓腑．北京：人民衛生出版社；1959:126-133.

南京中医学院　編著・中医学概論邦訳委員会　訳編．第二章　陰陽五行　付　五運六気．中国漢方医学概論．東京：中国漢方；1965:27-45.

張介賓（景岳）．二十六巻　運氣類　六十年運氣病治之紀．張氏類經．臺北：新文豐出版公司；1976:587-608.

劉安　撰・楠山春樹　釈．巻三　天文訓．新釈漢文大系　淮南子　上巻．東京：明治書院；1979:130-201.

劉安　撰・楠山春樹　釈．巻五　時則訓．新釈漢文大系　淮南子　上巻．東京：明治書院；1979:241-289.

徐振林　編著．第三篇　五運六気変法．第二章　六気変法．三，歳気司天在泉之気勝復変法．内経五運六気学－中医時間気象医学．上海：上海科学技術文献出版社；1990:89-96.

髙誘　注・畢沅　校・余翔　標点．第一巻　孟春紀．《十大古典哲学名著》叢書　呂氏春秋．上海：上海古籍出版社；1996:9-25.

髙誘　注・畢沅　校・余翔　標点．第二巻　仲春紀．《十大古典哲学名著》叢書　呂氏春秋．上海：上海古籍出版社；1996:26-41.

髙誘　注・畢沅　校・余翔　標点．第三巻　季春紀．《十大古典哲学名著》叢書　呂氏春秋．上海：上海古籍出版社；1996:42-57.

髙誘　注・畢沅　校・余翔　標点．第四巻　孟夏紀．《十大古典哲学名著》叢書　呂氏春秋．上海：上海古籍出版社；1996:58-71.

髙誘　注・畢沅　校・余翔　標点．第五巻　仲夏紀．《十大古典哲学名著》叢書　呂氏春秋．上海：

上海古籍出版社；1996:72-86.

高誘　注・畢沅　校・余翔　標点．第五卷　仲夏紀．古楽．《十大古典哲学名著》叢書　呂氏春秋．上海：上海古籍出版社；1996:82-86.

高誘　注・畢沅　校・余翔　標点．第六卷　季夏紀．《十大古典哲学名著》叢書　呂氏春秋．上海：上海古籍出版社；1996:87-102.

高誘　注・畢沅　校・余翔　標点．第七卷　孟秋紀．《十大古典哲学名著》叢書　呂氏春秋．上海：上海古籍出版社；1996:103-116.

高誘　注・畢沅　校・余翔　標点．第八卷　仲秋紀．《十大古典哲学名著》叢書　呂氏春秋．上海：上海古籍出版社；1996:117-129.

高誘　注・畢沅　校・余翔　標点．第九卷　季秋紀．《十大古典哲学名著》叢書　呂氏春秋．上海：上海古籍出版社；1996:130-143.

高誘　注・畢沅　校・余翔　標点．第十卷　孟冬紀．《十大古典哲学名著》叢書　呂氏春秋．上海：上海古籍出版社；1996:144-158.

高誘　注・畢沅　校・余翔　標点．第十一卷　仲冬紀．《十大古典哲学名著》叢書　呂氏春秋．上海：上海古籍出版社；1996:159-172.

高誘　注・畢沅　校・余翔　標点．第十二卷　季冬紀．《十大古典哲学名著》叢書　呂氏春秋．上海：上海古籍出版社；1996:173-184.

高誘　注・畢沅　校・余翔　標点．第十二卷　序意．《十大古典哲学名著》叢書　呂氏春秋．上海：上海古籍出版社；1996:185-186.

王國軒　責任編輯・王文錦　譯解．月令第六．中國古典名著譯注叢書　禮記譯解．北京：中華書局；2001:197-237.

黎翔鳳　撰・梁運華　整理．四時第四十．新編諸子集成　管子校注．北京：中華書局；2004:837-858.

應劭　撰・王利器　校注．風俗通義聲音第六．新編諸子集成續編　風俗通義校注　第二版．北京：中華書局；2010:267-312.

"《易緯乾坤鑿度》"．中國哲學書電子化計劃．

http://ctext.org/library.pl?if=gb&file=96174&page=83（参照2016-3-21）

10.3　易学

朱熹　著．山崎　嘉　點．四象生八卦．易學啓蒙．京都：書林村上平樂寺；1677（延寶五年丁巳）：原卦畫第二　五－十二．

公田連太郎．序説．易經講話一．東京：明徳出版社；1958:3-63.

公田連太郎．繫辭上傳．易經講話五．東京：明徳出版社；1958:3-303.

公田連太郎．繫辭下傳．易經講話五．東京：明徳出版社；1958:304-545.

公田連太郎．説卦傳．易經講話五．東京：明徳出版社；1958:546-657.

班固　撰・顏師古　注．卷三十　藝文志第十．漢書．北京：中華書局；1962:1701-1784.

森田幸門．第四篇　金匱真言論．素問入門．大阪：森田漢法治療学研究所；1973:67-78.

張介賓（景岳）．類經附翼　一卷　醫易．張氏類經圖翼　附：類經附翼．臺北：新文豐出版公司；

1976:238-240.

來知德　註．來圖補遺．易理經典名著　來註易經圖解．台北：武陵出版社；1997:44-62.

"《漢魏遺書鈔經翼一集：薛貞《歸藏》，荀爽《九家易解》（帶第一集總目錄)》"．中國哲學書電子化計劃．

http://ctext.org/wiki.pl?if=gb&chapter=858394　（参照2016-3-1）

索引

【著者】

西村 甲（にしむら　こう）

昭和62年　東京医科大学　卒業

昭和62年　慶應義塾大学医学部小児科研修医

浜松赤十字病院小児科部長，慶應義塾大学医学部小児科専任講師などを経て

平成17年　慶應義塾大学医学部漢方医学講座講師

平成22年　鈴鹿医療科学大学鍼灸学部教授

平成28年　鈴鹿医療科学大学東洋医学研究所所長

【専門医】

小児科専門医　小児神経専門医　漢方専門医

【指導医】

漢方指導医

【著書】

「漢方処方と方意」共著、南山堂

「絵でわかる東洋医学」単著、講談社

「疾患症候別漢方薬最新ガイド」単著、講談社

「東洋医学に活かす臨床疾患学」単著、中外医学社

「症候別漢方治療論　冷え症」共著、南山堂

「症候別漢方治療論　不眠症」共著、南山堂

「症候別漢方治療論　月経関連症候」共著、南山堂

「臨床漢方小児科学」単著、南山堂

東洋医学序説　温故定礎

2017年　4月　17日　　第1版第1刷発行

著　者　　　西　村　甲
©2017　Ko Nishimura

発行者　　　高　橋　考

発行所　　　三　和　書　籍

〒112-0013　東京都文京区音羽2-2-2
TEL 03-5395-4630　FAX 03-5395-4632
info@sanwa-co.com
http://www.sanwa-co.com/
印刷／製本　中央精版印刷株式会社

ISBN978-4-86251-200-0　C3047

本書の電子版（PDF形式）は、Book Pub（ブックパブ）の下記URLにてお買い求めいただけます。
http://bookpub.jp/books/bp/549

三和書籍の好評図書

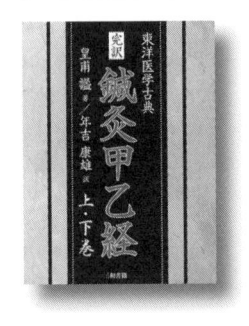

東洋医学古典 完訳 鍼灸甲乙経 上下巻

皇甫謐 著／年吉 康雄 訳
A5判 上製 上下巻セット　1110頁　本体16,500円＋税

●『鍼灸甲乙経』は三国時代（256年頃）に成立した、現存する最古の鍼灸書です。日本の大宝律令（701年）にも医師必携の書として名前が上がる古典中の古典であり、現在に至るまで鍼灸の基礎であり続ける名著です。

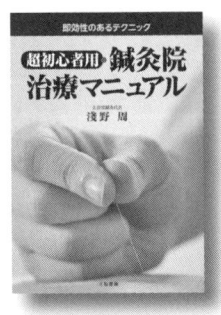

超初心者用・鍼灸院治療マニュアル−即効性のあるテクニック−

淺野周 著　　A5判／並製／326頁　本体3,500円＋税

●北京堂の鍼治療理論に始まり、治療に関するテクニックを余すところなく紹介している。そして、36種の疾患別治療法である。いずれも即効性のある北京堂式テクニックである。最後には、テクニックをマスターした後の、開業を維持していくポイントや更にスキルアップしていくための勉強方法など、著者の実体験を元にわかりやすく書かれている。

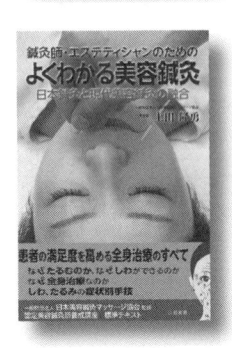

鍼灸師・エステティシャンのための
よくわかる美容鍼灸

一般財団法人 日本美容鍼灸マッサージ協会代表理事
美容鍼灸・自律神経調整専門サロン プレア元町院長　上田 隆勇 著
B5判 並製 223頁 本体6,000円＋税

●近年広がりを見せる美容鍼灸。単なるエステと異なり、全身を調整をしながら体の根本改善（本治）を行い、同時に肌の局所を改善（標治）して、体の中から綺麗になるのが美容鍼灸。本書は、こうした考えの下にまとめられた一般財団法人日本美容鍼灸マッサージ協会の公式テキストである。

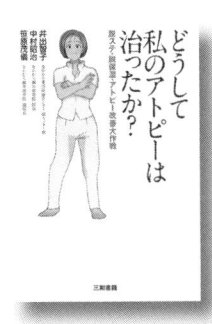

どうして私のアトピーは治ったか？

脱ステ・脱保湿・アトピー改善大作戦

井出智子 なかむら東洋医療センター 副センター長　中村昭治 なかむら鍼灸接骨院院長　笹原茂儀 同副院長 著
四六判／並製／124頁　本体1,400円＋税

●本書ではアトピー性皮膚炎の原因の多くは、筋膜や筋肉が硬くなることで血行不良に至り、それがもたらす新陳代謝の異常こそがアトピー性皮膚炎の主因であるとしている。著者らの勤務するなかむら鍼灸接骨院で行う筋・筋膜伸長療法は、硬く縮んだ筋肉を本来の状態に伸ばす治療法である。ステロイド剤、保湿剤を使わない治療により、アトピー性皮膚炎が完治した元患者の喜びの声も多数掲載している。

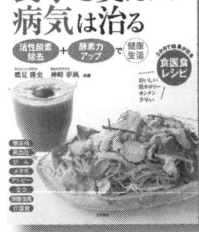

食事を変えれば病気は治る

活性酸素除去＋酵素力アップで健康生活

鶴見隆史／神崎夢風 共著
B5変形判／並製／166頁　本体1,600円＋税

●おいしい、低カロリー、カンタン、手早い。酵素栄養学の第一人者と食医食・活性酸素除去料理の2人がタッグを組んで作る健康料理ブック！ 体質改善・疾患治療をはかる上での、かつてない強力な食事療法。

三和書籍の好評図書

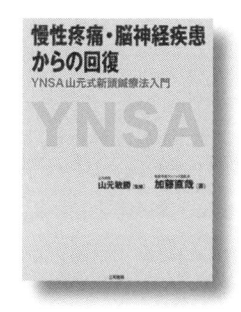

慢性疼痛・脳神経疾患からの回復
YNSA山元式新頭鍼療法入門

加藤直哉 健康増進クリニック副院長 著
A5判／並製／200頁 本体3,300円＋税

●世界で1万人以上の医師が実践する脅威の頭鍼治療法 YNSA。すべての痛み、神経症状、不定愁訴などに即効性のある治療効果がある他、リハビリ以外に治療法がないとされる脳梗塞などにも顕著な効果を発揮する。

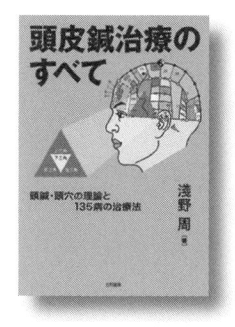

頭皮鍼治療のすべて

淺野 周 著
A5判 並製 273頁 本体4,200円＋税

●頭鍼・頭穴の理論と135病の治療法
　本書は、頭鍼を網羅した体系書である。その内容は、各種頭鍼体系のあらましから詳細な説明、頭鍼と頭部経絡循行との関係、治療原理、取穴と配穴、最新の刺法を含めた操作法、併用する治療法、気をつけるべき刺鍼反応と事故、というように頭鍼理論の解説から実践治療の紹介まで幅広い。すべての鍼灸師、医師必携の書。

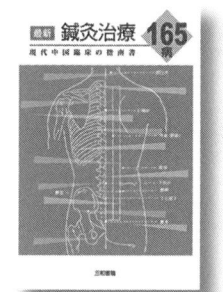

最新鍼灸治療165病

張 仁 編著 淺野 周 訳
A5判 並製 602頁 本体6,200円＋税

●現代中国臨床の指南書
ライム病、トゥレット症候群などの
最先端の鍼灸治療を紹介
　腎症候性出血熱、ライム病、トゥレット症候群など近年になって治療が試みられてきた病気への鍼灸方法を紹介。心臓・脳血管、ウィルス性、免疫性、遺伝性、老人性など西洋医学では有効な治療法がない各種疾患、また美容性疾患にも言及。鍼灸実務に携わる方、研究者の必携の書。

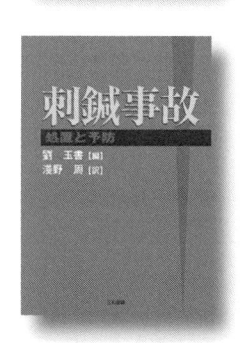

刺鍼事故〈処置と予防〉

劉玉書 編　淺野 周 訳
A5判 並製 406頁 本体3,400円＋税

●誤診の多様な例をあげて予防と処置方法を図入りで解説
　中国で1998年11月に出版された『鍼刺事故・救治与預防』中医古籍出版社の翻訳本。著者は1988年に出版された『鍼刺事故類案選析』という本を補足して、本書を作った。神経系、呼吸器系、循環器系、消化器系、泌尿生殖器系、視聴覚器官に対する間違った刺鍼例を列挙し、それによってもたらせる症状、ミスをしたときの処置方法、重要な臓器を刺鍼してしまったときの症状などがのべられている。

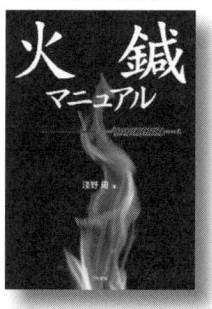

火鍼マニュアル

淺野 周 著
A5判 並製 152頁 本体3,200円＋税

●頭鍼・頭穴の理論と135病の治療法
　「火鍼」は、直接灸の効果を併せ持つ鍼治療である。本書は火鍼による治療法を症例別に、【病因】、【治療（ツボの位置と鍼の動かし方）】、【文献（伝統医学の見地からの参考文献の和訳）】、【カルテ（著者の治療事例）】、および【備考（その他の注意点）】に端的に整理しまとめた。

三和書籍の好評図書

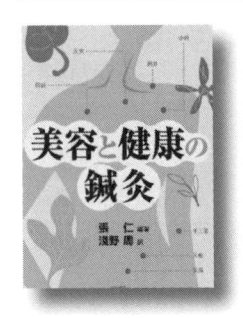

美容と健康の鍼灸

張 仁 著　淺野 周 訳　A5判　並製　408頁　本体3,980円＋税

●伝統的な鍼灸医学は、人を健康にして寿命を延ばし生活の質を高めることに貢献してきた。本書は鍼灸による、依存症を矯正する方法、美容法、健康維持の方法を紹介していく。
　美容では、顔や身体のシミやアザなど容貌を損なう皮膚病を消す方法を扱い、さまざまな病気の鍼灸による予防法も紹介。
　インフルエンザ、サーズ、エイズ、老人性認知症など多くの病気について言及している。鍼灸の専門家はもちろん、中医学に興味のある方には貴重な情報がまとめられた、まさに必携書である。

命をひらく頭皮針

自律神経免疫治療研究会会長 永野医院 院長　永野 剛造 著
A5判　並製　189頁　本体1,700円＋税

●必要な人に、一番必要な治療よ、いま、届け!
あなたの健康と医療の常識、本当にそのままでOKですか?
　目からウロコの旧くて新しい医療!
　脳血管障害による麻痺、諦めていた全頭脱毛に円形脱毛、原因不明の数々の苦しみから、一本の針が救ってくれたと続々、感謝の声。
　これから間違いなく「統合医療」の時代がやってきます!

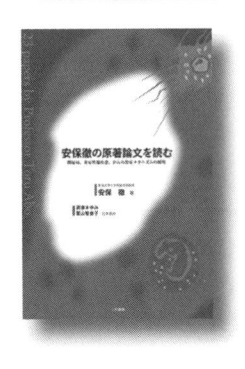

安保徹の原著論文を読む

新潟大学名誉教授　安保 徹 著　渡邉 まゆみ・富山 智香子 訳
B5判　並製　470頁　本体6,500＋税

●ストレスによって、交感神経支配下にある顆粒球増多の現象がわかると、炎症性腸疾患のメカニズムも解明できる。ストレス→交感神経刺激→顆粒球増多→粘膜破壊の連鎖。このようにして、歯周病、胃炎、潰瘍、クローン病、潰瘍性大腸炎、痔疾、卵巣嚢腫、突発性難聴などの発症メカニズムが次々と明らかになる。
　「ストレスの正体」や「ガンの発症メカニズム」も現象の理解を重ねることで解明できることがわかった。Descriptive studyの本当の威力をこの論文集で学んでほしい。

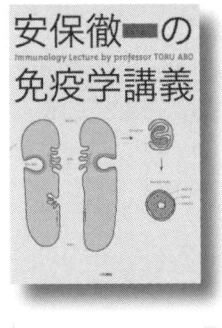

安保徹の免疫学講義

新潟大学名誉教授　安保 徹 著
B5判　並製　245頁　本体6,500円＋税

●世界的に有名な免疫研究者である安保徹教授。本書は免疫のすべてを体系的に網羅した講義テキスト。免疫について学ぶ学生や病気で悩めるすべての人にとって必読である。本書はリンパ球数／顆粒球数が多くの病気の発症メカニズムに関わっていることを詳細に説明するとともに、消炎鎮痛剤の害やそのほかの薬剤の副作用についても解説している。特に免疫疾患の治療においては、本書の知識が大いに役立つはずである。

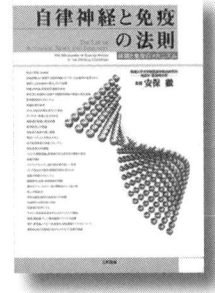

自律神経と免疫の法則

新潟大学名誉教授　安保 徹 著
B5判　並製　234頁　本体6,500円＋税

●本書を読まずして免疫療法は語れない。現代医学の研究の中心は、分子、遺伝子、遺伝子操作に移っていて、遺伝子診断や遺伝子治療という言葉を耳にするが、これで病気の謎が解けることはない。本書では、自律神経と免疫に焦点をあて、多くのデータを使用して、病気の成り立ちと治癒反応を明らかにする。「気圧と疾患」「白血球膜状に発現する自律神経レセプターと白血球の生体リズム」等、30章に分けて解説している。

三和書籍の好評図書

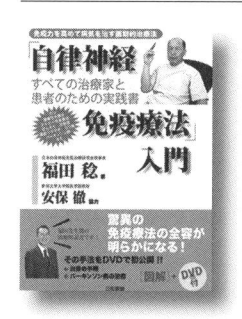

自律神経免疫療法 入門　DVD付き

日本自律神経免疫治療研究会理事長 福田 稔 著　新潟大学名誉教授 安保 徹 協力
A5判　並製　253頁　本体3,000円＋税

●すべての治療家と患者のための実践書
　自律神経免疫療法は、自律神経のバランスを整え、免疫力を高めて病気を治癒に導く治療法。少しでも多くの治療家のみなさんに治療の実際と理論をご紹介したいと考え、治療の内容をまとめたのが本書である。DVDでは、モデルを使って治療の手順を解説したものと、パーキンソン病の患者さんの実際の治療を紹介している。

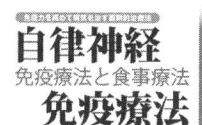

自律神経免疫療法 実践編　DVD付き

日本自律神経免疫治療 研究会理事長・医師 福田 稔　西台クリニック 院長・医師 済陽 高穂 共著
A5判　並製　178頁　本体3,000円＋税

●免疫療法と食事療法
免疫力を高めて病気を治す画期的療法
　自律神経免疫療法「入門編」に続く［実践編］。免疫療法と食事療法の両権威による難病克服への処方箋。
●「つむじ理論」に進化、発展を遂げた自律神経免疫療法を新しい症例から明らかに。
●数多くの難治性ガンを克服してきた済陽式食事療法と自律神経免疫療法による免疫力アップのための処方箋を提示。
●済陽式食事療法が推奨する実践レシピとメニューを掲載。

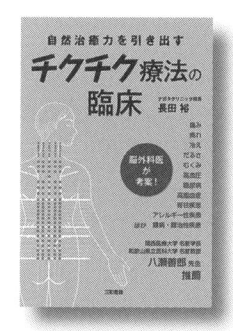

自然治癒力を引き出す**チクチク療法の臨床**

長田 裕 著　　A5判　並製　226頁　本体3,000円＋税

●チクチク療法（＝無血刺絡療法）誕生から10年。絶版となった『無血刺絡療法』から7年半の間に蓄積された新疾患を含む膨大な治療症例と臨床データを加えた最高の書。
　専門家のニーズにも応えられる内容として、難病を含む広汎な疾患に効果のあるこの治療法の治療症例を疾患別に数多く紹介、また、その治療理論を解説した。
　前巻『自分でできるチクチク療法』をお読みになって興味を持たれた方が、さらに理解を深める本としても最適。

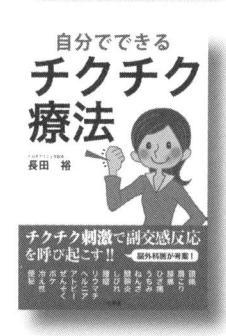

自分でできるチクチク療法

長田 裕 著　　四六判　並製　212頁　本体1,300円＋税

●新規患者数5万人超。今まで、限られた医療者にしか伝授されていなかったその画期的治療法を、家庭で誰もができるように、わかりやすく公開している。一般の方が読んで実践できるように、イラストを豊富に用い、身近な道具でできる療法を紹介している。
　頭痛、肩こり、腰痛、ひざ痛、リウマチ、ヘルニア、しびれ、腫瘍、アトピー、やけど、ぜんそく、糖尿病、認知症、冷え性、便秘など、多数の症状に有効。
　温熱療法、運動療法、顔もみと指根っこ回し、食養生までも紹介した盛りだくさんな内容。

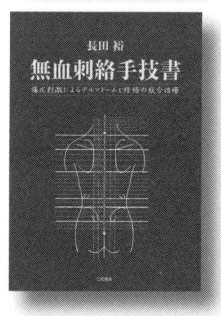

無血刺絡手技書

長田 裕 著　　B5判　上製　147頁　本体6,000円＋税

●痛圧刺激によるデルマトームと経絡の統合治療
　医学界に衝撃を与えた『無血刺絡の臨床』の続編。
　本書は、脳神経外科医である著者がデルマトーム理論を基に臨床経験を積み上げる中で無血刺絡の実技を改良してきた成果を解説した。
　「督脈」の応用など新たな貴重な発見も多く記述されており、無血刺絡に興味のある鍼灸師、医師、歯科医師にとってはまさに垂涎の書である。

三和書籍の好評図書

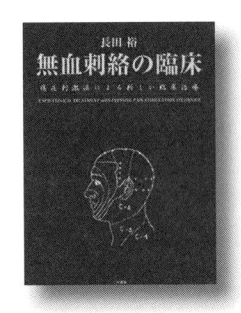

無血刺絡の臨床

長田 裕 著　B5判　並製　307頁　本体 9,000 円+税

●痛圧刺激法による新しい臨床治療
　薬を使わず刺抜きセッシを用いて皮膚を刺激する新しい治療法。
　鍼治療の本治法を元に、東洋医学の経絡経穴と西洋医学のデルマトームとを結びつけ融合させた新しい髄節刺激理論による新治療体系である。
　この治療法は副作用や危険を伴うことはなく、安全にかつ有効に不愉快な諸症状あるいは疾病の改善に役立つものと考えられている。

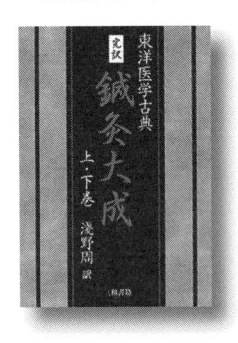

東洋医学古典 完訳 鍼灸大成 上下巻

楊 継洲 著　淺野 周 訳
四六判 上製・上下巻セット 1444頁　本体 14,286 円＋税

●本書は、明代末期に完成した鍼灸書の集大成で、後にも先にも、これを上回る本はないといわれている空前絶後の作品です。明代末(1601年) に刊行されて以来、清代に 28 回、民国時代に 14 回、現代中国や台湾になってから何回も刊行されており、6〜8 年に一度は新版が出されるという大ベストセラー本です。

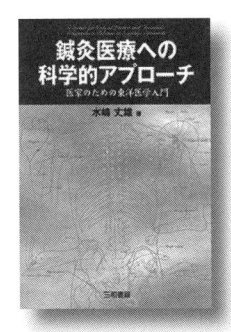

鍼灸医療への科学的アプローチ

水嶋クリニック院長　水嶋 丈雄 著
B5判　上製　120頁　本体3,800円+税

●医家のための東洋医学入門
　本書は、これまで明らかにされてこなかった鍼灸治療の科学的な治療根拠を自律神経にもとめ、鍼灸の基礎的な理論や著者の豊富な臨床経験にもとづいた実際の治療方法を詳述している。現代医療と伝統医療、両者の融合によって開かれた新たな可能性を探る意欲作。

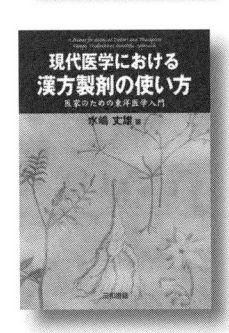

現代医学における漢方製剤の使い方

水嶋クリニック院長　水嶋 丈雄 著
B5判　上製　163頁　本体3,800円+税

●医家のための東洋医学入門
　現代医学では適切な治療法が見つからない病状のための漢方製剤解説書。
　漢方薬についての基本的な知識を解説するとともに、リウマチやうつ症状、むくみ、アレルギー、消化器疾患、C型肝炎など、さまざまな病態への漢方製剤の用い方を詳しく紹介している。

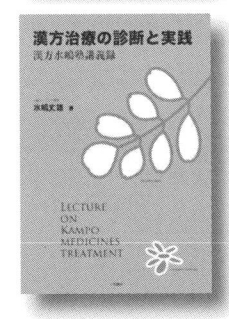

漢方治療の診断と実践

水嶋クリニック院長　水嶋 丈雄 著
B5判　並製　394頁　本体 4,600 円+税

●本書は、医師向けの漢方塾の講義録である。漢方といっても日本漢方の流派や中医学のやりかたなど、さまざまな方法論がある。本書では、臨床に携わる医師のために、現代医学からみた漢方のとらえ方と、日本や中国のそれぞれのやり方について、その長所と短所を網羅して解説している。